Leben LERNEN
Klett-Cotta

Zu diesem Buch

In der Imagery Rescripting & Reprocessing Therapy (IRRT) wurde die in der Psychotherapie sehr populär gewordene Arbeit mit dem Inneren Kind zu einem differenzierten Konzept entwickelt, ursprünglich entstanden aus der dritten Phase einer Traumakonfrontation im IRRT-Ansatz. Als eigenständige Intervention zeigt die Begegnung zwischen »Aktuellem Ich« und »Metaphorischem Inneren Kind« eine treffsichere Abbildung des Verhältnisses der Patienten zu sich selbst mit einem weiten diagnostischen und therapeutischen Indikationsspektrum. Das Buch erläutert präzise das Konzept und zeigt anhand vieler ausführlicher Falldarstellungen das konkrete Vorgehen auch in problematischen Konstellationen.

Die Reihe »Leben Lernen« stellt auf wissenschaftlicher Grundlage Ansätze und Erfahrungen moderner Psychotherapien und Beratungsformen vor; sie wendet sich an die Fachleute aus den helfenden Berufen, an psychologisch Interessierte und an alle nach Lösung ihrer Probleme Suchenden.

Alle Bücher aus der Reihe ›Leben Lernen‹ finden Sie unter:
www.klett-cotta.de/lebenlernen

Mervyn Schmucker
Rolf Köster

»… und wie reagiert das KIND?«

Diagnostik und Heilung durch Innere-Kind-Arbeit in der IRRT (Imagery Rescripting & Reprocessing Therapy)

Klett-Cotta

Leben Lernen 305

Die digitalen Zusatzmaterialien zu diesem Buch (Anhang A, C) haben wir Ihnen zum Download auf www.klett-cotta.de bereitgestellt. Geben Sie im Suchfeld auf unserer Homepage den folgenden Such-Code ein: **OM89256**
So gelangen Sie zur Download-Seite, auf der Sie die Materialien herunterladen können.

MIX
Papier | Fördert gute Waldnutzung
FSC® C014889

Klett-Cotta
www.klett-cotta.de
J. G. Cotta'sche Buchhandlung Nachfolger GmbH
Rotebühlstraße 77, 70178 Stuttgart
Fragen zur Produktsicherheit: produktsicherheit@klett-cotta.de

Umschlag: Jutta Herden, Stuttgart, unter Verwendung einer
Abbildung von © TADDEUS/Adobe Stock
Gesetzt aus der Minion von Eberl & Koesel Studio, Kempten
Gedruckt und gebunden von Friedrich Pustet GmbH & Co. KG, Regensburg
Print ISBN 978-3-608-89256-7
E-Book ISBN 978-3-608-11523-9
PDF-E-Book ISBN 978-3-608-20420-9

Dritte Auflage, 2025

Bibliografische Information der Deutschen Nationalbibliothek
Die Deutsche Nationalbibliothek verzeichnet diese Publikation in der
Deutschen Nationalbibliografie; detaillierte bibliografische Daten
sind im Internet über <http://dnb.d-nb.de> abrufbar.

M. S.
Für meine Kinder **Schätzli, Penguin, Bearsie-Bear und Doodlebug,**
durch die ich mein INNERES KIND wiederentdecken und genießen konnte.

Für **Ines,**
deren herausfordernde Fragen, anregende Ideen, intellektuelle Klarheit
und umfassendes Engagement mit dem Konzept des INNEREN KINDES mir viel
Inspiration, Energie und Kraft gegeben haben.

R. K.
Für meine Frau **Silvia,**
die mir unermüdlich hilft, mein INNERES KIND nicht aus den Augen zu verlieren.

Inhalt

Vorwort 11

Danksagungen 13

1 Einleitung 14

1.1 Die Geburt des inneren Kindes in der Psychotherapiegeschichte 15

1.1.1 Das innere Kind in der Ratgeberliteratur 16

1.1.2 Das innere Kind in der psychotherapeutischen Fachliteratur 18

1.1.3 Das Selbst, das Ich und das innere Kind 22

2 Die Entdeckung des INNEREN KINDES in der IRRT: vom Zufallsbefund zum Kernbestandteil 27

2.1 Der erste Imagery-Rescripting-Fall (1990) 27

2.2 Weitere klinische Experimente und Beobachtungen bei Patienten mit Kindheitstraumata 29

2.3 Die Entstehung der drei Imagery-Rescripting-Phasen 30

2.4 Die Entwicklung der *reinen Phase 3* als Fokus auf das INNERE KIND 31

2.5 Der Umgang mit dem Hass auf das INNERE KIND 31

2.5.1 Mein Damaskuserlebnis 32

3 Die »klassische« dreiphasige IRRT-Sitzung – eine Zusammenfassung 34

3.1 Grundprinzipien und therapeutische Haltung 34

3.1.1 Imagination 35

3.1.2 Sokratische Haltung des Therapeuten 35

3.1.3 Arbeit mit verschiedenen Persönlichkeitsanteilen 35

3.1.4 Sprachliche Genauigkeit 36

3.1.5 Konzeptuelle Genauigkeit 38

3.2 Der konkrete Ablauf einer dreiphasigen IRRT-Sitzung 40

3.2.1 Phase 1 a und 1 b (Wiedererleben) 40

3.2.2 Phase 2 (Täterkonfrontation und -entmachtung) 41

3.2.3 Phase 3 (Interaktion AKTUELLES ICH – KIND) 43

3.2.4 Nachbesprechung 44

3.2.5 Nachbehandlung 46

3.3 Die therapeutische Beziehung 46

4 Das inneRE KIND aus Sicht der IRRT 47
4.1 Der Begriff »inneres Kind« 47
4.2 Das Konzept »inneres Kind« 48
4.2.1 Spuren der Verletzungen: Das BIOGRAPHISCHE INNERE KIND 49
4.2.2 Quelle der Lebenskraft und das Selbst als Gegenüber: Das METAPHORISCHE INNERE KIND 49
4.2.3 Das METAPHORISCHE INNERE KIND als »Assistent« des Therapeuten 51
4.2.4 Die Weisheit des INNEREN KINDES 52
4.2.5 Die ontogenetische Entwicklung des INNEREN KINDES 52
4.2.6 Metamorphosen des INNEREN KINDES während der Imagination 55

5 Die reine Phase-3-Sitzung in der IRRT – Prinzipien, Ziele, Indikationsstellung, Anwendungsgebiete 57
5.1 Prinzipien des IRRT-Phase-3-Modells 57
5.1.1 Die Bedingungen der Einleitung einer reinen Phase-3-Sitzung 58
5.1.2 Interaktion nur zwischen AKTUELLEM ICH und METAPHORISCHEM KIND 58
5.1.3 Rollen und Aufgaben des AKTUELLEN ICHS und des KINDES .. 59
5.2 Ziele der Phase-3-Arbeit 59
5.2.1 Prozessziele 60
5.2.2 Ergebnisziele 61
5.2.3 Diagnostische Ziele 62
5.3 Anwendungsgebiete 63
5.3.1 Bedingungen, unter denen IRRT-Phase-3-Sitzungen durchgeführt werden können 63
5.3.2 IRRT-Phase-3 als diagnostische Intervention 67
5.3.3 IRRT-Phase-3 als therapeutische Intervention 68
5.3.4 Erklärungsmodell zum Einsatz reiner IRRT-Phase-3-Sitzungen bei Folgen belastender Kindheitserlebnisse 69
5.3.5 Negative Selbstschemata und deren Folgeerscheinungen 73
5.3.6 IRRT-Phase-3-Sitzungen bei akuter Suizidalität 74
5.3.7 INNERE-KIND-Arbeit außerhalb der IRRT-Sitzung 77

6 Die konkrete Durchführung einer reinen IRRT-Phase-3-Sitzung 79
6.1 Vorbereitung 79
6.1.1 Vorstellung der INNEREN-KIND-Arbeit 79
6.1.2 Vorstellung der IRRT-Phase-3 80

6.2 Die Einleitung und Durchführung der Phase-3-Sitzung 81
6.2.1 Die sechs Abschlussfragen der Phase 3 83
6.3 Die Nachbesprechung 85
6.3.1 Allgemeine Bemerkungen 85
6.3.2 Der konkrete Ablauf der Nachbesprechung 85
6.3.3 Hausaufgaben 90
6.4 Nachbehandlung 91
6.5 Exkurs: Das Minenfeld für IRRT-Therapeuten: die Fallen 92
6.5.1 Die Bedürfnisfalle 93
6.5.2 Die Beschützerfalle 94
6.5.3 Die Enthusiasmusfalle 94
6.5.4 Die Faszinationsfalle 95
6.5.5 Die Coachingfalle 95
6.5.6 Die Varianten der Vermeidungsfalle 96

7 Unterschiedliche Verläufe reiner IRRT-Phase-3-Sitzungen und der therapeutische Umgang damit 97
7.1 Positive Interaktionen zwischen AKTUELLEM ICH und KIND 97
7.1.1 Empathie und Versöhnung 97
7.1.2 Informationsbrücke, Übernahme von Verantwortung, Zuständigkeit und Unterstützung 98
7.2 Negative Interaktionen, Komplikationen und Blockaden zwischen AKTUELLEM ICH und KIND 98
7.2.1 Vermeidung von Empathie 99
7.2.2 Vermeidung von Zuständigkeit und Verantwortung 107
7.2.3 Evidente negative Selbstschemata 109

8 Fallbeispiele 112
8.1 Fallbeispiel Marsha (M. S.) 114
8.2 Fallbeispiel Francine (M. S.) 140
8.3 Fallbeispiel Jeffrey (R. K.) 158
8.4 Fallbeispiel Edna (M. S.) 173
8.5 Fallbeispiel Luise (R. K.) 205
8.6 Fallbeispiel Hilde (M. S.) 223
8.7 Fallbeispiel Sigmund (M. S.) 247
8.8 Fallbeispiel Carl Gustav (J. W.) 273
8.9 Fallbeispiel Alfred (M. S.) 282
8.10 Fallbeispiel Melanie (P. H.) 328
8.11 Fallbeispiel Karen (R. K.) 338

8.12 Fallbeispiel Anna (I. R.-T.) 353
8.13 Fallbeispiel Frieda (S. K.) 370

Nachwort von Andreas Leiteritz 407

Nachwort von Andreas Wahl-Kordon 408

Anhang A – Post-IRRT-Fragebogen nach einer reinen Phase-3-Sitzung (PIF-P3) 409

Anhang B – Vermeidungen von Psychotherapeuten 411

Anhang C – Merkkarten IRRT-INNERE-KIND-Arbeit 413

Literatur 417

Die Autoren 420

Vorwort

»Haben Sie schon einmal etwas von INNERER-KIND*-Arbeit gehört? … Man könnte sagen, jeder von uns hat immer noch ein* KIND *in sich. Wir waren alle mal Kinder, und etwas davon bleibt auch als Erwachsenem in uns. Wie wir uns als Erwachsene fühlen, hat viel damit zu tun, wie wir mit unserem* INNEREN KIND *umgehen.«* So wird in der IRRT die Arbeit mit dem INNEREN KIND vorgestellt und eingeführt. So einfach klingt das, und so einfach sollte es auch beim Patienten ankommen: als etwas, das ich mir zutrauen kann, auch wenn ich krank und durch meine Beschwerden und Symptome stark eingeschränkt bin. Als etwas, das mir helfen könnte, einen Zugang zu einem bisher vielleicht ein wenig verborgenen oder verschütteten Anteil meiner selbst zu finden. Und als etwas, das mir zunächst einmal unmittelbar einleuchtet, eben weil wir alle einmal Kinder waren und sicher auch Erinnerungen an diese Zeit haben. Ich sage »zunächst«, weil die Geschichte dann doch nicht ganz so einfach ist: Die Arbeit mit dem INNEREN KIND erfordert seitens des Therapeuten viel Erfahrung und Fingerspitzengefühl, und sie verlangt dem Patienten einiges an Mut ab, an Bereitschaft, sich zu öffnen und den therapeutisch angeleiteten Prozess geschehen zu lassen.

Die Imagery Rescripting & Reprocessing Therapy (IRRT) wurde ursprünglich zur Behandlung von Traumafolgestörungen, insbesondere der Posttraumatischen Belastungsstörung, entwickelt. Sie hat sich jedoch in den letzten Jahren zu einem breit anwendbaren Therapieansatz gemausert. So wird die IRRT heute bei anhaltenden Trauerstörungen, Depressionen, Angststörungen, Essstörungen, Persönlichkeitsstörungen, Suchterkrankungen, Störungen der Emotionsregulation und vielen anderen psychischen Problemen erfolgreich eingesetzt. Die Arbeit mit Menschen, die in ihrer Kindheit komplexe, sequenzielle Traumatisierungen erlebt haben, bleibt allerdings ein zentrales Anwendungsgebiet für die IRRT und damit auch für die Arbeit mit dem INNEREN KIND. Im ICD-11, dem diagnostischen Klassifikationssystem der WHO, wird neu die Entität der komplexen Posttraumatischen Belastungsstörung eingeführt. Es ist zu erwarten, dass diese Neuerung in den kommenden Jahren auch die Entwicklung spezifischer Therapieansätze und -techniken nach sich ziehen wird. Hier scheint mir der IRRT-Ansatz der Arbeit mit dem INNEREN KIND in einer sehr guten Ausgangslage zu sein.

Dieses Buch vermittelt nicht nur die Technik der Arbeit mit dem INNEREN KIND. Wie auch schon in den beiden vorangehenden Büchern *Praxishandbuch IRRT* (2014, 4. Aufl. 2019) und *IRRT zur Behandlung anhaltender Trauer* (2016) werden auch die Grundprinzipien und die therapeutische Haltung in der IRRT auf überzeugende Art dargestellt. Beispielsweise wird (bescheidenerweise nur in einer Fußnote im Kapitel 6.5.1) klargemacht, was die IRRT unter »inhaltlicher Neutralität« versteht: »Ein IRRT-Therapeut ist idealerweise sehr mitfühlend, unterstützend und anteilnehmend, er schreibt dem Patienten aber nichts vor, sondern begleitet ihn nondirektiv, wertfrei und validierend durch den Prozess hindurch.« Hier manifestiert sich ein wichtiges IRRT-Element, nämlich die »sokratische«, d.h. inhaltlich grundsätzlich offene und fragende, Haltung des IRRT-Therapeuten.

Was mir besonders gut gefällt an diesem Buch, ist zum einen die wohltuend klare und überzeugende sprachliche Ausformulierung des gesamten Textes: ein schönes Beispiel dafür, dass Fachbücher nicht unbedingt kompliziert und ermüdend, sondern wirklich auch ein Lesevergnügen sein können! Dann: Die Autoren nehmen sich viel Zeit und Raum, um darzustellen, wie mit schwierigen, konflikthaften therapeutischen Herausforderungen umgegangen werden kann. Die Untertitel Emotionsphobie, Räumliche Distanz, Zukunftstabu oder Das Kind im Nebel erfassen prägnant einige der häufigsten Probleme, mit denen nicht nur IRRT-Anfänger, sondern auch erfahrene Therapeuten im klinischen Alltag immer wieder konfrontiert sind. Und schließlich: Zwei Drittel des Buches sind der ausführlichen Beschreibung von insgesamt 13 Fallbeispielen gewidmet. Diese Transkripte von realen Therapiesitzungen stehen und sprechen für sich und helfen dem Leser, einen Eindruck davon zu gewinnen, wie die Arbeit mit dem inneren Kind ganz konkret durchgeführt wird und welche Stolpersteine sich dem Therapeuten dabei in den Weg legen oder ihn vielleicht sogar zu Fall bringen können. Besonders wertvoll finde ich die Kommentare zum therapeutischen Prozess, welche von den Autoren an den »neuralgischen Punkten« eingefügt wurden.

Lässt sich die Arbeit mit dem inneren Kind in anderen als unserer »westlichen«, durch ein hohes Maß an Individualismus geprägten Kultur ebenfalls anwenden? Zum Beispiel in Japan, in einer eher kollektivistischen Kultur, in der es zudem im Vergleich zum deutschsprachigen Raum viel weniger üblich ist, Emotionen zu zeigen? Ich weiß es natürlich nicht, und ich gehe davon aus, dass es momentan noch nicht viel Erfahrung hinsichtlich der Arbeit mit dem inneren Kind in unterschiedlichen Kulturen gibt. Ich fände es aber sehr spannend, dieser Frage der transkulturellen Anwendung und der damit verbundenen Herausforderungen mit geeigneten wissenschaftlichen Methoden, mit qualitativen und quantitativen Ansätzen der Psychotherapieforschung nachzugehen.

Nun wünsche ich diesem schönen Buch von Herzen eine große Leserschaft und den Erfolg, den es verdient!

*Ulrich Schnyder**

* Prof. em. Dr. med. Ulrich Schnyder, ehem. Direktor der Klinik für Psychiatrie und Psychotherapie am Universitätsspital Zürich und Ordinarius für Poliklinische Psychiatrie und Psychotherapie an der Universität Zürich, ehem. Präsident der European Society for Traumatic Stress Studies (ESTSS), der International Federation for Psychotherapy (IFP) und der International Society for Traumatic Stress Studies (ISTSS), ulrich.schnyder@access.uzh.ch

Danksagungen

Als Erstes gebührt unser Dank allen Patienten, welche uns erlaubten, ihre innere seelische Landschaft zu sehen und uns entdecken ließen, wie die Begegnung zwischen AKTUELLEM ICH und METAPHORISCHEM KIND eine treffsichere Abbildung des Verhältnisses zu sich selbst darstellt.

Ein ganz besonderer Dank geht an Ines Riedeburg-Tröscher und Silvia Köster, die sich die Zeit und Mühe genommen haben, uns zahlreiche Stunden konstruktiver Theorie- und Falldiskussionen zu schenken, was die weitere Entwicklung und Verfeinerung des Konzepts des INNEREN KINDES bereichert hat.

Ohne den ständigen Austausch mit Fachleuten, Kollegen[1], Freunden, Supervisanden und vor allem auch Patienten hätte dieses Buch nie entstehen können. Namentlich möchten wir den folgenden Personen für ihre Rückmeldungen, Anregungen und kritischen Anmerkungen danken (in alphabetischer Reihenfolge): Martin Fleckenstein, Schirin Garkisch, Petra Hartmann, Susanne Heering, Ralph Kaiser, Beate Lehmann, Andreas Leiteritz, Andreas Linde, Kathrin Pflugmacher, Corinne Picard, Susanne Reuter, Rahel Rodenkirch, Patricia Rusche, Peter Streb, Andreas Wahl-Kordon, Jörg Wanner, Barbara Zimmermann. Ein herzlicher Dank gilt auch Annett Hage und Petra Hartmann, die uns mit dem Erstellen von Sitzungs-Transkripten eine wichtige Hilfe waren.

Ein besonderer Dank gilt unseren Kolleginnen Petra Hartmann für das *Fallbeispiel Melanie*, Silvia Köster für das *Fallbeispiel Frieda*, Ines Riedeburg-Tröscher für das *Fallbeispiel Anna* und dem Kollegen Jörg Wanner für das *Fallbeispiel Carl Gustav*.

Und nicht zuletzt geht ein ganz großes Dankeschön wiederum an Frau Dr. Christine Treml vom Klett-Cotta Verlag für die wie immer ermutigende, engagierte, kompetente und vertrauensvolle Zusammenarbeit.

[1] Der besseren Lesbarkeit halber werden in dieser Arbeit im Allgemeinen die generischen Formen für Personenbezeichnungen verwendet, sofern das natürliche Geschlecht von der Fragestellung her nicht relevant ist. Selbstverständlich sind dabei immer Männer *und* Frauen gemeint.

1 Einleitung

In unseren ersten beiden Büchern zur Imagery Rescripting & Reprocessing Therapy (IRRT) betonten wir bereits die Bedeutung und das große psychotherapeutische Potenzial der dritten IRRT-Phase und der Arbeit mit dem INNEREN KIND. Wir sprachen zunächst noch vom KIND[2] oder KIND-ICH (Schmucker & Köster 2019, Köster & Schmucker 2016). Aber uns wurde auch durch viele Hinweise aus Therapeutenkreisen deutlich, dass es einer umfassenderen Darstellung bedurfte, in der noch viel ausführlicher auf die Besonderheiten der dritten IRRT-Phase eingegangen wird. Im vorliegenden Buch haben wir diesen Versuch unternommen.

Wir widmen uns in diesem ersten Kapitel zunächst der Rolle der Inneren-Kind-Arbeit in der Psychotherapiegeschichte. Im zweiten Kapitel folgt eine zusammenfassende Darstellung der geschichtlichen Entwicklung der IRRT in den letzten drei Jahrzehnten unter besonderer Berücksichtigung der Arbeit mit dem INNEREN KIND. Anschließend beschreiben wir im dritten Kapitel die Durchführung der klassischen dreiphasigen IRRT, um auch denjenigen Lesern die nötigen Grundlagen zum Verständnis der therapeutischen Technik zu vermitteln, die sich noch nicht mit der IRRT befasst haben. Das vierte Kapitel ist dem Konzept des INNEREN KINDES in der IRRT gewidmet, da sich dieses von anderen heute üblichen Konzepten der Inneren-Kind-Arbeit in verschiedenen Aspekten unterscheidet, bevor dann im fünften Kapitel auf die Grundlagen und Prinzipien und im sechsten Kapitel auf die genaue »Technik«, d.h. auf die konkrete Durchführung der reinen Phase-3-Arbeit in der IRRT, eingegangen wird. Im Kapitel sieben werden die unterschiedlichen Verläufe einer IRRT-Phase-3-Sitzung beschrieben. Dabei wird das ganze Spektrum von positiven Interaktionen zwischen AKTUELLEM ICH und KIND (z.B. Empathie, Versöhnung) bis zu negativen Varianten (z.B. Empathieblockaden, Vermeidung, Hass) sowie der therapeutische Umgang damit dargestellt.

Den Abschluss und auch den größten Umfang dieses Buches bilden wieder konkrete Fallbeispiele mit ausführlichen Sitzungstranskripten im achten Kapitel. Dieses Konzept hat sich in unseren bisherigen Büchern zur IRRT sehr bewährt, weil sich die Umsetzung der Theorie in die psychotherapeutische Praxis oft schwieriger gestaltet als zunächst gedacht. Diese Transkripte liefern vielfältiges und umfassendes Anschauungsmaterial für Psychotherapeuten, die sich der IRRT widmen möchten.

[2] Die IRRT-spezifischen Begriffe KIND, KIND-ICH, INNERES KIND, AKTUELLES bzw. HEUTIGES ICH, DAMALIGES ICH, INNERE und ÄUSSERE BÜHNE werden in Kapitälchen geschrieben, um sie von anderen Konzepten abzuheben und deren Bedeutung hervorzuheben.

Für interessierte, gebildete Laien eröffnet sich in den Falldarstellungen anschaulich eine reiche Welt berührender psychotherapeutischer Prozesse, und es kann im Nachvollziehen dieser Abläufe ein tieferes allgemeines Verständnis für das seelische Empfinden und Verhalten des Menschen entstehen.

Im Anhang A ist der Post-Imaginationsfragebogen nach IRRT-Phase-3-Sitzungen abgedruckt, Anhang B stellt eine Auflistung typischer Vermeidungshaltungen von Psychotherapeuten dar. Im Anhang C stellen wir wieder IRRT-Merkkarten zur Verfügung, die den Therapeuten vor allem am Anfang eine Hilfe sein können.

Wenn wir in diesem Buch auf das Verhältnis des Menschen zu seinem inneren Kind und damit zu sich selbst fokussieren, möchten wir nicht in dem Sinn missverstanden werden, dass es in der Psychotherapie darum gehe, lediglich das Verhältnis zu sich selbst zu klären, womit dann die wesentlichen Probleme gelöst seien. Es geht nicht darum, eine selbstversunkene, narzisstische Omphaloskopie (Nabelschau) zu betreiben, sondern es geht selbstverständlich auch um das Verhältnis des Menschen zu seiner belebten und nicht belebten Umwelt, in erster Linie zu seinen Mitmenschen. Mit der Bearbeitung der Beziehung des Individuums zu sich selbst steht ein therapeutischer Ansatz zur Verfügung, der die Bearbeitung der Beziehung des Einzelnen zum Mitmenschen und zur Welt erheblich erleichtern kann. Eine gute Selbstanbindung erleichtert eine Anbindung an die Welt.

1.1 Die Geburt des inneren Kindes in der Psychotherapiegeschichte

Etwa seit den Achtzigerjahren des vorigen Jahrhunderts erfreut sich der Begriff »inneres Kind« zunehmender Beliebtheit und Popularität. Der erste moderne Autor dieser Bewegung war John Bradshaw (*Das Kind in uns*, 1992), der sich vor allem auch als eine Art charismatischer Fernsehprediger in den USA hervortat. Er beschrieb seine Beobachtungen als Familientherapeut, der seine Klienten in Workshops seit 1983 dazu anhielt, mit ihrem inneren Kind in Kontakt zu treten. Seine zusammengefassten Erfahrungen formuliert er folgendermaßen:

> *Seitdem ist meine Faszination für die heilende Kraft des Kindes in uns immer größer geworden. Drei Dinge fallen bei der Arbeit mit dem inneren Kind besonders auf: die Schnelligkeit, mit der die Leute sich verändern, wenn sie diese Arbeit tun; wie tief greifend diese Veränderung ist und welche Kraft und Kreativität freigesetzt werden, wenn die Wunden der Vergangenheit geheilt sind.* (Bradshaw 1992, S. 11)

Diesem Eindruck können wir uns als IRRT-Therapeuten, die sich ebenfalls seit vielen Jahren der Arbeit mit dem INNEREN KIND widmen, anschließen. Es ist eigentlich merkwürdig, dass die Kraft und Intensität dieser Art der psychotherapeutischen Arbeit erst so spät erkannt wurden, obwohl sie ja keine wirkliche Neuschöpfung darstellt, sondern eigentlich nur einen inneren Prozess abbildet, der in den Menschen bereits angelegt zu sein scheint.

Bereits fünfundzwanzig Jahre vor Bradshaw hatte der amerikanische Psychiater Hugh Missildine den Begriff *Your inner child of the past* geprägt (Missildine 1963). Er beließ es in seinem Buch neben Erziehungsratschlägen und ausführlichen Darstellungen verschiedener Charakterprobleme als Folgen erzieherischer Fehlhaltungen aber dabei, an die Anstrengung des Lesers zu appellieren, die Gefühle des inneren Kindes wahrzunehmen, zu respektieren und zu akzeptieren, ohne genauer zu entwickeln, wie dieser Prozess vonstattengehen könnte. Das Buch war vorübergehend ein Bestseller und wurde sogar auf Deutsch übersetzt und liegt seit Kurzem auch als E-Book vor.

1.1.1 Das innere Kind in der Ratgeberliteratur

In der breiteren Öffentlichkeit machte sich die Innere-Kind-Arbeit zunächst vor allem in der populärwissenschaftlichen und Ratgeber-Literatur bemerkbar. Im Selbsthilfebereich sind (auf Deutsch, z. T. Übersetzungen) z. B. zu erwähnen: Erika Chopich und Margaret Paul: *Aussöhnung mit dem inneren Kind* (1990), immer noch ein Bestseller; Gabriela Bunz-Schlösser: *Hand in Hand mit dem inneren Kind* (2003); Thich Nhat Hanh: *Versöhnung mit dem inneren Kind* (2011); Stefanie Stahl: *Das Kind in dir muss Heimat finden* (2015), ein aktueller Bestseller bei den Ratgeberbüchern. Das Übereinstimmende bei all diesen Lebenshilfe-Büchern besteht in den vielfältigen, durchaus kreativen Ratschlägen an die Leser, wie sie sich ihrem inneren Kind zuwenden sollen, was sie ihm alles an Gutem zukommen lassen sollen und was ihnen dieses Vorgehen dann an Zuwachs von Wohlgefühl, Lebensfreude und innerer Stabilität verspricht.

Ein allgemeiner Konsens besteht in der Erkenntnis, dass das innere Kind zwei Seiten hat: eine negative (Leiden, Schmerzen, Einsamkeit, Verlassenheit, Wut, Bedrohlichkeit) und eine positive (Kreativität, Glück, Liebe, Geborgenheit). Stahl (2015) spricht von einem *Schattenkind* und einem *Sonnenkind*. Grundsätzlich kann postuliert werden, dass Menschen, deren inneres Kind von ihnen abgetrennt ist, die keine Verbindung zu ihm etablieren können, weniger glücklich und ausgeglichen sind als Menschen, die eine innige Beziehung zu ihrem inneren Kind haben und diesem Zuwendung, Interesse und Empathie entgegenbringen können.

Allerdings stellen sich spätestens dann erste Zweifel an diesem »Hype« ein, wenn man bemerkt, dass die Ausbreitung des »inneren Kindes« fast inflationär zu beobachten ist, mehr den Gesetzen des Marktes als denen der Vernunft unterworfen zu sein scheint und die verschiedenen Ratgeber im Inhalt doch sehr redundant scheinen. Eine kurze Recherche bei Amazon.de (September 2018) mit dem Stichwort

Inneres Kind liefert nur schon in den Titeln der Bücher und CDs die folgenden Vorschläge und Anweisungen, wie man sich seinem inneren Kind gegenüber verhalten solle (die Liste ist nicht vollständig):

Man solle das innere Kind …

suchen, es besuchen, zu ihm reisen, ihm begegnen, es entdecken, es finden, es erwecken, es lieben, sich mit ihm auf den Weg machen, es befreien, es heilen, sich mit ihm versöhnen, sich mit ihm aussöhnen, es retten, es erlösen, es an die Hand nehmen, mit ihm sprechen, im Einklang mit ihm sein, mit ihm Frieden finden, ihm Raum geben, mit ihm arbeiten, es umarmen, mit ihm verschmelzen, es annehmen, es wertschätzen, es integrieren, es verwandeln, es harmonisieren, sich an es erinnern.

Der Eindruck, dass »*[…] immer auch eine leichte Irritation und ein gewisses Misstrauen gegenüber der allzu raschen Bemächtigung und Nutzbarmachung des Inneren Kindes [verbleiben]*« (Bolle 2012, S. 7), wird durch die ausgiebige Durchsicht der Ratgeber-Literatur zu diesem Thema bestätigt.

Weiter sprechen uns Herbold und Sachsse aus der Seele, wenn sie in ihrer Einleitung zu ihrem psychotherapeutischen Fachbuch *Das so genannte Innere Kind* formulieren:

> *Das Verrückte an den Märkten der Selbstheilung ist, dass es ihnen gelingt, Menschen dazu zu bringen, Geld für etwas zu zahlen, das sie als Fähigkeit bereits besitzen, selbst offenbar aber nicht mit genügend Signifikanz besetzen, um es wirksam werden zu lassen* (Herbold & Sachsse 2012, S. 1 f.).

Schließlich muss festgehalten werden, dass viele Menschen die wohlgemeinten Ratschläge der Selbsthilfeliteratur schlicht nicht befolgen können. Wenn unüberwindbare Blockaden im Sinne negative Selbstschemata (z. B. Selbsthass, Selbstverachtung, massive Selbstkritik), d. h. negative Einstellungen zu sich selbst (und damit zum inneren Kind), bestehen, können diese die möglichen positiven Impulse komplett überlagern, blockieren oder gar auslöschen. Das heißt, gerade die Menschen, die die Hilfe am meisten benötigen würden, werden durch die Ratgeberliteratur zu diesem Thema nicht erreicht.

Anekdotisch sei erwähnt, dass das innere Kind sogar seinen Weg ins Genuss-Marketing gefunden hat. Im Languedoc/Südfrankreich wird ein (hervorragender) Rotwein mit dem Namen *l'enfant perdu* (das verlorene Kind) hergestellt, der mit folgendem Etikettenaufdruck versehen ist:

> *Nous nous sentons vides à l'intérieur. Certes, nous sommes là, mais nous ne prenons pas vraiment part à la vie. Nous avons le sentiment de vivre dans l'irréalité. Ce sentiment est dû à l'enfant perdu qui sommeille en nous, cette perte nous éloigne de notre identité. Pourtant, la survie de notre planète réside*

dans le fait de comprendre et de savoir que nous formons un tout. Nous pouvons retrouver ce sentiment d'unité avec tout ce qui vit seulement lorsque nous le ressentons nous-mêmes.

Wir fühlen uns leer im Innern. Wir sind zwar da, aber wir nehmen nicht wirklich am Leben teil, sodass wir das Gefühl haben, in einer Unwirklichkeit zu leben. Der Grund dafür ist das verlorene Kind in uns, welches dazu führt, dass wir uns von unserer Identität entfernen. Das Überleben unseres Planeten hängt jedoch davon ab, ob wir verstehen und wissen, dass wir eins sind mit allem. Dieses Gefühl der Einheit mit allem, was lebt, können wir nur wiederfinden, wenn wir uns selbst als eine Einheit erleben. (Übers. d. Autoren)

1.1.2 Das innere Kind in der psychotherapeutischen Fachliteratur

Beim Versuch, die historischen Wurzeln des Konzepts des inneren Kindes in der Fachliteratur und den verschiedenen psychotherapeutischen Traditionen zu identifizieren, stößt man zunächst auf Freud (1938), der mit dem *Es* seines Drei-Instanzen-Modells eine Kategorie schuf, der etwas Ähnliches wie ein inneres Kind zugeordnet werden könnte. Nur entsprach das Freud'sche *Es* nicht dem subjektiven Erleben des Patienten, sondern stellte ein abstraktes Konzept dar. Zudem gab es bei Freud nicht den direkten Dialog z. B. zwischen *Ich* und *Es* als therapeutische Intervention.

Einige Autoren führen ihre Innere-Kind-Arbeit in ihren konzeptionellen Wurzeln auf C. G. Jung zurück. Bolle (2012) gibt einen guten Überblick und legt einen Schwerpunkt auf die Kontinuität der Entwicklungen über die Jahrzehnte und die Anregungen und bereichernden Wechselwirkungen der verschiedenen Strömungen. Jung beschrieb bereits früh den *aktiven Dialog* zwischen dem bewussten Ich und den frühen seelischen Wirklichkeiten bzw. den inneren Symbolgestalten *(Aktive Imagination)*. Er betonte dabei deren Ambivalenz als Spannungsfeld z. B. zwischen *kindlich* (ursprüngliche Kreativität und Lebendigkeit) und *kindisch* (regrediert auf infantile, unreife Verhaltensweisen). Das Konzept des inneren Kindes, wie es heute oft verwendet wird, kam aber auch im Diskurs in der Analytischen Psychologie erst Ende der Siebzigerjahre des letzten Jahrhunderts auf. Bolle hebt hervor, dass es bereits in den frühen tiefenpsychologischen Schriften verschiedener Autoren um einen *Dialog*, d. h. um ein Zwiegespräch, ging:

Insofern war es aus psychoanalytischer Sicht immer naheliegend, den Dialog zwischen der bewussten Einstellung der Ich-Persönlichkeit und den inneren Bildern, wie sie in Träumen, Fantasien, Imaginationen und Gestaltungen deutlich werden können, zu fördern und zu differenzieren. (Bolle 2012, S. 9)

In der Transaktionsanalyse von Berne (1961) kommt das »Kind-Ich« (in Abgrenzung vom »Eltern-Ich« und vom »Erwachsenen-Ich«) schon eher dem subjektiven Erleben nahe, aber die Kommunikation unter den verschiedenen Instanzen erfolgt lediglich im Zwischenmenschlichen, sie findet *interpersonell* (z. B. zwischen Mutter und Sohn) und nicht *intrapersonell* (z. B. zwischen AKTUELLEM ICH und INNEREM KIND) statt. In seiner *Regressionsanalyse* spricht Berne als Therapeut wie ein anderes Kind mit dem Kind des Patienten, aber ebenfalls nur auf der zwischenmenschlichen Ebene.

Die Neopsychoanalytiker (hier seien v. a. Horney, Fromm, Fromm-Reichmann, Schultz-Henke und Sullivan genannt), also die vor allem auch auf aktuelle soziale Beziehungen und kulturelle Aspekte fokussierenden Nachfolger der orthodoxen psychoanalytischen Urväter, experimentierten in vielfältiger Weise damit, die psychoanalytische Technik auszuweiten. In Bezug auf unser Thema ist besonders Erika Fromm (1965, 1970) zu erwähnen, die in ihrer hypnotischen *age regression* den Therapeuten mit dem *Kind* (d. h. mit einem kindlichen Anteil) des Patienten sprechen lässt, dabei aber vor allem auf die Herausarbeitung und Intensivierung von Kindheitserinnerungen fokussiert und weniger auf die Beziehung des Patienten als aktuelles Ich zum Kind.

Seit den Fünfziger- und Sechzigerjahren des 20. Jahrhunderts entstanden an vielen Orten, vor allem in den USA, kreative, manchmal sogar eher rebellische psychotherapeutische Entwicklungen und Bewegungen, die sich dem sich vielerorts dogmatisch gebärdenden psychoanalytischen Mainstream zu widersetzen suchten. Exemplarisch seien hier Exponenten der Gestalttherapie (Perls et al. 1951) genannt. Perls selbst, ursprünglich Psychoanalytiker, veranlasste den Patienten, als Kind (aber auch als eine andere Form des Selbst, als Körperteil, als Symptom oder als Gefühl) mit dem Therapeuten zu sprechen, wobei für ihn oft das *Ausagieren* im Zentrum stand. Er entwickelte auch die Stuhltechnik, bei der die Patientin wechselweise die Rollen des aktuellen Ichs und eines Gegenübers, das durchaus auch ein inneres Kind sein kann, einnimmt und einen Dialog auf zwei Stühlen vollzieht, wobei sie sich beim Rollenwechsel jeweils auf den anderen Stuhl setzt.

Herbold & Sachsse (2012) nennen Finney (1969) als ersten Psychotherapeuten, der eine Innere-Kind-Arbeit im engeren Sinn durchgeführt habe *(Little Child Talk)*. In Finneys Methode spricht der Therapeut mit dem Kind und nicht das aktuelle Ich des Patienten selbst. Noch früher veröffentlichte Shapiro (1962) seine *Ego Therapy*, in der ebenfalls der Therapeut mit verschiedenen »Kind-Selbsten« *(child selves)* in einer Art Familientherapie spricht. Zum Teil interagieren die verschiedenen Selbstanteile auch untereinander, in der Gegenwart und nicht im Sinn einer Reaktivierung der Vergangenheit, aber es sind ihnen immer bestimmte Rollen zugedacht (z. B. Erwachsenen-Selbst, Eltern-Selbst).

Zwei Auffälligkeiten zeigen sich auch schon bei diesen ersten Ansätzen der »modernen« Arbeit mit dem inneren Kind: Erstens gebe es viele innere Kinder, nicht nur eins; zweitens ist es immer der Therapeut, der mit dem inneren Kind spricht, nicht das aktuelle Ich des Patienten selbst.

Zur Vielzahl der inneren Kinder: Wenn sich z. B. ein imaginiertes inneres Kind trotzig zeigt, gibt es dieses trotzige innere Kind. Zeigt sich das innere Kind spielerisch-albern, wird das als eine weitere Version des inneren Kindes ausgelegt, damit sind es bereits zwei innere Kinder, die auf der inneren Bühne auftreten können. Und diese Reihe ließe sich beliebig fortsetzen, sodass es letztendlich sehr zahlreiche innere Kinder geben könne. Aus Sicht der IRRT wird dem entgegengesetzt, dass es nur *ein* inneres Kind gibt, welches allerdings sehr verschiedene Gefühle, Haltungen, Altersstufen und äußere Erscheinungsbilder aufweisen kann (s. Kap. 4.2.5). Diese Unterscheidung ist nicht banal. Wenn man mit vielen inneren Kindern arbeitet, könnte vor lauter Vielfalt das Empfinden der Einheit der Person erschüttert oder sogar fragmentiert werden, ein nicht zu unterschätzendes Risiko. Im harmloseren Fall hieße das lediglich, dass das therapeutische Potenzial der Inneren-Kind-Arbeit nicht genügend ausgeschöpft werden kann. Eine unübersichtliche Vielfalt innerer Kinder könnte aber auch gravierendere Verwirrtheit beim betroffenen Patienten auslösen. Im schlimmsten Fall wären Verunsicherungen oder gar Verwirrungen hinsichtlich der eigenen Identität zu befürchten. Jemand, der sich in einem Moment in einem Wutanfall austobt, in einem anderen Moment aber liebevoll-empathisches Verhalten zeigt, kann wie ein anderer Mensch wirken. Aber es ist derselbe Mensch, einfach in verschiedenen *Gefühlszuständen.* Die Innere-Kind-Arbeit in der IRRT mit nur *einem* inneren Kind, das zahlreiche verschiedene Gefühlszustände aufweisen kann, entspricht unserer Erfahrung nach mehr dem spontanen inneren Erleben unserer Patienten, was aus unserer Sicht das Hauptargument zugunsten dieses Modells darstellt.

Zur Ansprache des inneren Kindes durch den Therapeuten: Es fällt schon bei den frühen Ansätzen der Inneren-Kind-Arbeit auf, dass der Therapeut den Patienten nicht zu einem direkten inneren Dialog mit seinem inneren Kind anleitet, sondern dass der Therapeut selbst mit dem inneren Kind des Patienten in Kontakt tritt. Dies wirft folgende Fragen auf: Trauten diese Kollegen ihren Patienten die eigene Kontaktaufnahme mit dem inneren Kind nicht zu? Wäre damit das therapeutische Geschehen zu sehr der Kontrolle des Patienten übergeben worden? Wurde das Selbstheilungspotenzial des Innere-Kind-Ansatzes so sehr unterschätzt? Interessanterweise wurde unseres Wissens dieser Aspekt in den Veröffentlichungen nicht diskutiert, obwohl z. B. Perls in seiner Stuhlarbeit sehr wohl die direkte imaginative Interaktion zwischen verschiedenen Persönlichkeitsanteilen empfahl und durchführte, wenn auch z. T. recht direktiv, indem er dem Patienten vorschrieb, was er dem Kind sagen solle. In der IRRT lässt die Therapeutin den Patienten selbst als Aktuelles Ich mit seinem inneren Kind in Beziehung treten, ohne inhaltliche Vorgaben. Der Grund liegt einerseits darin, dass beim direkten Kontakt des aktuellen Ichs mit seinem inneren Kind die intensivste emotionale Reaktion auftritt, womit das Selbstheilungspotenzial des Patienten am wirksamsten aktiviert und somit ein maladaptives Selbst-Schema am wirkungsvollsten bearbeitet werden kann. Andererseits ist es das AKTUELLE ICH, welches die ganze Verantwortung für sein Verhältnis zum INNEREN KIND, also zu sich selbst, trägt. Salopp gesagt: *Das AKTUELLE ICH hat sich die Suppe eingebrockt, es muss sie auch auslöffeln.*

In den letzten Jahren entwickelten neben der IRRT auch andere Therapieansätze eine Art der Inneren-Kind-Arbeit, allerdings mit etwas anderen Konzepten und Vorgehensweisen (z.B. PITT [Reddemann 2004, 2017], Schematherapie [Roediger 2009, Young et al. 2005], Ego-States-Therapie [Peichl 2015]). Die Prinzipien einer bestimmten Therapiemethode sollten am klarsten aus dem konkreten Ablauf der entsprechenden Therapiesitzungen hervorgehen können. Insofern würden sich am besten Audio- bzw. Videoaufnahmen von Therapiesitzungen zur Analyse eignen. Stellvertretend sind auch wörtliche Sitzungsprotokolle (Transkripte) geeignet, wenn auch nicht mit der Detailtreue, die Video- oder Audioaufnahmen ermöglichen. In Transkripten können viele nonverbale Signale, Wechsel in Tonlage, Sprechtempo, Pausen etc. nur unzureichend wiedergegeben werden. Leider ist der Abdruck von Transkripten (v.a. kompletter Therapiesitzungen) heute nicht sehr üblich, sodass für viele der heute verbreiteten Methoden – gerade in der Inneren-Kind-Arbeit – höchstens kurze Ausschnitte vorliegen, die keine tiefer gehende Analyse der Technik gestatten.

Die schwedische Psychotherapeutin Cullberg Weston (2011) beschreibt in ihrem Buch *Auf der Suche nach dem inneren Kind – Wege zu mehr Selbstachtung* die Innere-Kind-Arbeit aus der Sicht der Katathym-Imaginativen Psychotherapie. Einige ihrer Erkenntnisse decken sich zwar mit unseren Ergebnissen, ihre therapeutische Technik unterscheidet sich aber (anhand ihrer Beschreibungen – Transkripte liegen leider nicht vor) in vielen Aspekten von der IRRT: Sie arbeitet mit zahlreichen inneren Persönlichkeitsanteilen und inneren Kindern mit unterschiedlichen Identitäten; sie selbst als Therapeutin gibt viele Aufgaben, Einstiegsbilder und Interpretationen vor; sie steigt selbst als positives Rollenmodell aktiv in die Imagination ein; sie unterscheidet nicht zwischen biographischem und metaphorischem inneren Kind, und sie geht in den Konfrontationen mit Elternbildern nicht auf deren Reaktionen auf die Aktionen des aktuellen Ichs ein.

In die wissenschaftliche Forschung hat es die Innere-Kind-Arbeit noch nicht ganz geschafft. Zwar gibt es einige Untersuchungen zu Therapiemethoden, die sich unter anderem auch damit beschäftigen, aber gezielte und systematische Studien zur Inneren-Kind-Arbeit selbst liegen nach unserem derzeitigen Wissensstand noch nicht vor.

1.1.3 Das Selbst, das Ich und das innere Kind

In der psychotherapeutischen Arbeit mit dem inneren Kind tritt der Mensch auf eine ganz bestimmte Art zu sich selbst in Beziehung. Es konstituiert sich dabei ein ganz spezifisches Selbstverhältnis. Wie können wir dieses »selbst« – oder substantiviert das »Selbst« – genauer verstehen? Ohne umfassend auf diese komplexe Fragestellung eingehen zu können, seien hier einige Gedanken zur Thematik angeführt.

Eine Voraussetzung zum Verständnis ist sicher, dass der Mensch sich seiner selbst bewusst sein muss, damit er zu seinem »Selbst« in Beziehung treten kann. Sowohl philosophisch als auch psychologisch können wir heute weiterhin davon ausgehen, dass das Phänomen des Bewusstseins, und damit auch des Selbstbewusstseins, noch nicht wirklich umfassend verstanden worden ist[3]. Es gibt viele ungeklärte Fragen und Widersprüche zwischen einzelnen Erklärungsansätzen, und der Untersuchungsgegenstand an sich ist auch nicht so einfach zugänglich. Gopnik (2015) veranschaulicht dies mit der Metapher, Bewusstsein sei *»kein transparenter und klarer kartesischer Strom, sondern ein turbulentes und schlammiges Durcheinander«*.

Nichtsdestotrotz können einige Überlegungen zu dieser Thematik vielleicht hilfreich sein, wenn wir die Vorgänge, die wir in unserer psychotherapeutischen Arbeit mit dem inneren Kind beobachten, besser verstehen wollen.

Schon Bemerkungen einer Mutter zu ihrem Kind wie: »Du kannst stolz auf dich sein!«, »Schau dich mal an, wie du aussiehst!« oder »Reiß dich zusammen!« lassen die Frage aufkommen, wer denn da auf wen stolz sein, wer da wen anschauen oder wer da wen zusammenreißen soll. Oder betrachten wir den erwachsenen Menschen, der sich die Frage stellt, ob er sich selbst eher gernhat oder eher ablehnt. Wer oder was in dieser Beziehung zu sich selbst ist denn eigentlich Subjekt und wer ist Objekt? Sind Subjekt und Objekt identisch? Wie ist dann eine Trennung bzw. Aufteilung möglich? Sind Subjekt und Objekt voneinander verschieden? Wie steht es dann um die Identität, um die Einheit der Person? (Oder, etwas salopp-populär mit Precht [2012] formuliert: *»Wer bin ich – und wenn ja, wie viele?«*)

Zur Entstehung des Selbstbewusstseins

Im Folgenden werden die für unsere Arbeit wichtigen Grundüberlegungen und -erkenntnisse zum Thema des Menschen und seines Verhältnisses zu sich selbst dargelegt, wobei es immer wieder Berührungen mit philosophischen Fragestellungen

---

[3] Zwar sind verschiedene Wissenschaftler schon mit dem Projekt beschäftigt, »selbstbewusste« und damit menschenähnliche Computer auf der Basis rückbezüglicher Schaltkreise zu programmieren (siehe z. B. Metzinger 2014), aber ob die Resultate die Ansprüche dieser Forscher erfüllen werden können, wird weitgehend bezweifelt, z. T. auch grundsätzlich infrage gestellt (Kaeser 2015).

geben wird. Wie bereits erwähnt, ist eine der Voraussetzungen für die Arbeit mit dem Selbst ein *Selbstbewusstsein*, also ein Bewusstsein dafür, dass ich selbst als Individuum existiere. Damit ist auch ein *Selbstgefühl* verbunden, d. h., dieses Selbstbewusstsein hat noch eine weitergehende, emotional und vor allem auch körperlich verankerte Komponente als reines »Wissen«. Die individuelle Entwicklung dieses Selbstbewusstseins beim Menschen verstand Descartes noch so, dass diese eigenständig passiere und das entwickelte Selbst dann zu anderen Selbsten bzw. Individuen in Beziehung trete (Taylor 2017). Heute geht man – vor allem aufgrund der Resultate der Bindungsforschung – davon aus, dass das soziale Miteinander, das Zwischenmenschliche, den Ursprung und nicht nur die Folge der Selbstentwicklung darstellt und überhaupt die Grundlage für die Entwicklung des Selbst bildet. Dabei spielt die Fähigkeit des Menschen zur Sprache als in zwischenmenschlichen Beziehungen zu entfaltender Anlage eine entscheidende Rolle.

In der Ontogenese (individuellen Entwicklung) entsteht das Selbstbewusstsein des Menschen dadurch, dass das Kind zusammen mit einem signifikanten Anderen (z. B. der Mutter) eine gemeinsame Aufmerksamkeit auf verschiedene Objekte entwickelt. Diese gemeinsame Aufmerksamkeit ist Ausdruck des Bindungsbedürfnisses des Kindes und wird zunächst durch Berührung, Geräusche, Mimik und Gestik, später auch durch die Sprache etabliert. Am Anfang steht also das *Wir* im Zentrum, aus dem sich mit der Zeit erst die Erkenntnis des Kindes entwickelt, dass es eine eigene Sicht der Dinge besitzt, die sich mit der Sicht des Anderen decken, sich aber auch davon unterscheiden kann, sodass es auch ein *Ich* und ein *Du* gibt. Und im weiteren Verlauf kann das Kind dann autobiographische Erinnerungen, ein Bewusstsein für die Zeit, Vergangenheit und Zukunft und damit auch für die Planung seiner Aktivitäten entwickeln. Taylor (2017) fasst es folgendermaßen zusammen:

> *[…] autobiographische Erinnerungen, Exekutivkontrolle, eine alleinige Zeitschiene, an die ich mich erinnern und über die ich in der Vergangenheitsform berichten kann, die meinem Leben überdies eine gewisse Zukunftsorientierung gibt – genau dies sind die ausschlaggebenden Elemente dessen, was wir normalerweise unter ›Selbst‹ verstehen.* (S. 130)

Auch wenn im Laufe der individuellen Entwicklung ab dem Alter von ca. zwei Jahren dieses Selbst im Sinne einer Selbst-Repräsentanz beginnt, einigermaßen stabile Eigenschaften aufzuweisen, handelt es sich bei diesem Selbst nicht um ein statisches »Etwas«, sondern um einen dynamischen Prozess. Anders formuliert: Wir (re)konstruieren unser Selbst bzw. Eigenschaften unseres Selbst (und damit auch unsere Identität) immer wieder von Neuem. Dabei kommen aufgrund der komplexen Interaktion zwischen Wissen und neuen Erlebnissen Lernprozesse zur Entfaltung, die größtenteils unbewusst vonstattengehen und sich fortwährend mit der Struktur unserer bewussten Erfahrungen vermischen. Gopnik (2015) formuliert dies wie folgt:

> »*Wenn wir unsere Denkweise verändern, dann verändern wir auch den Eindruck, den wir von unserem Denken haben. Wenn unser Wissen sich ändert, dann ändert sich auch unsere Erfahrung.*« (Gopnik 2015, S. 92 f.)

Im Grunde genommen setzt sich der hier beschriebene Prozess der ontogenetischen Entstehung des Selbst auch später im Leben in allen möglichen Lernprozessen fort und spielt vor allem bei psychotherapeutischen Lernprozessen eine entscheidende Rolle.

Abschließend sei noch erwähnt, dass wir in diesem Prozess der individuellen Entwicklung des Selbst immer in einem Spannungsfeld zwischen Zugehörigkeit und Distanzierung stehen. Es geht also nicht nur um die Frage *Wer oder was bin ich?*, sondern auch um die Frage *Wer oder was bin ich nicht?* Diese Abgrenzungen erfolgen einerseits vom Anderen (dem anderen Mitmenschen), andererseits auch vom (eigenen) Körper (Küchenhoff 2009, Ricœur 1996).

Mentalisierung und Empathie

Wesentlich im Zusammenhang mit der Entwicklung des Selbst ist die Entwicklung einer *Theory of Mind*: Kinder entdecken etwa ab dem zweiten Lebensjahr, dass zwischen Wünschen und Überzeugungen, Emotionen und Handlungen (Kausal-)Beziehungen bestehen, und sie merken, dass Menschen sich darin unterscheiden. Sie lernen, Wünsche, Absichten und Gefühle eines anderen zu erraten, so die Perspektive eines anderen einzunehmen und dessen Handlungen auch vorherzusagen. Gleichzeitig gewinnen sie immer mehr Einsichten in die eigenen psychischen Befindlichkeiten und Prozesse, und sie lernen, eigene Denk- und Gefühlszustände zu äußern, darüber nachzudenken sowie sich mit anderen darüber auszutauschen. Diese Fähigkeit, seelische Prozesse, d. h. vor allem Abläufe des Denkens und Fühlens bei Anderen, aber auch bei sich selbst bewusst wahrzunehmen, in Worte und in eine Theorie zu kleiden, wird heute nach Fonagy *Mentalisieren* genannt (Allen et al. 2008). Kinder lernen das Mentalisieren am besten, wenn ihre Bezugspersonen

> »*[…] sensibel auf ihre mentalen Zustände und insbesondere auf ihre Emotionen eingehen. Kinder lernen zu mentalisieren, indem sie mentalisiert werden, das heißt, indem andere Menschen ihre Gefühle und Gedanken mitfühlend bedenken. In emotional kalten Beziehungen kann das Mentalisieren nicht gedeihen. Es entwickelt sich vielmehr in vertrauensvollen und als sicher empfundenen Beziehungen – in sicheren Bindungsbeziehungen.*« (Allen et al. 2008, S. 397)

Eine wichtige Rolle spielt dabei die (gemeinsame) Sprache. Beim Mentalisieren, bei der Empathie wie bei der Sprache handelt es sich um Anlagen, die beim Einzelnen entfaltet, gefördert und von ihm auch gelebt werden müssen, um das hohe Niveau dieser (mitmenschlichen) Fähigkeiten zu erreichen und aufrechtzuerhalten, das wir üblicherweise bei reifen Individuen im Erwachsenenalter vorfinden. Dieser Lernprozess ist allerdings nie abgeschlossen, sondern läuft lebenslang weiter und trägt – besonders auch in psychotherapeutischen Prozessen – wesentlich zur Weiterentwicklung der Persönlichkeit bei.

Wenn *Mentalisieren* eher auf das kognitive Nachvollziehen und Verstehen eines seelischen Vorgangs bei anderen oder bei einem selbst fokussiert, kann *Empathie* insofern davon abgegrenzt werden, als hier der Fokus auf dem angemessenen Nachempfinden der Gefühle einer anderen Person liegt, woraufhin auch eine emotionale Reaktion beim mitfühlenden Individuum ausgelöst wird. Es gibt in der wissenschaftlichen Literatur Hinweise darauf, dass sich Autisten und Psychopathen darin unterscheiden: Autisten mangelt es an Fähigkeit zum Mentalisieren, aber nicht zwangsläufig an Empathie, Psychopathen können mentalisieren, aber es mangelt ihnen an Fähigkeit zur Empathie (Singer 2009).

Wie das Selbst sich selbst erlebt

Auf der Basis des bisher Dargelegten können wir uns jetzt zwei theoretischen Grundkonzepten der IRRT zuwenden, der inneren Bühne und der Aufteilung in Persönlichkeitsanteile.

Alles, was uns im Leben widerfährt, besonders die vielfältigen inneren und äußeren Konflikte, die unser Alltagsleben prägen, bilden sich in unserem Seelenleben auf unserer **inneren Bühne** ab; so könnte man diesen fiktiven Ort des seelischen Geschehens als Metapher bezeichnen. Auf dieser inneren Bühne (re)inszenieren wir früher Erlebtes, auf ihr inszenieren wir Zukünftiges, Gewünschtes wie Gefürchtetes, und das aktuell in der Gegenwart Erlebte bildet sich sozusagen parallel auf unserer inneren Bühne ab. Dieses Inszenieren, Reinszenieren oder Abbilden ist allerdings nicht unbedingt realitätsgetreu, sondern kann durch verschiedene Filter verzerrt werden. Alles, was wir erleben, erlebt haben und möglicherweise erleben werden, können wir auf unserer inneren Bühne ablaufen lassen, teils bewusst, teils unbewusst, teils gewollt, und teils läuft es auch ungewollt ab, automatisch. Die Akteure bzw. Protagonisten auf der inneren Bühne sind die Menschen, mit denen wir es zu tun hatten, haben oder auch haben werden. Der wichtigste Akteur sind wir selbst, ist unser Selbst oder unser Ich, je nach Zeitverhältnis unser aktuelles Ich, ein damaliges Ich oder ein zukünftiges Ich. Außerdem haben wir unterschiedliche Möglichkeiten, das Geschehen auf der inneren Bühne zu betrachten: So können wir die Perspektive verändern, die Dinge z. B. aus der Sicht der verschiedenen Akteure betrachten oder aus unserer eigenen Sicht im Sinne eines Beobachters, der gar nicht selbst auf der Bühne agiert. Wir können das gesamte Geschehen aus mehr oder weniger Distanz betrachten, wobei die räumliche Distanz in der Regel ein Maß für die emotionale Distanz ist. Wir können auch eine selektive Distanz zu nur einzelnen Aspekten des Erlebens etablieren, indem wir z. B. gewisse Aspekte mehr oder weniger ausblenden, beispielsweise unsere eigenen Emotionen als aktuelles Ich in einer Szene. Wir können außerdem zwischen zwei grundsätzlichen Modi unterscheiden: Dem Modus, der abbildet, wie etwas »tatsächlich« war oder ist (bezogen auf das subjektive Erleben von Vergangenheit oder Gegenwart), und dem Modus, der in freier Gestaltung verschiedene Möglichkeiten durchspielt (bezogen auf Vergangenheit oder Zukunft).

Aktuelles Ich und inneres Kind

Wenn wir in der IRRT (wie andere Therapieformen, die mit verschiedenen Persönlichkeitsanteilen arbeiten) von einem Ich-Anteil, z. B. einem AKTUELLEN ICH, sprechen, bedeutet dies das Gleiche wie ein *aktuelles Selbst*. Die diesbezügliche Nomenklatur verschiedener psychotherapeutischer Schulen ist uneinheitlich, und z. T. entsteht etwas Verwirrung durch die verschiedene Wahl der Begriffe (Ich, Selbst, Ego; noch komplexer im Einbezug anderer Sprachen, z. B. Me, I, Self; Je, Moi, Même, Soi). Wichtig ist, dass wir in der IRRT mit dem AKTUELLEN ICH das subjektiv empfundene momentane Ich mit seinen Wahrnehmungen, Gefühlen und Gedanken meinen, welches sein Empfinden aus der Erste-Person-Perspektive schildert. Und wenn dieses AKTUELLE ICH mit dem INNEREN KIND in Beziehung tritt, handelt es sich bei diesem INNEREN KIND um eine Hilfskonstruktion, die ebenfalls einen Anteil des Ichs darstellt, der aber nicht deckungsgleich mit dem AKTUELLEN ICH ist, sondern andere, insbesondere unbewusste, Aspekte des Ichs repräsentiert. Diese imaginierte Begegnung zwischen AKTUELLEM ICH und INNEREM KIND bildet das Verhältnis des Individuums zu sich selbst verlässlich ab, ist aber nicht identisch damit. Eindeutig festzustellen ist, dass dieser Ansatz der symbolischen Begegnung mit dem INNEREN KIND – auf dem Teil der INNEREN BÜHNE, der als *primäre Erlebnisebene* bezeichnet wird – einfacher, tiefer, deutlicher, substanzieller und konstruktiver abläuft als eine tatsächliche oder imaginierte Begegnung mit seinem Spiegelbild (z. B. beim tatsächlichen Blick in einen Spiegel oder bei der imaginierten Vorstellung eines Blicks in einen Spiegel).

www.klett-cotta.de/fachbuch
www.junfermann.de

Gerne informieren wir Sie unverbindlich und regelmäßig über unsere Neuerscheinungen zum Thema Psychologie / Psychotherapie per E-Mail.

Sie erhalten mehrmals im Jahr Informationen zu unseren neuen Büchern, Restauflagen, Veranstaltungen, Lesungen, Kongressen und zu vielen anderen aktuellen Ereignissen.

Tragen Sie sich zur Anmeldung unserer Newsletter selbst ein:

www.klett-cotta.de/newsletter

www.junfermann.de/newsletter

Folgen Sie uns auf Social Media:

- psychologiebuch
- SchattauerVerlag
- junfermann
- klettcotta_fachbuch_schattauer
- junfermannverlag

Bestellen Sie porto- und versandkostenfrei nach D, A, CH unter **www.klett-cotta.de** oder **www.junfermann.de**.
Oder Sie bestellen bei der Buchhandlung Ihres Vertrauens.

Ihnen steht ein Widerrufsrecht zu. Näheres unter www.klett-cotta.de/agb.
Europreise gelten nur für Deutschland.

Preisänderungen und Irrtümer vorbehalten. **Stand: Mai 2024.**

J. G. Cotta'sche Buchhandlung Nachfolger GmbH, Rotebühlstraße 77, 70178 Stuttgart
HRB 1890, UST-IDNr. DE 811 122517

Junfermann Verlag, Driburger Straße 24d, 33100 Paderborn
HRB 257 AG Paderborn, UST-IDNr. DE 280 516097

Junfermann
Schattauer
Klett-Cotta

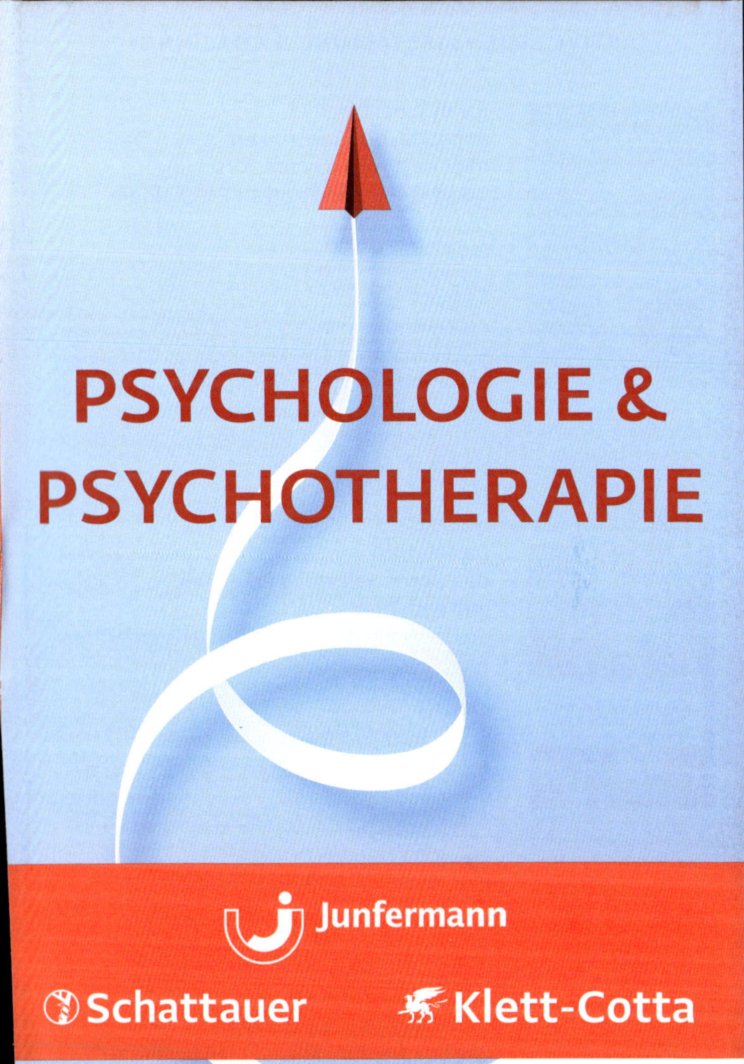

PSYCHOLOGIE & PSYCHOTHERAPIE

Junfermann
Schattauer
Klett-Cotta

Neue Bücher
Lesetipps
Infos
Herbst 2024

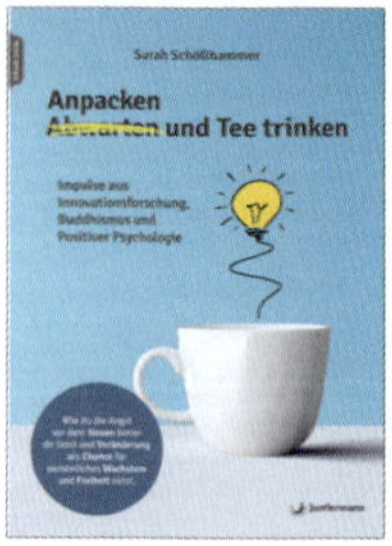

Sarah Schöllhammer
Anpacken und Tee trinken
Impulse aus Innovationsforschung, Buddhismus und Positiver Psychologie

ca. 224 Seiten, kartoniert
ca. 28,00 € (DE) | ca. 28,80 € (AT)
ISBN 978-3-7495-0590-6
Erscheint November 2024

- Die Welt verändert sich schnell und radikal
- 75 Impulse und praktische Tipps basierend auf Innovationsforschung, Buddhismus und Positiver Psychologie: die großen Herausforderungen unserer Zeit gemeinsam anpacken

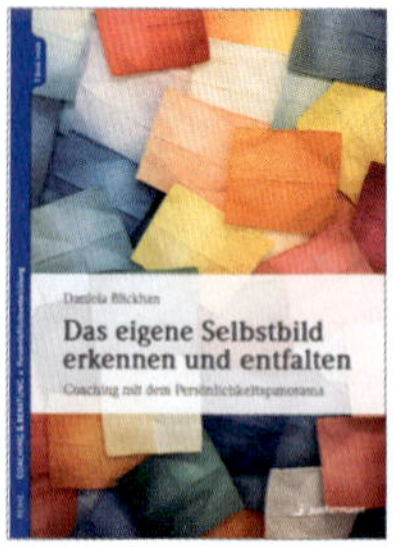

Daniela Blickhan
Das eigene Selbstbild erkennen und entfalten
Coaching mit dem Persönlichkeitspanorama

ca. 160 Seiten, kartoniert
ca. 25,00 € (DE) | ca. 25,70 € (AT)
ISBN 978-3-7495-0587-6
Erscheint Oktober 2024

- Das Persönlichkeitspanorama nimmt das eigene Selbstbild in den Blick und macht Fähigkeiten, Stärken, Überzeugungen und Werte sichtbar
- Methodische Grundlagen und praktische Gestaltung eines Coachingprozesses

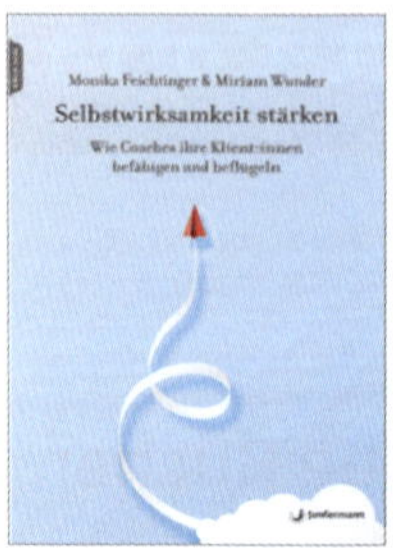

Monika Feichtinger, Miriam Wunder
Selbstwirksamkeit stärken
Wie Coaches ihre Klient:innen befähigen und beflügeln

ca. 208 Seiten, kartoniert
ca. 30,00 € (DE) | ca. 30,90 € (AT)
ISBN 978-3-7495-0593-7
Erscheint Oktober 2024

- Wie können Coaches ihre Klient:innen dabei unterstützen, ihre individuellen Stärken zu entwickeln und mit Herausforderungen umzugehen?
- Konkrete Übungen, Praxisbeispiele und Tools

Über 200 Tools in einem Bund

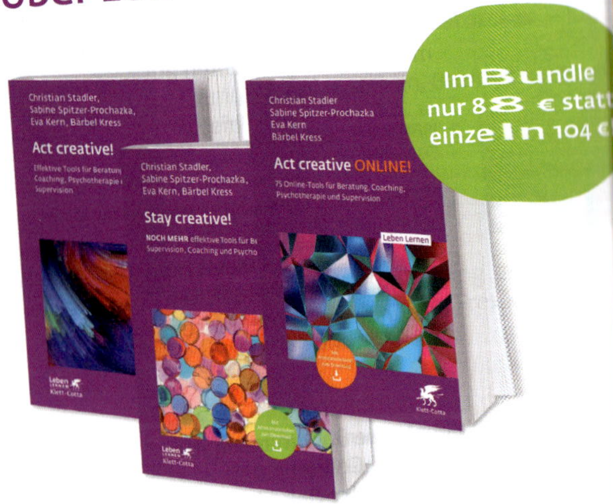

Christian Stadler, Sabine Spitzer-Prochazka, Eva Kern, Bärbel Kress
Act creative!-Bundle
Bundle bestehend aus »Act creative!«, »Stay creative!«, »Act creative ONLINE!«

918 Seiten | broschiert, mit Download-Material
€ 88,– (D). ISBN 978-3-608-89324-3
Erscheint Oktober 2024

Das Bundle beinhaltet alle drei erfolgreichen Bär Autor:innenquartetts.

- Die kreative Tool-Sammlung für Beratung, Coach Psychotherapie und Supervision
- Alle Übungen sind praxisnah, erprobt und leicht u
- Mit umfangreichem, sofort einsetzbarem Downl Material

Umschlagmotiv: © iStock / Man As Thep

308/89000

2 Die Entdeckung des INNEREN KINDES in der IRRT: vom Zufallsbefund zum Kernbestandteil

Schmuckers persönliche Entdeckungsgeschichte der IRRT ermöglicht den besten Zugang zum Verständnis der Eigenheiten der heute aktuellen therapeutischen »Technik«. Diese persönliche Geschichte liefert auch wichtige Hintergrundinformationen, vor allem zum Stellenwert der Inneren-Kind-Arbeit innerhalb der IRRT. Deshalb wird sie der systematischen Darstellung der IRRT und der Eigenschaften des INNEREN KINDES vorangestellt.

»Meine (M.S.) ersten klinischen Experimente mit *imagery modification* begannen in der Zeit, als ich mehrere Jahre an der University of Pennsylvania, School of Medicine, mit A.T. Beck arbeitete. Dort führte ich erstmals Therapiesitzungen mit Patienten in der Imagination durch und konzeptualisierte diese imaginative Arbeit im Rahmen der kognitiv-verhaltenstherapeutischen Schule. Beck betonte damals bereits, dass belastende Kognitionen sowohl mit Gedanken als auch mit inneren Bildern zusammenhängen (Beck et al. 1985). Wenn belastende innere Bilder den Kern einer Störung darstellen, müssten diese belastenden Bilder (bzw. ›visuellen Kognitionen‹, wie er sie nannte) aktiviert und modifiziert werden, um die Störung heilen zu können. Vor dem Hintergrund des damaligen Zeitgeistes und Therapieverständnisses entstanden in meiner Zeit bei Beck in Philadelphia die konkreten Grundlagen und ersten Ansätze der IRRT (in den 90er-Jahren hieß es noch *Imagery Rescripting*). Diese Erfahrungen führten im Laufe der Jahre dazu, den IRRT-Prozess zu ›entdecken‹ und zu entwickeln, zu beschreiben und weiter zu verfeinern. In der späteren Zusammenarbeit mit R. Köster wurde das IRRT-Modell weiterentwickelt, noch viel genauer, breiter und tiefer erfasst und beschrieben und das Indikationsspektrum erheblich erweitert.

2.1 Der erste Imagery-Rescripting-Fall (1990)

Eine meiner ersten Trauma-Patientinnen, mit der ich auf der imaginativen Ebene arbeitete, war die 40-jährige Mary. Sie habe über 20 Jahre lang, nach einer Vergewaltigung, unter häufigen Albträumen (2–3 Mal wöchentlich) gelitten, wobei sie nach jedem Albtraum das Gefühl empfunden habe, wieder vergewaltigt worden zu sein. Und dies, obwohl der Täter schon mehr als 15 Jahre tot gewesen sei. Der Zuweisende hatte sie für eine einzige kognitive Sitzung zu mir geschickt (für Krankenkassenpatienten in den USA nicht unüblich), was mich unter einen gewissen, eigentlich unrealistischen Erfolgsdruck setzte. Zu Beginn der Sitzung fragte ich Mary, ob sie in der Lage sei, eine Imaginationsarbeit mit dem Albtraum zu machen, womit sie sofort einverstanden war. Zuerst erlebte Mary mit geschlossenen Augen den Beginn des Albtraums wieder und lieferte laut eine detaillierte Beschreibung. Als sie anfing, die Vergewaltigungsszene des Albtraumes zu beschreiben, fragte ich sie, wie sie an dieser Stelle gern anders reagieren würde, wenn sie könnte. Sie stellte sich sofort vor, den Täter fest zwischen die Beine zu treten, woraufhin er zusammenbrach und schmerzgepeinigt am Boden lag. Es war für Mary ›ein Moment der Stärke‹, als sie ihm in diesem Bild zum ersten Mal seit über 20 Jahren überlegen war. Als der Albtraum in der folgenden Nacht wieder auftauchte, habe sie den Täter im Traum auf ähnliche Art und Weise entmachtet. Ich hatte keine weiteren Termine mit Mary vereinbart, blieb jedoch telefonisch mit ihr eine Zeit lang in Kontakt und bekam von ihr bestätigt, dass nach dieser Sitzung ihre Albträume dauerhaft verschwunden waren[4].

Ich war von Ehrfurcht ergriffen bezüglich Marys dramatischer Heilung. Diese Sitzung war für mich ein Wendepunkt in meiner Arbeit als Therapeut. Als Wissenschaftler war es für mich eine enorme Herausforderung, Marys Heilungsprozess zu verstehen, zu erklären und zu kommunizieren – und dann etwas Wertvolles und ›Wissenschaftliches‹ daraus zu machen. Jahrzehntelang habe ich mich mit Marys Heilungsprozess auseinandergesetzt und vor allem mit den Fragen, die daraus entstanden:

- Wie kann Marys Heilung überhaupt verstanden werden?
- Was ist in dieser einen Imagery-Rescripting-Sitzung auf der INNEREN BÜHNE wirklich passiert?
- Wie war es möglich, dass Mary in der darauffolgenden Nacht ganz allein fähig war, ihre Opferbilder durch Bewältigungsbilder zu ersetzen, indem sie den Täter in ihrem Albtraum ohne fremde Hilfe überwältigen und entmachten konnte?
- Wie kann Marys anschließende ›Befreiung‹ von ihrem über 20 Jahre immer wiederkehrenden Albtraum verstanden und erklärt werden?
- Liegen solche Heilungskräfte im Menschen als angeborene Ressourcen vor, die jedem zugänglich sind?
- Wenn ja, wie kann der Mensch am besten Zugang zu diesen inneren Heilungskräften und Ressourcen finden, diese aktivieren und nutzen?
- Wie sieht dieser Heilungsprozess genau aus und wie kann ich als Therapeut diesen Heilungsprozess verstehen, erklären und adäquat beschreiben, damit andere Therapeuten ähnliche Ergebnisse mit ihren Patienten erreichen können?

---

[4] Dieser Absatz wurde adaptiert und übernommen aus: Schmucker & Köster 2019, S. 25.

2.2 Weitere klinische Experimente und Beobachtungen bei Patienten mit Kindheitstraumata

Ermutigt und inspiriert durch Marys dramatische Veränderung begann ich, Imagery-Rescripting-Interventionen bei anderen Missbrauchsopfern, die an einer Posttraumatischen Belastungsstörung (PTBS) litten, anzuwenden. Dabei handelte es sich vor allem um erwachsene Patienten, die unter sich wiederholenden Flashbacks von Missbrauchserfahrungen aus der Kindheit litten. Mir fiel jedoch sofort auf, dass die Täterkonfrontation und -entmachtung bei kindlichem Missbrauch aufgrund der körperlichen Unterlegenheit des Kindes gegenüber dem erwachsenen Täter schwieriger war, als wenn das Trauma im Erwachsenenalter passiert war. Zudem schienen die Patienten während eines Flashbacks des Traumaereignisses jeweils in den emotionalen Zustand des damals traumatisierten Kindes zurückzufallen, ohne Zugang zu ihren heutigen Kräften und Ressourcen zu haben.

Diese Beobachtung brachte mich auf den Gedanken, dass, wenn der Patient während des Wiedererlebens eines belastenden Ereignisses (Flashback) Zugang zu seinen heutigen Stärken und Ressourcen bekommen könnte, dies ein wichtiger Bestandteil des Heilungsprozesses sein könnte. Das würde wohl, so dachte ich, am ehesten zu erreichen sein, wenn das AKTUELLE ICH die Flashback-Szene betreten würde und den Täter (bzw. das Täterbild) konfrontieren würde. Zahlreiche Experimente mittels Täterkonfrontationen mit dem AKTUELLEN ICH bei Patienten mit Kindheitstrauma erbrachten folgende Beobachtungen:

- Die überwiegende Mehrheit der Missbrauchsopfer konnte sich mit erstaunlicher Leichtigkeit vorstellen, die Missbrauchsszene als HEUTIGES Ich zusätzlich zu betreten (an der schlimmsten Stelle des Missbrauchs!), den Täter zu konfrontieren und zu entmachten und das KIND aus der Missbrauchsszene zu befreien;
- das AKTUELLE ICH und das TRAUMATISIERTE KIND schienen auf der INNEREN BÜHNE schon längst als Persönlichkeitsanteile existiert zu haben;
- Patienten, die sich zuerst für unfähig fühlten, sich als HEUTIGES ICH vorzustellen, erfolgreich den Täter allein zu konfrontieren und zu entmachten und das KIND aus der Missbrauchsszene zu befreien (ohne Hilfspersonen), konnten diese Fähigkeit nach einigen Imagery-Rescripting-Sitzungen durchaus noch erlangen;
- nachdem die Macht des Täters über das KIND durch das AKTUELLE ICH gebrochen war, entfernte das AKTUELLE ICH üblicherweise das KIND aus der bedrohlichen Szene, schloss die Imagination damit aber nicht ab, sondern kümmerte sich – einem spontanen Bedürfnis folgend – weiterhin um das KIND, um es zu trösten, zu beruhigen und es in vielfältiger Weise zu unterstützen;
- Patienten betonten immer wieder, dass sie diesen Selbsttröstungsteil als einen wichtigen, ja oft sogar entscheidenden Bestandteil des Heilungsprozesses empfanden.

2.3 Die Entstehung der drei Imagery-Rescripting-Phasen

Im Zuge meiner damaligen Zusammenarbeit mit Edna Foa (University of Pennsylvania) kam ich zur folgenden Erkenntnis, die durch zahlreiche bestätigende Rückmeldungen von Patienten bekräftigt wurde: Bevor das AKTUELLE ICH die belastende Szene betritt, sollte der Heilungsprozess mit einer Phase des Wiedererlebens der traumatischen Erinnerung (Exposition *in sensu*) beginnen. In dieser visualisiert und verbalisiert der Patient detailliert seine traumatische Erfahrung. Dies führt dazu, dass

- das ganze ›Traumanetz‹ (assoziierte Kognitionen, belastende Emotionen, Körperempfindungen und Sinneseindrücke) aktiviert wird und die umfassende traumatische Szene mit sämtlichen Aspekten – in Begleitung des Therapeuten – wiedererlebt wird;
- damit die Realität des Traumas vom Patienten und vom Therapeuten (als Zeugen) wahrgenommen und validiert wird;
- sämtliche Belastungsmomente, *Hotspots,* Einflussfaktoren und Interventionsmöglichkeiten identifiziert werden können;
- die Grundlage dafür gelegt werden kann, dass die belastenden Bilder in der Folge aus einer anderen Perspektive konfrontiert, modifiziert, bewältigt und adaptiv bearbeitet werden können.

Durch zahlreiche solcher klinischen Experimente und Beobachtungen mit traumatisierten Patienten in den 1990er-Jahren kam ich zur Einsicht, dass es eine wichtige Aufgabe des Therapeuten ist, den Patienten zu helfen, eine visuelle Struktur auf der INNEREN BÜHNE zu entwerfen. In einem dreiphasigen Ablauf (die Phasenbezeichnungen in den 90er-Jahren sind in Klammern erwähnt) sollte es den Patienten ermöglicht werden, dass

1) die ganze belastende Szene in unterstützender Begleitung des Therapeuten visualisiert, verbalisiert und wiedererlebt wird;
   (Phase 1: Exposition in sensu)
2) das AKTUELLE ICH in der damaligen belastenden Situation ›aktiv‹ wird und die belastenden Opferbilder in Bewältigungsbilder dem Täter gegenüber transformiert;
   (Phase 2: Täterkonfrontation und -entmachtung)
3) das KIND Unterstützung, Trost und Beruhigung bekommt (siehe aber Kap. 2.5.1!).
   (Phase 3: Authentische Auseinandersetzung zwischen heutigem Ich und Kind)

2.4 Die Entwicklung der *reinen Phase 3* als Fokus auf das INNERE KIND

Bei manchen Patienten zeigte es sich, dass es trotz einer erfolgreichen Täterkonfrontation und -entmachtung nicht zur erwarteten bzw. erwünschten Annäherung und Versöhnung mit dem KIND in der dritten Phase kam. Als ich dann in Folgesitzungen damit experimentierte, die *reine dritte Phase* als eigenständige Intervention zur Bearbeitung einer komplexeren Problematik durchzuführen, stellte sich oft der Erfolg doch noch ein. So war die *reine dritte Phase* als eigenständiger Sitzungstyp des *Imagery Rescripting* entstanden.

Ich beobachtete jedoch, wie unterschiedlich die Patienten auf die Aufgabe ›HEUTIGES ICH unterstützt das KIND liebevoll‹ reagierten. Manche Missbrauchsopfer waren fähig, unmittelbar nach der Entmachtung des Täters dem KIND Beistand und liebevolle Unterstützung zu geben. Für andere – v. a. für Patienten, die durch den Missbrauch schwerer verletzt und gestört waren und entsprechend an missbrauchsbezogenen Schemata (z. B. Selbsthass, Selbstverachtung, nicht liebenswert sein) litten – war dieser Selbsttröstungsteil weitaus schwieriger. Häufig wollten sie das KIND beschuldigen, ablehnen, verachten, verletzen oder sogar vernichten.

2.5 Der Umgang mit dem Hass auf das INNERE KIND

Diese ›versöhnungsresistenten‹ Fälle brachten mich in ein Dilemma:

> *Wie kann ich als Therapeut am besten mit solchen persistierenden Wutgefühlen dem KIND gegenüber umgehen und am effektivsten darauf reagieren, v. a. wenn ich aus Erfahrung weiß, dass es für Patienten viel besser und ›gesünder‹ wäre, dem KIND eine liebevolle Unterstützung zu geben? Soll ich diese Hassgefühle und das entsprechende Verhalten dem KIND gegenüber verbieten und dem Patienten einfach sagen, dass so etwas hier bei dieser Arbeit mit dem KIND nicht gestattet sei bzw. nicht toleriert werde? Schließlich sollte ein Kind niemals so behandelt werden! Oder soll ich zulassen, dass der Patient diese Selbsthassgefühle dem KIND gegenüber auf der INNEREN BÜHNE doch zum Ausdruck bringt im Bewusstsein, dass es sich ja nicht um ein BIOGRAPHISCHES KIND, sondern nur um eine symbolische Repräsentanz im Sinne eines METAPHORISCHEN KINDES handelt?*

Zunächst versuchte ich, das Dilemma zu lösen, indem ich meinen Patienten den Hinweis gab, dass es in den Phase-3-Sitzungen um ein ›*Adult-Nurturing-Child*‹-*Prinzip* gehe, also darum, sich darauf zu konzentrieren, als AKTUELLES ICH eine positive Haltung dem KIND gegenüber einzunehmen und sich positiv um das KIND zu kümmern. Es kam aber immer wieder zu Schwierigkeiten in diesen Sitzungen, v. a. weil sich vorhandene Selbsthassschemata überhaupt nicht besserten.

2.5.1 Mein Damaskuserlebnis

Einen entscheidenden Impuls vermittelte mir dann eine Borderline-Patientin mit einer PTBS nach einem Missbrauch im Kindesalter, die nach einigen relativ erfolgreichen Täter-Konfrontations-Sitzungen immer nur einen sehr oberflächlichen positiven Kontakt zum KIND entwickeln konnte. Zu Beginn einer weiteren Sitzung, die ich als ›*Adult-Nurturing-Child*‹-*Sitzung* anberaumt hatte, beichtete sie, dass sie die positive Haltung dem KIND gegenüber bisher nur gespielt habe, weil es ja offensichtlich in unserer Arbeit ›politisch korrekt‹ sei und von ihr erwartet werde. Eigentlich mache sie das KIND weiterhin für den erlittenen Missbrauch selber verantwortlich, hasse das KIND dafür und wolle es bestrafen und vernichten.

Berührt von ihrer Aufrichtigkeit kam mir blitzartig die Erkenntnis, dass ich ihre tief sitzenden Gefühle zu wenig ernst genommen, sie bagatellisiert und verleugnet hatte, ›*weil nicht sein kann, was nicht sein darf*‹. Meine eigenen Beschützerinstinkte dem KIND gegenüber hatten mir den Blick getrübt. In dieser Situation hatte ich ein *Damaskuserlebnis* und wandelte mich *vom Saulus zum Paulus*[5]. Ich merkte, dass ich die negativen Einstellungen des AKTUELLEN ICHS meiner Patientin ihrem INNEREN KIND gegenüber nicht mehr negieren durfte, wenn ich ihr in ihren massiven Selbsthassgefühlen wirklich helfen wollte. D. h., ich musste ihr helfen, diese in einer Konfrontation auf der INNEREN BÜHNE zwischen AKTUELLEM ICH und KIND bearbeiten zu können. Mir kam Jeffrey Young, mein ehemaliger Supervisor bei A. T. Beck, in Erinnerung, der immer wieder betont hatte, Schemata könnten nur bearbeitet werden, wenn sie aktiviert seien (Young 1990). In diesem Fall würde das ja heißen, dass der Hass des AKTUELLEN ICHS dem KIND gegenüber zugelassen werden müsste, sodass das Selbsthassschema aktiviert wäre und damit konfrontiert und bearbeitet werden könnte. Auf der Stelle änderte ich meine Haltung und sagte der Patientin, dass – egal welche Gefühle dem KIND gegenüber bestünden – sie diese in der heutigen Phase-3-Sitzung ungefiltert zum Ausdruck bringen könne.

In der folgenden IRRT-Sitzung gelang es der Patientin dann, das KIND offen mit ihren negativen Gefühlen zu konfrontieren (und mir als ihrem Therapeuten gelang es, das auszuhalten!). Das KIND versteckte sich in einer Ecke auf dem Dachboden, das AKTUELLE ICH stand etwa acht Meter entfernt an der Tür und wollte diese abschließen und das KIND dort lassen, ›*bis es stirbt*‹. Sie folgte meiner Bitte, ganz nahe zum KIND zu gehen, ihm in die Augen zu sehen und diese Gefühle dem KIND ganz offen zum Ausdruck zu bringen[6]:

---

5 Die Bibel, Apostelgeschichte 9, 3–29.

6 Gekürzter Ausschnitt aus dem Fallbeispiel Bettina, Schmucker & Köster 2019, S. 210 ff.

P: *›Ich habe es satt, dass du da bist. Ich will nichts mehr von dir hören, und ich will dich auf dem Dachboden einschließen. Und ich möchte einfach, dass du hier oben bleibst, bis du stirbst.‹* (Stimme unbeteiligt und hart)

T: Und wie reagiert das KIND?

P: Das KIND sagt: *›Bitte lass mich hier oben nicht allein!‹*

T: Wie reagieren Sie darauf?

P: *›Ich möchte gar nichts von dir hören, du bist selber schuld … ich kann einfach nicht zulassen, dass du ein Teil meines Lebens bist, du wirst alles durcheinanderbringen.‹*

T: Schauen Sie dem KIND direkt in die Augen, wenn Sie dies sagen?

P: Ja, aber jetzt fange ich an, mich wegen dem, was ich in den Augen sehe, schlecht zu fühlen … es leidet!

Damit begann der Durchbruch ihrer Empathieblockade. Sie erkannte, dass sie ihrem METAPHORISCHEN INNEREN KIND etwas Ähnliches angetan hatte wie das, was sie als Kind mit ihrem Vater erlebt hatte. Letztendlich sagte sie dem KIND weinend und tief bewegt:

P: *›Ich fühle mich so schlecht wegen dem, was ich dir angetan habe. Ich habe es nicht verdient, mit dir eine Beziehung zu haben.‹*

T: Wie reagiert das KIND?

P: *›Ich möchte immer noch bei dir sein.‹*

Nach der Überwindung weiterer Hindernisse fragte das AKTUELLE ICH das KIND:

P: *›Wirst du mir verzeihen?‹*

T: Wie reagiert das KIND?

P: Es sagt einfach: *›Ja, ja, ja!‹* und umarmt mich.

T: Und wie reagieren Sie?

P: Ich beginne zu weinen (fängt wieder an zu weinen).

T: Und wie fühlen Sie sich?

P: Weniger zerrissen, mehr ganz.

Diese Sitzung war für die Patientin der entscheidende Wendepunkt in ihrer Therapie. Ihre PTBS-Symptome remittierten weitgehend, ihr selbstverletzendes Verhalten verschwand, und ihre Depression und Suizidalität verringerten sich deutlich. Für mich war damit eine große Erkenntnis gereift: Negative Gefühle zwischen AKTUELLEM ICH und KIND können am besten behandelt werden, wenn sie direkt aktiviert, konfrontiert und in einer offenen Auseinandersetzung ausgetragen und bearbeitet werden. Damit kann dann das echte Mitgefühl, die wirkliche (und nicht gespielte!) Empathie der Patientin ihrem INNEREN KIND gegenüber entstehen, die eine Auflösung der Problematik bewirken kann.«

3 Die »klassische« dreiphasige IRRT-Sitzung – eine Zusammenfassung

Jeder Mensch hat in seiner Seele selbstheilende Kräfte. Manchmal im Laufe des Lebens – z. B. durch belastende Ereignisse – wird der Zugang zu diesen Selbstheilungskräften blockiert. Das Kernziel der IRRT ist es, dem Menschen zu helfen, ihm seine inneren selbstheilenden Kräfte wieder zugänglich zu machen.

Mervyn Schmucker

Die wirksamste Medizin ist die natürliche Heilkraft, die im Inneren eines jeden von uns liegt.

Hippokrates von Kos

Das aktuelle dreiphasige IRRT-Behandlungsmodell wird hier in seinen Grundprinzipien kurz zusammengefasst. Zum tieferen Verständnis sei auf ausführlichere Darstellungen im *Praxishandbuch IRRT* (Schmucker & Köster 2025) sowie in *IRRT zur Behandlung anhaltender Trauer* (Köster & Schmucker 2020) verwiesen. Kurze Zusammenfassungen finden sich auch bei Schmucker & Köster (2014, 2015 a, 2015 b, 2016), R. Köster (2015), S. Köster (2016), Köster & Köster (2019) sowie Schmucker & Riedeburg-Tröscher (2019).

3.1 Grundprinzipien und therapeutische Haltung

Die therapeutischen Grundprinzipien, die in der IRRT zur Anwendung kommen, sind je für sich allein genommen nicht neu, sind in ihrer Wirksamkeit anerkannt und werden in verschiedenen anderen Therapieverfahren eingesetzt. Aber die Kombination all dieser Prinzipien in einer Methode und mit dieser Stringenz gibt es sonst nicht. Als IRRT-Therapeut lernt und lebt man eine therapeutische Grundhaltung und ein Menschenbild, das sich aus der Vereinigung dieser Grundprinzipien ergibt und das vor allem durch die Erkenntnis der immensen seelischen Selbstheilungskräfte des Menschen getragen ist, zu denen den Patienten verholfen wird, einen Zugang zu finden.

3.1.1 Imagination

Eine IRRT-Sitzung findet in der **Imagination** statt. Man arbeitet in der Imagination (in der Regel mit geschlossenen Augen), weil diese meist den direktesten Zugang zu den Emotionen der Patienten ermöglicht – *ein Bild sagt mehr als tausend Worte.* In der IRRT wird der Austragungsort des Geschehens im subjektiven Erleben des Patienten die INNERE BÜHNE genannt.

3.1.2 Sokratische Haltung des Therapeuten

Der IRRT-Therapeut begleitet den Patienten durch die Schilderung hindurch, wiederholt oder paraphrasiert (»papageiisiert«) gelegentlich das Gesagte des Patienten und bleibt dabei **sokratisch**, d. h., er nimmt eine inhaltlich offene und fragende Haltung ein. Die Aufgabe des IRRT-Therapeuten ist lediglich, den formalen Rahmen, also die Struktur[7] der Imagination, vorzugeben und die Patienten »auf Kurs« zu halten. Die inhaltliche Gestaltung des Prozesses ist Aufgabe der Patienten. *Der Patient selbst ist der Wissende, der Therapeut hilft ihm dabei, dieses Wissen zu entdecken.*

3.1.3 Arbeit mit verschiedenen Persönlichkeitsanteilen

Auf der INNEREN BÜHNE des Patienten wird mit verschiedenen Persönlichkeitsanteilen gearbeitet (s. Abb. 3-1). Bei der Bearbeitung einer belastenden Erinnerung ist ein Anteil zunächst das **DAMALIGE ICH** des Patienten, oft das **KIND**, zunächst als BIOGRAPHISCHES KIND. Dann können im Verlauf einer dreiphasigen IRRT-Sitzung Protagonisten auf der INNEREN BÜHNE auftreten, die weitere psychische Repräsentanzen der damals anwesenden Personen darstellen. Bei Traumatisierungen handelt es sich oft um den *Täter* bzw. das **Täterbild** (genauer: das verinnerlichte Bild des Täters zur Tatzeit). Im weiteren Verlauf wird das **AKTUELLE ICH** des Patienten als zusätzliche Instanz eingeführt. Ab diesem Zeitpunkt befinden sich dann neben dem Täterbild (sekundärer Persönlichkeitsanteil) gleichzeitig zwei primäre Persönlichkeitsanteile (Ich-Anteile, s. Abb. 3-1) des Patienten, nämlich sein DAMALIGES ICH und sein AKTUELLES ICH auf der INNEREN BÜHNE, wo sie im weiteren Verlauf auch miteinander kommunizieren und zueinander in Beziehung treten.

---

[7] Diese »IRRT-Struktur« haben wir über viele Jahre von unseren Patienten nach dem Prinzip *Versuch und Irrtum bzw. Versuch und Erfolg* gelernt. Die IRRT-Struktur ist nicht aus theoretischen Überlegungen (»Top-down-Prozess«) erwachsen, sondern hat sich über Jahre in einem »Bottom-up-Prozess« in der praktischen Anwendung und Überprüfung herauskristallisiert.

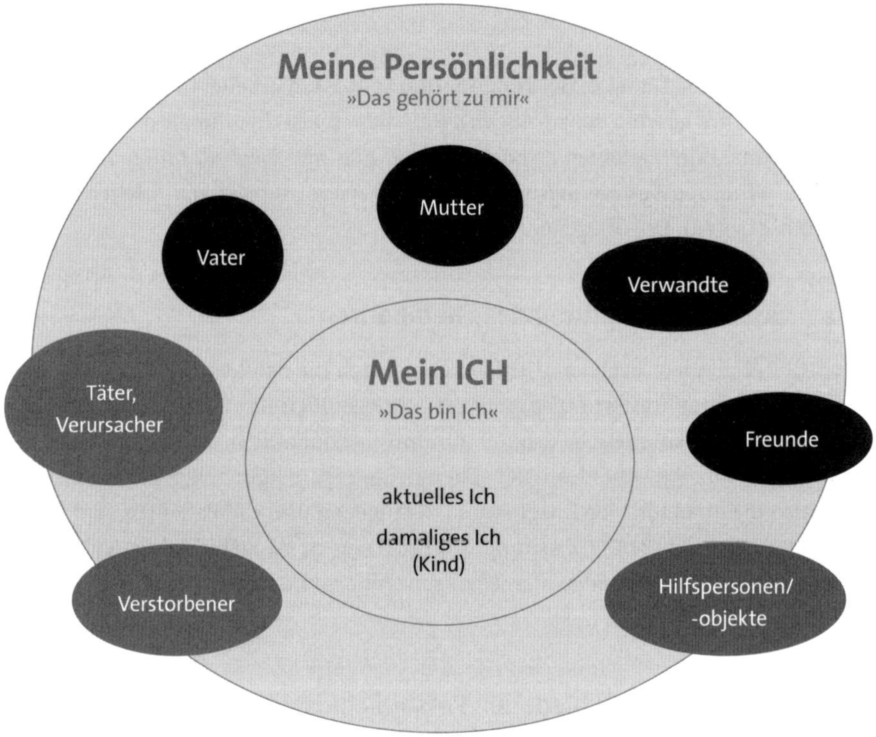

Abb. 3-1: Die subjektiv empfundene Organisation der Persönlichkeit auf der INNEREN BÜHNE mit der Abgrenzung der primären Ich-Anteile von sekundären intrapsychischen Persönlichkeitsanteilen (aus: Schmucker u. Köster 2019, S. 45).

3.1.4 Sprachliche Genauigkeit

Die Fragen und Aussagen der Therapeuten steuern den IRRT-Prozess, und es kommt oft auf Nuancen in der Formulierung an. Deshalb wird in der IRRT der **sprachlichen Genauigkeit** ein hoher Stellenwert beigemessen. Es wird z. B. zwischen *offenen* und *geschlossenen Fragen* unterschieden, wobei das Stellen einer offenen Frage mehr Druck auf die Patienten ausübt.

T: Möchten Sie dem KIND noch etwas sagen? *(geschlossene Frage)*
T: Was möchten Sie dem KIND noch sagen? *(offene Frage)*

Es wird zwischen der *Beobachtung einer Handlung* und dem *Ausführen einer Handlung* differenziert. Wenn sich das AKTUELLE ICH nur als Beobachter der Vorgänge auf der INNEREN BÜHNE sieht, ist es emotional distanzierter, als wenn es selbst die ausführende Instanz ist.

T: Können Sie sehen, wie Sie das dem KIND sagen?
(Beobachtung der Handlung, distanziertes Erleben)
T: Können Sie das dem KIND jetzt direkt sagen?
(Ausführen der Handlung, intensives Erleben)

Man unterscheidet weiterhin zwischen der Frage nach der *Handlung*, der Frage nach dem *Handlungswunsch* und der *Aufforderung zu einer Handlung* der Patienten:

T: Was sagen Sie jetzt dem KIND? *(Handlungsfrage)*
P: *»Ich bin stolz auf dich.«*
T: Was möchten Sie dem KIND noch sagen? *(Handlungswunsch-Frage)*
P: Ich möchte ihm sagen, dass ich stolz auf es bin.
T: Können Sie ihm das jetzt direkt sagen? *(Aufforderung zur Handlung)*
P: *»Ich bin stolz auf dich.«*

Auch die Unterscheidung zwischen *Indikativ* und *Konjunktiv* kann entscheidend sein, z. B. zur Förderung der fiktiven Vorstellung oder zur Überwindung einer Blockade:

T: Und was sehen Sie jetzt in den Augen des KINDES? (Indikativ)
P: Ich weiß nicht, ich kann die Augen gar nicht sehen, weil ich hinter ihm stehe.
T: Und wenn Sie die Augen des KINDES sehen *könnten*, was *würden* Sie dann sehen? (Konjunktiv)
P: Das KIND hat Angst.

Bei der Frage nach dem Grund einer Handlung oder eines Gefühls wird in der IRRT die »*Weil-Frage*« eindeutig der »Warum-Frage« vorgezogen, weil sie eleganter, weniger brüsk ist und es für den Patienten einfacher macht, den Prozess flüssig fortzusetzen[8]:

T: Warum hat das KIND Angst? *(Warum-Frage)*
T: Das KIND hat jetzt Angst, weil …? *(Weil-Frage)*

Bewusst wird in IRRT-Sitzungen die *Paraphrasierung* eingesetzt, insbesondere durch das wörtliche Wiederholen dessen, was der Patient gerade vorher geäußert

---

[8] Im Rahmen der Befragungen/Einvernahmen von Gewaltopfern, insbesondere bei Kindern, dürfen bei der Stadtpolizei Zürich – angeregt durch die Teilnahme einer ihrer Polizeibeamtinnen an einem IRRT-Kurs – keine *Warum*-Fragen mehr gestellt werden (»No-Go«), nur noch *Weil*-Fragen. Es hat sich nämlich herausgestellt, dass damit die Häufigkeit verwertbarer Antworten erheblich höher ist als bei Warum-Fragen, insbesondere, da Warum-Fragen oft den Kommunikationsfluss zum Erliegen bringen (Ohno 2017).

hat (»Papageiisieren«). Diese Wiederholungen bewirken, dass (1) bei Patienten Gefühle der Sicherheit, der Präsenz, des Begleitetwerdens und des Verstandenwerdens entstehen; (2) der Ablauf gut strukturiert werden kann, indem z. B. Vermeidungen abgefangen werden; (3) wichtige Aussagen oder innere Bilder der Patienten verstärkt werden können; und (4) durch die Modulation von Geschwindigkeit, Satzmelodie und Lautstärke der Wiederholung der therapeutische Effekt intensiviert werden kann.

P: Ich sage dem KIND: »*Es tut mir leid, dass ich dich so verletzt habe.*«
T: »*Es tut mir leid, dass ich dich so verletzt habe.*« ... und wie reagiert das KIND?

3.1.5 Konzeptuelle Genauigkeit

IRRT-Therapeuten sollten sich möglichst genau bewusst sein, was auf der INNEREN BÜHNE ihrer Patienten abläuft und wie sich die Art der Kommunikation auf verschiedenen Ebenen auf den Prozess auswirkt. Diese **konzeptuelle Genauigkeit** umfasst z. B. die Unterscheidung zwischen der *primären Erlebnisebene* und der *sekundären Verarbeitungsebene* (Metaebene). Der IRRT-Heilungsprozess findet vor allem auf der *primären Erlebnisebene* in der direkten Kommunikation als wörtliche Rede oder als Handlung zwischen den Protagonisten auf der INNEREN BÜHNE statt (s. Abb. 3-3). Manchmal vermeiden Patienten aber die direkte Kommunikation auf der *primären Erlebnisebene* (z. B. zwischen AKTUELLEM ICH und KIND), um nicht von ihren Gefühlen bzw. den Gefühlen des KINDES überschwemmt zu werden, und weichen deshalb auf die *sekundäre Verarbeitungsebene* aus (sie sprechen z. B. als AKTUELLES ICH mit dem Therapeuten über das KIND statt direkt *mit* dem KIND). Wenn sich IRRT-Therapeuten dieser »Falle« bewusst sind, können sie korrigierend eingreifen und die Patienten durch gezielte Fragen wieder »auf Kurs«, d. h. auf die *primäre Erlebnisebene,* bringen:

T: Können Sie das dem KIND jetzt direkt sagen?

Gelegentlich werden IRRT-Therapeuten von sich aus auf die *sekundäre Verarbeitungsebene* (Metaebene) wechseln, d. h. eine Diskussion zwischen Therapeut und AKTUELLEM ICH einleiten, entweder zur Lösung kurzfristiger Blockaden oder um Unklarheiten zu beseitigen oder affektiv Erlebtes in Worte zu fassen und besser zu verstehen:

P: Ich kann das KIND aber nicht direkt ansprechen.
T: Und Sie können das nicht, weil ...? (→ sekundäre Verarbeitungsebene)
P: Weil ich mich schäme.
T: Und Sie schämen sich, weil ...?

P: Weil ich mich so inkompetent fühle.

T: Können Sie das dem Kind jetzt direkt sagen? (→ primäre Erlebnisebene)

P: *»Ich kann dir das nicht sagen, weil ich mich schäme und mich so inkompetent fühle.«*

In einer dreiphasigen IRRT-Sitzung schildert der Patient das geschehene belastende Ereignis in der Phase 1 auf einer ***subjektiven Erinnerungsebene***. Sobald das aktuelle Ich eingeführt wird und Phase 2 beginnt, wechselt das Geschehen auf eine ***fiktive Symbolebene***, auf der die Um-Schreibungsprozesse *(Rescripting)* stattfinden können. Es muss dem Therapeuten immer bewusst sein, in welcher Phase und damit auf welcher dieser zwei Ebenen sich der Patient befindet, damit die angemessenen Fragen gestellt werden können. Auf der *subjektiven Erinnerungsebene* geht es inhaltlich darum, was erinnert wird, und darum, die oft fragmentierte Erinnerung in eine Abfolge, ein Narrativ zu bringen. Auf der *fiktiven Symbolebene* hingegen geht es um die Entwicklung von Bewältigungsbildern, wobei dem aktuellen Ich sämtliche Handlungsoptionen in der Täterkonfrontation und in der Begegnung mit dem Kind bzw. mit dem damaligen Ich offenstehen. Konkret: Die Standardfrage auf der subjektiven Erinnerungsebene in Phase 1 lautet:

T: Was passiert jetzt weiter?

Die Standardfrage auf der fiktiven Symbolebene in den Phasen 2 und 3 lautet:

T: Was wollen Sie als heutiges Ich jetzt dem Täter (bzw. dem Kind) sagen oder mit ihm machen?

Ein IRRT-Therapeut sollte sich außerdem bewusst sein, ob sich auf der inneren Bühne momentan eher ein **biographisches** oder ein **metaphorisches inneres Kind** befindet (s. Kap. 4.2).

Unter einem **biographischen inneren Kind** wird ein subjektives Erinnerungsbild von Erlebnissen und Befindlichkeiten aus der eigenen Biographie verstanden. Beim **metaphorischen inneren Kind** handelt es sich hingegen um ein rein fiktives Gegenüber auf der inneren Bühne, welches einem Persönlichkeitsanteil des eigenen Ichs entspricht, das aber als eigenständig und in gewissem Maße unabhängig erlebt wird. Es repräsentiert offensichtlich Teile des unbewussten psychischen Erlebens, sowohl intensive positive oder negative Gefühle als auch Ressourcen (z. B. Kreativität, Gelassenheit, Lebensfreude) oder Bedürftigkeiten. In einer dreiphasigen IRRT-Sitzung handelt es sich beim Kind in Phase 1 um ein biographisches Kind. In Phase 2 wandelt sich das Kind zum Teil zum metaphorischen Kind. In Phase 3 handelt es sich praktisch nur um ein metaphorisches Kind. In jeder Phase kann der Charakter des Kindes »kontaminiert« sein, d. h., in Phase 1 kann ein BIOGRAPHISCHES KIND plötzlich den Charakter eines METAPHORISCHEN KINDES annehmen, in den Phasen 2 und 3 kann sich das METAPHORISCHE KIND zu einem BIOGRAPHISCHEN verwandeln. Meistens liegt dem ein Vermeidungsverhalten des Patienten zugrunde. In Phase 1 wird dann die Intensität des Wiedererlebens vermieden. In den Phasen 2 und 3 werden belastende Emotionen in der Konfrontation mit dem Täter bzw. mit dem METAPHORISCHEN KIND vermieden. Wichtig ist es, dass diese Differenzierung dem Therapeuten bewusst ist, damit er eine »Kontamination« (BIOGRAPHISCH ZU METAPHORISCH oder umgekehrt) erkennt und gegebenenfalls intervenieren kann.

T: (formuliert die einleitenden Worte einer IRRT-Phase-3-Sitzung)
P: ... Ja, ich habe ein Bild.
T: Wo ist das KIND?
P: Ich sitze am Tisch, und mein Bruder ärgert mich, wie immer. (BIOGRAPHISCHES KIND)
T: Ist das eine Erinnerungsszene?
P: Ja, ich erinnere mich ganz genau.
T: Nicht vergessen, es geht nicht um eine reale Szene aus der Vergangenheit, sondern um eine fiktive Begegnung zwischen Ihnen als HEUTIGEM ICH und Ihrem INNEREN KIND, also keine Erinnerungsszene und keine anderen Personen.

Zur konzeptuellen Genauigkeit kann man auch zwei Eigenschaften der IRRT-Therapeuten zählen, die in den IRRT-Weiterbildungen und -Supervisionen gezielt gefördert werden, sich im Laufe der Erfahrung immer mehr herausbilden und die eine große Hilfe bei der Durchführung von IRRT-Sitzungen darstellen. Gemeint sind das ***Empfinden für den Prozess*** und das ***Vertrauen in den Prozess*** aufseiten des Therapeuten. Mit diesem Empfinden und Vertrauen stellen sich im Laufe der Zeit immer mehr Gelassenheit und Ruhe ein, was sich dann schon zu Beginn einer IRRT-Sitzung auf den Patienten überträgt und sich prozessfördernd auswirkt.

3.2 Der konkrete Ablauf einer dreiphasigen IRRT-Sitzung

Der klassische Verlauf der Bearbeitung einer belastenden Erinnerung oder Traumatisierung in einer IRRT-Sitzung besteht aus den folgenden drei Phasen:

3.2.1 Phase 1a und 1b (Wiedererleben)

In Phase 1a (Wiedererleben) wird die belastende Situation durchlaufen. Der Patient visualisiert und verbalisiert (meist mit geschlossenen Augen) das ganze Geschehen aus der Sicht des KINDES bzw. des DAMALIGEN ICHS und wird vom Therapeuten aktiv begleitet[9] durch gelegentliche Wiederholungen, Paraphrasierungen und Fragen, vor allem nach seinen Gefühlen und dem aktuellen Belastungsgrad[10]. Das Ziel der Phase 1 sind die Reaktivierung und das Wiedererleben der Erinnerung und der damit verknüpften Emotionen, Empfindungen, Körperreaktionen und Gedanken.

Sobald das Ende der Szene erreicht ist, leitet der Therapeut Phase 1b (erneutes Wiedererleben) ein, indem er den Patienten bittet, die Augen geschlossen zu halten und noch einmal von Anfang an die gleiche Szene zu schildern. Dieses Mal wird das Wiedererleben aber nur bis zum Moment der höchsten Belastung (»Hotspot«) durchgeführt. Dann beginnt Phase 2.

3.2.2 Phase 2 (Täterkonfrontation und -entmachtung)

Ab Phase 2 geht es nicht mehr darum, die Erinnerung zu bemühen, sondern darum, im weiteren Ablauf in der Imagination die spontan empfundenen Gefühle wirksam werden zu lassen und daraus neue Bewältigungsbilder auf der INNEREN BÜHNE zu entwickeln. Die Phase 2 beginnt am *Hotspot*, indem das AKTUELLE ICH des Patienten als zusätzlicher Protagonist ins Bild eingeführt wird. Damit beginnt der Prozess der Um-Schreibung bzw. das *Rescripting* oder – wie es den Patienten oft erklärt wird – die »*Veränderung des Drehbuchs*«. Der Charakter der Imagination wechselt dabei von einer *subjektiven Erinnerung* zu einer *fiktiven symbolischen Vorstellung* durch die Frage:

T: Können Sie sich jetzt vorstellen, wie Sie als HEUTIGES ICH in Ihrer aktuellen Gestalt in die Szene dazukommen?
P: (bejaht den Eintritt als HEUTIGES ICH in die damalige Szene)
T: Was sehen Sie da als AKTUELLES ICH?
P: (beschreibt die belastende Szene, wobei aus den Schilderungen deutlich werden sollte, dass er als AKTUELLES ICH vom DAMALIGEN ICH differenziert ist und sowohl den Täter als auch das DAMALIGE ICH sieht)

Ab diesem Moment spricht der Therapeut nur noch mit dem AKTUELLEN ICH und lässt sich von diesem das weitere Geschehen auf der INNEREN BÜHNE schildern. Da das AKTUELLE ICH die Szene üblicherweise am Punkt der höchsten Belastung in Anwesenheit des Täters betritt, wird es Zeuge der Tat, der Belastung, des Traumas. Die häufigste Reaktion beim AKTUELLEN ICH ist dann spontane Empörung, welche sofort genutzt wird, indem der Therapeut fragt:

---

9 Wenn es sich um ein Kind handelt, wird der Therapeut das KIND in Phase 1 duzen, sodass es für den Patienten noch klarer ist, dass er aus der Kind-Perspektive schildert.

10 SUDS – subjective units of distress scale, eine subjektive Skala von 0 bis 10, wobei 0 »gar nicht belastend« und 10 »maximal belastend« bedeutet.

T: Was wollen Sie als AKTUELLES ICH dem Täter jetzt sagen oder mit ihm machen?

Eine häufige Reaktion von Patienten ist, ihrer Empörung oder Wut spontan Ausdruck zu verleihen und z. B. den Täter zur Rede zu stellen, ihn zum Einhalten zu bewegen oder ihn körperlich anzugreifen. Ab diesem Zeitpunkt wird von der **Konfrontation und Entmachtung des Täters** bzw. des Täterbildes in Phase 2 gesprochen. Üblicherweise vollzieht sich die Täterentmachtung in einem Prozess, der sich über einen mehr oder weniger langen Zeitraum von ca. zwei bis zwanzig Minuten erstreckt, in komplizierten Fällen auch über mehrere Sitzungen. Das Kriterium für eine **erfolgreiche Täterentmachtung** ist immer die Reaktion des Täters, z. B. wenn der Täter aufgibt, sich schämt, Angst zeigt, sich aufrichtig entschuldigt oder echte Einsicht und Reue zeigt. Die Gefühle der Wut oder der Empörung können allerdings anderen, gleichzeitig auftretenden, eher hemmenden Gefühlen des AKTUELLEN ICHS gegenüberstehen. Das häufigste hemmende Gefühl in dieser Situation ist Ohnmacht, welche oft einem »Ohnmachtsschema« entspricht und den Entmachtungsprozess sehr hartnäckig in die Länge ziehen oder bremsen kann.[11] Wenn Komplikationen in Phase 2 auftreten, d. h. vor allem Schwierigkeiten, den Täter effektiv zu entmachten aufgrund eines Ohnmachtsschemas, stehen IRRT-Therapeuten zahlreiche Interventionsmöglichkeiten zur Verfügung, um diese Hindernisse zu überwinden (s. Schmucker & Köster 2019, S. 95 ff.). Gelingt die Entmachtung des Täters in einer IRRT-Sitzung nur partiell oder kann er nur für den Moment außer Gefecht gesetzt werden, wird lediglich von einer Neutralisierung statt von einer Entmachtung gesprochen. Zusammenfassend ist das Ziel der Phase 2 die Konfrontation und Entmachtung bzw. Neutralisierung des Täterbildes durch das AKTUELLE ICH und anschließend die Entfernung des KINDES[12] vom Täter, indem dieser verschwindet oder indem das AKTUELLE ICH das KIND an einen anderen Ort mitnimmt.[13]

---

[11] Besonders in dieser Phase der Täterkonfrontation ist es wichtig, dass den IRRT-Therapeuten ihre Rolle in diesem Heilungsprozess ganz klar ist. Sie müssen sich vor allem des Risikos der unkontrollierten Gegenübertragung bewusst sein, wenn sie sich z. B. als Retter, Ritter oder Rächer sehen und den Patienten ihre eigenen Bewältigungsmuster aufdrängen möchten, mit denen diese aber nichts anfangen können und die sie in ihrem Prozess nicht weiterbringen.

[12] Es handelt sich nicht immer um ein Kind, wenn hier vom KIND die Rede ist. Gelegentlich, vor allem dann, wenn es sich bei einer dreiphasigen IRRT-Sitzung um eine belastende/traumatisierende Szene aus dem Erwachsenenleben handelt, wäre die Bezeichnung DAMALIGES ICH passender. Aus Gründen der Lesbarkeit verzichten wir auf die Doppelbenennung.

[13] Für das Verständnis des Prozesses ist es wichtig, dass der IRRT-Therapeut versteht, dass es nicht um den Ort bzw. einen *sicheren Ort* geht, sondern um die Beziehung zum AKTUELLEN ICH, das dem KIND Sicherheit und Geborgenheit vermittelt. *Wo* die Begegnung mit dem KIND stattfindet, bestimmt der Patient.

3.2.3 Phase 3 (Interaktion AKTUELLES ICH – KIND)

Die Phase 3 beginnt, sobald die Täterentmachtung oder -neutralisierung vollendet scheint und sich das AKTUELLE ICH dem KIND zuwendet. In dieser dritten Phase (Hinwendung des AKTUELLEN ICHS zum KIND) geht es darum, dass sich das AKTUELLE ICH dem KIND annähert und direkt mit ihm interagiert. Häufig wird das HEUTIGE ICH ihm spontan seine empfundene Fürsorge, Trost und Unterstützung spenden, ihm versprechen, immer für es da zu sein und die Verletzungen nicht mehr zuzulassen. Diese Phase 3 wird von Patienten meist als sehr angenehm empfunden; sie stabilisiert und stärkt, wenn es keine Empathieblockaden gibt. Interessanterweise kommt es manchmal nicht nur zur Unterstützung des KINDES durch das HEUTIGE ICH, sondern umgekehrt zur Unterstützung des HEUTIGEN ICHS durch das KIND. Anhand zahlreicher Fallbeispiele hat sich erwiesen, dass dies ein gutes Zeichen ist und nicht mit einer *Parentifizierung* verwechselt werden darf![14] Es ist ein Hinweis darauf, dass der Persönlichkeitsanteil des KINDES über Ressourcen verfügt, die aktiviert, deblockiert und genutzt werden können. Das Ziel der Phase 3 ist zusammenfassend die intensive Auseinandersetzung zwischen AKTUELLEM ICH und KIND, sei es im Sinn von Unterstützung, Nähe, Verständnis und Trost, sei es auch negativ gefärbt im Sinn von Distanz, Vernachlässigung, Angst, Ablehnung, Verachtung oder Hass. Es hat sich über die Jahre (sowohl nach dem Eindruck der Therapeuten als auch der Patienten selbst) gezeigt, dass das Geschehen in der dritten Phase einer dreiphasigen IRRT-Sitzung die stärkste Wirkung und Nachhaltigkeit im Heilungsprozess aufweist.

Sobald der Eindruck entsteht, dass das Wesentliche auf der INNEREN BÜHNE zwischen HEUTIGEM ICH und KIND geschehen und bearbeitet ist, leitet der Therapeut das Ende der Imagination mit **sechs Abschlussfragen** ein, anhand derer überprüft wird, ob noch notwendige Vorgänge anstehen und um einen abschließenden diagnostischen Eindruck zu gewinnen:

1. **T: Gibt es sonst noch etwas, was Sie dem KIND sagen oder mit ihm tun wollen, bevor wir diese Begegnung abschließen*?[15]**
   P: (antwortet, wobei der Therapeut üblicherweise nur eine Reaktion vom AKTUELLEN ICH und eine Gegenreaktion vom KIND erfragt)
2. **T: Gibt es noch etwas, was das KIND von Ihnen braucht?**
   P: (antwortet: Reaktion, Gegenreaktion)

---

[14] Bei einer Parentifizierung übernimmt ein Kind auf der ÄUSSEREN BÜHNE eine Verantwortung, die eigentlich den Eltern zustünde. In der IRRT-Phase-3 hingegen symbolisiert das unterstützende Verhalten des METAPHORISCHEN KINDES auf der INNEREN BÜHNE verschiedene Ressourcen, z. B. Kreativität, Leichtigkeit, Stärke, Vertrauen, innere Weisheit (s. a. Kap. 4.2.4).

[15] * Heute wird die Formulierung »…, bevor wir diese Begegnung ausklingen lassen?« bevorzugt. Sie ist aber hier in der Version abgedruckt, wie sie noch im *Praxishandbuch IRRT* steht.

3. T: **Wünschen Sie sich noch etwas von dem Kind?**
   P: (antwortet: Reaktion, Gegenreaktion)
4. T: **Möchte das Kind Ihnen noch etwas sagen oder vielleicht geben?**
   P: (antwortet: Reaktion, Gegenreaktion)
5. T: **Gibt es sonst noch etwas, was geschehen sollte in dem Bild, bevor wir das abschließen*?**
   P: (antwortet: Reaktion, Gegenreaktion)
6. T: **Mit welchem Abschlussbild möchten Sie diese Begegnung jetzt beenden*?**
   P: (antwortet)

Bei einem positiven Abschlussbild kann der Therapeut noch nachfragen, wie sich dieses Abschlussbild für den Patienten als aktuelles Ich und für das Kind anfühlt … und dann mit folgenden Worten den Ausstieg vorzeichnen:

T: **Dann können Sie dieses Bild noch eine Weile wirken lassen … Sie können es in sich aufnehmen und verankern, wenn Sie möchten …, und wenn Sie so weit sind, können Sie das Bild langsam verblassen lassen, in Ihrem eigenen Tempo wieder hier ins Sprechzimmer zurückkommen und Ihre Augen wieder öffnen.**

Bei einem negativen Abschlussbild lässt der Therapeut den Patienten das Bild einfach verblassen und dann die Augen wieder öffnen.

Abb. 3-2 zeigt den zeitlichen Phasenablauf einer klassischen IRRT-Sitzung.

Abb. 3-3 veranschaulicht diesen Prozess auf der inneren Bühne nochmals bildlich durch die Darstellung der Interaktion zwischen den verschiedenen Protagonisten.

3.2.4 Nachbesprechung

Sobald der Patient nach Abschluss der Imagination die Augen wieder geöffnet hat, folgt die Nachbesprechung, in der noch einmal versucht wird, das, was der Patient während der Imagination affektiv-körperlich erlebt hat, auch kognitiv zu klären, einzuordnen und zu verankern. Die Standardfragen (auch in dieser Reihenfolge) sind:

1. **Wie war das jetzt für Sie?** – [P: Erschöpft.] – **Aha. Was hat Sie denn erschöpft?**
2. **Wie fühlen Sie sich jetzt?** …
3. **War irgendwas für Sie überraschend oder unerwartet?** …
4. **Was haben Sie als besonders bedeutsam in dieser Begegnung empfunden?**
5. **Gibt es noch andere Bemerkungen, Beobachtungen oder Erkenntnisse?** …
6. **Wie war meine Begleitung für Sie?** …
7. **Was heißt das jetzt für Sie, was da heute passiert ist? Was nehmen Sie mit?** …

IRRT: die drei Phasen (Zeitablauf)

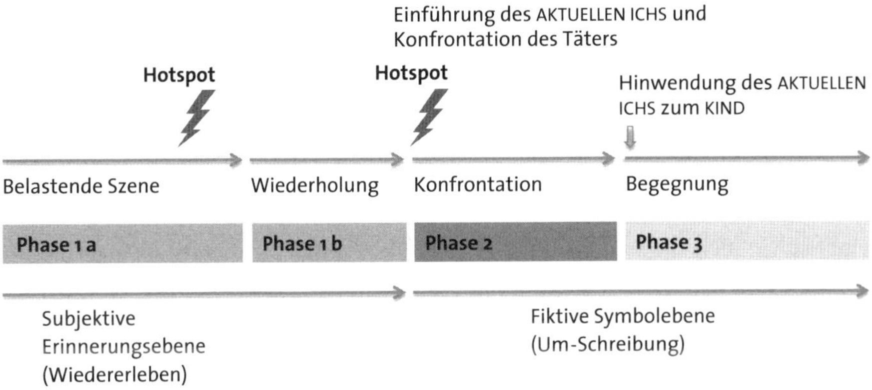

Abb. 3-2: Der Phasenablauf einer klassischen IRRT-Sitzung (aus Schmucker & Köster 2021, S. 60)

IRRT: der Prozess

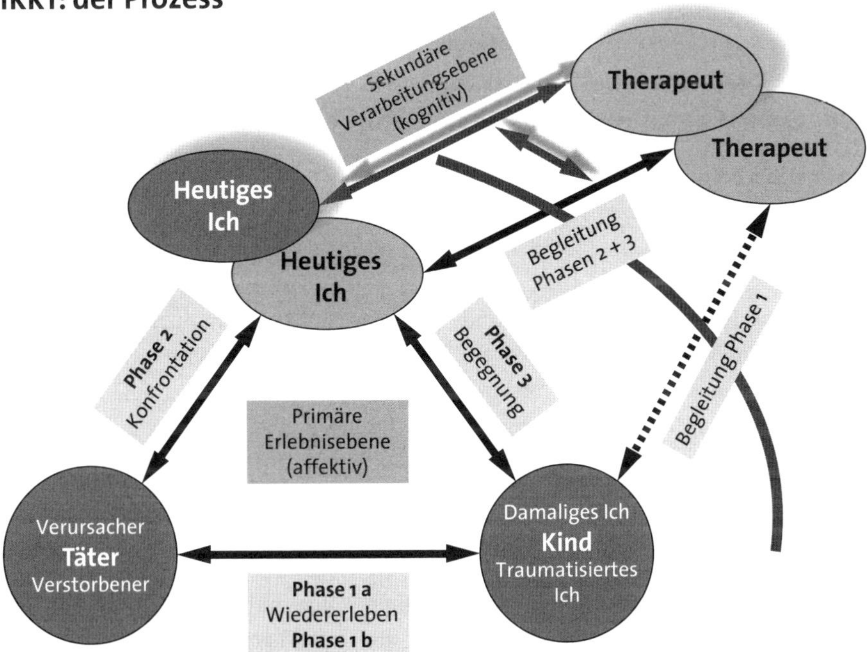

Abb. 3-3: Grafische Zusammenfassung der Interaktion zwischen den verschiedenen Protagonisten auf der INNEREN BÜHNE eines klassischen IRRT-Prozesses mit einem Phase-1, -2, -3-Ablauf (aus Schmucker & Köster 2021, S. 60)

3.2.5 Nachbehandlung

Für die Nachbehandlung wird den Patienten standardmäßig die Audioaufnahme der Sitzung zum regelmäßigen Nachhören mitgegeben, und sie werden gebeten, ihre subjektive Belastung während des Anhörens jeweils zu notieren sowie sich Notizen über mögliche Erkenntnisse, Fragen oder Auffälligkeiten zu machen, die sich erst im Prozess des Nachhörens ergeben und dann in der Folgesitzung thematisiert werden können. Bei schwereren Fällen und vor allem im stationären Behandlungssetting empfiehlt es sich, die Audioaufnahme zusammen mit den Patienten anzuhören, vor allem beim ersten Mal. Wenn eine Videoaufnahme der IRRT-Sitzung vorliegt, kann es auch sinnvoll sein, das Video zusammen mit dem Patienten anzusehen und weiter zu bearbeiten.

Unter bestimmten Bedingungen erscheint das Nachhören der Sitzungsaufnahme nicht sinnvoll zu sein, z. B. wenn die Täterentmachtung oder -neutralisierung in Phase 2 nicht erfolgt ist, wenn persistierende Dissoziationen auftreten, wenn Patienten die Sitzung abgebrochen haben oder nicht in die Imagination hineingekommen sind. Letztendlich trifft der Therapeut die Entscheidung, ob das Nachhören angemessen erscheint oder nicht.

3.3 Die therapeutische Beziehung

Auch wenn betont wird, dass der Schwerpunkt einer IRRT-Behandlung auf das Geschehen auf der *primären Erlebnisebene* (s. Kap. 3.1.5) gelegt wird, muss doch festgehalten werden, dass die therapeutische Beziehung das A und O und die Basis der Behandlung ist. Patienten müssen Vertrauen in den Therapeuten haben, bevor sie sich auf die Imagination einlassen und ihr freien Lauf lassen können. Dies gilt vor allem für Patienten mit großem Kontrollbedürfnis oder dann, wenn viel Angst oder Scham im Spiel ist. Dem Missverständnis, dass zum Aufbau einer tragfähigen Vertrauensbeziehung immer mehrere Therapiesitzungen über Wochen oder Monate notwendig sind, soll hier aufgrund jahrelanger eigener therapeutischer und supervisorischer Erfahrung allerdings klar widersprochen werden: Die Vertrauensbasis, derer es zur erfolgreichen Durchführung einer IRRT-Behandlung bedarf, kann auch in wenigen Minuten entstehen.

Mit Übertragungsreaktionen der Patienten sollte immer gerechnet werden. Ängste vor dem Vater können sich als Angst vor dem Therapeuten zeigen, Wut auf das Kind kann zur Wut auf den Therapeuten werden. Und manchmal kann ein Hinweis des Kindes an das aktuelle Ich (z. B. »*Du solltest geduldiger mit mir sein!*«) als versteckter Hinweis des Patienten an den Therapeuten zu verstehen sein.

4 Das INNERE KIND aus Sicht der IRRT

Wenn irgendwo ein Kindgewesensein
tief in mir aufsteigt, das ich noch nicht kenne,
vielleicht das reinste Kindsein meiner Kindheit:
ich wills nicht wissen.

Rainer Maria Rilke, Requiem (1908)

4.1 Der Begriff »inneres Kind«

Wir haben lange gezögert, den Begriff »inneres Kind« in der IRRT überhaupt zu verwenden. Wenn wir als Therapeuten in den IRRT-Sitzungen eine Begegnung zwischen AKTUELLEM ICH und KIND in einer *reinen Phase-3-Sitzung* z. B. mit einer Borderline-Patientin einleiten und begleiten, handelt es sich um einen ganz anderen Vorgang, als wenn psychisch gesunde »Sinnsucher« nach Anleitung eines entsprechenden Ratgeberbuchs mit ihrem inneren Kind Kontakt aufnehmen und es umarmen. Da der Begriff inneres Kind so weit und vielfältig, fast inflationär benutzt wird, ist er heute etwas verwässert. Auf der anderen Seite haben wir gemerkt, dass sich unsere Patienten sehr schnell eine Vorstellung von dem machen können, auf das es uns ankommt, wenn wir in der Präsentation der Methode von einem *inneren Kind* oder vom *inneren Kind von heute* sprechen statt z. B. von dem *Kind*, von dem *Kind-Ich*, vom *damaligen Ich*, vom *jüngeren Ich*, vom *kleinen Kind* oder von dem *Kleinen* bzw. der *kleinen Anna*, der jüngeren *Anna* oder der *damaligen Anna* (tatsächlicher Vorname der Patientin). Letztendlich waren es wieder unsere Patienten, die uns geholfen haben, eine Entscheidung zu treffen, in diesem Fall, welcher Begriff am besten passt. Wir benutzen den Begriff INNERES KIND jetzt regelmäßig im alltäglichen Sprachgebrauch[16], meinen damit aber den von uns eingeführten Begriff des METAPHORISCHEN INNEREN KINDES (VON HEUTE). Wir müssen einfach darauf achten, dass diesbezüglich keine Missverständnisse entstehen, weder bei unseren Patienten noch bei unseren KollegInnen und LeserInnen.

Im Unterschied zur IRRT zeigt sich in den anderen psychotherapeutischen Richtungen, die sich mit Innerer Kind Arbeit beschäftigen, das Phänomen, dass die Therapeuten mit den Patienten jeweils *direkt* auf eine Versöhnung mit dem inneren

[16] Das gilt nicht für IRRT-Kindertherapien, wo man eher vom JÜNGEREN ICH oder von der KLEINEN LUNA (tatsächlicher Vorname) spricht (Nelius & Ahrens-Eipper 2017).

Kind hinarbeiten. Wenn Schwierigkeiten auftreten, wird empfohlen, man solle trotzdem versuchen, sich dem inneren Kind anzunähern, ihm Gutes zu tun, es zu umarmen, ihm zu geben, was es brauche, evtl. Hilfspersonen als positive Modelle mit in die Imagination zu nehmen und sich letztendlich trotz aller Widerstände oder Ambivalenzen mit ihm zu versöhnen.

Was weiterhin auffällt, ist die Tatsache, dass keine einzige aktuelle Richtung in der imaginativen Inneren-Kind-Arbeit die Patienten wirklich zu einem *Dialog*, und schon gar nicht zu einer *Auseinandersetzung* zwischen dem heutigen Ich und dem inneren Kind anleitet. Die Kommunikation, vor allem die sprachliche Kommunikation, ist im Grunde einseitig, das erwachsene oder aktuelle Ich gibt dem Kind etwas, umarmt es, zeigt ihm gegenüber Empathie, erklärt ihm etwas, aber vonseiten des Kindes werden höchstens Gefühle erfragt. Es wird lediglich zugelassen, dass es die Aktionen des heutigen Ichs mehr oder weniger annimmt. Nach der wirklichen, ursprünglichen, spontanen *Reaktion* des Kindes wird nicht gefragt!

4.2 Das Konzept »inneres Kind«

Mit dem Konzept des INNEREN KINDES, wie es in der IRRT verstanden wird, wird ein Phänomen beschrieben, das bereits zu existieren scheint, das angelegt zu sein scheint, zwar nicht als biologisch identifizierbares organisches Substrat, aber als seelische Entität, die praktisch jeder Mensch mit mehr oder weniger Anstrengung aufrufen, aktivieren und sich vorstellen kann. In der IRRT wird betont, dass es nicht mehrere Identitäten des Ichs gibt, sondern verschiedene Facetten, verschiedene Eigenschaften (Muster bestimmter Wahrnehmungen, Kognitionen, Emotionen und Reaktionen) des Ichs[17]. Diese Eigenschaften können sich zu einem bestimmten Zeitpunkt in einer bestimmten Situation (z. B. in einer IRRT-Sitzung) in den Vordergrund schieben und sich dann im Hier und Jetzt als zum INNEREN KIND gehörig manifestieren und deutlich werden.

Auch wenn das INNERE KIND Teil der eigenen Persönlichkeit, des eigenen Ichs oder Selbst ist, kann es auf der INNEREN BÜHNE als ein Gegenüber wahrgenommen werden. Das INNERE KIND kann auch in vielfältigen Altersstufen und mit verschiedensten Eigenschaften auftreten (s. Kap. 4.2.5). Aber um es noch einmal zu betonen: Es handelt sich dabei nicht um verschiedene Identitäten der Person, sondern um verschiedene Facetten der *einen* Identität dieser Person.

Autoren anderer psychotherapeutischer Ansätze, die sich der Arbeit mit dem inneren Kind widmen, betonen, dass es zahlreiche innere Kinder gebe. Diese Auto-

---

[17] Unter dem *Ich* soll hier nicht eine abstrakte Instanz der seelischen Organisation verstanden werden (wie z. B. bei Freud), sondern die Einheit des handelnden und empfindenden Subjekts, die als Konstanz in der Kontinuität des Lebens wahrgenommen wird.

ren erschaffen aus den verschiedenen Facetten des inneren Kindes jeweils eigene Identitäten, so als ob es innerhalb einer Persönlichkeit von verschiedenen Identitäten nur so wimmeln könnte. In der IRRT wird dieser Ansatz nicht als zielführend und auch nicht als stimmig erachtet. Nicht zielführend, da das Ziel der Integration und Identitätsstabilisierung damit eher erschwert wird. Nicht stimmig, da unsere Patienten klar ihre eindeutige, stabile, unverwechselbare Identität betonen, auch wenn das INNERE KIND in einer oder mehreren Imaginationen z. B. mehrere Altersstufen und Befindlichkeiten durchläuft. Eine Ausnahme können schwere dissoziative Störungen (Dissoziative Identitätsstörungen – DIS) darstellen. Diese werden in der IRRT als seltene Ausnahmefälle von der Regel betrachtet.

4.2.1 Spuren der Verletzungen: Das BIOGRAPHISCHE INNERE KIND

Bei all der Vielfalt des INNEREN KINDES gibt es zwei grundsätzlich verschiedene Erscheinungsformen, die sich sinnvollerweise unterscheiden lassen. Das INNERE KIND kann einerseits als *biographisch-verinnerlichte Repräsentanz* erinnerter Erlebnisse wahrgenommen werden. Im Falle von negativen Erlebnissen (z. B. Gewalt, sexuelle Übergriffe, andere Grenzverletzungen, Demütigungen) zeigt es üblicherweise Gefühle von Verlassenheit, Trauer, Ohnmacht, Angst oder Wut. Im Falle positiver Erlebnisse zeigen sich entsprechende positive Gefühle (z. B. Freude, Stolz, Erleichterung, Geborgenheit). Die Eigenschaften und Gefühle dieses BIOGRAPHISCHEN INNEREN KINDES haben Erinnerungscharakter. Sie können aber auch z. T. verborgen, verdrängt, vergessen, unbewusst sein und in einer imaginativen Begegnung plötzlich und für den Patienten ganz unerwartet auftauchen, oft mit dem Charakter einer unmittelbaren Evidenz, für deren Stimmigkeit, Echtheit und Richtigkeit keine Belege, Beweise, Rechtfertigungen oder Zeugen benötigt werden.

4.2.2 Quelle der Lebenskraft und das Selbst als Gegenüber: Das METAPHORISCHE INNERE KIND

Andererseits kann das INNERE KIND als *metaphorisch-symbolische Repräsentanz* verschiedener Persönlichkeitsressourcen in Erscheinung treten: Lebenskraft, Lebensfreude, Optimismus, Unbeschwertheit, spielerische Leichtigkeit, Kreativität, Neugier, Mitgefühl, Weisheit, Entschiedenheit mit dem jeweiligen körperlichen Ausdruck. Dieses METAPHORISCHE INNERE KIND kann auch »dunkle« Seiten aufweisen: Es kann sich zornig, enttäuscht, verlassen, vernachlässigt, verzweifelt, traurig, resigniert, ratlos, ohnmächtig, ängstlich, schuldig oder beschämt fühlen. Aber die Eigenschaften des METAPHORISCHEN INNEREN KINDES lassen sich in erster Linie nicht auf lebensgeschichtliche Erlebnisse, sondern darauf zurückführen, wie das AKTUELLE ICH das INNERE KIND behandelt (hat) bzw. wie es ihm gegenüber eingestellt ist. Da sich der Gefühlszustand des METAPHORISCHEN INNEREN KINDES nicht in erster

Linie auf die Vergangenheit, sondern auf die Gegenwart bezieht und sich vom biographischen Erinnern abhebt, sprechen wir manchmal von einem INNEREN KIND **VON HEUTE**. Mit diesem METAPHORISCHEN INNEREN KIND VON HEUTE kann das AKTUELLE ICH in einen gegenseitig bereichernden Austausch treten. In einer konstruktiven Auseinandersetzung – die manchmal recht konfrontativ sein kann! – zwischen dem AKTUELLEN ICH und dem METAPHORISCHEN INNEREN KIND liegt eine entscheidende Quelle seelischer Heilungskräfte im IRRT-Prozess.

Das METAPHORISCHE INNERE KIND repräsentiert in der Imagination einen Anteil des *Ichs* oder des *Selbst* des Patienten *als Gegenüber*. Wenn es darum geht, eine imaginative Form zu finden, in der ein Patient das Verhältnis zu sich selbst bearbeiten kann, betonen Patienten immer wieder, dass es für sie viel einfacher ist und auch spontan prozessfördernd, sich ihr INNERES KIND vorzustellen als »sich selbst« als Gegenüber. Insofern scheint das METAPHORISCHE INNERE KIND eine recht elegante Lösung der Paradoxie darzustellen, dass in der Selbstbezüglichkeit Subjekt und Objekt identisch und doch verschieden sind. Eine Patientin formulierte es folgendermaßen:

> *Ich habe gemerkt, dass es für mich viel einfacher ist, mir mich selbst als INNERES KIND vorzustellen und mir selbst zu begegnen, indem ich mir das INNERE KIND vorstelle. Eine reale Begegnung mit mir selber z. B. durch den Blick in einen Spiegel funktioniert überhaupt nicht. Die Begegnung mit dem INNEREN KIND in der Imagination funktioniert viel besser.*

Das INNERE KIND wird im Kern als gut bzw. als ein unschuldiges Wesen mit ganz natürlichen emotionalen und psychischen Bedürfnissen angesehen (ähnlich der psychischen Grundbedürfnisse eines realen Kindes nach Orientierung und Kontrolle, nach Lustgewinn bzw. Unlustvermeidung, nach Bindung sowie nach Selbstwerterhöhung bzw. -schutz).[18] Aber es kann auch sehr aggressive, trotzige, wütende, bedrohliche Züge annehmen. IRRT-Therapeuten sollte dabei einfach bewusst sein, dass diese »böse, dunkle, ungezogene, bockige, impulsive, gefährliche« Seite des METAPHORISCHEN INNEREN KINDES immer ein Spiegel dessen ist, wie es vom AKTUELLEN ICH behandelt wird (oder wurde). Das heißt, das INNERE KIND ist nie von sich aus böse oder bedrohlich, sondern es handelt sich dabei immer um eine Reaktion auf eine schlechte Behandlung durch das AKTUELLE ICH!

Es gibt weitere Charakteristika, die das Wesen des METAPHORISCHEN INNEREN KINDES mitbestimmen. In der interaktiven Begegnung mit dem AKTUELLEN ICH zeigt sich, dass das INNERE KIND eine unabhängige Eigenständigkeit aufweist, die das AKTUELLE ICH nicht »kontrollieren« kann. Die Reaktionen des INNEREN KIN-

18 Entsprechend den psychischen Grundbedürfnissen nach Grawe (2004).

DES sind auch keinesfalls vorhersehbar und berechenbar. Begegnungen mit dem INNEREN KIND verlaufen immer wieder überraschend für den Patienten (und auch für den Therapeuten!).

Das INNERE KIND verfügt über ein authentisches Wissen und Handeln, und es verfügt – oft zum Erschrecken des AKTUELLEN ICHS – über ein genaues Empfinden über den Kern der Gefühle des AKTUELLEN ICHS. Wenn das AKTUELLE ICH z. B. versucht, dem INNEREN KIND eine Sympathie oder ein Vertrauen vorzuspielen, das nicht wirklich echt gemeint ist, wird das KIND dieses sofort entlarven und entsprechend misstrauisch reagieren. Das INNERE KIND durchschaut das AKTUELLE ICH! Das INNERE KIND ist sozusagen ein Wahrheitsspiegel des AKTUELLEN ICHS wie der Spiegel in Grimms Märchen von Schneewittchen:

> »*Spieglein, Spieglein an der Wand, wer ist die Schönste im ganzen Land?*« Der Spiegel sagt immer die Wahrheit: »*Frau Königin, Ihr seid die Schönste hier, aber Schneewittchen ist tausendmal schöner als Ihr.*«

Immer wieder berichten Patienten über das Phänomen, dass sie vergeblich versucht haben, das KIND in der Imagination zu kontrollieren oder zu täuschen, dass dies aber nicht gelungen sei, was sie einerseits beunruhige, andererseits aber auch mit Staunen und Respekt erfülle. Der Grund für diese Phänomene liegt u. E. darin, dass **das INNERE KIND Teile des Unbewussten repräsentiert, ja sogar das Sprachrohr des Unbewussten darstellen kann**.

4.2.3 Das METAPHORISCHE INNERE KIND als »Assistent« des Therapeuten

Wenn dem IRRT-Therapeuten diese Eigenschaften des INNEREN KINDES klar sind, kann er die Erkenntnis nutzen, indem das METAPHORISCHE INNERE KIND in der IRRT-Sitzung zu seinem Verbündeten, zu seinem Assistenten bzw. zu seiner rechten Hand wird. Das KIND vermittelt ihm entscheidende Informationen über den Prozessverlauf, indem es sofort authentisch widerspiegelt, wie weit es dem AKTUELLEN ICH gelingt, Nähe, Offenheit, Echtheit, Vertrauen, Sicherheit und Geborgenheit zu vermitteln. Das INNERE KIND als Assistent des Therapeuten ist ein sehr wichtiger, zentraler Aspekt der INNERE-KIND-Arbeit in der IRRT und hebt sich dadurch von anderen Innere-Kind-Ansätzen deutlich ab. **In der IRRT geht es *nicht* darum, die Bedürfnisse des KINDES zu erfüllen, sondern es geht darum, die Vermeidungen, Blockierungen, ja sogar Hassgefühle des HEUTIGEN ICHS vis-à-vis dem KIND zu identifizieren, zu konfrontieren, zu deblockieren und aufzulösen.** Dabei kann das INNERE KIND durch sein authentisches Wissen dem Therapeuten eine wesentliche Hilfe sein – sei es im positiven Sinn als *Ressourcenkind*, sei es im negativen Sinn als ein trauriges, wütendes, trotziges oder verletztes KIND.

4.2.4 Die Weisheit des inneren Kindes

Das innere Kind, insbesondere das metaphorische innere Kind (von heute), kann noch so jung in der Imagination auftreten, manchmal in einem Alter, in dem reale Kinder noch lange nicht sprechen können, aber es demonstriert häufig eine Weisheit, auf die das aktuelle Ich mit Erstaunen, Unglauben oder auch Beschämung reagiert. In einer IRRT-Phase-3-Sitzung ist es oft das Kind, welches die Auflösung eines Konflikts zwischen ihm und dem aktuellen Ich kreativ bewältigt. Das Kind spricht dem aktuellen Ich gegenüber Wahrheiten, Charakterzüge oder Lebensereignisse an, die dem aktuellen Ich unangenehm sind oder die es gar vergessen hatte. Das Kind macht oft den ersten Schritt oder reicht als Erster die Hand zur Annäherung oder Versöhnung. Manchmal ist es aber umgekehrt, und das Kind lehnt die dargebotene Hand des aktuellen Ichs ab und zeigt seine Weisheit darin, dass es vom aktuellen Ich mehr Ehrlichkeit, Aktivität, Engagement, Einsicht oder Verantwortung fordert.

Viele Patienten erleben diese Sequenzen in der Imagination als »verkehrte Welt«: »Eigentlich wäre **ich** doch derjenige, der das dem Kind sagen müsste und nicht umgekehrt.« Dies darf aber nicht mit einer Parentifizierung verwechselt werden! Von einem *parentifizierten Kind* sprechen wir, wenn ein reales Kind Elternfunktionen übernimmt (oder früher übernahm), sei es auf Druck der Eltern, sei es aus Not oder auch spontan von sich aus. Bei dem oben beschriebenen Vorgang auf der inneren Bühne handelt es sich jedoch um ein metaphorisches Kind, welches eine eigene, bisher verborgene Ressource aktiviert. Man könnte in diesem Fall auch von einem *Ressourcenkind* sprechen. Diese kindliche Ressource war aus verschiedenen Gründen bisher nicht mehr zugänglich. Nachdem sie in der IRRT-Phase-3 zugänglich und aktiviert worden ist, kann sie jetzt auch im Alltagsleben auf der äusseren Bühne wieder aktiviert und nutzbar gemacht werden (s. *Fallbeispiel Francine*).

4.2.5 Die ontogenetische Entwicklung des inneren Kindes

Die Frage, wann das innere Kind eigentlich in der individuellen Entwicklung entsteht, wird in der Literatur nicht behandelt. Ein Hauptgrund dafür liegt möglicherweise darin, dass davon ausgegangen wird, das innere Kind sei ein biographisches Kind und entstehe mit dem Beginn der autobiographischen Erinnerung und des bewussten Ichs, also sobald der kleine Mensch *»Ich«* sagt und sich selbst damit meint. Das biographische innere Kind würde also wohl etwa um den zweiten Geburtstag herum geboren. Allerdings können Aspekte der autobiographischen Erinnerung schon viel früher entstehen, nur sind diese Erinnerungen dann noch nicht sprachlich, sondern vor allem körperlich kodiert.

In IRRT-Kinderpsychotherapien (Nelius & Ahrens-Eipper 2017) wird bereits mit vierjährigen traumatisierten Kindern in Phase-1, 2, 3-Sitzungen gearbeitet. Dabei werden die zweite und dritte IRRT-Phase so gestaltet, dass Tierpuppen die Aufgabe der Täterkonfrontation und die der Beruhigung und der Vermittlung von Sicherheit übernehmen, wobei das AKTUELLE ICH die Regie führt und sagt, was die Tiere mit dem JÜNGEREN KIND machen oder ihm sagen sollen. Zu einem direkten Kontakt zwischen AKTUELLEM und JÜNGEREM ICH[19] kommt es bei Vierjährigen noch nicht. Bei achtjährigen Kindern, mit denen IRRT-Sitzungen mit den Phasen 1, 2, 3 durchgeführt werden, kommt es in Phase 3 bereits zu einer direkten Begegnung zwischen AKTUELLEM und dem JÜNGEREN ICH. Reine Phase-3-Sitzungen werden mit Kindern ab etwa 10 Jahren durchgeführt (Hartmann 2018). Es ist derzeit allerdings noch offen, inwieweit dieses JÜNGERE ICH und die Begegnung mit dem AKTUELLEN ICH dem entsprechen, was wir in den IRRT-Therapien mit Erwachsenen sehen. Mit 16- bis 17-jährigen Jugendlichen können problemlos reine IRRT-Phase-3-Sitzungen wie mit Erwachsenen durchgeführt werden (s. *Fallbeispiel Melanie*).

Diese Erfahrungen aus verschiedenen Lebensaltern mit Kindern und Jugendlichen beruhen erst auf vergleichsweise wenigen Fällen. Entsprechend können noch keine allgemeingültigen Aussagen getroffen oder genaue Schlussfolgerungen zur Frage gezogen werden, ab welchem Alter eine reine Phase-3-Sitzung als Begegnung zwischen AKTUELLEM ICH und INNEREM KIND therapeutisch sinnvoll sein kann.

Ein Kind erlebt in seiner Entwicklung, besonders in der Beziehung zu seinen Eltern bzw. wichtigen Bezugspersonen *(significant others)*, emotional bedeutsame Szenen, die als autobiographische Erinnerungen gespeichert werden. Diese Szenen lassen sich später im Leben so aufrufen und (re)aktualisieren, dass sie in Verbindung mit einem BIOGRAPHISCHEN INNEREN KIND stehen, dass z. B. vor dem inneren Auge des Betroffenen ein BIOGRAPHISCHES INNERES KIND entsteht, das genau den Gefühlszustand und auch das äußere Erscheinungsbild repräsentiert, die denen des Kindes entsprechen, welches damals diese Szene erlebt hat.

Nach dem Erleben emotional signifikanter Szenen sieht sich das Individuum im weiteren zeitlichen Verlauf vor die Aufgabe gestellt, diese Erinnerungen seelisch zu verarbeiten, d. h. wiederzuerleben, zu vergleichen, einzuordnen und zu kategorisieren (assimilieren oder akkommodieren, Piaget 1972, 1976). Die Voraussetzung für diesen Prozess ist, dass die mit der Erinnerungsszene einhergehenden Gefühle und Sinneseindrücke überhaupt zugelassen werden. Anders ausgedrückt: Das AKTUELLE ICH muss bereit sein, dem BIOGRAPHISCHEN INNEREN KIND zu begegnen, wobei diese (wiederkehrenden) Begegnungen bewusst oder auch mehr oder weniger unbewusst, im Wachzustand oder auch im Traum stattfinden können. In dem daraus folgenden seelischen Verarbeitungsprozess bildet sich zwischen AKTUELLEM ICH und BIOGRAPHISCHEM INNEREN KIND ein bestimmtes, charakteristisches Verhältnis heraus, das vor allem durch das Ausmaß gekennzeichnet ist, in dem das AKTUELLE ICH Nähe und Empathie zulassen kann.

[19] Diese Nomenklatur wird bei IRRT-Kindertherapien benutzt.

Je nach Art der Erinnerungsszene, der Verarbeitungsbereitschaft und der Art und Weise seelischer Verarbeitungsmodi des Individuums kristallisieren sich dann ganz verschiedene Beziehungsmuster zwischen diesem BIOGRAPHISCHEN INNEREN KIND und dem AKTUELLEN ICH heraus. Diese Beziehungsmuster beruhen zwar auf einer wechselseitigen inneren Beziehungsgestaltung, werden aber vor allem vom Verhalten des AKTUELLEN ICHS geprägt.

Oft entdeckt man, dass das AKTUELLE ICH dem KIND und dessen erinnerten Erlebnissen gegenüber ein Verhalten zeigt, welches dem entspricht, was das Kind realiter in der Beziehung zu seinen wichtigen Bezugspersonen erlebt hatte. Wenn das Kind von seinen Eltern geschätzt worden war, ist die Wahrscheinlichkeit groß, dass das AKTUELLE ICH das INNERE KIND schätzt. Wenn das Kind realiter vernachlässigt worden war, sieht man oft eine vernachlässigende Haltung des AKTUELLEN ICHS dem KIND gegenüber. Wenn das Kind von den Eltern kalt und distanziert behandelt wurde, zeigt das AKTUELLE ICH oft einen kalten und distanzierten Umgang mit dem INNEREN KIND.

Mit zunehmendem Alter und zunehmendem Abstand vom tatsächlichen Erleben der Erinnerungsszenen formt sich neben dem BIOGRAPHISCHEN INNEREN KIND immer mehr das METAPHORISCHE INNERE KIND heraus. Dann geht es mit der Zeit immer weniger um konkrete Erinnerungsszenen, sondern mehr um grundsätzliche Verhaltensmuster und Einstellungen des Individuums sich selbst gegenüber bzw. des HEUTIGEN ICHS dem INNEREN KIND gegenüber. Was dann z. B. an Leiden beim INNEREN KIND vorliegt, ist weniger auf das frühere Leiden des Kindes unter seinen Bezugspersonen zurückzuführen als darauf, wie sich das HEUTIGE ICH aktuell dem METAPHORISCHEN INNEREN KIND gegenüber verhält. In dieser Erkenntnis liegt die große therapeutische Chance zur Veränderung: **Das aktuelle Leiden, welches das HEUTIGE ICH durch sein Verhalten dem METAPHORISCHEN INNEREN KIND gegenüber auslöst, ist sofort veränderbar.** Genau hier setzt die IRRT-Phase-3-Behandlung an.

Die belastenden oder traumatischen Erlebnisse, die das Individuum als Kind tatsächlich erlebt hat, sind nicht veränderbar und nicht ungeschehen zu machen! Zur Heilung dieser Aspekte des Leidens werden im IRRT-Prozess die Phasen 1 und 2 eingesetzt, in denen das BIOGRAPHISCHE KIND vom AKTUELLEN ICH Mitgefühl, Validierung, Anerkennung und Unterstützung erfährt und verinnerlichte Bilder damaliger »Täter« bzw. verständnisloser oder gewalttätiger Eltern konfrontiert, entmachtet und korrigiert werden können. Dadurch sind die Grundlagen dafür geschaffen, dass die Arbeit in der IRRT-Phase-3 erfolgreich durchgeführt werden kann.

Negative Haltungen des AKTUELLEN ICHS gegenüber sich selbst bzw. dem METAPHORISCHEN INNEREN KIND können dazu führen, dass ursprüngliche, wertvolle, kindliche (nicht kindische!) Ressourcen verschüttet oder blockiert werden. Entsprechend können bei einer erfolgreichen Bearbeitung in einer IRRT-Phase-3-Sitzung plötzlich, heftig und überraschend für den Betreffenden diese verschütteten kindlichen Ressourcen wieder hervortreten. Kaum dass das AKTUELLE ICH ein gewisses Ausmaß an Nähe und Empathie zugelassen hat, zeigt sich das METAPHORISCHE INNERE KIND unerwartet spielerisch, unbeschwert, leicht und locker, kreativ, spontan, direkt, intelligent, warmherzig, mitfühlend, zupackend, weise, humorvoll oder auch (oft auf witzige Art) trotzig, schmollend oder beleidigt. Dass diese Ressourcen so unmittelbar wiederbelebbar sind, ist ein schöner Beleg dafür, dass seelische Schäden durch ungünstige Kindheitserlebnisse kein unentrinnbares Schicksal darstellen, dass der »Schaden« mehr beim METAPHORISCHEN INNEREN KIND entsteht und deswegen auch leichter veränderbar und heilbar ist. Für viele Patienten ist es sehr erleichternd und selbstwertstärkend, dass diese Heilkraft aus ihnen selbst entsteht und nicht von außen bzw. von Anderen zugeführt werden muss.

Für IRRT-Therapeuten ist es wichtig, sich dieser Zusammenhänge bewusst zu sein und jeweils ein Empfinden dafür zu haben bzw. mit zunehmender therapeutischer Erfahrung zu entwickeln, ob es sich in der Begegnung mit dem KIND auf der INNEREN BÜHNE eher um ein BIOGRAPHISCHES oder um ein METAPHORISCHES INNERES KIND handelt. Die Begegnung mit dem BIOGRAPHISCHEN KIND erfordert nämlich andere Fragen des Therapeuten in der Begleitung und Steuerung des IRRT-Prozesses als die Begegnung mit dem METAPHORISCHEN KIND.

4.2.6 Metamorphosen des INNEREN KINDES während der Imagination

In einer reinen Phase-3-Sitzung kann das INNERE KIND während der gesamten Imagination das gleiche Aussehen, die gleiche Gestalt und das gleiche Alter beibehalten, und der Ort der Begegnung kann unverändert der gleiche bleiben. Oft passiert es aber während einer reinen Phase-3-Sitzung auch, dass sich Alter, Aussehen und Gestalt des KINDES plötzlich verändern und dass der Ort wechselt. **Raum und Zeit sind relativ in der imaginativen Begegnung mit dem INNEREN KIND.** Manchmal zeigt sich zu Beginn einer IRRT-Phase-3 ein fast erwachsenes KIND, mit dem ein Aspekt der Begegnung durchgearbeitet wird, woraufhin sich das KIND z. B. in ein jüngeres, vielleicht zwölfjähriges Kind verwandelt, mit dem dann ein nächster Aspekt behandelt wird, in der nächsten Phase ist das KIND vielleicht sieben Jahre alt und zuletzt ein Säugling – alles in einer einzigen Sitzung. Diese Verwandlungen passieren spontan und werden von den Patienten mit Verwunderung und Erstaunen wahrgenommen, manchmal aber auch als völlig natürlicher und normaler Vorgang empfunden. Manchmal verändert das KIND plötzlich seine Gestalt, wird kleiner oder größer, dicker oder dünner, oder es wird blass oder läuft rot an. Gerade bei prozesshafter, stufenweiser Verarbeitung kann das INNERE KIND auch einmal das Spiegelbild des AKTUELLEN ICHS darstellen, sozusagen die Abbildung von sich selbst, mit der dann eine imaginative Begegnung stattfinden kann (s. *Fallbeispiel Frieda*).

Eine Verwandlung des INNEREN KINDES, die vom Therapeuten auch gezielt gefördert werden kann, geschieht in einer reinen IRRT-Phase-3-Sitzung dann, wenn die Patientin spontan mit einer Erinnerungsszene, also mit einem BIOGRAPHISCHEN INNEREN KIND, in die Imagination einsteigt. Der wirksame Prozess läuft zwischen AKTUELLEM ICH und METAPHORISCHEM INNEREN KIND ab, also kann der Therapeut darauf hinweisen, indem er z. B. formuliert:

> T: **Nicht vergessen, es geht nicht um eine reale Szene aus der Vergangenheit, sondern um eine fiktive Begegnung zwischen Ihnen als HEUTIGEM ICH und Ihrem INNEREN KIND, also keine Erinnerungsszene und keine anderen Personen.**

In der Regel passiert dieser Wechsel vom BIOGRAPHISCHEN zum METAPHORISCHEN INNEREN KIND aber spontan im Verlauf der Sitzung, sodass sich der Therapeut auch ohne spezifische Intervention im *Vertrauen auf den Prozess* darauf verlassen kann (siehe z. B. *Fallbeispiel Luise*). Der Therapeut sollte allerdings ein bewusstes Empfinden dafür haben bzw. während der Imagination sich immer wieder die Frage stellen, um welche Variante des INNEREN KINDES (BIOGRAPHISCH oder METAPHORISCH) es sich gerade handelt.

Es gibt auch die Variante einer Phase-1, 3-Sitzung, in der das METAPHORISCHE INNERE KIND nicht sofort von Anfang an auftaucht, sondern in der zunächst eine spezifische Erinnerung gezielt aufgerufen und aktualisiert wird. Die Sitzung beginnt also gezielt mit einem BIOGRAPHISCHEN INNEREN KIND, welches sich dann aber bald im Kontakt mit dem AKTUELLEN ICH zu einem METAPHORISCHEN INNEREN KIND wandeln wird. Diese Art des Einstiegs ist dann sinnvoll, wenn es darum geht, eine im Voraus mit dem Patienten besprochene Stimmung, einen Konflikt, eine Befindlichkeit oder eine Unklarheit deutlich zu machen. Bei der Patientin aus Fallvignette 6 (Kap. 5.3.4) ging es in Phase 1 z. B. darum, den Ursprung ihrer Panikstörung zu beleuchten. Bei der Bearbeitung ihrer ersten Panikattacke vor etwa 20 Jahren merkte sie erst, als das AKTUELLE ICH dem damaligen angsterfüllten BIOGRAPHISCHEN INNEREN KIND tief in die Augen sah, dass die Angst nur ein oberflächliches Gefühl darstellte, hinter dem sich eine tiefe, verzweifelte Einsamkeit verbarg. Das erfüllte die Patientin mit einer großen Erleichterung, da sie nach vielen Jahren endlich verstand, was den wahren, tiefen Hintergrund ihrer Ängste ausgemacht hatte. Im weiteren Verlauf der Phase 3 wandelte sich das BIOGRAPHISCHE dann in ein METAPHORISCHES KIND, mit dem das AKTUELLE ICH einen sehr berührenden, versöhnlichen Sitzungsabschluss gestalten konnte.

Es kann auch vorkommen, dass verschiedene INNERE KINDER simultan auf der INNEREN BÜHNE erscheinen. IRRT-Therapeuten fördern das nicht gezielt, lassen es aber zu, da es in der Regel ein wichtiger Teil eines Integrations- und Versöhnungsprozesses ist (*Fallbeispiel Alfred,* Abschlussbild zweite Phase-3-Sitzung).

5 Die reine Phase-3-Sitzung in der IRRT – Prinzipien, Ziele, Indikationsstellung, Anwendungsgebiete

Von den Kindern kann man leben lernen
und selig werden.
Johann Wolfgang von Goethe

Je länger Psychotherapeuten Erfahrungen mit IRRT-Behandlungen sammeln, desto größer wird ihre Wertschätzung für die Arbeit in der IRRT-Phase-3 ausfallen, also die Arbeit mit der »Begegnung« zwischen HEUTIGEM ICH und METAPHORISCHEM INNEREM KIND. Einerseits werden IRRT-Therapeuten durch ihren Zuwachs an Erfahrung immer treffender, genauer und nuancierter erfassen können, was die Abläufe zwischen HEUTIGEM ICH und KIND auf der INNEREN BÜHNE für ihre Patienten in ihrem psychischen Empfinden und Reagieren bedeuten. Andererseits wirkt sich der Erfahrungszuwachs auf der Ebene des *therapeutischen Verstehens* auf die Ebene des *therapeutischen Handelns* aus. Gerade die Phase-3-Arbeit fördert beim Therapeuten das *Empfinden für den Prozess* und damit auch das *Vertrauen in den Prozess.*

5.1 Prinzipien des IRRT-Phase-3-Modells

Die Phase 3 ist Bestandteil jeder »klassischen« IRRT-Sitzung mit einem Phase-1, 2, 3-Ablauf. Insofern unterscheiden sich die Grundprinzipien der reinen Phase-3-Sitzung nicht wesentlich von den allgemeinen IRRT-Prinzipien. Eigentlich unterscheidet sich die reine Phase-3-Sitzung von einer dritten Phase einer klassischen Phase-1, 2, 3-Sitzung hauptsächlich durch die Einleitung. Reine Phase-3-Sitzungen können zudem in einem sehr viel breiteren Indikationsspektrum eingesetzt werden als eine Phase-1, 2, 3-Sitzung.

Die zwei Grundprinzipien des IRRT-Phase-3-Modells sind:

1. Interaktion nur zwischen AKTUELLEM ICH und METAPHORISCHEM KIND, d.h. keine Erinnerungsszenen und keine Interaktion mit anderen Protagonisten;
2. authentische, offene, ehrliche, direkte, emotionsfokussierte und beharrliche Auseinandersetzung zwischen AKTUELLEM ICH und METAPHORISCHEM KIND.

5.1.1 Die Bedingungen der Einleitung einer reinen Phase-3-Sitzung

Die Bedingungen der Einleitung sind bei einer reinen Phase-3-Sitzung völlig anders als bei der Phase-3 als Teil einer »klassischen« IRRT-Sitzung bei einer Traumabehandlung bzw. bei einer Behandlung belastender Ereignisse. Dort befindet sich das Kind nach dem Wiedererleben des Traumas und nach der Täterkonfrontation (Phasen 1 und 2) zu Beginn der Phase 3 in einem spezifischen post- oder peritraumatischen Zustand, oft noch sehr erschüttert, erstarrt und am Ort des Traumas. Es ist noch in der Übergangsphase vom biographischen zum metaphorischen Kind. Das heutige Ich sieht sich vor die Aufgabe gestellt, das Kind zu retten, zu trösten und zu beruhigen.

In einer **reinen Phase-3-Sitzung** befindet sich das Kind in einem Zustand, der in der Regel dem aktuellen emotionalen Zustand des Patienten entspricht und eher grundsätzliche Stimmungen, Befindlichkeiten und innere Konflikte des Patienten abbildet. Insofern besteht eine ganz andere Ausgangslage. Durch die spezifische Formulierung der Einleitung einer reinen Phase-3-Sitzung wird versucht, die Bedingungen zu schaffen, die das spontane Auftauchen des metaphorischen inneren Kindes von Beginn der Imagination an ermöglichen.

5.1.2 Interaktion nur zwischen aktuellem Ich und metaphorischem Kind

In einer reinen Phase-3-Sitzung wird möglichst von Anfang an mit einem metaphorischen inneren Kind gearbeitet, dessen Eigenschaften zum größten Teil unbewusst vom Patienten entworfen werden. Wenn Patienten gebeten werden, nicht eine Erinnerungsszene vor ihrem inneren Auge aufzurufen, sondern einfach ein Bild von ihrem inneren Kind (von heute), sind viele dazu direkt in der Lage. Andere steigen trotzdem mit einem Erinnerungsbild ein, einer erinnerten Szene aus ihrer Kinderzeit oder auch mit einem Foto. Manchmal überlässt der Therapeut den Prozess spontan seinem Ablauf, aber meistens interveniert er dann, um direkt zur Arbeit mit dem metaphorischen Kind zu wechseln (z. B. mit der Formulierung: »Nicht vergessen, es handelt sich um eine fiktive Begegnung zwischen Ihnen als heutigem Ich und Ihrem inneren Kind, es sind keine andere Personen dabei.«). Auf diese Beziehung auf der inneren Bühne wird fokussiert, weil es in dieser Beziehung um das Verhältnis des Patienten zu sich selbst geht. Das heißt, es geht darum, wie nahe er sich selbst ist, wie gut er sich selbst wahrnimmt, welche Gefühle ihn innerlich beschäftigen, wie er sich selbst behandelt, wo Selbstkonflikte vorliegen.

Sobald sich Schwierigkeiten in der Begegnung zwischen aktuellem Ich und innerem Kind zeigen – was häufig der Fall ist –, »geht die Arbeit los«. D. h., der Therapeut wird darauf hinwirken, dass *Nähe* (die räumliche Nähe bildet die emotionale Nähe ab), *Mitgefühl mit dem Kind* (als Träger tief sitzender, oft unbewusster

Gefühle), *Mitgefühl mit sich selbst* als AKTUELLEM ICH (welches die Reaktionen gegenüber den eigenen unbewussten Gefühlen abbildet) sowie der *authentische, intensive, offene Austausch* über all diese Empfindungen gefördert wird. Das ergibt dann den therapeutischen Prozess.

5.1.3 Rollen und Aufgaben des AKTUELLEN ICHS und des KINDES

In der IRRT-Phase-3 haben AKTUELLES ICH und KIND unterschiedliche Rollen. Die wesentlichen Herausforderungen stellen sich dem AKTUELLEN ICH. Dieses ist gefordert, sich dem KIND gegenüber offen, ehrlich und authentisch zu präsentieren, räumliche und emotionale Nähe herzustellen, seine Zuständigkeit für das KIND anzuerkennen und sein Vertrauen zu gewinnen. Da die Verantwortung für diesen Prozess allein beim AKTUELLEN ICH liegt, spricht der Therapeut auch nur direkt mit dem AKTUELLEN ICH und lässt sich vom AKTUELLEN ICH das Geschehen auf der INNEREN BÜHNE schildern.

Das KIND hingegen hat lediglich die Rolle, auf die Aktionen des AKTUELLEN ICHS spontan zu reagieren. Am Gefühl und Verhalten des KINDES lässt sich ablesen, wie weit der Prozess der Annäherung und Vertrauensbildung gediehen ist. In diesem Sinn ist das KIND – wie oben bereits erwähnt – sozusagen der »Assistent« des Therapeuten.

Zusammengefasst liegen die Herausforderungen im IRRT-Phase-3-Prozess und die Verantwortung für das Geschehen beim AKTUELLEN ICH, nicht beim KIND und schon gar nicht beim Therapeuten. Der Therapeut liefert lediglich die Struktur und versucht, das AKTUELLE ICH in der intensiven Begegnung mit dem KIND zu halten, das AKTUELLE ICH in der Bewältigung seiner Aufgaben zu unterstützen, es zu fordern und zu fördern.

5.2 Ziele der Phase-3-Arbeit

In IRRT-Phase-3-Sitzungen gibt es für den Therapeuten drei Arten von Zielen: Prozessziele, langfristige Ergebnisziele und Diagnoseziele. **Prozessziele** (z. B. räumliche Annäherung und direkter Kontakt zwischen AKTUELLEM ICH und KIND) dienen dazu, den Weg zu den Ergebniszielen zu ermöglichen und zu fördern. Die Prozessziele werden vom Therapeuten ständig, direkt und aktiv angestrebt, allerdings nur formal und ohne inhaltliche Vorgaben. Der IRRT-Prozess läuft auf bestimmte langfristige **Ergebnisziele** hinaus (z. B. Versöhnung, Ressourcenaktivierung), die aber nicht vom Therapeuten direkt aktiv vorgegeben und angestrebt werden, sondern die in der Natur des Menschen angelegt zu sein scheinen und sich spontan im Prozess herauskristallisieren. **Diagnoseziele** bestehen darin, aus der Art des Ablaufs und Inhalts der Phase 3 diagnostische Rückschlüsse ziehen zu können (z. B. über das

Vorliegen negativer Selbstschemata oder über das Ausmaß der Vermeidung von Gefühlen, Nähe oder Zuständigkeit).

5.2.1 Prozessziele

Direkter und intensiver Kontakt

Von Anfang an wird vom Therapeuten in einer reinen Phase-3-Sitzung das Ziel angestrebt, das AKTUELLE ICH dabei zu unterstützen, einen möglichst direkten und offenen Kontakt zum KIND herzustellen, sei er positiv oder negativ. Nur so kann die notwendige Intensität im IRRT-Prozess entstehen. Zunächst geht es um die **räumliche Annäherung**, da die räumliche Nähe einer seelischen Proximität[20] entspricht und unweigerlich das Aufkommen intensiver Emotionen nach sich zieht. Diese indirekte Aktivierung und Intensivierung der Emotionen der Patienten ist viel einfacher vom Therapeuten zu fördern als der Versuch, die Emotionen auf irgendeine andere Weise direkt zu aktivieren. Sobald die räumliche Annäherung hergestellt ist, kann der offene Austausch bzw. die offene Auseinandersetzung zwischen HEUTIGEM ICH und INNEREM KIND beginnen. Dadurch wird die gegenseitige emotionale Einstellung einschließlich bestehender Konflikte deutlich und transparent, sodass diese dann in der Fortsetzung der Begegnung bearbeitet werden können.

Augenkontakt

Wenn die Annäherung vollzogen ist, steht ein weiteres Mittel zur Verfügung, den emotionalen Kontakt zu intensivieren, nämlich der **Augenkontakt**. Immer wieder fragt der IRRT-Therapeut das AKTUELLE ICH: »Was sehen Sie jetzt in den Augen des KINDES?« Der Blick in die Augen ist ein Blick in die Seele. Man staunt immer wieder, wie heftig die emotionale Reaktion des Patienten auf diese Frage sein kann. Dabei spielt auch eine Rolle, dass das Gefühl des KINDES in der Regel dem tiefen momentanen Gefühlszustand des Patienten entspricht.

Authentizität

Wenn der Kontakt zum KIND nicht von einer umfassenden **Authentizität**, also von Offenheit, Echtheit und Ehrlichkeit, getragen ist, kann er nicht wirklich effektiv sein. Es geht nicht darum, die Bedürfnisse des KINDES (welches ja kein reales Kind ist!)

---

[20] Der Ausdruck *seelische Proximität* wird hier dem deutschen Ausdruck *seelische Annäherung* oder *seelische Nähe* vorgezogen, weil er nicht die Konnotation einer positiven Verbundenheit aufweist, die hier nicht gemeint ist. Es geht nur um das Ausmaß der Nähe, welches zu einer intensiven emotionalen Reaktion führt.

zu stillen, sondern darum, bestehende intrapersonale Konflikte aufzudecken und die wirkliche Haltung des AKTUELLEN ICHS dem KIND gegenüber zu offenbaren und darüber in einen offenen Austausch mit dem KIND zu treten. D.h., das AKTUELLE ICH teilt dem KIND seine Gefühle auch dann ungeschönt und ungefiltert mit, wenn sie ablehnend, aggressiv, vorwurfsvoll oder wenn sie für das AKTUELLE ICH beschämend, peinlich oder schuldbeladen sind.

5.2.2 Ergebnisziele

Verständnis, Empathie und Versöhnung

Verständnis, Empathie und Versöhnung dem KIND gegenüber sind langfristige Ergebnisziele einer IRRT-Therapie, die nicht direkt vom Therapeuten angestrebt werden, auf die der Prozess aber üblicherweise spontan hinausläuft – manchmal sofort, aber häufig auch erst im Verlauf mehrerer Sitzungen. *Der Prozessverlauf richtet sich vor allem dann spontan auf die Ergebnisziele (Verständnis, Empathie, Versöhnung) aus, wenn die Prozessziele (räumliche Nähe, Augenkontakt, Authentizität) optimal erreicht werden.*

In erster Linie ist es das AKTUELLE ICH, das mit der Herausforderung konfrontiert ist, dem KIND gegenüber Verständnis und Empathie zu entwickeln und auf eine Versöhnung hinzuarbeiten (s. Kap. 5.1.3). Es kann aber auch vorkommen, dass umgekehrt das KIND dem AKTUELLEN ICH gegenüber Verständnis und Empathie zeigt und auf eine Versöhnung hinwirkt. Für das KIND ist das aber keine Herausforderung, die im Raum steht, sondern ein Bedürfnis oder eine Reaktion aufgrund vorhandener Ressourcen, die dann aktiviert werden können, wenn das AKTUELLE ICH die entsprechenden Voraussetzungen (räumliche Annäherung und ein gewisses Mindestmaß an Verständnis, Offenheit und/oder Zuneigung) dafür geschaffen hat.

Ressourcenaktivierung

Sobald die räumliche Annäherung zwischen AKTUELLEM ICH und INNEREM KIND vollzogen ist, kann es in jedem Abschnitt einer Phase-3-Sitzung zu einer spontanen Aktivierung kindlicher Ressourcen kommen. Das KIND zeigt plötzlich und unerwartet Stärken, mit denen es den IRRT-Prozess maßgeblich mitgestaltet. Diese Stärken können sehr vielfältige Ausprägungen annehmen, in konkreter Hilfe bestehen *(Fallbeispiel Carl Gustav)*, Lebenskraft ausdrücken, Achtsamkeit und ein Verankertsein im Hier und Jetzt zeigen oder von Unbeschwertheit und spielerischer Leichtigkeit getragen sein. Sie können auch Schalk oder demonstratives Schmollen als Zeichen eines gesunden Humors ausdrücken. In der Regel sind es Ressourcen, die früher einmal bestanden hatten, im Laufe der Zeit aber verschwanden, verkümmerten, blockiert oder überlagert wurden und jetzt wieder an die Oberfläche kommen.

Auch für diese kindlichen Ressourcen gilt, dass sie als Ergebnisziel nicht direkt aktiv vom Therapeuten angestrebt werden. Vielmehr schafft der Therapeut dadurch, dass er die Prozessziele berücksichtigt (räumliche Annäherung, Augenkontakt, Authentizität), die besten Bedingungen dafür, dass das KIND diese Ressourcen spontan aktivieren kann.

5.2.3 Diagnostische Ziele

Identifikation von Selbstschemata

Jede reine IRRT-Phase-3-Sitzung liefert diagnostische Informationen, unabhängig davon, wie sie verläuft. Man erhält Einblicke in das Verhältnis des Patienten zu sich selbst, weil das Verhältnis zwischen AKTUELLEM ICH und INNEREM KIND das Verhältnis des Patienten zu sich selbst abbildet. Meistens werden in einer Phase-3-Sitzung nicht nur *momentane* Haltungen sich selbst gegenüber abgebildet, sondern es handelt sich um ein **Selbstschema**, also eine grundsätzliche, dauerhafte Einstellung zu sich selbst, die bestimmte Kernüberzeugungen beinhaltet. Wenn also deutlich wird, dass das AKTUELLE ICH das KIND hasst, handelt es sich um ein Selbsthassschema, bei Selbstvernachlässigung liegt ein Vernachlässigungsschema vor, und bei Verlassenheit liegt ein Verlassenheitsschema vor. Hinsichtlich der Diagnostik von Selbstsschemata ist die Phase-3-Arbeit recht zuverlässig, hinsichtlich der Diagnostik psychischer Störungsbilder und Persönlichkeitscharakteristika (Achse I und II) sind die Zusammenhänge aber eher unspezifisch und individuell. So kann eine Depression ebenso wie z. B. eine Angststörung mit einem Verlassenheits-, Vernachlässigungs- und/oder Nicht-liebenswert-Schema einhergehen. Und ein Verlassenheitsschema kann sich bei Depressionen, Angststörungen, Borderlinestörungen oder narzisstischen Persönlichkeiten zeigen. Typische Beispiele in diesem Buch sind ein Verlassenheitsschema bei einer depressiven Patientin *(Fallvignette 6, Kap. 5.3.4)*, ein Nicht-Liebenswert-Schema in Verbindung mit einem Verlassenheitsschema bei einer Borderlinepatientin *(Fallbeispiel Marsha)* und ein Vernachlässigungsschema in Verbindung mit einem Verlassenheitsschema bei einem narzisstischen Patienten *(Fallbeispiel Alfred).*

Hinweise auf die Kindheitsanamnese

Die Phase-3-Arbeit gibt auch Hinweise auf die Kindheitsanamnese. In der Regel stellt ein Selbstschema auf der INNEREN BÜHNE nämlich die Abbildung dessen dar, wie mit dem realen Kind früher auf der ÄUSSEREN BÜHNE umgegangen wurde. Wenn das AKTUELLE ICH das INNERE KIND hasst, ist das ein Hinweis auf kindliche Misshandlungen oder Missbrauch. Wenn in Phase 3 deutlich wird, dass das AKTUELLE ICH das KIND lange Zeit auf der INNEREN BÜHNE vernachlässigt hat, ist das ein

Hinweis auf eine tatsächliche Vernachlässigung des Patienten auf der ÄUSSEREN BÜHNE in seiner Kindheit.

Gezielte Diagnostik, Verlaufsbeurteilung, IRRT außerhalb der Imagination

Reine IRRT-Phase-3-Sitzungen eignen sich sehr gut zur gezielten Diagnostik, einerseits im Rahmen der ambulanten oder stationären Routinediagnostik zu Beginn einer Behandlungsperiode und zur Verlaufsbeurteilung einer Psychotherapie, andererseits zur Klärung spezifischer Fragestellungen (z. B. der Ressourcenlage, s. Kap. 5.3.1, und *Fallbeispiel Melanie*). Eine weitere Einsatzmöglichkeit mit IRRT-erfahrenen Patienten ergibt sich in bestimmten Situationen im üblichen Therapiegespräch außerhalb von IRRT-Sitzungen, indem der Therapeut die Patienten fragt, was denn das INNERE KIND zu einem bestimmten Sachverhalt meine.

5.3 Anwendungsgebiete

Die Anwendungsgebiete einer IRRT-Phase-3-Sitzung sind sehr breit und vielfältig, und es gibt nur wenige Kontraindikationen. Aber die Phase 3 sollte auch nicht unkritisch und unbedacht eingesetzt werden. Ein Therapeut sollte wissen, aus welchem Grund und zu welchem Zweck im Einzelfall eine IRRT-Phase-3-Sitzung erwogen wird.

5.3.1 Bedingungen, unter denen IRRT-Phase-3-Sitzungen durchgeführt werden können

Die Indikation für eine reine IRRT-Phase-3-Sitzung kann bei fast allen klinischen Symptomen und Diagnosen gestellt werden, zumindest zur Erhebung diagnostischer Informationen (s. Kap. 5.3.2). Wenn die Indikation für eine IRRT-Phase-3-Sitzung gestellt ist, geht es nur noch darum zu überprüfen, ob die Durchführungsbedingungen erfüllt sind und keine Kontraindikationen vorliegen.

Durchführungsbedingungen

In der IRRT wird mit inneren Bildern in der Imagination gearbeitet. Eine IRRT-Phase-3-Sitzung kann also dann durchgeführt werden, wenn der Patient bereit ist, sich auf die Imagination und die Begegnung mit seinem INNEREN KIND einzulassen. Es können bei manchen Patienten am Anfang Schwierigkeiten auftreten, ein Bild des INNEREN KINDES entstehen zu lassen. In aller Regel wird es aber mit geduldiger und zuversichtlicher therapeutischer Begleitung gelingen, diese Vermeidungshaltung bzw. Anlaufschwierigkeit zu überwinden.

Kontraindikationen

Viele Kontraindikationen einer »klassischen« IRRT-Phase-1, 2, 3-Behandlung (vgl. Schmucker & Köster 2019) gelten für die reine Phase-3-Behandlung nicht generell (z. B. fortgesetzte Traumatisierung, aktuelle Bedrohung von außen oder Selbstgefährdung durch selbstverletzendes Verhalten oder Suizidalität).

Kontraindikationen für IRRT-Phase-3-Sitzungen

- Akute bedrohliche Suizidalität (relativ kontraindiziert)
- Ausgeprägtes akutes selbstverletzendes Verhalten (relativ kontraindiziert)
- Akute Schizophrenie oder andere akute psychotische Störungen
- Schwere dissoziative Störungen (relativ kontraindiziert)
- Essstörungen (BMI unter 15 kg/m^2)
- Aktueller schädlicher Substanzgebrauch (Alkohol, Drogen, Benzodiazepine, …)

Selbstgefährdung durch akute Suizidalität

Man kann mit Patienten, die Suizidgedanken und/oder -absichten haben, diagnostisch aufschlussreiche und therapeutisch wirksame IRRT-Phase-3-Sitzungen durchführen, sodass sich die Symptomatik auflöst oder wenigstens eine gewisse Stabilisierung erreicht wird. Aber diese Behandlungen sollten erfahrenen IRRT-Therapeuten vorbehalten bleiben oder in supervisorischer Begleitung durchgeführt werden. Im stationären Setting kann in diesen Fällen die Indikation weiter gestellt werden als in der ambulanten Praxis, weil unter stationären Bedingungen bessere Überwachungsmöglichkeiten bestehen. Wenn die Suizidalität aktuell sehr bedrohlich ist, ist das Risiko theoretisch nicht auszuschließen, dass sich die Problematik nach einer IRRT-Phase-3-Sitzung verstärkt.[21] Insofern besteht eine relative Kontraindikation, und der behandelnde Therapeut muss diese Entscheidung für oder gegen eine IRRT-Phase-3-Sitzung gut abwägen und sehr bewusst fällen. Im Zweifelsfall empfiehlt sich die Absicherung bei einem IRRT-Supervisor.

Selbstgefährdung durch selbstverletzendes Verhalten (SVV)

Auch mit Patienten, die sich selbst verletzen, können wirksame IRRT-Phase-3-Sitzungen durchgeführt werden, sodass die Patienten das SVV aufgeben oder deutlich reduzieren (s. *Fallbeispiel Marsha*). Wenn das selbstverletzende Verhalten allerdings aktuell sehr ausgeprägt ist, besteht wie bei akut sehr bedrohlicher Suizidalität das

[21] Uns ist allerdings aus den letzten zwei Jahrzehnten kein Fall bekannt, bei dem das eingetreten ist.

theoretische Risiko, dass sich die Symptomatik nach einer IRRT-Phase-3-Sitzung verschlimmert. Die Konfrontation mit den intensiven belastenden Gefühlen (des INNEREN KINDES bzw. des AKTUELLEN ICHS) kann so unangenehm und bedrohlich empfunden werden, dass Patienten diese Gefühle unbedingt vermeiden wollen und lieber die körperlichen Schmerzen des SVV tolerieren, die zudem auch besser kontrolliert werden können. Insofern besteht auch bei akutem SVV eine relative Kontraindikation (s. o.).

Schizophrenien, andere psychotische Störungen und schwere dissoziative Störungen

Bei akuten Schizophrenien oder anderen akuten psychotischen Störungen sollten keine IRRT-Phase-3-Sitzungen durchgeführt werden. Der Ablauf auf der INNEREN BÜHNE könnte vom psychotischen Patienten psychotisch verarbeitet werden, und die Konsequenzen daraus wären völlig unberechenbar. Mit Patienten, bei denen eine psychotische Störung diagnostiziert ist, die sich aber in der Remission befinden, können IRRT-Behandlungen grundsätzlich durchgeführt werden. Leichte dissoziative Symptome (plötzliches Abdriften, blockiertes emotionales Empfinden) stellen meist kein wesentliches Hindernis in einer IRRT-Sitzung dar. Bei schweren dissoziativen Reaktionen (v. a. dissoziativen Identitätsstörungen) könnte es aber unter emotionaler Belastung während der IRRT-Sitzung passieren, dass die Patienten komplett und unkorrigierbar »aussteigen« oder z. B. in eine andere Identität »switchen«, sodass eine Fortsetzung der IRRT sehr schwierig ist. Die IRRT-Behandlung schwerer dissoziativer Patienten sollte erfahrenen Therapeuten als experimenteller Ansatz vorbehalten sein.

Essstörungen

Essgestörte Patienten (Anorexie, Bulimie) haben ein schwer gestörtes Verhältnis zum eigenen Körper, zu sich selbst und damit auch zum INNEREN KIND. Selbsthass und Selbstverachtung sind die Regel. Außerdem kommen, je geringer das Körpergewicht ist, organische Aspekte der Störung stärker zum Tragen. Zum einen ist dann ein emotionsbetäubender Effekt zu beobachten, der die IRRT-Behandlung als emotionale psychotherapeutische Arbeit verunmöglicht. Zum anderen würde diese emotionale Arbeit die Patienten angesichts ihres massiven Untergewichts zu viel Kraft kosten. Aus diesem Grund muss zur IRRT-Phase-3-Behandlung von Essstörungen ein Mindestgewicht vorliegen. Unter einem BMI (Body-Mass-Index) von 15,0 kg/m^2 werden keine IRRT-Phase-3-Sitzungen durchgeführt.[22]

---

[22] Für klassische IRRT-Phase-1, 2, 3-Sitzungen zur Traumabehandlung gilt bei Essstörungen erfahrungsgemäß die BMI-Untergrenze 17,5 kg/m^2.

Einfluss psychoaktiver Substanzen

Unter dem akuten Einfluss von Beruhigungsmitteln und psychoaktiven Substanzen, wie z. B. Benzodiazepinen, Alkohol oder (illegalen) Drogen, werden Emotionen, Wahrnehmungen und Reaktionen so gedämpft oder gestört, dass nicht konstruktiv in der Imagination gearbeitet werden kann. Deshalb ist unter diesen Umständen eine IRRT-Phase-3-Behandlung nicht indiziert. Selten können auch Antidepressiva oder Neuroleptika die Emotionswahrnehmung so weit einschränken, dass IRRT-Sitzungen nicht indiziert sind. Es kann andererseits sein, dass gewisse schwer kranke Patienten erst durch den Einsatz von Antidepressiva oder Neuroleptika in die Lage kommen, überhaupt konstruktiv in der Psychotherapie und damit auch in der IRRT mitzuarbeiten.

Abbruchkriterien

Bei reinen IRRT-Phase-3-Sitzungen kommt es oft zu sehr intensiven emotionalen Reaktionen, die von den Patienten als anstrengend, manchmal bis hin zur Erschöpfung, wahrgenommen werden. Und doch ist es sehr selten, dass Patienten eine Phase-3-Sitzung abbrechen.

Sollte ein Patient ultimativ auf einem Abbruch bestehen, wird dem natürlich stattgegeben. Aber zunächst wird der IRRT-Therapeut den Patienten nach dem Grund dieses Wunsches fragen und meist versuchen, ihn zum Fortsetzen zu ermutigen. Der Nachteil des Sitzungsabbruchs ist, dass die Patientin diesen als Im-Stich-Lassen des Kindes erleben kann wie im folgenden Beispiel und dann umso mehr Schwierigkeiten und Schuldgefühle bei der nächsten Phase-3-Sitzung haben wird.

Fallvignette 1

Nachdem die 42-jährige, IRRT-erfahrene Patientin mit einer Geschichte eines jahrelangen sexuellen Missbrauchs durch den leiblichen Vater schon zweimal eine Phase-3-Sitzung abgebrochen hatte, war sie einige Wochen später einverstanden, eine Phase-3-Sitzung mit offenen Augen durchzuführen. Schnell stellten sich in der Begegnung mit dem Kind massive Schuldgefühle ein, »weil ich das Kind schon zweimal so im Stich gelassen habe«. Der Sitzungsabbruch hatte für sie bedeutet, das Kind im Stich gelassen zu haben. Sie konnte jedoch mit offenen Augen die Begegnung fortführen, fing dann heftig an zu weinen und wollte wiederum die Sitzung abbrechen, ließ sich dieses Mal aber dazu bewegen, weiterzumachen und sich dem Kind schrittweise anzunähern. Das Dilemma war, sich entweder vor den Emotionen des Kindes zu schützen, dieses dann allerdings im Stich lassen zu müssen, oder den engen Kontakt zum Kind zuzulassen, aber dann die als sehr bedrohlich empfundenen Emotionen aushalten zu müssen. Erst einige Monate später sah sie sich in der Lage, sich auch in der Imagination dem KIND wirklich anzunähern und dann auch das Vertrauen des KINDES zu gewinnen *(Fallbeispiel Karen)*.

Steigt der Patient aufgrund einer totalen Erschöpfung spontan aus der Imagination aus, wird die Sitzung einfach abgebrochen. Bei der Behandlung schwer gestörter Patienten (v.a. im stationären Setting) kann es vorkommen, dass innerhalb einer IRRT-Phase-3-Sitzung eine unkorrigierbare Dissoziation auftritt. In diesem Fall bricht der Therapeut die Sitzung von sich aus ab. In seltenen Fällen zwingen körperliche Beschwerden (z.B. massive Kopfschmerzen) zum Abbruch einer Sitzung.

5.3.2 IRRT-Phase-3 als diagnostische Intervention

Eine IRRT-Phase-3-Sitzung kann in sehr kurzer Zeit tiefe diagnostische Einblicke in eine Persönlichkeitsstruktur sowie in eine aktuelle seelische Problematik geben. Oft zeigen sich bei Patienten in der Begegnung mit ihrem INNEREN KIND auf der INNEREN BÜHNE bisher unbewusste Zusammenhänge und Konflikte in einer ungekannten Offenheit, klar und unmissverständlich, wie auf einem Silbertablett präsentiert.

Am Anfang einer Behandlung kann die Beurteilung einer Problematik des Patienten noch so unklar sein, dass die Durchführung einer IRRT-Phase-3-Sitzung in erster Linie aus diagnostischen Gründen indiziert ist, um bessere diagnostische Informationen zu erhalten und die weitere Therapieplanung zu erleichtern. Die diagnostischen Informationen aus einer Phase-3-Sitzung sind oft so offensichtlich, so dicht und so entlarvend, dass sich der Therapeut dadurch viele Stunden Anamneseerhebung erspart. Zunehmend werden in ambulanten oder stationären Settings routinemäßig IRRT-Phase-3-Sitzungen als Teil der initialen Diagnostik durchgeführt, z.B. im Rahmen der probatorischen Sitzungen vor der Antragstellung zur Kostenübernahme einer Psychotherapie (Deutschland) oder auch bei stationären Behandlungen. IRRT-Therapeuten schätzen die diagnostische und oft auch prognostische Aussagekraft der IRRT-Phase-3-Sitzungen sehr.

Fallvignette 2

Bei der routinemäßig durchgeführten IRRT-Phase-3-Sitzung (vierte Sitzung nach Therapiebeginn) der 38-jährigen Patientin, die mit depressiven Symptomen bei seit 20 Jahren vorbestehender und vorbehandelter Anorexie zur Behandlung kam, zeigte sich ein unerwartet positives Verhältnis mit einer liebevollen Annäherung zwischen AKTUELLEM ICH und INNEREM KIND. Die Therapeutin zog daraus den Schluss, dass die Prognose besser als ursprünglich eingeschätzt war, dass sie auch in der Psychotherapie ruhig etwas konfrontativer vorgehen und mehr von der Patientin verlangen konnte als zu Therapiebeginn vermutet.

Manchmal führt man eine IRRT-Phase-3-Sitzung mit einer ganz gezielten diagnostischen Fragestellung durch.

Fallvignette 3
Die 17-jährige Patientin hatte im letzten Jahr mehrere schwerwiegende Verlusterlebnisse (Unfalltod des Vaters, Tod einer Freundin, zwei Spontanaborte, Verlust eines Haustiers) erlitten und sollte eine IRRT-Trauerbehandlung durchführen. Die Therapeutin würde aber zwei Wochen nach Behandlungsbeginn in einen längeren Urlaub fahren, was die Nachbetreuung nach der IRRT-Trauersitzung erschwert hätte. Deshalb führte sie eine reine Phase-3-Sitzung mit der Patientin durch, um zu sehen, ob genügend Ressourcen für eine längere Wartezeit vorhanden waren, oder – bei schlechter Ressourcenlage – ob sie versuchen sollte, die Patientin notfallmäßig bei einer anderen Therapeutin unterzubringen. In Phase 3 zeigte das KIND ein ausgeprägtes Spektrum an positiven Ressourcen, und die Sitzung endete mit einer sehr herzlichen Vereinigung zwischen AKTUELLEM ICH und KIND, sodass keine Dekompensation zu befürchten war und die Therapeutin beruhigt in die Ferien fahren konnte (s. *Fallbeispiel Melanie*).

Nicht zuletzt eignen sich IRRT-Phase-3-Sitzungen zur **Verlaufsdokumentation** von Psychotherapien, gewissermaßen als diagnostisches Update. Mit einer Phase-3-Sitzung kann immer wieder überprüft werden, wie sich im Therapieverlauf das Verhältnis des Patienten zu seinem INNEREN KIND und damit zu sich selbst entwickelt. Bei Patientinnen mit einer Borderline-Persönlichkeitsstörung und den häufig sehr wechselhaften Verläufen können Phase-3-Sitzungen regelmäßig zur Verlaufsdokumentation und zur Einschätzung der momentanen Situation eingesetzt werden. Typischerweise verstehen die Patientinnen recht schnell, was sich bei ihnen auf der INNEREN BÜHNE abspielt und welche Schlüsse daraus gezogen werden können. Die Patientinnen beschreiben immer wieder, wie ihnen das Verständnis für die Abläufe auf ihrer INNEREN BÜHNE dabei helfen kann, mehr Verständnis für sich selbst, ihre Gefühle und Verhaltensweisen zu entwickeln.

5.3.3 IRRT-Phase-3 als therapeutische Intervention

Meistens ergibt sich die Indikation zur Durchführung von IRRT-Phase-3-Sitzungen dann, wenn in den vorhergehenden Sitzungen (und eventuell in diagnostischen IRRT-Phase-3-Sitzungen) Therapeut und Patient an einen Punkt gekommen sind, an dem sie vermutet haben, dass die seelische Problematik im Verhältnis des Patienten zu sich selbst zu liegen scheint bzw. dass dieser Aspekt einen wesentlichen Teil der Problematik darstellt. Der Charakter der Phase-3-Sitzungen ist dann vor allem psychotherapeutischer Natur.

Fallvignette 4

Die routinemäßig durchgeführte diagnostische Phase-3-Sitzung bei einer stationär aufgenommenen Patientin mit schwerer Angststörung und Depression offenbarte völlig unerwartet ein ausgeprägtes Selbsthassschema (das AKTUELLE ICH beschuldigte und schlug das KIND), was dazu führte, dass der Therapieschwerpunkt verlagert und gezielt auf diese Problematik fokussiert wurde. In vier wöchentlich aufeinanderfolgenden Phase-3-Sitzungen konnte in mehreren Teilschritten eine Annäherung und dann sogar eine Versöhnung zwischen AKTUELLEM ICH und METAPHORISCHEM INNEREN KIND erzielt werden, was zu einer dramatischen Besserung des Gesamtzustands der Patientin führte.

Es gibt Situationen, in denen es unklar ist, ob eine Phase-3-Sitzung eher diagnostischen oder psychotherapeutischen Charakter hat, da beide Aspekte von Bedeutung sind.

Fallvignette 5

Der 58-jährige depressive Patient litt an einer seit Jahrzehnten bestehenden seelischen Problematik aufgrund der sehr konfliktreichen Beziehung zu seiner schon lange verstorbenen, aber früher extrem dominanten und auch paranoiden Mutter. Eine orientierende Phase-3-Sitzung ergab ein äußerst distanziertes Verhältnis zwischen ihm und seinem METAPHORISCHEN INNEREN KIND. Die Aktionen des AKTUELLEN ICHS beschränkten sich auf kühle Ratschläge vom Typ: »Bleib dir selber treu!« Da der Eindruck vorherrschte, dass sich das KIND noch ganz unter dem Einfluss und der Macht der Mutter befand, wurde entschieden, eine Konfrontation und Entmachtung der Mutter in mehreren IRRT-Phase-1, 2, 3-Sitzungen durchzuführen. Dieses gelang erfolgreich. In einer dann folgenden Phase-3-Sitzung kam es zu einem für den Patienten sehr berührenden, herzlichen Kontakt zum KIND, der mit einer heftigen Umarmung und einem Gefühl von Glückseligkeit endete.

5.3.4 Erklärungsmodell zum Einsatz reiner IRRT-Phase-3-Sitzungen bei Folgen belastender Kindheitserlebnisse

Viele Psychotherapiepatienten suchen einen Therapeuten auf, weil sie Schwierigkeiten in zwischenmenschlichen Beziehungen haben. Im Fokus der Beschwerden stehen dabei einerseits das empfundene Verhalten der Mitmenschen dem Patienten gegenüber, andererseits die Reaktionen des Patienten darauf. Bei anderen kommen diese im Laufe einer sorgfältigen Exploration der aktuellen Lebensumstände und der Anamnese zum Vorschein.

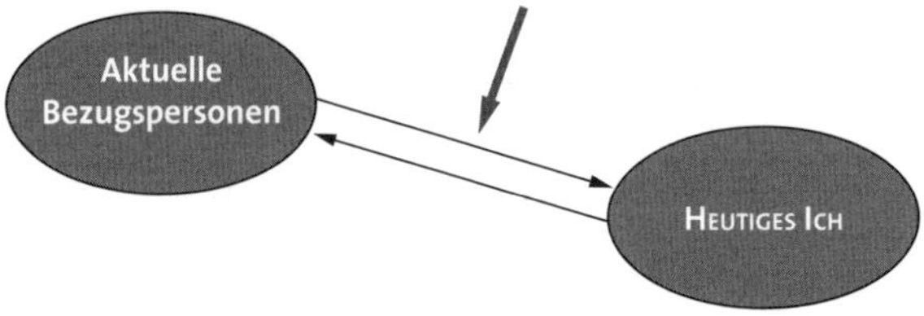

Abb. 5-1: Aktuelles Problem

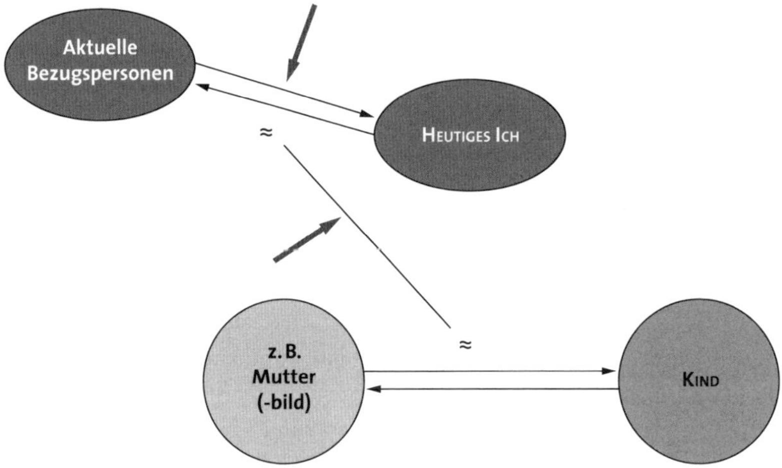

Abb. 5-2: Parallele zu Kindheitsmustern

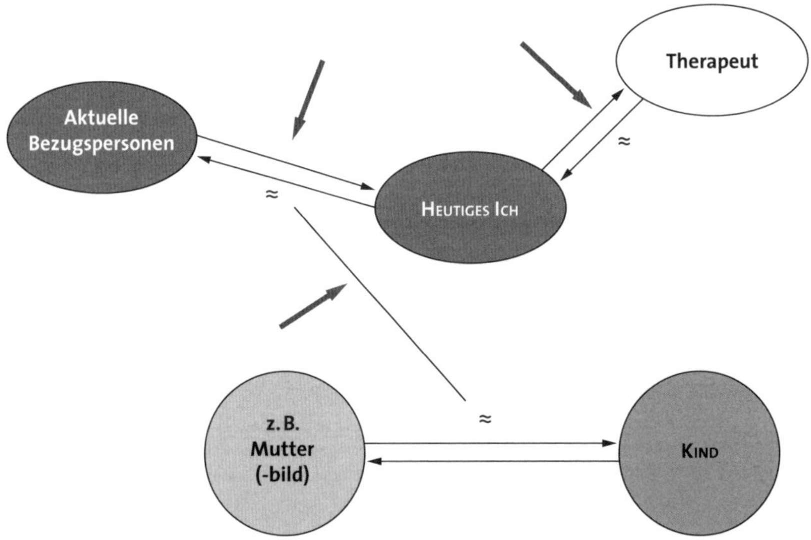

Abb. 5-3: Zusätzlich Fokussierung auf die therapeutische Beziehung

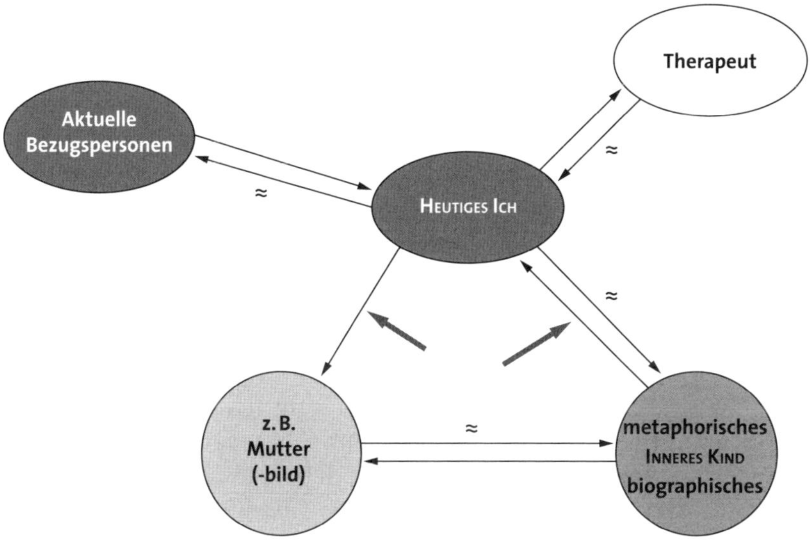

Abb. 5-4: IRRT: (zusätzlich) Verhältnis HEUTIGES ICH ZUM INNEREN KIND (und Konfrontation z. B. Mutter)

Abbildungen 5-1 bis 5-4 zeigen die Ansatzstellen verschiedener Psychotherapiemethoden bei zwischenmenschlichen Konflikten im Erwachsenenalter, Erläuterungen im Text.

Nun gibt es verschiedene Möglichkeiten, in einer Psychotherapie darauf einzugehen und therapeutisch daran zu arbeiten. Mit dem Einsatz verschiedener Methoden kann mit dem Patienten direkt an diesen aktuellen Konflikten gearbeitet werden (Abb. 5-4). Es können auch (zusätzlich) Parallelen zwischen der aktuellen Problematik und den in der Kindheit erworbenen Mustern von Denken, Fühlen, Erleben und Verhalten in der Beziehung zu signifikanten Bezugspersonen herausgearbeitet werden (Abb. 5-2). Außerdem kann in der Psychotherapie (zusätzlich) darauf fokussiert werden, wie sich diese Parallelen auch in der Beziehung zum Therapeuten manifestieren, und im Therapieprozess können diese Muster dann im Schutzraum der psychotherapeutischen Beziehung bearbeitet werden (Abb. 5-3). Zu guter Letzt kann auch die Beobachtung thematisiert werden, dass sich ein Beziehungsmuster, welches ein Individuum im Laufe seiner Kindheit entwickelt hat, im Erwachsenenalter auch in der Beziehung zu sich selbst niederschlägt. So neigt z. B. jemand, der sehr streng erzogen wurde, im Erwachsenenalter dazu, mit sich selbst sehr streng umzugehen, oder jemand, der in seiner Kindheit vernachlässigt wurde, läuft als Erwachsener Gefahr, sich selbst ebenfalls zu vernachlässigen.

Diese Zusammenhänge zwischen eigenen Kindheitserlebnissen und eigenen Beziehungsmustern werden in der IRRT therapeutisch fruchtbar gemacht. In unzähligen Phase-3-Sitzungen wurde beobachtet, wie sich ähnliche Muster wie die in der Kindheit erworbenen und im aktuellen Leben störenden auch in der Beziehung zwischen AKTUELLEM ICH und METAPHORISCHEM INNEREN KIND widerspiegeln. Mit eindrucksvoller Stringenz und regelmäßiger Repetierbarkeit offenbart sich in den Sitzungen, wie ein HEUTIGES ICH das INNERE KIND z. B. im Stich lässt, sich nicht für es interessiert. In der Nachbesprechung einer Phase-3-Sitzung wird dann jeweils deutlich, dass Parallelen zu den Erlebnissen des BIOGRAPHISCHEN KINDES bestehen. Auch dieses hatte von seinen engsten Bezugspersonen Nichtbeachtung und Vernachlässigung erfahren. Interessant ist dabei die Beobachtung, dass sich oft trotz der Persistenz dieser negativen Verhaltensmuster auch ungeahnte – unerlebte – Ressourcen entwickeln konnten, die sich dann ebenfalls spontan in der Begegnung zwischen dem AKTUELLEN ICH und METAPHORISCHEN INNEREN KIND zeigen. So kann z. B. das HEUTIGE ICH dem METAPHORISCHEN INNEREN KIND Verständnis und eine wohlwollende Zuwendung zukommen lassen, obwohl es das selbst als Kind nicht erlebt hatte. Wir können also von einer *Neubeelterung (reparenting) durch sich selbst* sprechen.

Fallvignette 6

Die 38-jährige Patientin hatte über Jahre verschiedene klinische Symptome entwickelt (Panik, Phobien, Drogen- und Alkoholmissbrauch, Bulimie), deren Urgrund aber eine nicht bewusste, tiefe Einsamkeit und Verlassenheit war. Nachdem sie in einer IRRT-Phase-1, 3-Sitzung diese Einsamkeit beim KIND empfunden hatte und sich als AKTUELLES ICH liebevoll dem KIND zugewandt hatte, besserte sich ihr Allgemeinzustand in der Folge erheblich. So schilderte sie in Folgesitzungen, dass sie immer noch wie vom Donner gerührt sei, dass die »Lösung« ihrer Problematik so einfach gewesen sei: Sie habe sich schlicht selbst das geben können, was sie jahre- und jahrzehntelang im Innersten vermisst und sich sehnsüchtig von ihren Eltern bzw. von Anderen gewünscht habe.

Fallvignette 7

Karen konnte in ihrer vierten IRRT-Phase-3-Sitzung nach mehreren vorherigen Sitzungsabbrüchen endlich ihrem INNEREN KIND das an Zuwendung, Geborgenheit, Sicherheit und Verständnis geben, was sich das reale Kind jahrelang vergeblich vom (sexuell missbrauchenden) Vater gewünscht hatte. Auf diese Weise konnte sie sogar die Ambivalenz in der Vaterbeziehung auflösen. *(Fallbeispiel Karen)*

In der reinen IRRT-Phase-3-Arbeit wird auf diesen Zusammenhang der Schwerpunkt gelegt: In der genauen Analyse des Selbstverhältnisses, in der Begegnung mit sich selbst auf der INNEREN BÜHNE – des HEUTIGEN ICHS mit dem METAPHORISCHEN INNEREN KIND – wird deutlich, was auf der ÄUSSEREN BÜHNE problematisch ist, und dadurch wird ebenfalls deutlich, worin das Heilsame besteht. In dieser Art der psychotherapeutischen Arbeit kann sich sehr schnell eine Veränderung auf der INNEREN BÜHNE einstellen, sobald es dem HEUTIGEN ICH gelingt, das Mitgefühl mit dem KIND sowie die Wahrnehmung eigener Gefühle zuzulassen und darüber authentisch zu kommunizieren. Diese Veränderung auf der INNEREN BÜHNE macht sich unmittelbar auch auf der ÄUSSEREN BÜHNE bemerkbar und führt zu positiven Veränderungen des Lebensgefühls des Betroffenen.

Für Psychotherapeuten sowie für Patienten hat sich in der Praxis die Darlegung dieser Zusammenhänge zwischen aktuellen Beziehungskonflikten und dem Selbstverhältnis als Erklärungsmodell bewährt, denn damit kann – wie in den Abbildungen 5-1 bis 5-4 dargestellt – schrittweise hergeleitet werden, warum und wozu eine reine IRRT-Phase-3-Sitzung therapeutisch eingesetzt werden kann. Unsere Empfehlung hinsichtlich der Informierung der Patienten lautet, dass diese Erläuterungen in der Regel erst dann Sinn machen, wenn diese bereits IRRT-Phase-3-Sitzungen erlebt haben, weil sie dann bereits am eigenen Leib erfahren haben, wie sich diese Art der psychotherapeutischen Arbeit »anfühlt«. Zu frühe Erläuterungen vor den eigentlichen IRRT-Sitzungen befriedigen meist nur vorübergehend ein übertriebenes Kontrollbedürfnis der Patienten, ohne dass wirklich mehr Vertrauen in die therapeutische Beziehung entsteht, und es kann dadurch mehr Verwirrung denn Klarheit entstehen.

Schließlich soll nicht unerwähnt bleiben, dass in der IRRT-Arbeit, wie in Kapitel 3.2.2 dargelegt, zusätzlich (in IRRT-Phase-2 einer Phase-1, 2, 3-Sitzung) die Möglichkeit besteht, verinnerlichte bedrohliche und übermächtige Bilder der signifikanten Bezugspersonen zu konfrontieren und zu entmachten (Abb. 5-4).

5.3.5 Negative Selbstschemata und deren Folgeerscheinungen

Negative Selbstschemata stellen die Domäne zum Einsatz reiner IRRT-Phase-3-Sitzungen dar. In Phase-3-Sitzungen werden häufig die Auswirkungen und verschiedene Erscheinungsformen negativer Selbstschemata deutlich (s. Tab. 5-1). Will man Schemata effektiv bearbeiten (konfrontieren und modifizieren), müssen sie zunächst aktiviert sein (Young 1990). Wenn in einer Phase-3-Sitzung solche negativen Selbstschemata deutlich werden, indem z. B. das AKTUELLE ICH dem INNEREN KIND gegenüber Hass, Verachtung, Ärger oder Entwertung äußert, wird das als gutes Zeichen gewertet, weil das bedeutet, dass das Schema aktiviert und damit zugänglich ist und dann konfrontiert und bearbeitet werden kann. Die negativen Selbstschemata existieren und wirken ja ohnehin, und sie treiben, solange sie unbearbeitet bleiben, bewusst oder unbewusst ihr Unwesen.

Um sinnvoll intervenieren zu können, müssen Therapeuten ein klares Konzept haben, das ihnen plausibel erklärt, was diese Phänomene auf der INNEREN BÜHNE zu bedeuten haben und wie man therapeutisch am effektivsten darauf eingehen kann. Wenn sie kein zutreffendes Konzept zur Verfügung haben, erschrecken manche Therapeuten, sobald das AKTUELLE ICH das KIND misshandelt, ablehnt oder verachtet. Sie versuchen dann, das AKTUELLE ICH von seinem Ansinnen abzubringen, das negative Verhalten zu unterbinden, das KIND vor dem AKTUELLEN ICH zu schützen, oder sie brechen gar die Sitzung ab … Ausdruck eines tragischen Missverständnisses! (s. Kap. 6.2.2)

Bei der Bearbeitung eines negativen Selbstschemas in der IRRT-Phase-3 geht es für den Therapeuten darum, die Prozessziele (räumliche Annäherung, Augenkontakt, Authentizität) im Auge zu behalten. Das kann für den Patienten recht konfrontativ sein, und man muss immer mit einem ausgeprägten Vermeidungsverhalten rechnen. Dann wird es darum gehen, im IRRT-Prozess zu bleiben und den *sokratischen Druck* aufrechtzuerhalten. Wenn es dem Patienten gelingt, in der direkten Begegnung zu bleiben und ganz offen mit dem KIND zu kommunizieren und zu interagieren, wird das KIND auf die negative Haltung des AKTUELLEN ICHS reagieren, z. B. mit Traurigkeit, Enttäuschung, Verletztheit, Einsamkeitsgefühlen oder mit Ablehnung, Trotz, Wut, Verachtung, Flucht. Irgendwann – früher oder später – ist damit zu rechnen, dass das AKTUELLE ICH beginnt, für das Leiden des KINDES (wofür das AKTUELLE ICH ja selbst verantwortlich ist!) Mitgefühl zu entwickeln (s. *Fallbeispiel Edna*). Der Prozess der Schemamodifikation ist damit in Gang gesetzt, und im weiteren Verlauf dieser und der folgenden Sitzungen geht es dann darum, im Prozess bzw. in der Struktur zu bleiben, bis es zu einer dauerhaften Versöhnung zwischen AKTUELLEM ICH und KIND auf der INNEREN BÜHNE gekommen ist. Wenn dieser Prozess gelingt, führt das gewöhnlich auch zu einer deutlichen positiven Veränderung auf der ÄUSSEREN BÜHNE in Bezug auf das Lebensgefühl, die Gestaltung der zwischenmenschlichen Beziehungen und der Haltung sich selbst gegenüber.

Tab. 5-1: Übliche Erscheinungsformen negativer Selbstschemata auf der INNEREN BÜHNE

Selbst-Unsicherheit	Selbst-Verachtung
Selbst-Kritik	Selbst-Hass
Selbst-Ablehnung	Selbst-Erniedrigung
Selbst-Vorwurf	Selbst-Verletzung
Selbst-Entwertung	Selbst-Vernichtung

5.3.6 IRRT-Phase-3-Sitzungen bei akuter Suizidalität

Situationen akuter Suizidalität stellen üblicherweise eine Kontraindikation für die Durchführung einer »klassischen« dreiphasigen IRRT-Sitzung dar, u. a. weil sich die Suizidalität verstärken könnte. Diese Einschränkung gilt aber nicht für reine IRRT-

Phase-3-Sitzungen. In der imaginativen Begegnung mit dem INNEREN KIND bei einem suizidalen Patienten[23] kann sich die Suizidalität tatsächlich auflösen. Den Patienten ist meistens nicht bewusst, dass ein Suizid auf der ÄUSSEREN BÜHNE den Tod des INNEREN KINDES auf der INNEREN BÜHNE bedeutet. Genau das wird aber in der Regel in der Imagination relativ schnell deutlich. Ein günstiger Verlauf in der Imagination kann sich ergeben, wenn diese Einsicht auftritt und der Patient darüber so erschrickt, dass er nicht mehr in der Lage ist, den Suizidwunsch auf der ÄUSSEREN BÜHNE aufrechtzuerhalten. Das AKTUELLE ICH eines suizidalen Patienten ist auf der INNEREN BÜHNE sehr isoliert, einsam, beziehungslos, und zwischen AKTUELLEM ICH und INNEREM KIND besteht eine große Distanz, emotional und oft auch räumlich, sodass man manchmal sogar von einer »inneren Spaltung« sprechen kann.

Manchmal werden in der Imagination Ressourcen des KINDES deutlich, die aktiviert werden und damit zur Auflösung der Suizidalität führen können – z. B. indem es sich spontan um das verzweifelte AKTUELLE ICH kümmert und eine Verbindung etabliert *(Fallbeispiel Carl Gustav)*. Manchmal gelingt es nicht, solche Aspekte in einer Phase-3-Sitzung zu aktivieren, indem die imaginative Begegnung zwischen AKTUELLEM ICH und KIND konsequent gefördert wird. Dann kann wenigstens versucht werden, die Beziehung zwischen Patientin und Therapeut so zu intensivieren, dass die Suizidalität deutlich gemindert wird (im *Fallbeispiel Luise* schaffte es die Patientin z. B. nicht, sich einer Humorintervention des Therapeuten zu entziehen, sie musste lachen, und damit war »das Eis gebrochen«). Hat eine Sitzung nicht einen dieser günstigen Verläufe, stehen dem Therapeuten weiterhin die üblichen Strategien im Umgang mit akuter Suizidalität zur Verfügung, in letzter Instanz die Einweisung in stationäre psychiatrische Behandlung.

Das innere Kind als »Assistent« des Therapeuten zur Einschätzung akuter Suizidalität

Zudem kann die Arbeit mit dem INNEREN KIND als »Assistent« des Therapeuten insofern hilfreich bei akuter Suizidalität sein, als sie die Einschätzung der Ernsthaftigkeit von Suizidabsichten erleichtert. Bei Patienten, die bereits mit der Arbeit mit dem INNEREN KIND vertraut sind, kann der Therapeut den Patienten zur Einschätzung der Suizidalität fragen (nicht in der Imagination, sondern im explorativen Gespräch, s. Kap. 5.3.5), was das INNERE KIND zu den Suizidabsichten meine, wie ein Suizid für das INNERE KIND wäre oder wie viel Hoffnung auf Besserung beim INNEREN KIND vorhanden sei. Zeigt sich das KIND einverstanden oder gar begeis-

[23] Diese Ausführungen gelten für Fälle »neurotischer« Suizidalität, also nicht für Suizidalität im Rahmen psychotischer oder psychoorganischer Erkrankungen, d. h. schizophrener oder schwerer affektiver Erkrankungen wie Manien, wahnhafter Depressionen, schizoaffektiver Störungen, Suizidalität bei hirnorganischen Störungen wie Epilepsien, Tumoren, degenerativen oder entzündlichen Hirnstörungen sowie Suizidalität aufgrund der Einwirkung psychotroper Substanzen.

tert über die Suizidpläne, spricht das sicher für eine hohe Suizidgefahr mit der Indikation zur Einweisung in eine akutpsychiatrische Abteilung.

Fallvignette 8

Die 36-jährige Patientin war seit Jahren mit ihrer schweren Borderline-Persönlichkeitsstörung, chronischer PTBS und häufigen Dissoziationen in psychiatrisch-psychotherapeutischer Behandlung. IRRT stellte seit wenigen Monaten einen neuen Baustein ihrer Behandlung dar. Schon häufig war sie suizidal gewesen, musste bisher aber nie in die Klinik eingewiesen werden. Als eine erneute suizidale Phase auftrat, hatte die Psychiaterin ein »komisches Gefühl« und fragte die Patientin: »Was meint denn Ihr INNERES KIND zu Ihren Suizidabsichten?« Die Antwort der Patientin: »Das ist hell begeistert davon.« Das war ein so eklatantes Alarmzeichen für die Therapeutin, dass sie ihre Patientin erstmals per Zwangseinweisung in die psychiatrische Klinik bringen ließ. Die Therapeutin hatte erkannt, dass sie das INNERE KIND hier als »Assistentin« nutzen könnte, und sie hatte schon die Frage »Was meint denn Ihr INNERES KIND …?« unter diesen Blickwinkel gestellt. Die Antwort des KINDES war dann ein klarer diagnostischer Hinweis. Als die Patientin zwei Wochen später gebessert aus der Klinik austrat, berichtete sie ihrer Therapeutin: »Sie haben das richtig gemacht mit der Zwangseinweisung, ich hätte mich nämlich tatsächlich umgebracht, vielen Dank!«

Zeigt sich das KIND hingegen hoffnungsvoll in Bezug auf eine Besserung des Zustands und reagiert es erschrocken oder ablehnend den Suizidplänen gegenüber, kann eher auf Zwangsmaßnahmen zum Selbstschutz verzichtet und auf die Fortsetzung eines psychotherapeutischen Vorgehens (auch mit IRRT) gesetzt werden. Natürlich eignen sich diese explorativen Fragen nicht als alleinige Grundlage zur Einschätzung der Suizidalität. Sie können im Rahmen des üblichen Vorgehens zur Beurteilung der Suizidgefahr aber eine sehr hilfreiche Ergänzung darstellen.

Fallvignette 9

Die 30-jährige Patientin hatte die IRRT-Behandlung ihrer schweren PTBS nach sexuellem Missbrauch in der Kindheit erfolgreich mit drei Phase-1, 2, 3-Sitzungen begonnen, als eine so heftige Traurigkeit auftauchte, dass sie Angst hatte, an dieser zu zerbrechen. Sie wollte die Therapie abbrechen und wurde suizidal. Bei der Besprechung des Prozedere fragte der Therapeut sie, wie groß ihre Hoffnung sei, dass ihr überhaupt geholfen werden könne. Sie antwortete: »Sehr, sehr gering.« Der Therapeut fragte sie dann, wie groß die Hoffnung des KINDES auf Besserung sei. Die Patientin wurde nachdenklich und meinte: »Komisch, interessant, die KLEINE hat viel mehr Hoffnung als ich.« Analog zur Fallvignette 8 nutzte der Therapeut hier das INNERE KIND als »Assistentin«. Die eher positive Aussage des KINDES bewog ihn, das Wagnis einzugehen, die Patientin nicht in die psychiatrische Klinik einzuweisen und sie in Begleitung ihres Ehemannes heimgehen zu lassen. Zehn Tage später meldete sie sich wieder, berichtete, dass sie nicht in der Lage gewesen sei, sich umzubringen, und bat, die Behandlung fortsetzen zu können.

5.3.7 Innere-Kind-Arbeit außerhalb der IRRT-Sitzung

Bei IRRT-erfahrenen Patienten kann es auch in Sitzungen, in denen keine eigentliche IRRT-Behandlung durchgeführt wird, sehr sinnvoll sein, das inneres Kind als »Assistent« zu nutzen. In den zwei Fallvignetten (Nr. 8, S. 76 und 9, S. 76) in Bezug auf die Einschätzung der Suizidalität wurde dieses Vorgehen oben bereits vorgestellt. Die häufigste Intervention besteht einfach in der Frage: »Was sagt denn Ihr inneres Kind dazu?«

Fallvignette 10

Die 50-jährige IRRT-erfahrene Patientin kam heftig weinend notfallmäßig in die Praxis und berichtete, ihr sei überraschend, entgegen der Zusicherung vom Vortag, der Arbeitsplatz gekündigt worden. Sie sei entsetzt, verletzt, enttäuscht und mutlos. Nach der Klärung einiger Details fragte der Therapeut: »Was sagt denn eigentlich ihr inneres Kind zu Ihrer Kündigung?« Die Patientin lächelte verlegen und meinte: »Oh, mit der hatte ich schon länger keinen Kontakt. Moment, ich muss sie mal fragen.« Nachdem sie etwa 20 Sekunden den Boden fixiert hatte, sagte sie schmunzelnd: »Wissen Sie, was die sagt? Die sagt: ›Mensch, sei doch froh! Denk doch mal nach, du wolltest selber doch sowieso kündigen, weil es dir nicht mehr gefallen hat.‹ Witzig, das hatte ich ganz vergessen.« Sie war beruhigt, und drei Monate später hatte sie eine Stelle gefunden, die ihr viel besser gefiel. In dieser Fallvignette assistiert das Kind wieder dem Therapeuten, dieses Mal, indem es spontan eine therapeutische Intervention einsetzt, nämlich einen Perspektivenwechsel.

Im Rahmen von Psychoedukation und Nachbearbeitung von IRRT-Sitzungen kann es sich als sehr hilfreich erweisen, die Nomenklatur (z. B. inneres Kind, aktuelles Ich, Täterbild, innere Bühne, Empathieblockade) der IRRT zu benutzen oder graphische Darstellungen, insbesondere das Dreiecksschema (Abb. 5-5), einzusetzen.

Fallvignette 11

Nach einer IRRT-Phase-3-Sitzung mit einer 45-jährigen Patientin, in der deutlich wurde, dass das aktuelle Ich das metaphorische innere Kind genauso behandelte, wie das biographische Kind früher von der Mutter behandelt worden war, erwies es sich als sehr hilfreich, das Dreiecksschema (aktuelles Ich – Kind – Konfrontationsobjekt [Mutter]) als Hilfs- und Anschauungsmittel in der Psychoedukation und Nachbearbeitung einzusetzen. Anhand der graphischen Darstellung konnte anschaulich vermittelt werden, wie das Verhalten der Mutter auf das BIOGRAPHISCHE KIND gewirkt hatte, nämlich zu einem tiefen Gefühl der Einsamkeit geführt hatte, und wie das Verhalten des AKTUELLEN ICHS auf das METAPHORISCHE KIND wirkte, es erzeugte genau das gleiche Gefühl von Einsamkeit. Anhand des graphischen Schemas verstand die Patientin auch sehr genau, dass das Hauptmotiv des AKTUELLEN ICHS die Empathieblockade, die Vermeidung des Mitgefühls mit dem KIND sowie die Vermeidung der Erkenntnis der eigenen Verantwortung für den negativen Umgang dem KIND gegenüber darstellte. Auch die Lösung des Problems zeichnete sich ab: Einerseits bedurfte es der Konfrontation mit dem verinnerlichten Mutterbild, andererseits der Überwindung der Empathieblockade dem KIND gegenüber sowie der Übernahme der Eigenverantwortung. In späteren Sitzungen verwendete die Patientin spontan selber das Dreiecksschema zur Veranschaulichung anderer innerer Konflikte, die sie beschäftigten.

Auch die regelmäßigen Begegnungen mit dem INNEREN KIND im Alltag, die zum Aufrechterhalten des Erreichten und zur Festigung der Beziehung zu sich selbst eingesetzt werden können (s. Kap. 6.3.3 und 6.4), kann man als INNERE-KIND-Arbeit außerhalb der Imagination ansehen.

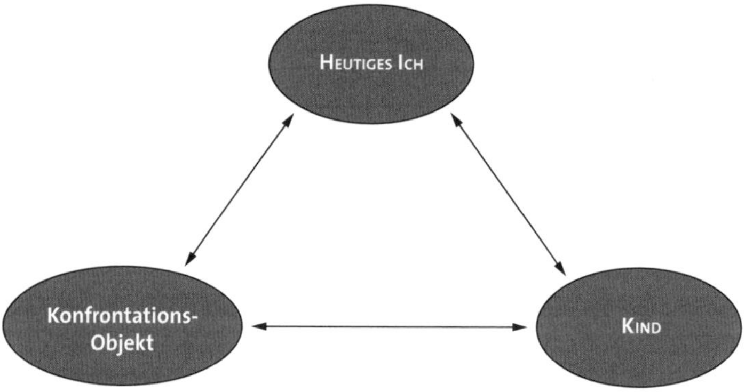

Abb. 5-5: Dreiecksschema zur Veranschaulichung der Vorgänge auf der INNEREN BÜHNE

6 Die konkrete Durchführung einer reinen IRRT-Phase-3-Sitzung

In diesem Kapitel wird die konkrete Durchführung einer reinen IRRT-Phase-3-Sitzung detailliert vorgestellt. Um die Prinzipien der IRRT wirklich zu lernen, zu verstehen und zu verinnerlichen, ist diese differenzierte Darstellung eine große Hilfe. Zu Beginn empfiehlt es sich sogar, die hier vorgeschlagenen Formulierungen wörtlich zu verwenden.

6.1 Vorbereitung

In der Regel benötigt man keine umfangreiche Vorbereitung der Patienten auf die Phase-3-Arbeit. Die Indikationsstellung, der Ausschluss von Kontraindikationen und die Fragestellung benötigen nicht viel Zeit und Aufwand. Auch die Psychoedukation und Vorstellung der Methode halten sich zeitlich sehr im Rahmen.

6.1.1 Vorstellung der INNEREN-KIND-Arbeit

Bei der Einführung in die INNERE-KIND-Arbeit ist es wichtig, keine Inhalte oder Erwartungen zu formulieren, um nichts vorwegzunehmen, um den Prozess des Patienten auf der INNEREN BÜHNE nicht zu »kontaminieren«. Wichtig ist, dass das, was in der Seele des Patienten vorliegt, in unbeeinflusster Form zum Ausdruck und in Bewegung kommen kann. Nur dann hat der Patient die optimale Möglichkeit, die Zustände und Blockaden, die in ihm stecken, tatsächlich zu entdecken, zu erkennen und zu bearbeiten. Im Kasten »Vorstellung des INNEREN-KIND-Konzepts« wird eine Formulierung zur Einführung vorgeschlagen.

Vorstellung des Inneren-Kind-Konzepts

»Haben Sie schon einmal etwas von INNERER-KIND-Arbeit gehört? … Man könnte sagen, jeder von uns hat immer noch ein KIND in sich. Wir waren alle mal Kinder, und etwas davon bleibt auch als Erwachsenem in uns. Wie wir uns als Erwachsene fühlen, hat viel damit zu tun, wie wir mit unserem INNEREN KIND umgehen. Es ist ein Geschehen auf unserer INNEREN BÜHNE. In letzter Zeit machen wir (Therapeuten) zunehmend mehr INNERE-KIND-Arbeit, weil sich dies oft als hilfreich für den therapeuti-

schen Prozess erweist. Ich könnte mir vorstellen, dass das auch für Sie hilfreich sein könnte. Wären Sie einverstanden, das einmal auszuprobieren?«

Hat der Patient Einwände, etwa in der Art, dass er nicht an ein INNERES KIND »glaube«, so könnte folgende Information hilfreich sein:

»Natürlich gibt es kein tatsächliches INNERES KIND. Es ist nur eine Metapher, ein Symbol. Wir haben von unseren Patienten gelernt, dass sich in der Arbeit mit dem INNEREN KIND das Verhältnis eines Menschen zu sich selbst abbildet, und das kann uns weiterhelfen in unserer psychotherapeutischen Arbeit. Was meinen Sie, wie wär's, wenn wir das einfach mal ausprobieren? Dann merken Sie ja, wie sich das anfühlt.«

6.1.2 Vorstellung der IRRT-Phase-3

Sobald die Indikation (s. Kap. 5.3) und das Einverständnis zur INNEREN-KIND-Arbeit gegeben sind, erklärt der Therapeut relativ kurz und prägnant, worum es sich bei der IRRT handelt. Dabei sollte dem Patienten auch gleich mitgeteilt werden, dass eine Audio-Aufnahme (evtl. auch Video) der Sitzung angefertigt wird. Hierfür muss das schriftliche Einverständnis des Patienten eingeholt werden. Dem Patienten sollte erklärt werden, dass durch das Nachhören der Audioaufnahme der Therapiesitzung der Behandlungserfolg erheblich verbessert werden kann. Eine Audioaufnahme können Patienten heute auf ihrem Smartphone meist selber machen, aber sicherheitshalber und evtl. für Supervisionszwecke ist es besser, wenn der Therapeut ebenfalls eine Aufnahme erstellt. Wenn entweder die technischen Möglichkeiten oder das Einverständnis des Patienten fehlen, kann die IRRT-Sitzung natürlich auch ohne Aufnahme erfolgen. Allerdings sollte man sich bewusst sein, dass dann die Wirksamkeit der Methode eingeschränkt sein kann. Die Formulierung im Kasten »Vorstellung der IRRT-Methode« hat sich bewährt.

Vorstellung der IRRT-Methode

»Ich schlage Ihnen vor, dass wir eine spezielle Form der INNEREN-KIND-Arbeit durchführen, die sich IRRT bzw. IRRT-Phase-3 nennt. Die IRRT ist eine Behandlungsmethode, bei der wir in der Imagination arbeiten. Es geht darum, dass Sie die Augen schließen und spontan vor Ihrem inneren Auge ein Bild von Ihrem INNEREN KIND aufkommen lassen, mit dem Sie dann in Kontakt treten und im weiteren Verlauf ständig im Austausch bleiben. Ich begleite Sie durch diese Begegnung hindurch. Wir bleiben also die ganze Zeit im Gespräch. Es kann sein, dass im Verlauf intensive Emotionen auftreten, nur dass Sie sich nicht wundern, wenn das so ist. Wir machen eine Audioaufnahme der Sitzung, damit Sie die Sitzung in den Tagen danach [in therapeutischer Beglei-

tung[24] *oder allein] anhören können. Das ist ein wichtiger Teil des Behandlungsprozesses. Haben Sie dazu Fragen?«* (Klärung inhaltlicher und technischer Fragen und Unterschreiben der Einverständniserklärung)

Wenn sich Therapeut und Patient noch nicht gut kennen und die reine Phase-3-Sitzung die erste IRRT-Sitzung ist, empfiehlt es sich, sicherheitshalber eine Doppelstunde für die Sitzung zu reservieren, da man noch nicht weiß, wie schnell und intensiv der Patient in der Imagination verarbeitet.

6.2 Die Einleitung und Durchführung der Phase-3-Sitzung

Wenn die IRRT-Sitzung konkret beginnt, erklärt der Therapeut den Sitzungsablauf noch einmal ganz kurz.

Erklärung des Sitzungsablaufs

»Heute handelt es sich nicht um eine reale Szene aus der Vergangenheit, sondern um eine fiktive Begegnung mit sich selbst auf der INNEREN BÜHNE, d. h. zwischen Ihnen als HEUTIGEM ICH und Ihrem INNEREN KIND, also nur zwischen Ihnen beiden, ohne andere Personen … Ich werde Sie also jetzt gleich bitten, die Augen zu schließen und vor Ihrem inneren Auge ein Bild von Ihrem INNEREN KIND entstehen zu lassen, mit dem Sie dann als HEUTIGES ICH in Kontakt treten. Sobald Sie das Bild haben, können Sie es mir sagen. Ich begleite Sie durch die ganze Begegnung hindurch. Gibt es noch Fragen dazu?« …

»Also, wenn Sie bereit sind, können Sie Ihre Augen schließen und beginnen.«

Sobald der Patient die Augen geschlossen hat und (manchmal erst nach längerer Wartezeit) bestätigt, dass ein Bild von seinem INNEREN KIND entstanden ist, fragt der Therapeut:

> **T: Wo ist das KIND?**
> P: (antwortet)
> **T: Was macht das KIND?**
> P: (antwortet)

---

[24] Erfahrungsgemäß empfiehlt es sich, dass die Audioaufnahme einer IRRT-Phase-3-Sitzung bei der ersten Folgesitzung in Anwesenheit des Therapeuten angehört wird. Es könnten sonst Erkenntnisse und Empfindungen übersehen oder verloren gehen, sodass der mögliche Therapieeffekt nicht voll ausgenutzt würde.

T: Wie fühlt sich das Kind?

P: (antwortet)

T: Wie alt ist das Kind?

P: (antwortet)

T: Wo sind Sie jetzt als heutiges Ich in diesem Bild mit dem Kind?

P: (antwortet)

T: Wie weit sind Sie als heutiges Ich jetzt vom Kind entfernt?

P: (antwortet)

Wenn die Entfernung mehr als etwa zwei Meter beträgt, fragt der Therapeut:

T: Können Sie sich vorstellen, näher zum Kind hinzugehen?

P: (antwortet)

T: (stellt die Frage so lange weiter, bis sich das heutige Ich dem Kind bis auf höchstens 2 Meter genähert hat)

T: Was möchten Sie als heutiges Ich dem Kind jetzt sagen oder mit ihm machen?

P: (antwortet mit einem Handlungswunsch)

T: Können Sie das dem Kind jetzt direkt sagen? bzw.
Können Sie sich vorstellen, wie Sie das jetzt machen?

P: (antwortet mit einer Handlung oder direkten Ansprache dem Kind gegenüber)

T: Wie reagiert das Kind darauf?

P: (antwortet)

T: Was sehen Sie jetzt in den Augen des Kindes? bzw.
Was sehen Sie, wenn Sie dem Kind jetzt in die Augen schauen?

Bei einem unkomplizierten Fall ist im weiteren Verlauf damit zu rechnen, dass sich heutiges Ich und Kind emotional stetig näherkommen. Der Therapeut fragt immer wieder nach den Handlungswünschen des aktuellen Ichs, nach Befindlichkeit und Reaktionen des Kindes, fördert die offene, direkte Kommunikation zwischen aktuellem Ich und Kind (z. B.: »Können Sie das dem Kind jetzt direkt sagen?«), stellt ggf. immer wieder die Weil-Frage (»Sie können das dem Kind nicht sagen, weil …?«) und wird je nach Bedarf den Fluss der »Begegnung« durch Paraphrasieren/Wiederholungen aufrechterhalten.

Die **Hauptaufgaben des Therapeuten** sind zusammengefasst die Förderung und Aufrechterhaltung der intensiven emotionalen Begegnung zwischen aktuellem Ich und Kind auf der primären Erlebnisebene, das heißt die Verfolgung der Ziele einer IRRT-Phase-3-Sitzung, wie sie im Kap. 5.2 ausführlich dargestellt sind. Dabei sollte er nicht vergessen, sein diagnostisches Auge offenzuhalten.

6.2.1 Die sechs Abschlussfragen der Phase 3

Wenn der Eindruck beim Therapeuten entsteht, dass der Patient bereit ist, die Imagination zu beenden, weil der Prozess im Wesentlichen abgeschlossen zu sein scheint oder manchmal auch aus Zeitdruck, stellt er die sechs Abschlussfragen der Phase-3-Sitzung. Damit wird dem Patienten einerseits durch die Formulierung »*…, bevor wir diese Begegnung ausklingen lassen?*« signalisiert, dass jetzt nicht mehr viel Zeit ist, und es wird ein gewisser Druck auf ihn ausgeübt, noch einmal ganz genau zu überprüfen, ob der Prozess für ihn wirklich langsam abgeschlossen werden kann. Andererseits wird durch die Vielfalt der Abschlussfragen noch einmal sehr genau beleuchtet, ob nicht verschiedene Aspekte im Prozess noch unberücksichtigt sind. Die ersten vier Abschlussfragen beleuchten aus der Sicht des KINDES und aus der Sicht des AKTUELLEN ICHS, ob hinsichtlich des Wunsches zu geben oder des Wunsches zu nehmen noch Bedürfnisse in der gegenseitigen Beziehung offen sind. Mit der fünften Abschlussfrage wird das Spektrum weiterer Möglichkeiten noch einmal maximal geöffnet, und mit der sechsten Abschlussfrage nach dem Abschlussbild wird der Ausstieg aus der Imagination vorgezeichnet.

1. T: **Gibt es sonst noch etwas, was Sie dem KIND sagen oder mit ihm tun wollen, bevor wir diese Begegnung ausklingen lassen?**
   P: (antwortet, wobei der Therapeut üblicherweise nur eine Reaktion vom AKTUELLEN ICH und eine Gegenreaktion vom KIND erfragt)
2. T: **Gibt es noch etwas, was das KIND von Ihnen braucht?**[25]
   P: (antwortet: Reaktion, Gegenreaktion)
3. T: **Wünschen Sie sich noch etwas von dem KIND?**
   P: (antwortet: Reaktion, Gegenreaktion)
4. T: **Möchte das KIND Ihnen noch etwas sagen oder vielleicht geben?**
   P: (antwortet: Reaktion, Gegenreaktion)
5. T: **Gibt es sonst noch etwas, was geschehen sollte in dem Bild, bevor wir das ausklingen lassen?**
   P: (antwortet: Reaktion, Gegenreaktion)
6. T: **Mit welchem Bild möchten Sie diese Begegnung jetzt ausklingen lassen?**
   P: (antwortet)

---

[25] Hier, am Ende des IRRT-Prozesses, ist der einzige Moment, in welchem in einer IRRT-Sitzung vom Therapeuten ein Bedürfnis des KINDES direkt erfragt wird. Ansonsten wird dringend von der Fokussierung auf die Bedürfnisse des KINDES abgeraten (s. Kap. 6.5.1 Bedürfnisfalle). Die Frage nach einem möglichen Bedürfnis des KINDES als zweite Abschlussfrage dient hier nicht dazu, die Bedürfnisse des KINDES zu erfüllen, sondern zu diagnostischen Zwecken, indem sich in der Antwort des AKTUELLEN ICHS offenbart, inwieweit es Empathie und Verständnis für die Befindlichkeit des KINDES entwickeln konnte.

Bei einem positiven Abschlussbild kann der Therapeut noch nachfragen, wie sich dieses Bild für den Patienten als AKTUELLES ICH und für das KIND anfühlt, … und dann mit folgenden Worten den Ausstieg vorzeichnen:

T: **Dann können Sie dieses Bild noch eine Weile wirken lassen … Sie können es in sich aufnehmen und verankern, wenn Sie möchten … und wenn Sie so weit sind, können Sie das Bild langsam verblassen lassen, in Ihrem eigenen Tempo wieder hier ins Sprechzimmer zurückkommen und, wenn es für Sie gut ist, Ihre Augen wieder öffnen.**

Die sechs Abschlussfragen der Phase 3

Wenn der Eindruck entsteht, dass der Patient bereit ist, die Imagination zu beenden, stellt der Therapeut noch die folgenden sechs Abschlussfragen:

1. **Gibt es sonst noch etwas, was Sie dem KIND sagen oder mit ihm tun wollen, bevor wir diese Begegnung ausklingen lassen?**
   …
2. **Gibt es noch etwas, was das KIND von Ihnen braucht?**
   …
3. **Wünschen Sie sich noch etwas von dem KIND?**
   …
4. **Möchte das KIND Ihnen noch etwas sagen oder vielleicht geben?**
   …
5. **Gibt es sonst noch etwas, was geschehen sollte in dem Bild, bevor wir das ausklingen lassen?**
   …
6. **Mit welchem Bild möchten Sie diese Begegnung jetzt ausklingen lassen?**
   …

Bei einem positiven oder versöhnlichen Abschlussbild kann der Therapeut noch die Gefühle vertiefen und dann mit folgenden Worten den Ausstieg vorzeichnen:
Dann können Sie dieses Bild noch eine Weile wirken lassen … Sie können es in sich aufnehmen und verankern, wenn Sie möchten … und wenn Sie so weit sind, können Sie das Bild langsam verblassen lassen, in Ihrem eigenen Tempo wieder hier ins Sprechzimmer zurückkommen und, wenn es für Sie gut ist, Ihre Augen wieder öffnen.

Sobald der Patient seine Augen wieder geöffnet hat, ist der Imaginationsteil der IRRT-Sitzung abgeschlossen. Es folgt die Nachbesprechung.

6.3 Die Nachbesprechung

6.3.1 Allgemeine Bemerkungen

Die Nachbesprechung stellt einen äußerst wichtigen Teil einer IRRT-Sitzung dar. Sie sollte deshalb auch mit aufgenommen und nachgehört werden. Das Hauptziel der Nachbesprechung ist, dasjenige, was zuvor auf der primären Erlebnisebene auf der INNEREN BÜHNE geschehen ist, auch auf einer sekundären kognitiven Ebene zu verstehen und damit besser zu verankern. Es geht darum, dem Patienten zu helfen, die einzelnen Geschehnisse in ihrer Bedeutung zu begreifen, zu einem übergeordneten Ganzen zusammenzufassen und in sein Selbst-, Welt- und Menschenbild einzuordnen (entsprechend den Prozessen der Assimilation und Akkommodation nach Piaget [siehe Schmucker & Köster 2019]). Die Erlebnisse in der Phase 3 auf der INNEREN BÜHNE sind oft so neu, so unerwartet, so unkategorisiert, ja so fremd, dass Patienten die aktive Unterstützung des Therapeuten als menschliches Gegenüber benötigen, um sie zu verstehen, zu ordnen und zu integrieren.

Auch in der Nachbesprechung geht der IRRT-Therapeut sokratisch vor, darf und soll aber auch eigene Eindrücke, Empfindungen und vermutete Zusammenhänge einbringen – er bleibt jedoch in seinen Formulierungen fragend-hypothetisch in einer sokratischen Haltung und formuliert ggf. das explizit, was er implizit empfunden hat. Eine Nachbesprechung kann auch psychoedukative Elemente enthalten.

Allerdings sollten zunächst die spontanen subjektiven Eindrücke des Patienten zum Thema gemacht werden. Manchmal kann der Therapeut von seinen eigenen Erkenntnissen, Deutungen und Hypothesen zu der Sitzung seiner Patientin so begeistert sein, dass er das unbedingt in der Nachbesprechung loswerden möchte. Aber die Gefahr, die Patientin damit zu »überfahren«, ist zu groß, als dass diesem Bedürfnis des Therapeuten sofort nachgegeben werden darf, und er sollte seine Erkenntnisse zunächst zurückstellen (s. Kap. 6.5.2 Enthusiasmusfalle). Bei Patientinnen, bei denen auch in der Nachbesprechung ein ausgeprägtes Vermeidungsverhalten und »Mauern« im Vordergrund stehen, kann die Eigenaktivität des Therapeuten absolut notwendig sein und den Prozess in der Nachbesprechung nachhaltig bestimmen (s. *Fallbeispiele Marsha, Francine*).

6.3.2 Der konkrete Ablauf der Nachbesprechung

Das Grundgerüst der Nachbesprechung einer IRRT-Phase-3-Sitzung besteht aus zehn Grundfragen (fett gedruckt), die je nach Situation durch weitere Ergänzungsfragen (kursiv gedruckt) vertieft oder erweitert werden können. Die Nachbesprechung beginnt immer mit einer Überprüfung dessen, wie Patienten die Sitzung erlebt haben und sich jetzt fühlen. Sobald Patienten die Augen geöffnet haben und »wieder da sind«, beginnt der Therapeut mit einer weit offenen Frage:

T: Wie war das jetzt für Sie?

Der IRRT-Therapeut bleibt mit dieser Formulierung ganz offen und sokratisch, damit die Patienten möglichst treffend und unbeeinflusst ihre ersten, wichtigsten Eindrücke des Erlebens auf der INNEREN BÜHNE schildern können. Meistens ist es für Patienten und Therapeuten aufschlussreich, wenn die erste spontane Reaktion der Patienten vertieft wird:

P: Anstrengend.
T: Was war anstrengend?

oder

P: Das war ja eindrucksvoll!
T: Ah ja, was war denn eindrucksvoll?
P: (antwortet)

Die Antwort des Patienten wird dann entsprechend vertieft und verankert, je nachdem, wie relevant und signifikant die Äußerung des Patienten zu sein scheint. Als Nächstes kommt die Frage:

T: Wie fühlen Sie sich jetzt?

IRRT-Therapeuten versuchen auf jeden Fall, die Gefühle der Patienten zu validieren, z. B.:

P: Ich bin total erschöpft.
T: Ja, die Arbeit auf der INNEREN BÜHNE kann sehr erschöpfend sein. Was hat Sie denn so erschöpft?

In der Nachbesprechung kann auch überprüft werden, wie intensiv die Patienten wirklich in der Imagination waren bzw. wie deutlich/lebhaft die Bilder waren, wie intensiv die Gefühle empfunden wurden und ob vielleicht sogar Zeichen einer Dissoziation vorliegen, die den Verarbeitungsprozess empfindlich stören oder gar verunmöglichen können.

T: Wie klar haben Sie die Bilder erlebt (auf einer Skala von 0 – 10)?
T: Wie intensiv haben Sie die Emotionen gespürt (auf einer Skala von 0 – 10)?

Entsprechend kann dann das Gespräch weiterverlaufen, indem den spontanen Schilderungen der Patienten weiter gefolgt wird. Interessant ist auch die Frage, was für die Patienten als wichtig und wirksam erlebt wurde. Dazu kann die folgende Frage hinweisend sein:

T: War irgendetwas für Sie überraschend oder unerwartet?

P: Ja, ich hätte nie gedacht, dass so etwas wie ein INNERES KIND bei mir überhaupt existiert.

T: Mhm, das heißt, das war für Sie eine ganz neue Erkenntnis?

P: Ja, das war sehr bewegend.

T: Ah ja, und was war vor allem bewegend?

Die folgende Frage fordert eine tiefere Reflexion von der Patientin über die Frage, was eigentlich wirksam in der Begegnung war:

T: Was haben Sie als besonders bedeutsam in dieser Begegnung empfunden?

P: Dass ich trotz der langen Trennung Kontakt zum KIND aufnehmen konnte und das KIND darauf einging.

T: Was denken Sie, warum das KIND Ihr Beziehungsangebot annehmen konnte?

P: …

Die Nachbesprechung wird nicht auf die ersten Beobachtungen, Reaktionen und Erkenntnisse beschränkt, sondern erstreckt sich auf das ganze Spektrum dessen, was Patienten während der Imagination erlebt haben:

T: Gibt es noch andere Bemerkungen, Empfindungen oder Erkenntnisse?

Wenn der Therapeut empfindet, dass die Aussagen des Patienten noch verstärkt und verankert werden sollten, kann auch in der Nachbesprechung das Gesagte durch Wiederholen und Spiegeln paraphrasiert werden. Wenn der Eindruck entsteht, dass Patienten das in der Imagination Erlebte zu wenig verstanden oder verankert haben, womit die maladaptiven Schemata unverändert fortbestehen bzw. sich noch verfestigen könnten, versuchen IRRT-Therapeuten, diese auch in der Nachbesprechung durch eine sokratische Haltung zu konfrontieren und infrage zu stellen:

P: Naja, ich habe mich zwar dem KIND etwas annähern können, aber eigentlich ist das ja noch gar nichts. [Hinweis auf Unzulänglichkeits-Schema]

T: Wie meinen Sie das?

P: (schaut mutlos) Wenn ich mir überlege, was da noch für ein unendlicher Weg vor mir liegt …

T: Heißt das, dass es Ihnen manchmal schwerfällt, auch kleine Fortschritte anzuerkennen?

P: (schmunzelt) Aha, ich verstehe …

T: *Sie verstehen? Was verstehen Sie?*
P: Naja, ich glaube, ich verstehe, was da als nächster Schritt anstehen könnte.
T: *Nämlich?*
P: Dass ich eben auch die kleinen Fortschritte sehe und wertschätze.
T: *Hm, könnte das vielleicht ein interessantes Thema mit dem* KIND *in einer nächsten IRRT-Sitzung sein …?*
P: Au, jetzt preschen Sie aber vor (lächelt)!

Typische Fragen, die eingesetzt werden können, um eigene Eindrücke des Therapeuten zusammen mit dem Patienten zu überprüfen und zu klären, könnten sein:

T: *Ich hatte den Eindruck, dass … Was halten Sie davon?*
Könnte es sein, dass …? – Was sind Ihre Gedanken dazu?
An einer Stelle sagten Sie, Sie hätten … An einer anderen Stelle formulierten Sie, dass …, also eigentlich das Gegenteil. Wie verstehen Sie das?
Sie haben an einem Punkt gesagt, dass … Was heißt denn das genau für Sie?
Was mir noch durch den Kopf geht, ist … Was meinen Sie dazu?
Das war für Sie das erste Mal, dass Sie …, oder?
Und diese Erkenntnis ist für Sie völlig neu?

Für das aktive Einbringen eigener Eindrücke des Therapeuten sei hier noch ein Sitzungsausschnitt als Beispiel angeführt (aus dem *Fallbeispiel Marsha*):

T: *Gibt es noch weitere Bemerkungen?*
P: Ich glaube, ich brauche ein bisschen Geduld mit mir, mit meinem KIND, und mein KIND mit mir.
T: ***Ich hatte den Eindruck,*** *dass es für Sie sehr, sehr wichtig ist, jetzt eine Beziehung mit dem* KIND *zu haben.* ***Oder irre ich mich?***
P: Ne, es ist wichtig, und es hat schon angefangen.
(schildert, wie schwer es für sie war, mit dem KIND direkt zu reden)
T: *Was hat das für Sie so schwierig gemacht?*
P: Das weiß ich auch nicht.
T: ***Und das ist das allererste Mal, dass Sie direkt mit dem KIND gesprochen haben, oder?***
P: Ja.
T: ***Was mir jetzt durch den Kopf geht, ist:*** *Wenn es für Sie so schwierig war, direkt mit dem* KIND *zu reden, …*
P: (ergänzt spontan) … muss es für das KIND noch schwieriger sein (lacht).
T: *(lacht ebenfalls)* ***Vielleicht hätten Sie dann ein bisschen Verständnis für das KIND?***
P: Ja, ich habe dafür ja auch Verständnis.

Für den Therapeuten ist es auch wichtig, vom Patienten eine Rückmeldung darüber zu bekommen, wie dieser die therapeutische Begleitung in der Imagination erlebt hat. Daraus kann der Therapeut z. B. immer genauer und subtiler lernen, mit welcher Geschwindigkeit er die Sitzung führen soll, welches Ausmaß an Paraphrasierung als angemessen empfunden wird, wie verstanden und unterstützt sich der Patient gefühlt hat (insbesondere bei unangenehmen und konfrontierenden Passagen) und/oder welche Bedeutung Stimmlage und Prosodie (Satzmelodie) für den Patienten gehabt haben. Für den Patienten ist das Signal, dass seine Rückmeldung erwünscht ist, angenehm und validierend.

T: **Wie haben Sie meine Begleitung erlebt?**

P: Sie waren hartnäckig (lacht), aber das war gut.

T: *Was war gut dabei?*

P: Dass Sie so hartnäckig waren. Also, ich wäre sonst ganz oft ausgewichen, glaube ich.

T: *Und inwiefern war ich hartnäckig? Was habe ich gemacht, das bei Ihnen so hartnäckig ankam?*

P: Naja, weil Sie nicht lockergelassen haben, so lange, bis ich mal wenigstens mit dem KIND geredet habe.

Als Abschluss stellt der IRRT-Therapeut Fragen, welche die Übertragung des Erlebten von der INNEREN BÜHNE auf die ÄUSSERE BÜHNE im Alltagsleben erleichtern und fördern sollen:

T: **Was bedeutet das für Sie, was Sie jetzt erlebt haben?**

T: **Was haben Sie heute gelernt? Was nehmen Sie mit?**

T: **Was können Sie vielleicht von unserer Arbeit auf der INNEREN BÜHNE heute mitnehmen und auf der ÄUSSEREN BÜHNE im Alltagsleben umsetzen?**

Wenn der Patient die Begegnung mit dem INNEREN KIND als bereichernd erlebt hat, kann mit den folgenden zwei Fragen das in der Imagination Erlebte noch nachhaltiger in den Alltag integriert werden:

T: **Wie wäre das für Sie, wenn Sie eine dauerhafte Beziehung mit Ihrem INNEREN KIND hätten?**

P: (gibt eine positive Antwort)

T: **Und wie könnten Sie solch eine dauerhafte Beziehung vielleicht aufbauen?**

Variante:

P: (gibt eine zögerliche oder negative Antwort)

T: *Was lässt Sie zögern?* oder *Und Sie wollen das nicht, weil …?*

Die 10 Grundfragen der Nachbesprechung der IRRT-Phase-3-Sitzung

1. ***Wie war das jetzt für Sie? …***
2. ***Wie fühlen Sie sich jetzt? …***
3. ***War irgendetwas für Sie überraschend oder unerwartet? …***
4. ***Was haben Sie als besonders bedeutsam in dieser Begegnung empfunden?***
5. ***Gibt es noch andere Bemerkungen, Empfindungen oder Erkenntnisse? …***
6. ***Wie haben Sie meine Begleitung erlebt? …***
7. ***Was heißt das jetzt für Sie, was da heute passiert ist? Was nehmen Sie mit? …***

Bei einer positiven Begegnung zwischen AKTUELLEM ICH und KIND

8. ***Wie wäre das für Sie, wenn Sie eine dauerhafte Beziehung mit Ihrem INNEREN KIND hätten? …***

Bei einer positiven Antwort

9. ***Und wie könnten Sie solch eine dauerhafte Beziehung vielleicht aufbauen? …***

6.3.3 Hausaufgaben

Üblicherweise liegt den Patienten eine **Audioaufnahme** ihrer Sitzung vor, und es wird ihnen empfohlen, diese Aufnahme in den Folgetagen mehrmals anzuhören und sich Notizen dazu zu machen, welche Empfindungen, Erkenntnisse und Gedanken beim Anhören aufkommen. Das Ziel des Nachhörens ist *nicht* eine Habituierung, sondern die Vertiefung, Verankerung und Fortsetzung des Prozesses, der in der Sitzung selbst stattgefunden hat. Oft treten erst nach mehrmaligem Anhören noch weitere Erkenntnisse auf, die zunächst nicht deutlich geworden waren. Für eine systematische Dokumentation oder für Studienzwecke eignet sich der *Post-IRRT-Fragebogen nach einer reinen Phase-3-Sitzung PIF-P3* (Anhang A). Patienten werden bei der Besprechung der Hausaufgaben bereits darauf hingewiesen, dass es möglich und oft auch ratsam ist, die Aufnahme bei der nächsten Sitzung zusammen mit dem Therapeuten anzuhören und zu besprechen. Bei stationären Patienten ist das gemeinsame Anhören der Aufnahme mit dem Therapeuten generell zu empfehlen.

Sehr sinnvoll kann auch das eigene Erstellen eines **Transkripts** der Sitzung einschließlich der Nachbesprechung für die Patienten sein. Der Prozess des intensiven Zuhörens, des wörtlichen Festhaltens während des Transkribierens sowie dann das Lesen der Sitzung eröffnen noch einmal ganz andere Kanäle als nur das Anhören in der Verarbeitung dessen, was auf der INNEREN BÜHNE abgelaufen ist.

Wenn Patienten in ihrer IRRT-Phase-3-Sitzung eine Annäherung an ihr INNERES KIND realisieren konnten, wird der Therapeut ihnen vorschlagen – gewissermaßen als Ergänzung zur zehnten Grundfrage der Nachbesprechung –, eine kurze, wenige Minuten dauernde Begegnung mit dem INNEREN KIND auf der INNEREN BÜHNE zu einer **täglichen Routine** werden zu lassen analog einer kurzen Meditation (»**Im Gespräch mit dem Kind**«). Dazu sollten sie am besten die Augen schließen und mit dem Kind an irgendeinem von ihnen selbst gewählten Ort in Kontakt treten, den räumlichen Abstand bewusst wahrnehmen und sich ggf. dem Kind ganz dicht annähern, die eigene Befindlichkeit und die des Kindes wahrnehmen (Augenkontakt) und diese Wahrnehmungen mit dem Kind im offenen Gespräch austauschen.

Was sich ebenfalls bewährt hat, ist die Empfehlung an die Patienten, ihr Abschlussbild oder andere Szenen aus der Imagination zu zeichnen oder zu malen. Damit können der intensive Eindruck und das bewegende Erlebnis, die diese Bilder vielleicht bewirkt haben, nochmals verstärkt und dauerhafter verankert werden. Manche Patienten kommen auch von selbst spontan auf solche oder ähnliche Ideen, was validiert und gefördert werden sollte.

6.4 Nachbehandlung

In den Folgesitzungen nach einer IRRT-Phase-3-Sitzung wird üblicherweise zunächst gefragt, ob der Patientin weitere Eindrücke oder Fragen gekommen sind, wie für sie ggf. das Nachhören der Audioaufnahme war und ob sich etwas in ihrem Alltag verändert hat. Oft ist es hilfreich, wenn Therapeut und Patientin in der ersten Folgesitzung nach einer IRRT-Phase-3-Sitzung die **Aufnahme miteinander anhören**. Viele Aspekte der Sitzung liefen sonst Gefahr, von der Patientin zu wenig verstanden und eingeordnet zu werden, würden ihr vielleicht gar nicht auffallen oder wieder vergessen. Unter Umständen kann es sehr hilfreich sein, eine **Videoaufnahme** der Sitzung miteinander anzusehen. Dadurch können Patienten visuelle Eindrücke wahrnehmen, die in der Audioaufnahme nicht erkennbar sind, z. B. Körperhaltungen und -bewegungen, Gesichtsausdrücke, je nach Aufnahmetechnik auch Reaktionen in Mimik und Gestik des Therapeuten. Aus dem Verlauf dieses gemeinsamen Anhörens/Ansehens kann die Empfehlung an die Patienten resultieren, die Audioaufnahme in den folgenden Tagen und Wochen noch mehrmals anzuhören. Ebenfalls sinnvoll ist die Frage, wie die Patienten das, was auf der inneren Bühne geschehen ist, auf die äussere Bühne übertragen. Damit wird in den Folgesitzungen die achte Grundfrage der Nachbesprechung (s. o.) wieder aufgegriffen und vertieft.

Auch sollte der Therapeut überprüfen, inwieweit die Patienten die Anregung, täglich mit dem inneren Kind in Kontakt zu treten, auch in der Realität umgesetzt haben. Wenn Patienten eine dauerhafte Beziehung zum inneren Kind anstreben, kann die **regelmäßige Begegnung mit dem inneren Kind** als tägliche Routine eine längerfristig wirksame Komponente für die seelische Entwicklung und den Selbstheilungsprozess darstellen. Manche Patienten finden aber auch andere wirksame Möglichkeiten, diesen dauerhaften Kontakt zum inneren Kind zu verfestigen, z. B. durch Anfertigung von Puppen, in denen sie das INNERE KIND repräsentiert sehen und zu denen sie einen intensiver empfundenen fürsorglichen Kontakt aufbauen können als in der rein imaginativen Begegnung.

In Bezug auf die längerfristige Therapieplanung stellt sich dann die Frage, ob **weitere IRRT-Sitzungen** indiziert sind, noch einmal zur gleichen Thematik oder zu einer anderen. Wenn durch eine IRRT-Phase-3-Sitzung ein Prozess in Gang gesetzt wird, der nicht abgeschlossen ist und sich auch nicht als »Selbstläufer« weiterentwickelt, ist es angezeigt, weitere Phase-3-Sitzungen durchzuführen, die die Weiterentwicklung ermöglichen und Erreichtes festigen. Es können sich je nach Fall und individueller Konstellation die Durchführung von Phase-1, 2, 3-Sitzungen oder von IRRT-Trauersitzungen anbieten. Die Falldarstellungen (Kap. 8) mit längeren Verläufen und mehreren IRRT-Sitzungen *(Fallbeispiele Alfred, Melanie, Frieda),* und aus dem Praxishandbuch IRRT (Schmucker & Köster 2019) die *Fallbeispiele Marianne, Bettina, Sabine, Monika* veranschaulichen mögliche Fallkonzeptionen und Verläufe.

Wenn der IRRT-Prozess in einer **Schemakorrektur** resultiert, passen die alten Schemata angesichts des auf der INNEREN BÜHNE Erlebten nicht mehr und werden überflüssig. Für neue, adaptive, »passende« Schemata ist in der IRRT-Sitzung zwar die Grundlage gelegt worden, aber sie müssen im weiteren Verlauf durch neue Erfahrungen ausgebaut, verfestigt und mit Inhalt gefüllt werden. Das kann dann ebenfalls ein Thema für die Folgesitzungen der Nachbehandlung sein. Immer wieder wird das in der Imagination Erlebte dann aufgegriffen, aktualisiert, neu beleuchtet, mit Beispielen illustriert und vertieft (siehe z. B. *Fallbeispiele Melanie* oder *Frieda*). So können komplexere Psychotherapien lange Zeiträume umfassen, in denen es nur alle paar Wochen oder Monate zu einer IRRT-Sitzung kommt, deren Nachbearbeitung jeweils in den dazwischen liegenden Therapiesitzungen erfolgt. Oft schildern Patienten dann, dass die IRRT-Sitzungen wie Eckpfeiler der Therapie waren, in denen die entscheidenden Erkenntnisse oder Impulse deutlich wurden *(Fallbeispiel Melanie).*

6.5 Exkurs: Das Minenfeld für IRRT-Therapeuten: die Fallen

An dieser Stelle soll ein kurzes Innehalten, gewissermaßen eine Achtsamkeitsübung, eingeschoben werden. Es werden einige typische »Fallen« beschrieben, in die man als Psychotherapeut, insbesondere aber als IRRT-Therapeut, hineingeraten kann. Das Hineingeraten in diese Fallen ist menschlich, verständlich, überhaupt nicht unüblich und deswegen auch nicht zu verdammen; aber es stört und verzögert, manchmal verunmöglicht es sogar den Heilungsprozess, den wir in der IRRT aktivieren, stärken und fördern wollen. Nur schon das Bewusstsein dessen, dass es diese Fallen gibt, reduziert das Risiko, in sie hineinzugeraten, beträchtlich.

6.5.1 Die Bedürfnisfalle

Wenn in Phase 3 eine negative Haltung zwischen AKTUELLEM ICH und KIND besteht (wenn z.B. das AKTUELLE ICH das KIND hasst, beschuldigt, ihm Vorwürfe macht, oder wenn das KIND wütend auf das AKTUELLE ICH ist oder Angst vor ihm hat), ist es für die wirksame Auflösung derselben sehr wichtig, dass Patienten sich konfrontativ damit auseinandersetzen, im Prozess bleiben und ihren eigenen Weg finden können. Jede von außen oder innen auftauchende Forderung nach moralisch erwünschten Lösungen stellt eine Erschwernis dar, weil Handlungen, die auf diesen moralischen Forderungen aufbauen, unter Umständen nicht authentisch und echt dem wirklichen Wunsch des Patienten entsprechen und damit nur wenig wirksam sind. Dementsprechend ist es äußerst wichtig, dass der Therapeut in der Begleitung dieser Prozesse absolut »neutral«, d.h. inhaltlich neutral[26], bleibt. Schon die Formulierung »Was möchten Sie jetzt *für* das KIND tun?« ist nicht mehr neutral wegen des Wortes *für*. Neutral ist das Wort *mit*: »Was möchten Sie jetzt *mit* dem KIND tun?« Deswegen wird auch gezielt davon abgeraten, das AKTUELLE ICH zu fragen: »Was braucht das KIND jetzt von Ihnen?« Damit wäre nämlich das Risiko verbunden, dass Patienten die implizite Forderung des Therapeuten wittern, dieses Bedürfnis des KINDES auch zu befriedigen. Erfahrungsgemäß neigen Patienten dazu, solche empfundenen Forderungen im Sinn sozialer Erwünschtheit zu »erfüllen«. Diese Erfüllung wäre aber z.B. im Fall eines Selbsthassschemas gespielt, oberflächlich, vorgetäuscht, nicht echt/authentisch und damit kontraproduktiv. Das Problem bei einer Selbsthassproblematik ist nicht, dass Patienten als AKTUELLES ICH das KIND nicht umarmen *können*, sondern dass sie es (noch) nicht *wollen*.

Wenn ein Selbsthassschema authentisch nach einer konfrontativen Auseinandersetzung aufgelöst wird, entsteht der Wunsch nach Versöhnung von selbst, auch ganz ohne moralische Forderung des Therapeuten. Die Fähigkeit und das Bedürfnis nach Versöhnung scheinen angeboren bzw. in der menschlichen Natur angelegt zu sein. Dazu bedarf es nicht eines Lernprozesses in einer Psychotherapie. Der Psychotherapeut muss keine Vorbildfunktion übernehmen oder Modell sein, um den Patienten zu zeigen, »wie man sich mit seinem INNEREN KIND versöhnt«. Vielmehr ist es die Aufgabe des Therapeuten, den Patienten dabei zu helfen, sich mit dem *Nicht-Wollen* auseinanderzusetzen, entsprechende Blockaden zu identifizieren, zu konfrontieren und aufzulösen. Wenn das gelingt, läuft der Prozess zur Versöhnung sozusagen von selbst.

---

[26] Wenn von inhaltlicher Neutralität gesprochen wird, ist das keinesfalls identisch mit emotionaler Neutralität oder therapeutischer Abstinenz. Ein IRRT-Therapeut ist idealerweise sehr mitfühlend, unterstützend und anteilnehmend, er schreibt dem Patienten aber nichts vor, sondern begleitet ihn nondirektiv, wertfrei und validierend durch den Prozess hindurch.

6.5.2 Die Beschützerfalle

Wenn ein Therapeut nicht versteht, dass eine Aktivierung eines negativen Selbstschemas sehr zu begrüßen ist, weil damit die Konfrontation und Bearbeitung des Schemas möglich werden, wird er beim Auftreten z. B. von Hass, Beschuldigung, Verachtung oder Gewalt des AKTUELLEN ICHS dem KIND gegenüber heftig erschrecken. Sein spontaner Reflex wird dann vielleicht sein, das KIND beschützen zu wollen, das AKTUELLE ICH vom Ausleben der negativen Impulse abhalten zu wollen oder gar die Sitzung abbrechen zu wollen. Damit ist er in die Beschützerfalle geraten! Der erfahrene IRRT-Therapeut freut sich, wenn ein negatives Selbstschema in Phase 3 deutlich wird aus oben erwähntem Grund. Es braucht aber Geduld und vor allem das *Vertrauen in den Prozess*, welches auf dem Boden der Erfahrung entsteht, dass mit dem in der IRRT üblichen Vorgehen dem Patienten eine wirksame Hilfe zuteil wird und negative Selbstschemata tatsächlich aufgelöst werden können (vgl. *Fallbeispiel Hilde* oder *Karen*).

6.5.3 Die Enthusiasmusfalle

Im gesamten Verlauf einer IRRT-Phase-3-Sitzung kann es vorkommen, dass der Therapeut von seiner eigenen Begeisterung überschwemmt wird und aus eigentlich positiven Motiven und Absichten heraus die sokratische Ebene verlässt. Er spornt oder feuert dann z. B. den Patienten an, er lobt ihn für eine »richtige« Bewegung auf das KIND zu, er macht aus seiner Begeisterung heraus eigene Handlungsvorschläge oder steigt sogar aktiv von sich aus mit in die Imagination ein:

T: *Super, wie Sie das jetzt mit dem KIND machen, weiter so!*
T: *Ja, genau so! Und wie könnten Sie dem KIND noch mehr Mut machen?*
T: *Oh, wie schön Sie das sagen! Das tut dem KIND sicher gut!*
T: *Wollen Sie das KIND nicht auch noch in den Arm nehmen?*
T: *Darf ich mal in das Bild dazukommen und Ihnen zeigen, wie man das machen kann?*

All diese Interventionen sind in der IRRT ein **No-Go**, um es einmal so klar auszudrücken. Wie bereits am Beispiel der Bedürfnisfalle erläutert, kann der Patient nur dann eine eigene Lösung finden, wenn der Therapeut inhaltlich neutral bleibt. In den oben genannten Beispielen bringt der Therapeut undeklariert, vielleicht auch unbewusst, eigene Bewältigungsmuster, narzisstische Bedürfnisse oder auch Konfliktvermeidungstendenzen ein, und er fungiert nicht mehr als Therapeut, sondern als »Coach« (s. a. Kap. 6.5.5 Die Coachingfalle). Der Prozess des Patienten wird dadurch kontaminiert, gestört oder gar zum Erliegen gebracht.

Auch und gerade in der Nachbesprechung einer IRRT-Sitzung kann die Enthusiasmusfalle zuschlagen. Zwar ist es sinnvoll, wenn nach der anfänglichen Exploration der eigenen Erkenntnisse des Patienten dann auch der Therapeut seine Einsichten fragend-hypothetisch zur Diskussion stellt. Aber der Therapeut sollte sich immer der Verlockung der Enthusiasmusfalle bewusst sein und lernen, »seine Klappe zu halten« – wie wir es in unseren Weiterbildungen und Supervisionen salopp formulieren.

6.5.4 Die Faszinationsfalle

Wenn Patienten unangenehme Gefühle zu vermeiden suchen, können sehr unterschiedliche, z. T. erstaunlich kreative Strategien zum Einsatz kommen. Dabei können ganz zielstrebig äußerst faszinierende Inhalte präsentiert werden, die zwar mit der aktuellen Herausforderung im IRRT-Prozess nichts zu tun haben, aber dazu dienen, den Therapeuten von seiner eigentlichen Aufgabe abzulenken. Oft kommen den Patienten plötzlich spannende Geschichten oder Szenen aus ihrer Anamnese in den Sinn, wenn es eigentlich gerade darum ginge, auf der primären Ebene ein unangenehmes Gefühl des KINDES wahrzunehmen oder sich einer Auseinandersetzung mit dem KIND bzw. mit sich selbst zu stellen. Dabei wechselt der Patient in Phase 3 zum BIOGRAPHISCHEN KIND, während es eigentlich gerade um die Begegnung mit dem METAPHORISCHEN KIND gehen sollte. Der IRRT-Therapeut sollte diese Strategien kennen, sich von den faszinierenden Inhalten nicht blenden lassen, um nicht »verführt« zu werden und um dem Patienten wirklich gerecht zu werden.

6.5.5 Die Coachingfalle

IRRT ist eine Methode der Psychotherapie und sollte nicht mit Coaching verwechselt werden. Wir unterscheiden die beiden Begriffe folgendermaßen: In einer Psychotherapie wird dem Patienten geholfen, seelische Probleme zu lösen, indem der Psychotherapeut mit dem Patienten zusammen Lösungswege sucht, die vor allem den Ressourcen, Ideen, der Kreativität und der Individualität des Patienten entspringen und entsprechen. Beim Coaching wird dem Klienten eher gezeigt, wie man etwas macht, der Coach ist mehr der Lehrer, der etwas vormacht, damit der Klient es nachmachen kann. Der Coach muss in der Regel besser sein als der Klient in dem, was er ihm beizubringen versucht. Der IRRT-Therapeut muss z. B. beim Finden einer Problemlösung nicht besser sein als der Patient, sondern er freut sich sogar, wenn der Patient besser ist als er selbst, er versucht das zu entdecken und zu fördern.

Manchmal kann es in einer IRRT-Therapie passieren, dass der Therapeut zum Coach mutiert, dass also die Coachingfalle zuschlägt. Das ist besonders dann der Fall, wenn die Enthusiasmusfalle oder die Faszinationsfalle bereits zugeschlagen hat. Auch hier gilt: In erster Linie sollte sich ein IRRT-Therapeut dieser Falle bewusst sein. Er sollte sich auch der Tatsache bewusst sein, dass diese Falle nicht aus moralischen, dogmatischen oder systematischen, theorieimmanenten Gründen zu vermeiden sei, sondern aus der Erkenntnis, dass dann dem Patienten nicht mehr so gut in seinem wahren Anliegen geholfen werden kann.

6.5.6 Die Varianten der Vermeidungsfalle

Mit der Thematisierung der Vermeidungsfalle wird eigentlich ein riesiges Kapitel eröffnet, sozusagen eine Büchse der Pandora. Die Vermeidungsfallen, in die wir als Psychotherapeuten, erst recht als IRRT-Therapeuten hineingeraten können, sind sehr vielfältig. Grundsätzlich können zwei Varianten von Vermeidungsfallen unterschieden werden: der *passive* und der *aktive* Typ.

Mit der *passiven Vermeidungsfalle* ist ein Phänomen gemeint, bei dem der Therapeut auf Vermeidungen seines Patienten hereinfällt und dessen Vermeidungen mitmacht, sodass beide das »heiße Eisen« meiden und nicht antasten. Die Faszinationsfalle ist eine Variante dieses Phänomens, nämlich dann, wenn der Patient ein Ablenkungsmanöver *(engl. »red herring«)* inszeniert, das der Therapeut nicht durchschaut und auf das er dann begeistert einsteigt. Die Sitzung ist dann womöglich sehr interessant, aber nicht wirklich am neuralgischen Punkt orientiert, um den es eigentlich gehen würde.

Eine *aktive Vermeidungsfalle* umschreibt ein Phänomen, bei dem der Therapeut aus eigenen, persönlichen Motiven die Thematisierung und Bearbeitung einer spezifischen Problematik von sich aus (in der Regel unbewusst) vermeidet. Natürlich würde die Aufarbeitung dieser Prozesse eigentlich zur eigenen therapeutischen Weiterbildung, Selbsterfahrung, Supervision und Intervision gehören, aber wir wissen alle, dass Psychotherapeuten auch nur Menschen sind und nicht jeder Supervisor, Lehranalytiker oder Selbsterfahrungstherapeut perfekt ist. Im **Anhang B** werden gängige Vermeidungsstrategien von Psychotherapeuten zusammengefasst und aufgelistet. Auch hier gilt der Grundsatz: *Einsicht ist der erste Weg zur Besserung.* Man kann diese Fallen nicht von vornherein vermeiden, sondern sollte versuchen, sie erst einmal mit einer Haltung der wohlwollenden, schmunzelnden, selbstkritischen Einsicht wahrzunehmen, um sie dann in der Supervision und Selbsterfahrung zu thematisieren, zu analysieren und letztendlich vielleicht ausschalten zu können.

7 Unterschiedliche Verläufe reiner IRRT-Phase-3-Sitzungen und der therapeutische Umgang damit

Die Vielfalt unterschiedlicher, individueller Verläufe von IRRT-Phase-3-Sitzungen ist unüberschaubar. Und doch gibt es typische Verläufe, die in ähnlicher Form immer wieder zu beobachten sind. Für IRRT-Therapeuten ist es hilfreich, diese Verläufe zu kennen und vor allem in ihrer Bedeutung für das Verhältnis des Patienten zu sich selbst zu verstehen. Bevor auf den Umgang mit schwierigen, konflikthaften Fällen eingegangen wird, werden hier zunächst komplikationslose, positive Verläufe beschrieben.

7.1 Positive Interaktionen zwischen AKTUELLEM ICH und KIND

7.1.1 Empathie und Versöhnung

AKTUELLES ICH und KIND kommen immer mehr aufeinander zu. Es entstehen Mitgefühl, Herzlichkeit, Verständnis, Sicherheit, Erleichterung, Trost, Geborgenheit und Versöhnung. Dieser sehr positive Verlauf ist immer ein Zeichen großer psychischer Ressourcen, die zugänglich sind und aktiviert werden können. Von diesen Patienten kann man sehr viel mehr fordern und sie viel mehr konfrontieren in der Psychotherapie (z. B. mit maladaptivem Verhalten) als andere Patienten, die diesen Vorteil nicht aufweisen. Wichtig ist allerdings, dass die Abläufe auf der INNEREN BÜHNE nicht gespielt sind und authentischen Empfindungen der Patienten entsprechen, was meistens der Fall ist. Dass die Empfindungen authentisch sind, ist in der Regel klar zu erkennen, z. B. durch eine intensiv spürbare emotionale Rührung, die sich in (ungewollten) Tränen in der Imagination äußert. Genauso eindeutig kann der Therapeut empfinden, wenn die Begegnung zwischen AKTUELLEM ICH und KIND oberflächlich, seicht, unemotional und unecht abläuft, wobei z. B. der Ton der Sprache, eine unpassende Geschwindigkeit des Ablaufs oder eine mangelnde Passung zwischen Schilderung und gezeigten Emotionen eine Rolle spielen kann. Manchmal empfindet der Therapeut aber auch nur anhand eines »Bauchgefühls«, also intuitiv, dass die Schilderungen nicht wirklich authentisch sind. Dieser Eindruck sollte dann in der Nachbesprechung mit dem Patienten thematisiert werden.

7.1.2 Informationsbrücke, Übernahme von Verantwortung, Zuständigkeit und Unterstützung

Das AKTUELLE ICH berichtet dem (anfangs noch BIOGRAPHISCHEN) KIND, was es in den nächsten Jahren zu erwarten habe, vor allem an Unangenehmem. Dabei finden beide zusammen dann neue Wege, um besser darauf vorbereitet zu sein, besser damit klarzukommen, besser einen Nutzen daraus ziehen zu können. Das AKTUELLE ICH übernimmt Verantwortung, anerkennt seine eigene Zuständigkeit und verspricht dem KIND, zukünftig für es da zu sein und es auf seinem weiteren Lebensweg zu unterstützen. Auch dieser Verlauf zeigt Ressourcen an, je nach Situation eher beim KIND oder eher beim AKTUELLEN ICH. In diesen Verläufen ist es wichtig, dass das AKTUELLE ICH nicht lange auf der *sekundären Ebene* mit dem Therapeuten *über* das KIND spricht, sondern dass vor allem die direkte Kommunikation auf der *primären Erlebnisebene* stattfindet. So kann sich am besten die anfängliche Kommunikation mit dem BIOGRAPHISCHEN INNEREN KIND zur Kommunikation mit dem METAPHORISCHEN INNEREN KIND wandeln, mit dem sich dann eine echte Annäherung und im Weiteren eine Versöhnung entwickeln können (siehe aber 7.2.1, Punkt 6).

7.2 Negative Interaktionen, Komplikationen und Blockaden zwischen AKTUELLEM ICH und KIND

In einer Phase-3-Sitzung bildet die Begegnung mit dem INNEREN KIND eigentlich eine Begegnung mit sich selbst bzw. mit wichtigen Aspekten seiner selbst ab. Die zentrale Aufgabe für das HEUTIGE ICH besteht darin, einen direkten, engen, offenen Kontakt mit dem KIND zu finden, dessen Emotionen und die eigenen Emotionen wahrzunehmen und sich authentisch darüber auszutauschen sowie seine eigene Zuständigkeit anzuerkennen. Entsprechend lassen sich alle negativen Interaktionen, Komplikationen und Blockaden darauf zurückführen, dass das AKTUELLE ICH vor einer dieser Herausforderungen kapituliert, sie versucht zu vermeiden, zu verdrängen oder zu negieren. Für IRRT-Therapeuten ist es wichtig, die Vermeidungsphänomene differenziert wahrzunehmen und einzuordnen, um konstruktiv darauf reagieren zu können. Die Lösung besteht jeweils darin, die Annahme der Herausforderung und deren Prozessierung anzustreben. In der IRRT wird aber nicht direkt ergebnisorientiert, sondern prozessorientiert gearbeitet. Der Therapeut wird also versuchen, auf die Prozessziele hinzuarbeiten, d. h. die Begegnung, die Konfrontation mit den eigenen Gefühlen des AKTUELLEN ICHS und denen des KINDES sowie den Austausch darüber zu fördern und aufrechtzuerhalten, sodass die langfristigen Ergebnisziele von selbst im Prozess erreicht werden.

Die im Folgenden beschriebenen vierzehn Phänomene werden aus Gründen der Übersichtlichkeit in drei Gruppen von Leitphänomenen eingeteilt: die Vermeidung von Empathie, die Vermeidung von Zuständigkeit und Verantwortung und evidente negative Selbstschemata. Die Phänomene können natürlich auch die jeweils anderen Aspekte aufweisen, aber sie stellen die Leitsymptomatik dar.

7.2.1 Vermeidung von Empathie

Die Vermeidung von Empathie stellt die häufigste Komplikation in einer IRRT-Phase-3-Sitzung dar. Es ist erstaunlich, wie viele Bedenken ein Mensch empfinden kann, eigene Emotionen wahrzunehmen und zuzulassen und wie viele, wie kreative und vielfältige Vermeidungsstrategien eingesetzt werden, um sich vor dieser empfundenen Bedrohung zu schützen. Empathievermeidung dient subjektiv dem Selbstschutz.

1. Evidente Emotionsphobie
Bei dieser Variante wird in der Begegnung mit dem INNEREN KIND schnell deutlich, dass der Grund, warum das AKTUELLE ICH mit dem KIND nicht in einen engeren Kontakt treten will, die Angst vor den Emotionen ist, die beim KIND deutlich werden könnten, weil beim AKTUELLEN ICH die Befürchtung vorliegt, diese Emotionen nicht aushalten zu können, an ihnen zu zerbrechen, von ihnen überschwemmt zu werden oder sie nie mehr loswerden zu können. Manchmal sind es auch mehr die eigenen Emotionen des AKTUELLEN ICHS, die als bedrohlich empfunden werden.

2. Räumliche Distanz
Hier besteht eine große räumliche Distanz auf der INNEREN BÜHNE zwischen AKTUELLEM ICH und KIND (fünf Meter oder mehr). Dieses offensichtliche Zeichen der Vermeidung eines engen emotionalen Kontakts findet sich relativ häufig in Phase-3-Sitzungen und tritt naturgemäß meist direkt am Anfang der Imagination in Erscheinung. Deswegen lautet eine der ersten Fragen des Therapeuten, welche Entfernung zwischen AKTUELLEM ICH und KIND vorliegt. Der Therapeut sollte sich bewusst sein, dass es sich bei einer großen Entfernung um eine Vermeidung handelt mit dem Ziel, den engen emotionalen Kontakt zu umgehen (s. Punkt 1 – Emotionsphobie). Die therapeutische Aufgabe besteht darin, diese räumliche Distanz zu verringern (bis auf höchstens zwei Meter), bevor an der direkten Kommunikation zwischen AKTUELLEM ICH und KIND gearbeitet werden kann[27] (»Was wollen Sie als AKTUELLES ICH dem KIND jetzt sagen oder mit ihm tun?«). Kommunikationsversuche aus großem räumlichem Abstand auf der INNEREN BÜHNE sind nämlich in der Regel

[27] In einem Fall dauerte es über eine halbe Stunde, bis der Patient den Abstand zwischen AKTUELLEM ICH und KIND von initial 30 km auf zwei Meter verringert hatte. Anschließend kam es aber zu einer sehr berührenden Begegnung zwischen dem AKTUELLEN ICH und dem KIND.

unwirksam und entsprechen etwa den Kommunikationsmöglichkeiten zweier Menschen bei diesem Abstand auf der ÄUSSEREN BÜHNE.

Sobald das AKTUELLE ICH mit dem KIND auf der INNEREN BÜHNE erschienen ist, lautet eine der ersten Fragen des Therapeuten nach dem Abstand zum KIND.

T: Wie weit sind Sie vom KIND entfernt?

Beträgt der Abstand mehr als etwa zwei Meter, stellt der Therapeut die Frage:

T: Könnten Sie sich jetzt näher zum KIND hinbegeben?

Gelingt es dem AKTUELLEN ICH, sich dem KIND dann anzunähern, und sei es nur schrittweise, ist dieser erste Teil der Problematik gelöst. Wenn es nicht gelingt, dann antwortet der Patient z. B. mit:

P: Nein, das kann ich nicht.

In diesem Fall wird der Therapeut als Erstes kurz auf die sekundäre Verarbeitungsebene wechseln und nach dem Grund fragen:

T: Das können Sie nicht, weil …?

Dann folgt meist eine Begründung, die verdeutlicht, dass das AKTUELLE ICH das KIND ablehnt, dass es die Emotionen des KINDES nicht mitfühlen möchte oder dass es das KIND vermeintlich schützen möchte. Daraufhin kann der Therapeut dann mit folgender Formulierung reagieren:

T: Nicht vergessen, das ist nur eine Imagination. Was wäre denn das Schlimmste, das passieren könnte, wenn Sie sich dem KIND jetzt trotz Ihrer Bedenken annähern würden?

Und weiter:

T: Und wie wäre es, wenn Sie das als Experiment in der Imagination einmal ausprobieren würden, um zu sehen, was tatsächlich passiert?

Manchmal gelingt die Annäherung nur schrittweise. Dann muss der Prozess so lange in mehreren Zyklen fortgeführt werden, bis sich AKTUELLES ICH und KIND so nahe beieinander befinden, dass der eigentliche Prozess beginnen kann.

Fallvignette 12

Zu Beginn der Annäherung an sein INNERES KIND fand sich Alfred zunächst 200 Meter über der Szene schwebend, wo das (unglückliche) KIND auf einer Wiese saß. Im nächsten Schritt als Reaktion auf den Druck des Therapeuten, dem KIND näher zu kommen, landete das HEUTIGE ICH auf einem Baum und hatte riesige Angst herunterzukommen. Im weiteren Verlauf der Annäherung konnte das HEUTIGE ICH die Augen des KINDES auch aus nächster Nähe nicht sehen. Erst als der Blickkontakt dann möglich wurde, nahm das HEUTIGE ICH die Schmerzen und die tiefe Trauer in den Augen des KINDES wahr. Die Empathieblockade wurde damit durchbrochen, und das HEUTIGE ICH wurde von diesen Gefühlen »überwältigt«, konnte diese Gefühle aber – entgegen der ursprünglichen (unbewussten) Befürchtungen – dann doch aushalten, was letztendlich zu einer »inneren Versöhnung« zwischen AKTUELLEM ICH und KIND führte (s. *Fallbeispiel Alfred*).

Ein anderes Beispiel:

T: Wie weit sind Sie vom KIND entfernt?
P: Ungefähr zehn Meter.
T: Könnten Sie näher zum KIND hingehen?
P: Oh nein, das will ich nicht.
T: Das wollen Sie nicht, weil …?
P: Weil ich Angst habe, dass ich das KIND nicht mehr loswerde.
T: Und was wäre das Schlimmste dabei, wenn Sie das KIND nicht mehr loswürden?
P: (Pause) Dass ich aus diesen ganzen Gefühlen dann nicht mehr rauskomme und davon überschwemmt werde.
T: Von den Gefühlen des KINDES?
P: Ja, von ihrer Einsamkeit und Traurigkeit. Ich will diese Gefühle nicht spüren.
T: Die wollen Sie nicht spüren, weil …?
P: Weil ich die nicht aushalten würde und die nie mehr loswerden würde.
T: Die würden Sie nicht aushalten und nie mehr loswerden, für immer und ewig behalten?
P: Ja, davor habe ich Angst.
T: Wie weit sind Sie jetzt noch vom KIND entfernt?
P: Jetzt bin ich etwas näher dran, vielleicht fünf Meter.
T: Können Sie jetzt noch näher zum KIND hingehen und ihm direkt sagen, wovor Sie Angst haben? *(Aufforderung zum Wechsel von der sekundären Verarbeitungs- auf die primäre Erlebnisebene)*
P: (Pause) *»Ich will mich nicht mit dir auseinandersetzen, weil ich dann deine Traurigkeit spüren muss und dich nie mehr loswerde.«*
T: Und wie reagiert das KIND darauf?

P: (Pause) Das KIND fängt an zu weinen.

T: Das Kind fängt an zu weinen? Und wie reagieren Sie darauf, wenn das KIND jetzt weint?

P: Jetzt tut sie mir leid, und ich fühle mich schlecht, weil ich schuld bin, dass sie jetzt weint.

T: Können Sie das dem KIND direkt sagen?

…

Man erkennt klar, wie in diesem Beispiel die räumliche Distanz und die Emotionsphobie zusammenhängen. Durch den konstanten Druck des Therapeuten, auf die **räumliche Annäherung**, die **Emotionswahrnehmung** und die **direkte Kommunikation** mit dem KIND hinzuwirken, sowie durch den Wechsel von der sekundären Verarbeitungsebene auf die primäre Erlebnisebene gelingt letztlich die Kontaktaufnahme vom AKTUELLEN ICH zum KIND. Damit ist die Grundlage für die Fortsetzung der Annäherung gelegt, welche dann im weiteren Verlauf auch geschieht.

Oft wird diese Angst vor dem Überschwemmtwerden aber erst im Verlauf einer Phase-3-Sitzung deutlich, oder sie verbirgt sich hinter einer Distanz zum KIND, die über lange Strecken vom HEUTIGEN ICH aufrechterhalten wird, ohne dass der Grund dafür explizit ausgesprochen wird. Dann kann das in der Nachbesprechung und in weiteren Phase-3-Sitzungen herausgearbeitet und angegangen werden.

3. Die Idylle

Der anfänglich positive Kontakt ist lediglich eine »Idylle«, die das eigentliche Drama kaschieren soll. In diesem Fall entsteht zunächst ein positiver Kontakt zum KIND, der nach einigen Kommunikationszyklen aber ins Stocken gerät, weil dann plötzlich negative Aspekte an die Oberfläche zu kommen drohen, was der Patient lieber durch die Aufrechterhaltung der Idylle zu vermeiden sucht. Für den Therapeuten ist es nur wichtig, dass er sich durch die anfängliche Idylle nicht blenden lässt und sich nicht zu früh dem Eindruck hingibt, das Verhältnis zwischen AKTUELLEM ICH und KIND sei problemlos, eng und herzlich. Er sollte genügend Zeit in der Begegnung zwischen beiden Protagonisten verstreichen und den Prozess ruhig weiterlaufen lassen. Wenn sich der Ablauf dann in konfliktreichere Regionen entwickelt, ist das kein schlechtes Zeichen, sondern im Gegenteil sehr zu begrüßen, da durch die Aktivierung der negativen Gefühle auch deren Bearbeitung möglich wird (s. *Fallbeispiel Anna*).

4. Das Zukunftstabu

Das AKTUELLE ICH zögert, dem KIND zu berichten, was in den nächsten Jahren passieren wird, um das KIND davor zu schützen, seine Unschuld und seine Unbekümmertheit zu verlieren, es soll nicht mit den Schrecknissen konfrontiert werden, die es in Zukunft erwartet. Diese Vermeidungshaltung erfordert manchmal eine große

Hartnäckigkeit des Therapeuten, um die Hindernisse und Blockaden effektiv zu konfrontieren und überwinden zu helfen. Umso erstaunter reagieren die Patienten, wenn die offene Kommunikation gelingt und plötzlich und unerwartet bisher verschüttete Ressourcen deutlich werden und den Verlauf in eine positive, beruhigende und versöhnliche Richtung steuern. Für die Therapeuten geht es auch darum zu erkennen, dass der Patient mit dieser Strategie versucht, im oberflächlichen Kontakt mit dem BIOGRAPHISCHEN INNEREN KIND zu verbleiben und den Übergang zum METAPHORISCHEN INNEREN KIND zu vermeiden.

Gerade als Fortsetzung der Idylle (s. o.) kann es passieren, dass es plötzlich zu einem Stocken kommt:

P: Das KIND lächelt mich an.
T: Wie reagieren Sie darauf?
P: Am besten gar nicht.
T: Am besten gar nicht? Weil …?
P: Weil ich dem KIND dann sagen müsste, was in den nächsten Jahren alles an Unangenehmem auf es zukommen wird.

Der Therapeut hält die Konfrontation aufrecht:

T: Können Sie *das* dem KIND jetzt direkt sagen, warum Sie ihm am liebsten nichts mehr sagen wollen?

Geht der Patient darauf ein, läuft die Begegnung weiter. Geht er nicht darauf ein, wechselt der Therapeut mit einer Weil-Frage wieder kurz auf die sekundäre Verarbeitungsebene:

T: Das können Sie nicht, weil …?
P: Weil ja dann genau das passiert, was ich vermeiden möchte, dass sich das KIND beunruhigt.
T: Nicht vergessen, das ist nur eine Imagination. Wären Sie bereit, das als Experiment in der Imagination auszuprobieren?

Und so wird fortgefahren, bis die Begegnung enger und offener wird.

5. Biographie vs. Metapher

Das hier beschriebene Phänomen ist eine Feinheit in der Identifikation von Vermeidungen. Der Patient wechselt von der Kommunikation mit dem METAPHORISCHEN INNEREN KIND zur Kommunikation mit dem BIOGRAPHISCHEN INNEREN KIND, oder er bietet biographische Informationen zur Fortsetzung der Imagination an (z. B. Erinnerungen an früher Erlebtes oder das Auftreten anderer erinnerter Personen auf der INNEREN BÜHNE), wobei es in Wirklichkeit eigentlich um die Fortsetzung der Konfrontation mit dem METAPHORISCHEN INNEREN KIND ginge. Die Erklärung dafür lautet, dass die Auseinandersetzung mit dem METAPHORISCHEN INNEREN KIND in der Regel herausfordernder für den Patienten als die Auseinandersetzung mit dem BIOGRAPHISCHEN INNEREN KIND ist. Biographische Verletzungen sind schmerzhaft, aber der »Schuldige« ist ein Anderer, z. B. Mutter oder Vater. In der Konfrontation mit dem METAPHORISCHEN INNEREN KIND geht es hingegen um das, was sich der Betroffene selbst antut, der »Schuldige« ist er selbst, er muss also zusätzlich zur Wahrnehmung der Schmerzen des KINDES auch noch die aktuelle Eigenverantwortung wahrnehmen und anerkennen. Das kann als deutlich schmerzhafter empfunden werden. In diesem Prozess kann es vorkommen, dass das AKTUELLE ICH versucht, zur weniger belastenden Konfrontation mit den Gefühlen des BIOGRAPHISCHEN KINDES zu wechseln. Der Prozess erfährt dadurch einen (unnötigen, wenn auch nicht schädlichen) Umweg. Wenn der Therapeut sich nicht verführen lässt (s. Kap. 6.5.4 Die Faszinationsfalle) und das merkt, kann er entsprechend intervenieren (s. *Fallbeispiel Sigmund*):

P: Jetzt hat das KIND Angst.
T: Das KIND hat Angst, weil …?
P: Angst vor dem Vater, weil der so unerbittliche Forderungen stellt und so streng ist.

Ein Therapeut könnte sich versucht fühlen, an dieser Stelle eine IRRT-Phase-2 einzuschieben, in der der Vater auf der INNEREN BÜHNE erscheint und vom AKTUELLEN ICH konfrontiert wird. Das kann vielleicht auch einmal sinnvoll sein (s. *Fallbeispiel Frieda*). Aber in der Regel ergibt das lediglich einen unnötigen, wenn auch harmlosen Umweg des wirklich wirksamen Prozesses. Die sinnvolle Fortsetzung des wirksamen Prozesses wäre:

T: Was möchten Sie dem KIND jetzt sagen oder mit ihm machen, wenn Sie sehen, dass es Angst hat?

Oder evtl. noch zielführender:

T: Wie fühlen Sie sich, wenn Sie jetzt die Angst beim KIND empfinden?
P: Ich merke, dass ich wütend werde, weil ich das so ungerecht finde.
T: Können Sie das dem KIND jetzt direkt sagen?

6. Das KIND im Nebel

Das KIND ist abgewendet, das Gesicht ist nicht erkennbar, das Gesicht oder die Augen sind schwarze Höhlen, oder das Bild des KINDES ist unscharf, es befindet sich hinter einer Mauer oder im Nebel. Bei diesen Beispielen zeigt sich die Vermeidung des engen emotionalen Kontakts vor allem optisch. Wenn der Therapeut mit diesen Phänomenen in einer IRRT-Phase-3-Sitzung konfrontiert ist, empfiehlt sich in erster Linie die Intervention mit einer Konjunktivformulierung:

T: Und wenn Sie die Augen des Kindes jetzt sehen *können*, was *würden* Sie dann in diesen Augen sehen?

Interessanterweise kann dann meist der Prozess fortgeführt werden, als ob es die Störung zuvor nicht gegeben hätte. Bei einer Persistenz des Problems muss dem Therapeuten vor allem klar sein, dass der Patient selbst eine Lösung zur Überwindung der Vermeidung finden muss.

T: Wie könnten Sie sich jetzt trotz der Mauer dem Kind weiter annähern?

Fallvignette 13

Jeffrey hatte schon in mehreren Ansätzen eine reine Phase-3-Sitzung durchgeführt, aber nie war ihm der direkte Kontakt mit seinem inneren Kind gelungen. Nebelbänke, riesige Spinnweben, undurchdringliche Dunkelheit, Mauern und Abgründe verunmöglichten jeweils die Annäherung. Als erfahrener, kampferprobter Soldat und Nahkampfspezialist (er hatte aufgrund dieser Kompetenzen als Einziger eine Terrorattacke in einem Hotel in einem Kriegsgebiet überlebt) fielen ihm zwar ungewöhnliche, z. T. recht martialische Maßnahmen zur Überwindung dieser Hindernisse ein, aber trotzdem kam die Annäherung nicht zustande. In den Nachbesprechungen konnte jeweils sehr genau herausgearbeitet werden, dass ein Vermeidungsverhalten vorlag und dass seine Hauptbefürchtung darin bestand, dass er nicht in der Lage sein würde, das Kind verlässlich zu schützen und zu unterstützen. Zu einer seiner letzten Sitzungen kam er wild entschlossen mit der Bemerkung: »Entweder ich schaffe heute den Kontakt zum Kind, oder ich bringe mich um.« Der Therapeut war sich der narzisstisch-histrionischen Charakterstruktur seines Patienten durchaus bewusst und begann die Phase-3-Sitzung, ohne angesichts der dramatischen Drohung zu sehr zu erschrecken. Jeffrey kam in der Imagination mit seinem inneren Kind zum ersten Mal sehr schnell in engen Kontakt und war sehr verwundert angesichts der gelassenen, humorvollen und optimistischen Reaktion des inneren Kindes auf die offene Mitteilung seiner Unsicherheiten und Befürchtungen. »Wenn ich das schon vorher gewusst hätte, wäre mein Leben einfacher gelaufen«, war sein Kommentar in der Nachbesprechung. (Ausschnitt aus dem Fallbeispiel Jeffrey, das die folgende Phase-3-Sitzung nach einem Rückfall einige Monate später behandelt.)

7. Das Kind schweigt

Wenn das Kind in der imaginativen Begegnung mit dem aktuellen Ich überhaupt nicht spricht, weist das meist darauf hin, dass das Kind sehr gestört und verletzt ist. Im Extremfall geht es überhaupt nicht auf die Beziehungsangebote des aktuellen Ichs ein. In den meisten Fällen sind dann mehrere Phase-3-Sitzungen notwendig, um den Kontakt verlässlich herzustellen, um die Emotionen des Kindes umfänglich wahrzunehmen und um Ressourcen zu identifizieren (s. *Fallbeispiel Marsha*). Wenn das Kind dann allerdings endlich spricht, ist das für die Patientin ein großartiges Erlebnis.

8. Das Kind ist tot

Das Kind ist gestorben, zu Staub zerfallen oder unauffindbar verschwunden (»plötzlich weg«). Dieses Phänomen ist eine Extremform der Vermeidung. Wenn es auftritt, ist es für den IRRT-Therapeuten vor allem wichtig, dass er weiß, dass das innere Kind in der imaginativen Begegnung mit dem aktuellen Ich nicht tot sein *kann*! Das innere Kind ist Teil der Persönlichkeit des Patienten und kann erst dann sterben, wenn das Individuum stirbt. Der IRRT-Therapeut wird sich nicht erschrecken lassen und die Imagination gelassen in dem Bewusstsein weiterführen, dass das Kind lebt und sich irgendwo auf der inneren Bühne befindet.

Da der Therapeut weiß, dass das Kind nicht tot sein *kann*, stellt er sofort die Frage:

T: Wo ist das Kind?

Geht der Patient nicht darauf ein und beteuert weiterhin, das Kind sei tot, wiederholt der Therapeut einfach diese Frage. Gelingt so auch kein Zugang, erklärt der Therapeut kurz:

T: Das Kind kann nicht tot sein, da es ein Teil von Ihnen ist, und Sie leben ja. Also: Wo ist das Kind?

Der Therapeut musste in einem Fall fünfmal fragen:

T: Wo ist das Kind?

Erst dann erkannte die Patientin, dass sich das Kind tief unten im Keller befand, und sie konnte sich dem Kind im weiteren Verlauf dann annähern.

Auch eine Konjunktivformulierung kann hier den Prozess deblockieren:

T: Wenn das jetzt lebendig vor Ihnen wäre, was würden Sie dem Kind jetzt gern sagen oder mit ihm machen wollen?

Sobald die Blockade überwunden ist und der Kontakt mit dem KIND hergestellt wird, kann der Prozess fortgesetzt werden.

7.2.2 Vermeidung von Zuständigkeit und Verantwortung

Neben dem Zulassen der emotionalen Wahrnehmung geht es für das AKTUELLE ICH auch darum, die Zuständigkeit für das KIND und die Verantwortung für die eigenen Gefühle und Handlungen zu übernehmen. Auch diese Herausforderung kann vermieden werden, wie die folgenden Beispiele demonstrieren.

9. Abwarten
Das AKTUELLE ICH versucht das KIND mit den Worten zu beruhigen: »*Warte einfach ab, es wird dann mit der Zeit schon besser.*« Es ist hier zu erkennen, dass sich das AKTUELLE ICH distanziert, dass es passiv und im sehr oberflächlichen Kontakt bleibt und seine Zuständigkeit nicht übernehmen will. Therapeuten sollten sich vom Eindruck dieser »positiven« Haltung nicht blenden lassen, da es sich nur um eine oberflächliche und distanzierte, zynisch anmutende Nettigkeit handelt, was natürlich auch an der (mangelnden) Reaktion des KINDES abgelesen werden kann. Entsprechend sollten sich Therapeuten bewusst sein, dass die Annäherung von AKTUELLEM ICH und KIND noch ganz am Anfang steht und der Prozess noch nicht abgeschlossen ist.

10. Delegation der Zuständigkeit an andere Personen
Das AKTUELLE ICH delegiert seine eigentlich geforderte persönliche Zuständigkeit (*»Ab jetzt sorge* ***ich*** *für dich,* ***ich*** *werde immer für dich da sein.«*) an positiv besetzte andere Personen. Dann kommen Vorschläge ans KIND wie »*Geh mal zu Oma, die wird dir helfen.*« oder »*Ich besorge dir einen Termin bei Frau Dr. Merkel, die weiß immer eine Lösung, die schafft das.*« Auch hier geht es darum, dass der Therapeut merkt, dass es sich um eine Vermeidung handelt und er sich nicht vom oberflächlich positiven Aspekt blenden lässt.

11. Delegation der Zuständigkeit ans KIND
Das AKTUELLE ICH gibt dem KIND »gute Ratschläge«, z.B.: »*Du musst mutiger werden, zeig mehr Gefühl!*« oder »*Du musst dir nicht gefallen lassen, wenn dich andere schlecht behandeln, wehr dich mal richtig!*« Die Distanzierung ist ähnlich ausgeprägt wie in den vorigen Beispielen. Das AKTUELLE ICH will ebenfalls keine Verantwortung und Zuständigkeit übernehmen, delegiert diese direkt an das KIND selbst. Auch hier sollte sich der Therapeut nicht vom »Guten« der Ratschläge blenden lassen und bewusst den Prozess unter Aufrechterhaltung des sokratischen Drucks weiterlaufen lassen.

Der folgende Transkriptausschnitt des Beginns einer Phase-3-Sitzung, bei der das AKTUELLE ICH direkt neben dem KIND ist, welches sich »ausgestoßen« fühlt, dokumentiert, wie das *Abwarten* und die *guten Ratschläge* unter Aufrechterhaltung des Prozesses überwunden werden können:

T: **Der KLEINE HANS fühlt sich ausgestoßen. Was möchten Sie als HANS VON HEUTE dem KLEINEN jetzt gerne sagen oder mit ihm machen?**

P: *»Diese Zeit wird auch vorbeigehen. Und wenn du älter wirst, wird es nicht mehr gleich sein wie jetzt.«*

T: **Wie reagiert der KLEINE HANS darauf?**

P: Er glaubt's nicht recht.

T: **Wie reagieren Sie als HANS VON HEUTE jetzt weiter?**

P: Ich kann verstehen, dass er es noch nicht glauben kann. Es ist halt noch sehr weit weg. Vor allem, er hat ja auch ein ganz anderes Zeitempfinden.

T: **Können Sie ihm das direkt sagen jetzt?**

P: *»Ich kann verstehen, warum du das noch nicht glauben kannst, weil für dich die Zukunftszeit noch so weit weg ist.«*

T: **Und wie reagiert der KLEINE jetzt darauf?**

P: Er kann mit dem einfach nichts anfangen im Moment.

T: **Und was möchten Sie ihm weiter sagen oder mit ihm machen jetzt?**

P: *»Du solltest dich einfach mehr getrauen, dich zu wehren. Du darfst ruhig aggressiver werden. Du musst dir nichts gefallen lassen. Du darfst wirklich in die Offensive gehen.«*

T: **Wie reagiert der KLEINE HANS darauf?**

P: Er wünschte, dass er es könnte, aber irgendwie hat er einfach zu große Angst.

Mit der nächsten Frage, der »Augenfrage«, initiiert der Therapeut die Wende in der Begegnung zwischen AKTUELLEM ICH und KIND – von einer oberflächlichen zu einer tieferen, emotionalen Begegnung, was sofort zu einer Beruhigung des KINDES führt:

T: **Was sehen Sie jetzt in seinen Augen, wenn Sie ihm ins Gesicht schauen?**

P: Er fühlt sich verloren ... Angst, Unsicherheit.

T: **Wie fühlen Sie sich, wenn Sie den Blick in seinen Augen jetzt sehen?**

P: Ich habe Verständnis dafür. Ich kann mich einfühlen.

T: **Können Sie ihm das jetzt direkt sagen, was Sie in seinen Augen sehen und wie das für Sie ist?**

P: *»Ich sehe, dass du Angst hast, dich verloren fühlst, unsicher fühlst, und das kann ich sehr gut verstehen und auch nachfühlen.«*

T: **Wie reagiert der KLEINE HANS jetzt?**

P: Er fühlt sich verstanden.

T: **Woran merken Sie das?**

P: Eine gewisse Erleichterung sehe ich in seinem Gesicht.

T: Wie ist das für Sie, wenn Sie jetzt die Erleichterung in seinem Gesicht sehen?

P: Das tut mir gut.

T: Und das tut Ihnen gut, weil ...?

P: Weil er weiß, dass er nicht allein ist, dass doch noch jemand da ist.

T: Können Sie ihm das jetzt noch direkt sagen?

In der anfänglichen Kommunikation mit dem BIOGRAPHISCHEN KIND kommt es zuerst zur Empfehlung des *Abwartens* ans KIND, dann folgen *gute Ratschläge*, aber beide Mittel beruhigen das KIND nicht. Durch die Aufrechterhaltung des Prozesses und die Fokussierung auf die Emotionen durch die Augenfrage entstehen dann Empathie und Verständnis für das KIND, welches sich ihm zuwendet, wodurch es sich im weiteren Verlauf zum METAPHORISCHEN KIND wandelt und sich nicht mehr allein und ausgestoßen fühlt. Im weiteren Verlauf der Sitzung kommt es zu einer sehr berührenden, versöhnlichen Begegnung zwischen HEUTIGEM ICH und KIND.

7.2.3 Evidente negative Selbstschemata

Negative Selbstschemata gehen üblicherweise mit einer Distanz des AKTUELLEN ICHS zum KIND einher. In den folgenden Beispielen zeigen sich die negativen Selbstschemata ganz offensichtlich, zumindest wenn der Therapeut versteht, was die beobachteten Phänomene bedeuten.

12. Das »schlechte« KIND

Das AKTUELLE ICH hat sehr negative Einstellungen dem KIND gegenüber, macht dem KIND Vorwürfe, entwertet es und/oder empfindet Impulse, es zu verletzen. In diesem Beispiel liegen die negativen Selbstschemata ungeschönt offen auf dem Tisch. Therapeuten sollten nicht erschrecken und verzweifeln, sondern erkennen, dass es insofern ein gutes Zeichen darstellt, als dieses aktivierte Schema direkt konfrontiert und bearbeitet werden kann. Die Funktion der wütenden, abwertenden, negativen Haltung des AKTUELLEN ICHS dem KIND gegenüber liegt vor allem darin, die emotionale Distanz zum KIND aufrechterhalten zu können. Das AKTUELLE ICH befürchtet, von den Schmerzen und bedrohlichen Gefühlen (z. B. Angst, Verlassenheit, Trauer) des KINDES regelrecht überschwemmt, ggf. sogar vernichtet zu werden. Die Aggression dient also in gewisser Weise dem Selbstschutz.

Wenn das AKTUELLE ICH seine negativen Empfindungen dem KIND gegenüber formuliert, ist die Reaktion des Therapeuten praktisch immer gleich:

P: Ich finde das KIND total doof.

T: Können Sie das dem KIND jetzt direkt sagen?

P: *»Ich finde dich total doof.«*

T: Wie reagiert das KIND darauf?

P: Das fängt an zu weinen.

T: Das fängt an zu weinen, weil ...?

P: Weil es sich verletzt fühlt.

T: Was sehen Sie jetzt in den Augen des KINDES?

P: Tränen und eine schreckliche Verletztheit.

T: Und wie fühlen Sie sich, wenn Sie jetzt diese Verletztheit in den Augen des KINDES sehen?

P: Es tut mir schon etwas leid.

T: Können Sie das dem KIND jetzt direkt sagen?

Durch diese Fokussierung auf eine authentische Auseinandersetzung mit den Gefühlen des KINDES und den eigenen Gefühlen des AKTUELLEN ICHS bewegt sich der Prozess auf eine Empathie hin, hier typischerweise eine Empathie den schmerzhaften Gefühlen des KINDES gegenüber, die das AKTUELLE ICH selbst beim KIND erzeugt hat.

13. Das wütende KIND

Das KIND ist sehr wütend auf das AKTUELLE ICH, sodass das AKTUELLE ICH Angst vor ihm hat und zögert oder sich unfähig fühlt, die weitere Annäherung durchzuführen. Negative Gefühle aufseiten des KINDES bedeuten nicht, dass das KIND im Kern böse oder schlecht ist oder dass es ein unangemessenes Verhalten zeigt, sondern sie sind immer eine Reaktion darauf, wie das AKTUELLE ICH dem KIND gegenüber eingestellt ist oder es behandelt (hat). Insofern liegt das negative Selbstschema nicht ganz so offensichtlich auf dem Tisch wie im vorigen Beispiel. Wenn der Therapeut das versteht, wird er die Auseinandersetzung zwischen AKTUELLEM ICH und KIND auf der INNEREN BÜHNE weiterlaufen lassen, bis dieser Zusammenhang dem Patienten deutlich wird. Dann wird der Weg frei für eine wirkliche Annäherung zwischen den beiden Protagonisten in Form von Anerkennung der eigenen negativen Haltung dem KIND gegenüber und für Empathie, Entschuldigung, Reue, Wiedergutmachung und Versöhnung.

Im therapeutischen Umgang mit dieser Situation geht es nur darum, dass der Therapeut weiß, dass die Reaktion des KINDES eine Reaktion auf schlechte Behandlung durch das AKTUELLE ICH ist. Die Prinzipien der IRRT-Behandlung werden aufrechterhalten, der Therapeut wird also den Prozess in der engen, konfrontativen, authentischen Begegnung aufrechtzuerhalten versuchen.

P: Das KIND ist fuchsteufelswild.

T: Weil ...?

P: Es hasst mich.

T: Es hasst Sie, weil ...?

P: (fängt an zu weinen) Weil ich es im Stich gelassen habe.

T: Wie fühlen Sie sich, wenn Sie jetzt die Wut im Gesicht des KINDES sehen?

P: Ich habe Angst.

T: Angst vor …?

P: Vor dem KIND.

T: Dass es *was* machen oder sagen könnte?

P: Dass es mir die Schuld für mein Fehlverhalten zuschieben könnte.

T: Können Sie das dem KIND jetzt direkt sagen?

14. Das flüchtende KIND

Wenn das KIND die Annäherung des AKTUELLEN ICHS nicht zulässt und wegläuft, ist es vor allem wichtig, dass der Therapeut dieses Phänomen richtig interpretiert. In der Regel liegt ein aktuelles selbstverletzendes Verhalten (SVV) oder irgendeine andere Form selbstschädigenden Verhaltens bei der Patientin vor, was auf der INNEREN BÜHNE bedeutet, dass das AKTUELLE ICH das KIND verletzt. Das KIND weiß, dass das AKTUELLE ICH eigentlich ein »Täter« ist, und es traut der angebotenen positiven Annäherung nicht, es läuft weg. Diese Erklärung für das (aus Sicht der Patientin) ärgerliche und nicht nachvollziehbare Verhalten des KINDES sollte dann in der Nachbesprechung mit der Patientin zusammen entwickelt werden (Schmucker & Köster 2014). Viele Patientinnen erschrecken sehr über diese Erkenntnis, vor allem darüber, dass eine Selbstverletzung eine Verletzung des INNEREN KINDES bedeutet und *können* sich daraufhin nicht mehr selbst verletzen, sind dann aber mit ihren vermiedenen unangenehmen Gefühlen konfrontiert, sodass sie in der Folge viel Unterstützung benötigen – vor allem auch mittels weiterer IRRT-Phase-3-Sitzungen.

8 Fallbeispiele

Die Fallbeispiele stellen den Abschnitt mit dem größten Umfang dieses Buches dar. Es steht den Lesern natürlich frei, in diese Kleinarbeit einzutauchen, um eine Ahnung von der Vielfalt des menschlichen Erlebens und Verhaltens in IRRT-Phase-3-Sitzungen zu erhalten. Unsere Empfehlung ist aber eindeutig: Erst mit der Entdeckung dieser Vielfalt möglicher Verläufe erschließt sich das wahre Verständnis für die grundlegenden Prinzipien einer IRRT-Behandlung, besonders einer IRRT-Phase-3-Sitzung.

Es werden einerseits überraschende Verläufe, andererseits aber vor allem mögliche Komplikationen und deren therapeutische Behandlung veranschaulicht. Dem Leser wird eine kritische Lektüre empfohlen, d.h. nicht einfach eine rezipierende, sondern eine jeweils kritische Haltung, ständig geleitet von den Fragen: *Was bedeutet das jetzt?* und *Wie wäre* ***ich*** *jetzt damit umgegangen?* Unsere grundsätzliche Empfehlung an die Leser lautet: Lassen Sie sich Zeit, lassen Sie das Gelesene wirken, lesen Sie es noch einmal, setzen Sie sich mit dem Gelesenen auseinander!

Manche Fälle sind sehr spektakulär, es werden aber auch Sitzungen dargestellt, die – wenn man ergebnisorientiert arbeitet – enttäuschend verlaufen. Wenn man aber prozessorientiert wie in der IRRT arbeitet, sind auch diese Verläufe wertvoll, weil sie diagnostisch aufschlussreich sind, und sie geben klare Hinweise auf das zu empfehlende weitere therapeutische Prozedere.

Zwei Fallbeispiele zeigen Verläufe über längere Zeiträume und mehrere IRRT-Sitzungen (*Alfred* und *Frieda*). Je komplexer sich ein Fall darstellt, desto mehr IRRT-Sitzungen wird man voraussichtlich einsetzen müssen. Die *Fallbeispiele Alfred* und *Frieda* zeigen solche längeren Verläufe, wobei bei *Alfred* drei Phase-3-Sitzungen über 20 Monate eingesetzt werden, bei Frieda werden im Verlauf von 30 Monaten 20 IRRT-Sitzungen mit verschiedenen Ansätzen (Phase 3, Phase 1, 3, Phase 1, 2, 3, Phase 2 und Phase 3, 2, 3) durchgeführt.

Die Transkripte sind z.T. von Audio-, meistens aber von Videoaufnahmen der Sitzungen erstellt worden. Die Transkription erfolgte nicht immer wörtlich, da z.B. gewisse Füllwörter (äh, hm, also), Wiederholungen, Nachfragen oder angefangene Sätze das Verständnis für den Prozess manchmal eher stören als erleichtern. Außerdem sind einige Fälle Übersetzungen (vor allem aus dem Schweizerdeutschen), sodass manche wörtliche Transkription zu Missverständnissen führen würde. Oft werden Besonderheiten in Mimik und Gestik (in Klammern) beschrieben, vor allem, wenn es dem Verständnis des Prozesses dient.

Selbstverständlich sind die Namen, Orte und Daten der Patienten anonymisiert. Dem in der Geschichte der Psychotherapie Bewanderten wird vielleicht auffallen, dass die Wahl der anonymisierten Vornamen nicht ganz zufällig erfolgte.

8.1 Fallbeispiel Marsha (M. S.)

»Ich kann auf dem Arm des Kindes genau sehen, wo ich mich geschnitten habe.«

(Borderline-Persönlichkeitsstörung, chronische Depression, aktuell Suizidgedanken und SVV)

Marsha ist 43 Jahre alt, verheiratet, hat drei Kinder. Die o. g. Diagnosen sind seit mehreren Jahren bekannt. Aktuell steht die Depression (schwergradige Episode) mit Suizidgedanken und selbstverletzendem Verhalten im Vordergrund. Es ist ihr zweiter Aufenthalt in einer psychosomatischen Klinik. Vier Wochen nach Behandlungsbeginn führt M. S. mit ihr eine reine IRRT-Phase-3-Sitzung als Live-Demonstration durch.

Dabei werden ein starkes Nicht-liebenswert-Schema und selbstabwertende Gedanken i. S. von »*Du bist nicht gut genug, du bist anderen nur eine Last, du gehörst nicht dazu*« festgestellt. In ihrer Kindheit sei die Patientin von ihren Eltern viel geschlagen worden, z. B. wenn ihre Noten in der Schule nicht gut genug waren. Zudem sei sie in ihrer Ursprungsfamilie stark abgewertet worden, v. a. bezüglich ihrer Figur und ihres Appetits. Sie habe zu hören bekommen, dass sie zu dick sei, dass sie sich nicht ordentlich genug kleide oder dass sie den falschen Freund habe.

Besonderheiten:

- Die Patientin hat sehr große Mühe, mit ihrem INNEREN KIND in Kontakt zu treten und es direkt anzusprechen. Zwar will sie gern *über das* KIND reden (sekundäre Metaebene), aber *nicht direkt mit ihm reden* (primäre Erlebnisebene). In der vorliegenden Sitzung zeigt sich, wie in der IRRT mit dieser Art von ausgeprägtem Vermeidungsverhalten umgegangen werden kann.
- Die Patientin erkennt spontan und von sich aus, dass eine Verletzung des KINDES auf der INNEREN BÜHNE ein Abbild einer Selbstverletzung auf der ÄUSSEREN BÜHNE darstellt. Sie sieht auf der INNEREN BÜHNE die Schnitte auf dem Arm des KINDES, die sie sich auf der ÄUSSEREN BÜHNE zugefügt hat. Damit wird für sie die Grenze der körperlichen Unversehrtheit bzw. die Grenzverletzung und Destruktivität durch Selbstverletzung im ganzen Ausmaß erlebbar.
- In dieser Sitzung äußert der Therapeut streng sokratisch immer wieder explizit, was er implizit empfunden hat, und ermöglicht der Patientin damit, mehrere Blockaden zu überwinden.

VORBESPRECHUNG

T: Sie haben schon mal einige IRRT-Sitzungen gemacht mit Ihrer Therapeutin?
P: Mhm.
T: Heute handelt es sich nicht um eine reale Szene aus der Vergangenheit, sondern um eine fiktive Begegnung mit sich selbst, also zwischen Ihnen als HEUTIGEM ICH und Ihrem INNEREN KIND.
P: Mhm.

PHASE 3

T: Und wenn Sie bereit sind, dann können Sie die Augen schließen und vor Ihrem inneren Auge ein Bild von Ihrem INNEREN KIND aufkommen lassen.
P: (schließt die Augen)
T: Ein Bild vom KIND vor Ihrem inneren Auge aufkommen lassen, mit dem Sie dann als HEUTIGES ICH in Kontakt treten. Haben Sie jetzt langsam ein Bild von Ihrem INNEREN KIND?
P: Ja.
T: Ja? Wo befindet sich das KIND?
P: Das ist in seinem Zimmer und spielt.
T: Wie alt ist das KIND?
P: Da bin ich so, weiß ich nicht, sieben.

Die Patientin spricht in der Ich-Form vom KIND. In seiner Paraphrasierung korrigiert der Therapeut das sofort, indem er in der dritten Person vom KIND spricht.

T: Okay, das KIND ist so sieben Jahre alt. Und womit spielt das KIND?
P: Mit Barbie-Puppen.
T: Mit Barbie-Puppen. Und wie fühlt sich das KIND?
P: (Pause) Also, ziemlich ruhig.
T: Ziemlich ruhig, und es spielt mit Barbie-Puppen?
P: Ja. Es spielt aber ganz still so.
T: Und wo sind Sie als HEUTIGES ICH in diesem Bild?
P: Hinten dran so irgendwie, an der Seite.
T: Hinten dran irgendwie an der Seite. Wie weit sind Sie als HEUTIGES ICH vom KIND entfernt?
P: So ein oder zwei Meter.
T: Ein bis zwei Meter. Und was möchten Sie jetzt als HEUTIGES ICH dem KIND sagen oder mit dem KIND tun?
P: Ja, ich möchte gern mal mit ihm reden, weil, (lacht) das hört sich zwar irgendwie …, weiß nicht, es hat ja mit mir noch nicht geredet.

T: Sie möchten gern mit dem KIND reden, weil …?

P: …, weil …

T: Was haben Sie gesagt? Das KIND hat mit Ihnen noch nicht …?

P: Das hat mit mir noch nicht geredet.

T: Das KIND hat mit Ihnen noch nicht geredet. Okay. Und jetzt möchten Sie gerne mit dem KIND reden?

P: Ja. Ich habe dem Briefe geschrieben inzwischen, aber irgendwie noch nie eine Antwort gekriegt.

T: Sie haben Briefe geschrieben inzwischen, aber noch keine Antwort vom KIND bekommen?

P: Mhm.

An dieser Stelle hat der Therapeut bewusst entschieden, nicht auf diesen Aspekt (Briefe an das KIND geschrieben) einzugehen und stattdessen darauf hinzuwirken, dass die Patientin auf der primären Erlebnisebene mit dem KIND direkt agiert.

T: Können Sie das jetzt dem KIND direkt sagen, was Sie gerne mit dem KIND machen würden?

P: Soll ich es jetzt direkt ansprechen?

T: Ja.

P: (schweigt)

T: Sie sind im Zimmer da mit dem KIND, ein, zwei Meter entfernt, und Sie haben gerade gesagt, Sie würden gerne mit dem KIND reden?

P: Mhm.

T: Können Sie das jetzt dem KIND direkt sagen?

P: Das ist so schwierig, weil es mich voll ignoriert.

T: Okay, das KIND ignoriert Sie total?

Es ist wichtig, dass dem Therapeuten klar ist, dass das KIND sicherlich einen guten Grund hat, das HEUTIGE ICH zu ignorieren, z. B. weil es über lange Zeit vom HEUTIGEN ICH vernachlässigt, ignoriert oder gar verletzt wurde.

P: Es spielt einfach weiter und weiß aber, dass ich da bin.

T: Es spielt einfach weiter. Okay. Haben Sie schon das KIND direkt angesprochen?

P: (schüttelt den Kopf)

T: Wenn Sie jetzt mit dem KIND direkt reden würden, was würden Sie jetzt dem KIND direkt sagen wollen?

P: (Pause) Ich glaube, wenn ich's könnte, würd ich's gern mal da … zuerst mal … weiß nicht, das ist irgendwie so komisch, aber in dem Haus geht das nicht. Ich kann näher hin, aber ich kann das nicht direkt ansprechen.

T: Sie können das KIND nicht direkt ansprechen, aber Sie können näher ans KIND herangehen?
P: Mhm.

Das HEUTIGE ICH ist zwar bereit, sich dem KIND mehr anzunähern, aber das HEUTIGE ICH ist nicht bereit, das KIND direkt anzusprechen. Die direkte Ansprache bedeutet, eine viel tiefere Beziehung mit dem KIND einzugehen, und das versucht das HEUTIGE ICH an dieser Stelle noch zu vermeiden. Die Strategie des Therapeuten: zunächst die räumliche Annäherung fördern, dann die Emotionen des KINDES wahrnehmen (Augenfrage), um dann auf die direkte, offene Ansprache des KINDES hinzuarbeiten.

T: Können Sie sich vorstellen, jetzt näher ans KIND heranzugehen?
P: Mhm.
T: Wie nahe sind Sie jetzt am KIND dran?
P: Ganz nah.
T: Ganz nah. Und wenn Sie jetzt dem KIND direkt in die Augen schauen, was sehen Sie da?
P: Ich habe das auch nie von vorne gesehen. Das ist so ..., das dreht sich immer weg.
T: Das dreht sich immer weg?
P: Die Haare davor (zeigt mit den Händen den Haarvorhang).
T: Aha. Und was meinen Sie, wenn Sie dem KIND jetzt direkt in die Augen schauen *könnten*, was Sie in den Augen sehen *würden*?
P: (lange Pause) Ganz viel ...
T: Ganz viel ...?
P: Ganz viel ... ganz viel Einsam ...

Die Patientin will offenbar nicht mit den schmerzhaften Gefühlen des KINDES in Kontakt kommen.

T: Ganz viel Einsamkeit?
P: Ja. Es ist ziemlich viel allein.
T: Ziemlich viel allein. Können Sie das dem KIND direkt sagen, was Sie jetzt beim KIND empfinden und in den Augen sehen?
P: (lange Pause) Nee (lacht).
T: Das ist schwierig?
P: Ja.
T: Was macht das schwierig für Sie?
P: Ich weiß nicht, wie ich es ... ansprechen soll, und ich habe wie so ... eine Blockierung, da kann ich gar nichts reden eigentlich.

Der Therapeut weiß, dass sich die Patientin aktuell (auf der ÄUSSEREN BÜHNE) selbst verletzt. Deshalb erwartet er auch auf der INNEREN BÜHNE eine Störung und ahnt, dass diese Blockierung damit zu tun hat.

T: Sie haben so wie eine Blockierung. Und diese Blockierung hindert Sie daran, das KIND …?

P: … zu reden und anzusprechen.

T: Zu reden und anzusprechen.

P: Also, überhaupt zu reden.

T: Okay, und wenn Sie mit dem KIND direkt reden *könnten*, was *würden* Sie dem KIND sagen wollen oder mit dem KIND tun wollen?

Der bewusste Einsatz des Konjunktivs ist eine der einfachsten und auch wirksamsten Interventionen zur Überwindung verschiedener Formen von Blockaden im IRRT-Prozess.

P: (Pause, lächelt plötzlich) Ich würde gern sagen, dass ich es mal besuchen kommen wollte und mal für ein Stündchen da raus aus diesem Zimmer, in den Garten irgendwohin.

T: Okay. Können Sie sich vorstellen, jetzt *genau das* dem KIND zu sagen?

P: (schweigt)

T: Nicht vergessen, das ist nur eine Vorstellung. Jetzt das dem KIND in der Vorstellung zu sagen.

P: In der Vorstellung geht es.

Hier wird deutlich, dass der Patientin tatsächlich zu wenig bewusst ist, dass sie sich in einer Imagination befindet. Das Erleben kann so real und intensiv sein, dass diese Tatsache vergessen wird. Die einfache Intervention »Nicht vergessen, das ist nur eine Vorstellung!« *zeigt sich deshalb immer wieder als sehr wirksam beim Überwinden von Vermeidungen.*

T: Okay, können Sie das dem KIND jetzt direkt sagen in der Vorstellung und laut sagen, damit ich das auch hören kann?

P: (schüttelt den Kopf, seufzt, lächelt etwas beschämt)

T: Sie haben gerade gesagt: »In der Vorstellung geht das.«

P: Mhm.

T: Okay, und in der Vorstellung jetzt, was haben Sie gerade gesagt, dass Sie als Besuch da ankommen und dann mit dem KIND aus dem Zimmer rausgehen?

P: Ja, mal raus, von dem Haus weg, in den Garten oder so.

T: Okay, in den Garten gehen. Und das jetzt dem KIND direkt sagen.

P: Kann ich es mal nicht einfach mit rausnehmen?

T: »*Kann ich dich einfach mit rausnehmen?*« Okay, und wie reagiert das KIND?

Die Patientin verweigert weiterhin die direkte Ansprache des KINDES und hat den Therapeuten angesprochen. Er münzt das in die direkte Rede mit dem KIND um, wieder als bewusste Intervention, um ihr das Überwinden der Vermeidung, das KIND direkt anzusprechen, zu erleichtern.

P: (schweigt)

T: »*Kann ich dich einfach mit rausnehmen?*« sagen Sie jetzt dem KIND direkt. Und wie reagiert das KIND?

P: Das nickt.

T: Das KIND nickt. Mhm. Und wenn das KIND nickt, wie kommt das bei Ihnen an?

P: Es ist schön, dass es das erste Mal reagiert auf was, was ich tue. Aber es guckt mich auch nicht an.

T: Es ist schön, dass es das erste Mal ist, dass das KIND reagiert auf etwas, was Sie tun. Aber das KIND guckt noch nicht in Ihre Richtung?

P: (schüttelt den Kopf)

T: Und wie möchten Sie denn darauf reagieren? Sie haben gerade dem KIND eine Einladung gegeben, mit rauszugehen. Das KIND nickt. Und wie möchten Sie jetzt als HEUTIGES ICH darauf reagieren?

P: Ich nehme es an die Hand, und wir gehen durch das Fenster so auf die Terrasse und …

T: Okay. Sie nehmen jetzt das KIND an der Hand. Und wie reagiert das KIND darauf, wenn Sie das KIND jetzt an der Hand nehmen?

P: Es kommt mit.

T: Das KIND kommt mit. Und wo gehen Sie hin?

P: Wir gehen oben an den Waldrand. Da sind so Pferdekoppeln. Da weiß ich, dass es ganz gern da oben ist.

T: Okay, und …?

P: Da setzen wir uns hin.

T: Da setzen Sie sich hin.

P: Da kann man so schön ins Tal gucken über die Pferde.

T: So schön ins Tal gucken, und es sind Pferde da. Und was möchten Sie jetzt dem KIND sagen oder mit dem KIND machen an dieser Stelle, wenn Sie da nebeneinander sitzen und ins Tal schauen?

P: Ich hätte ihm so viel zu erzählen, was … was hier passiert ist, überhaupt, dass ich es gefunden habe, dass das so schön ist.

T: Können Sie das jetzt dem KIND direkt sagen?

Der Therapeut konfrontiert ihr Vermeidungsverhalten fast penetrant, als »sanfter, bissiger Hund«, im Bewusstsein, dass er ihr auf diese Art am besten helfen kann, ihre Blockaden in der Beziehung zum INNEREN KIND zu überwinden.

P: (schweigt)

T: Sie sind immer noch in der Vorstellung. Das dem KIND jetzt in der Vorstellung direkt sagen. Wie haben Sie gesagt? »*Es ist schön, dich gefunden zu haben*« oder so was Ähnliches?

P: Ja, ich wusste gar nicht, dass es das so gibt da drin, in mir.

T: Okay, und können Sie das jetzt dem KIND noch mal direkt sagen?

P: (schweigt)

T: Wie wollen Sie das sagen? »*Es ist schön ...*« Wie war der Rest?

P: »*Es ist schön, dass ich dich gefunden habe.*«

Und erst jetzt, nach langer Aufrechterhaltung des sokratischen Drucks, spricht das AKTUELLE ICH das KIND das erste Mal direkt an!

T: »*Es ist schön, dass ich dich gefunden habe.*« Und das ist schön, weil ...?

P: (schweigt)

T: »*Es ist schön, dich gefunden zu haben, weil ...?*«

P: ..., weil es die ganze Zeit da war und ich das nicht gesehen habe und nicht wusste, dass es ... puh ... dass es so was in mir drin gibt. Und dass es was braucht vielleicht.

T: Aha.

P: Und dass ich auch nicht gewusst hab, wenn ich mir ..., wenn ich mir wehtue oder so, dass ich dem damit auch wehtue, dem KIND. Ich habe immer gedacht, ich mache das wegen mir, aber ...

T: Aha.

P: ... aber das wusste ich nicht.

T: Und jetzt merken Sie gerade, dass, wenn Sie sich selber wehtun, dass Sie das auch gegen das KIND tun?

Kaum dass sie einen etwas direkteren Kontakt mit dem KIND gefunden hat, erkennt die Patientin, dass eine Selbstverletzung auf der ÄUSSEREN BÜHNE einer Verletzung des KINDES auf der INNEREN BÜHNE entspricht! Der Therapeut versucht diese Erkenntnis sofort zu verstärken, indem er sie aufgreift, wiederholt und spiegelt.

P: (nickt) Und dann tut es mir total leid, weil ... weil ich das nicht will, dass es noch mehr abkriegt (weint).

T: Und dann tut es mir so leid, dass ...?

P: ..., dass es so schon wieder verletzt wird oder Schmerzen hat.

T: Okay. Können Sie sich jetzt vorstellen, das dem KIND direkt zu sagen?

P: (schüttelt heftig den Kopf)

T: ... dem KIND das sagen, was Sie mir gesagt haben?

P: (schüttelt den Kopf)

T: Was macht das schwierig für Sie, das dem KIND zu sagen? (gibt der Patientin ein Taschentuch) Was macht das für Sie schwierig, *das* jetzt dem KIND zu sagen?

P: Ich weiß es nicht … Das … (ringt nach Worten, gestikuliert)

T: Es ist schwer in Worte zu fassen?

P: (nickt)

T: Was Sie gerade gesagt haben ist, dass es … Wie haben Sie das gesagt? »*Es ist mir jetzt bewusst, dass, wenn ich mich selber verletze oder mir wehtue, dass ich das auch gegen dich tue. Und es tut mir so leid, das will ich nicht. Ich will dich nicht verletzen.*« Ist es das, was Sie gerade gesagt haben?

P: Ja.

T: Okay, aber das haben Sie *mir* gesagt.

P: (schmunzelt)

Der Therapeut fokussiert weiterhin darauf, dass die Patientin ihre Erkenntnisse dem KIND direkt mitteilt, obwohl das für die Patientin sehr schwierig ist. Wenn die Patientin nämlich eine Erkenntnis auf der primären Erlebnisebene im direkten Kontakt dem KIND gegenüber laut ausspricht, wird sie maximal mit der Realität ihres Verhaltens (in diesem Fall der Selbstverletzung) und mit ihrer Verantwortung dafür konfrontiert, sodass die Wahrheit mit ihrer ganzen emotionalen Wucht nicht mehr geleugnet werden kann und damit nahezu zwangsläufig zur Veränderung eigenen Verhaltens auf der ÄUSSEREN BÜHNE (z. B. Verzicht auf Selbstverletzungen) führt. Trotz der anhaltenden Konfrontation durch den Therapeuten fühlt sich die Patientin durch seine warmherzige Haltung und unterstützende Stimme gut aufgehoben. Der Therapeut spürt das hier, und die Patientin bringt das in der Nachbesprechung später zum Ausdruck.

T: Ist das vielleicht wichtig, dass das KIND das von Ihnen direkt hört?

P: Bestimmt.

T: Bestimmt, dass das wichtig wäre, dass das KIND das von Ihnen direkt hört?

P: (nickt)

T: Können wir es versuchen jetzt? Können Sie jetzt das versuchen, das in Worte zu fassen, das zu verbalisieren und direkt, das dem KIND direkt sagen, vor allem, wenn Sie meinen, dass es wichtig ist, dass das KIND das von Ihnen direkt hört? Wie würden Sie jetzt damit anfangen wollen?

P: (Pause) Scheiße … »*Es tut mir leid! Mir tut's so leid!*«

T: »*Mir tut's so leid, dass …?*«

P: »*… dass ich … dass ich dir da wehgetan hab, das wusste ich nicht.*«

T: »*Mir tut es so leid, dass ich dir wehgetan hab. Ich wusste nicht …, ich wusste nicht, dass …?*«

P: »*Ich wusste nicht, dass es … dass es dich da gibt in mir, dass dich das auch trifft.*«

T: »*Ich wusste nicht, dass es dich auch in mir gibt und dass es dich auch trifft.*«

P: (nickt, weint)

Dass das METAPHORISCHE INNERE KIND *ganz oder teilweise unbewusst sein kann, wird hier prägnant deutlich. Zum ersten Mal »sieht« die Patientin das* KIND, *erlebt das* KIND *mit seinem Leiden, welches sie selbst verursacht hat, und kann es einfach nicht mehr leugnen und vermeiden. Sie wird das erste Mal klar damit konfrontiert, wie sie mit sich selbst umgeht. Und gleichzeitig deutet sich an, dass durch die Annäherung an das* KIND *nicht nur Schmerzen spürbar werden, sondern dass in dieser Annäherung auch die Lösung liegt.*

T: »*Das wusste ich gar nicht. Das tut mir so leid.*«
P: (nickt)
T: Das sagen Sie jetzt dem KIND?
P: Ja.
T: Und wie kommt das beim KIND an?
P: … Es rutscht ein bisschen näher ran an mich.

Das KIND *ist der »Wahrheitsspiegel«! Die Tatsache, dass das* KIND *hier mit einer Annäherung, d.h. mit einer Geste des beginnenden Vertrauens, reagiert, heißt, dass das* AKTUELLE ICH *das Bedauern ernst gemeint hat und dass das* KIND *das Bedauern des* AKTUELLEN ICHS *ernst nimmt und ihm glaubt.*

T: Das KIND rutscht ein bisschen näher an Sie heran. Und wie ist das für Sie, wenn das KIND ein bisschen näher an Sie heranrutscht?
P: Schön.
T: Das ist schön?
P: Mhm.
T: Können Sie das dem KIND direkt sagen?
P: Ja. »*Es ist schön, dass du mir …, dass du, dass du trotzdem noch da bist und …*«
T: »*Dass du trotzdem noch da bist und …?*«
P: »*… Vertrauen hast … Ich versuche, das auch nicht mehr zu machen.*«
T: »*Und dass du Vertrauen hast. Und ich* **versuche,** *das jetzt nicht mehr zu machen?*«
P: (nickt)
T: »*Ich versuche jetzt, mir nicht mehr wehzutun und uns nicht mehr wehzutun.*«
P: … »*Mir wehzutun oder uns wehzutun.*«
T: »*Und ich versuche jetzt, mir nicht wehzutun und uns nicht wehzutun. Denn wenn ich mir wehtue, dann tue ich uns weh.*« Ist es das, was Sie jetzt sagen wollen?
P: (nickt)

Der Therapeut spiegelt explizit, was die Patientin implizit bereits geäußert hat.

T: Und das wollen Sie nicht mehr machen?
P: (schüttelt den Kopf)

T: Und wenn Sie das jetzt dem KIND direkt sagen, wie kommt das beim KIND an?
P: Ganz gut.
T: Ganz gut?
P: Ja (lacht).
T: Woran merken Sie das?
P: Weil es sich da so rankuschelt.
T: Das KIND kuschelt sich an Sie ran?
P: (nickt)
T: Aha. Was sehen Sie, wenn Sie jetzt dem KIND noch mal wieder in die Augen schauen?
P: … (schüttelt den Kopf) … Es geht nicht (lacht).
T: Es geht nicht?
P: Ich habe das im Arm und sehe es nicht von vorne.
T: Sie sitzen neben dem KIND, aber das KIND kuschelt sich an Sie ran?
P: Ja.
T: Und wie ist das für Sie?
P: Gut. Das reicht mir.
T: Gut, und das reicht?
P: (nickt)
T: Und Sie können jetzt dem KIND nicht direkt in die Augen schauen, weil es neben Ihnen sitzt?
P: (nickt)

Das HEUTIGE ICH versucht die weitere Annäherung durch den Blick in die Augen des KINDES zu vermeiden, aber der Therapeut lässt diese Vermeidung nicht zu und bleibt dran.

T: Und wenn Sie jetzt dem KIND in die Augen schauen *könnten*, was stellen Sie sich vor, was Sie in den Augen sehen *würden*?
P: (lange Pause) Vielleicht … nicht mehr ganz so viel Einsamkeit und Schmerz.
T: Nicht mehr so viel Einsamkeit und Schmerzen. Und nicht mehr so viel Einsamkeit und Schmerzen, weil …?
P: Weil es jetzt weiß, dass es nicht allein ist.
T: Weil das KIND jetzt weiß, dass es nicht allein ist?
P: Das war so allein, die ganze Zeit.
T: Es war so allein die ganze Zeit, und jetzt? Das KIND fühlt sich nicht mehr allein?
P: (nickt)
T: Und das KIND fühlt sich jetzt nicht mehr allein, weil …?
P: Weil ich da bin.
T: Weil Sie da sind. Hm. Und wie ist das für Sie als HEUTIGES ICH zu sehen, dass es dem KIND jetzt etwas besser geht, dass das KIND sich nicht mehr so allein fühlt?

P: Schön. Wenn meine eigenen Kinder so aussehen würden, würde es mir das Herz zerreißen.

T: Hm ... hm.

P: Wenn sie so allein wären.

T: Hm. Können Sie das jetzt dem KIND direkt sagen?

P: (schweigt)

T: Das dem KIND jetzt in Ihren eigenen Worten direkt sagen.

P: (Pause) *»Ich ... ich freu mich, dass ... dass ich dir das jetzt sagen konnte, dass ich mich entschuldigen konnte. Puh ... und ich möchte gern bei dir bleiben, mit dir in Kontakt bleiben, damit du dich nicht mehr so allein fühlen musst ... brauchst.«*

T: *»Ich möchte bei dir bleiben, mit dir in Kontakt bleiben, damit du dich nicht so allein fühlst.«* Und wie reagiert das KIND darauf?

P: Es nickt.

> *Die zunehmende Auflösung der bisherigen Spaltung zwischen HEUTIGEM ICH und KIND durch die kontinuierliche Annäherung ermöglicht letztendlich auch die Aktivierung von Selbstheilungskräften.*

T: Das KIND nickt.

P: Oh Gott, vielleicht antwortet es auch mal in hundert Jahren (frustriert).

T: Wie bitte?

P: (lacht) Mir geht das so auf den Sack, dass es nicht redet.

T: Dass das KIND nicht redet. Und das KIND redet nicht, weil ...?

P: Keine Ahnung.

T: Können Sie das dem KIND direkt sagen?

P: (schüttelt den Kopf) Das will ich nicht.

T: Das wollen Sie nicht? Aber das irritiert Sie, dass das KIND nicht redet?

P: Ja, aber wenn ich dem das sage, dann ... dann hätte ich Angst, dass es wieder dicht macht.

T: Wenn Sie das dem KIND direkt sagen, dann haben Sie Angst, dass das KIND dann ...

P: ..., dass das nicht mehr mit mir in Kontakt treten würde.

T: Dass das nicht mehr mit Ihnen in Kontakt bleiben will. Wie *könnten* Sie das dem KIND sagen, damit es vielleicht beim KIND gut ankommen *würde*?

P: (schweigt)

T: Sie möchten mit dem KIND reden?

P: (nickt)

T: Sie reden mit dem KIND, aber das KIND redet mit Ihnen nicht. Und Sie hätten gerne, dass das KIND mit Ihnen redet? Ist das richtig?

P: Mhm.

Es ist wichtig, dass der Therapeut versteht, dass das Problem nicht beim KIND, sondern beim Verhalten des AKTUELLEN ICHS liegt. Das KIND reagiert immer nur auf das Verhalten des AKTUELLEN ICHS. Wenn das KIND hier weiterhin nicht spricht, ist das ein klares Signal ans HEUTIGE ICH, dass noch keine Versöhnung auf der INNEREN BÜHNE stattfinden kann, solange auf der ÄUSSEREN BÜHNE das selbstverletzende Verhalten nicht ausgeschaltet ist. Der Therapeut darf an dieser Stelle keinesfalls versuchen, direkt auf die Versöhnung mit dem KIND hinzuwirken.

T: Können Sie das dem KIND auf irgendeine Art und Weise sagen, damit es vielleicht beim KIND gut ankommen wird?

P: (schweigt)

T: Wie könnten Sie das eventuell dem KIND sagen?

P: … (zuckt mit den Schultern)

T: *»Ich möchte mit dir reden? Und es wäre schön, wenn du auch mit mir reden würdest.«* Oder so was Ähnliches?

P: (nickt)

T: Können Sie das in Ihren eigenen Worten sagen?

An dieser Stelle ist es wichtig zu verstehen, dass das Vorgehen des Therapeuten strikt sokratisch ist, auch wenn er der Patientin eine wörtliche Formulierung vorschlägt. Seine Formulierung orientiert sich nämlich exakt an den bisherigen Aussagen der Patientin (»Wenn ich dem das sage, dann hätte ich Angst, dass es wieder dicht macht.«) Der Therapeut schlägt lediglich eine dementsprechende Formulierung vor, um dann sogleich die Patientin wieder zu ermutigen, dasselbe in ihren eigenen Worten zu formulieren.

P: … *»Mir würde es so viel bedeuten, wenn du auch mal was zu mir sagen würdest.«*

T: *»Das würde mir sehr viel bedeuten, wenn du auch mit mir reden würdest, mir etwas sagen würdest.«* Das sagen Sie jetzt dem KIND direkt?

P: (nickt)

T: Und wie reagiert das KIND?

P: (zuckt mit den Schultern, schüttelt den Kopf) Es nickt.

T: Es nickt. Das KIND ist noch da neben Ihnen?

P: (nickt) Aber es redet nicht.

T: Aber es redet nicht. Sie haben vorhin gesagt, dass Sie jetzt erstmals entdeckt haben, dass es überhaupt das KIND gibt, oder?

P: Mhm.

T: Ist es das, was Sie gesagt haben?

P: Ja.

T: Hm. Und jetzt, wo Sie wissen, dass es das KIND gibt, jetzt möchten Sie sofort mit dem KIND reden können?

P: (lacht) Nicht sofort, aber ich hab's ja schon.

T: Und dass das KIND auch mit Ihnen redet?

P: (lacht) Ich hab's ja jetzt schon öfter besucht und … Gott, da kann man so viel reingeheimnissen, was es denkt und was nicht, da weiß ich gar nicht, woran ich bin.

Die Patientin ärgert sich offensichtlich, dass das KIND mit ihr nicht spricht. Der Therapeut spürt das tiefere Motiv dahinter, dass sich die Patientin nämlich für das KIND interessiert und einen näheren Kontakt möchte. Er entscheidet sich, auf dieses tiefere Motiv einzugehen, anstatt auf der Ebene (Ärger) zu bleiben, auf der sich die Patientin momentan befindet.

T: Es hört sich so an, als wenn Sie sich wirklich für das KIND interessieren würden, als wenn Sie das KIND kennenlernen wollen. Ist das richtig?

P: Mhm. Will ich wirklich gern …

T: Können Sie vielleicht das jetzt dem KIND direkt sagen?

P: (lange Pause) Ja. »*Ich würde dich so gerne mehr kennenlernen und wissen, was in deinem Kopf vor sich geht, aber das kann ich nicht, wenn du mit mir nicht redest.*«

T: Hm. »*Ich würde so gerne dich mehr kennenlernen und wissen, was dir durch den Kopf geht, aber das ist dann schwierig, wenn du mit mir nicht redest*«, sagen Sie jetzt dem KIND?

P: (nickt)

T: Und das KIND? Wie kommt es beim KIND an?

P: (lange Pause) Ich glaube, das versteht es schon, aber …

T: Sie glauben, es versteht das schon, aber…?

P: (Pause) … Vielleicht vertraut es mir noch nicht ganz.

Die Patientin scheint hier das erste Mal langsam zu verstehen, worum es wirklich geht: dass das KIND dem HEUTIGEN ICH nicht vertrauen kann, weil es das HEUTIGE ICH immer noch als »Täterin« ansieht, solange nicht zweifelsfrei garantiert ist, dass das selbstverletzende Verhalten aufhört.

T: Vielleicht vertraut es Ihnen noch nicht ganz. Und woran merken Sie, dass das beim KIND ankommt?

P: Ich merke, dass es mir zuhört, und das ist sonst so oft so geistesabwesend irgendwie, und das ist es aber nicht, also es ist schon ganz präsent neben mir.

T: Sie merken jetzt, dass das KIND zuhört?

P: Ja.

T: Das KIND ist jetzt ganz präsent neben Ihnen, als wenn es sich dafür interessieren würde, was Sie ihm sagen?

P: Ja.

T: Ist das richtig?

P: Ja.

T: Und dann sagen Sie auch: »Aber vielleicht kann das KIND mir noch nicht ganz vertrauen.«

P: Gott, ich kann es ja noch nicht mal mit Namen ansprechen.

T: Wie bitte? Sie können es auch nicht mit einem Namen ansprechen?

P: Nein, ich kann das nicht mit dem Namen ansprechen.

T: Sie können sie nicht mit dem Namen ansprechen. Wie heißt die KLEINE?

P: Marsha heißt die.

T: Marsha, mhm. Aber vielleicht vertraut Ihnen die KLEINE MARSHA noch nicht genug. Ist es das, was Sie gesagt haben?

P: (zuckt mit den Schultern)

T: Können Sie vielleicht das auch dem KIND direkt sagen, dass Sie auch verstehen, weshalb das KIND noch nicht mit Ihnen reden kann?

P: (lange Pause) Ich habe da Schwierigkeiten, so langmütig zu sein, ganz ehrlich. Ich habe immer Angst, dass ich es dann irgendwann anmeckere und dass es dann abhaut für ewig, für immer.

T: Aber Sie haben mir gerade gesagt, vielleicht kann das KIND mit Ihnen noch nicht reden, weil nicht genug Vertrauen da ist.

P: Mhm.

T: Können Sie das einfach dem KIND direkt sagen, dass Sie verstehen, was es für das KIND schwierig macht, mit Ihnen zu reden?

Bei einer Empathiestörung in der dritten Phase ist es erforderlich, dass das AKTUELLE ICH immer wieder dazu herausgefordert wird, die Perspektive des KINDES wahrzunehmen, zu verstehen und zu artikulieren. Der Therapeut bleibt beharrlich dran.

P: (lange Pause) … »*Ich verstehe nicht, warum du nicht mit mir reden kannst, und ich wüsste so gern, warum, ob es dir an Vertrauen fehlt oder*« … ich weiß nicht.

T: »*Ich würde so gerne wissen, warum du mit mir nicht reden kannst und ob das mit Vertrauen mir gegenüber zu tun hat.*« Und wie reagiert das KIND darauf?

P: Es zuckt die Schultern.

T: Zuckt die Schultern. Und wie ist das für Sie, wenn das KIND so die Schultern zuckt?

P: (Pause) … Das ist schon echt frustrierend (lacht verlegen), aber es ist okay. Ich kann es ja nicht zwingen.

T: Es ist echt frustrierend, aber okay. Sie können das KIND nicht zwingen. Ist das jetzt das allererste Mal, dass Sie das KIND wahrgenommen haben und dass Sie mit dem KIND gesprochen haben …?

P: Mhm.

T: … in dieser Begegnung jetzt auf der INNEREN BÜHNE?

P: Mhm.

T: Das ist das allererste Mal, dass Sie das KIND erst mal wahrgenommen haben?

P: Also wahrgenommen nicht, aber mit dem geredet.

T: Aber das erste Mal, dass Sie mit dem KIND gesprochen haben?

P: Mhm.

T: Okay. Ist das möglich, dass das KIND vielleicht ein bisschen mehr Zeit braucht, Sie kennenzulernen, bevor genug Vertrauen da ist?

P: (zuckt mit den Schultern) Schon möglich.

T: Ist das möglich?

P: Ja.

T: Können Sie das dann vielleicht dem KIND direkt sagen?

P: (schweigt)

T: Wie würden Sie das jetzt in Worte fassen?

P: *»Ich glaube, du brauchst noch ein bisschen Zeit, um mich kennenzulernen und mir zu vertrauen. Ich gebe dir die, egal, wie lang es dauert. Ich bin da.«*

T: Hm. *»Ich glaube, du brauchst ein bisschen mehr Zeit, mich kennenzulernen, bevor du mit mir reden kannst. Und die Zeit gebe ich dir. Ich bin da.«* Ist es das, was Sie dem KIND sagen?

P: *»Ja, und ich bleibe auch da und gehe nicht einfach weg.«*

T: *»Ich bleibe auch da, und ich gehe nicht weg.«*

P: Ja, egal, ob es redet oder nicht. Ist egal, ich bleibe trotzdem.

T: Können Sie das dem KIND auch direkt sagen?

P: Das habe ich ihm gesagt.

T: *»Egal, ob du mit mir redest …«*

P: *»Egal, ob du mit mir redest …«*

T: *»… oder nicht, …«*

P: *»… ich bleibe.«*

T: Genau. Und wie reagiert das KIND?

P: (Pause) … Es hebt den Kopf ein bisschen und lächelt.

T: Hebt den Kopf ein bisschen und lächelt?

P: (nickt)

T: Hm. Und das KIND lächelt, weil …?

P: Weil es ihm bestimmt guttut, dass es weiß, dass es ernst genommen wird und dass ich bleibe und achtgebe.

T: Das tut dem KIND gut, von Ihnen zu hören, zu wissen, dass Sie dableiben. Dann lächelt das KIND ein bisschen?

P: Mhm.

T: Hebt den Kopf ein bisschen. Und was möchten Sie jetzt dem KIND sagen bezüglich des selbstverletzenden Verhaltens? Sie haben mir vorhin ein paar Worte zu diesem Thema gesagt, aber noch nichts dem KIND direkt. Was möchten Sie jetzt dem KIND sagen in Bezug auf die Zukunft, was dieses Thema angeht?

P: (Pause) … Das ist ganz schwierig, weil ich auf dem Arm von der genau sehen kann, wo ich mich geschnitten habe. Die hat das auch da.

Nachdem der Therapeut noch einmal sokratisch-konfrontierend zur Sprache bringt, die Selbstverletzung direkt dem KIND *gegenüber zu thematisieren, sieht die Patientin ihre Selbstverletzungen auf dem Arm des* KINDES*, was sie emotional sehr bewegt. Einen schlagkräftigeren Beleg für den Zusammenhang, dass die* Selbstverletzung auf der ÄUSSEREN BÜHNE der Verletzung des KINDES auf der INNEREN BÜHNE *entspricht, kann es nicht geben!*

T: Das KIND hat das auch da?

P: Das tut mir so leid (weint).

T: Mhm. Können Sie das jetzt dem KIND direkt sagen? (reicht ein Taschentuch) Einfach das dem KIND direkt sagen?

P: *»Es tut mir so leid, dass ich dich verletzt habe.«*

T: *»Es tut mir so leid, dass ich dich verletzt habe.«*

P: *»Und ich würde so gern versprechen, dass ich das nicht mehr tue, aber das kann ich nicht, aber ich versuch's. Ich versuch's.«*

T: *»Ich würde so gerne versprechen, dass ich das nicht mehr mache, aber ich werde es versuchen. Ich werde mir Mühe geben, das nicht mehr zu machen. Ich werde es versuchen.«* Das sagen Sie dem KIND?

P: Das sage ich dem KIND.

T: Und wie reagiert das KIND darauf?

P: … (lächelt) Das lehnt sich wieder an mich ran.

Diese positive Reaktion des Kindes zeigt, dass die Entschuldigung des AKTUELLEN ICHS *sowie das Versprechen »Ich werde mir Mühe geben, das nicht mehr zu machen« ernst gemeint sind.*

T: Das KIND lehnt sich wieder an Sie ran?

P: Mhm.

T: Und wie kommt das bei Ihnen an?

P: Ja, dass es mir glaubt und Vertrauen entgegenbringt.

T: Sie merken, dass das KIND Ihnen glaubt und dass es Ihnen auch Vertrauen entgegenbringt. Und was für ein Gefühl ist das für Sie?

P: Das macht es viel leichter ums Herz.

T: Das macht es viel leichter ums Herz? Okay, und das erleichtert Sie, weil …?

P: Ja, weil ich sehe, dass es meine Entschuldigung angenommen hat. Auch wenn es das nicht sagen kann, aber das merke ich ja so.

T: Sie merken, dass das KIND Ihre Entschuldigung angenommen hat, dass das KIND weiter nicht mit Ihnen redet, aber Sie merken, das KIND hat das angenommen.

P: Mhm.

T: Und was für ein Gefühl ist das für Sie zu sehen, dass das KIND Ihre Entschuldigung angenommen hat?

P: (Pause) Das weckt was ganz Liebevolles für das KIND.

T: Das weckt etwas ganz Liebevolles für das KIND?

P: Und da ist so eine Gegenseitigkeit da, sich zu mögen. Das ist schön.

T: Eine Gegenseitigkeit ist da, und das ist schön. Können Sie das dem KIND auch direkt sagen?

P: Puh (lacht) …

T: Das weckt in mir … Wie haben Sie das gesagt?

P: »*Ich merke, dass du meine Entschuldigung annimmst und mir Vertrauen entgegenbringst, und wenn du dich da jetzt rankuschelst, ist das so schön, das hätte ich schon viel früher machen sollen.*«

T: »*Das ist so schön, wenn du dich an mich rankuschelst. Ich hätte das viel früher machen sollen.*« Das sagen Sie dem KIND?

P: Mhm.

T: Und wie reagiert das KIND?

P: (zuckt mit den Schultern) Es bleibt da so.

T: Es bleibt da so.

1. ABSCHLUSSFRAGE

T: Gibt es sonst noch etwas, was Sie dem KIND sagen oder mit dem KIND machen wollen, bevor wir diese Begegnung für heute ausklingen lassen?

P: … Ja. »*Ich will dir noch erzählen, dass ich gestern (lacht) – das ist so kindisch – aber ich hab so einen schönen Vogel für dich gefunden, der dich … der bei dir ist und dich beschützt, wenn ich nicht da bin. Der ist immer da und kuschelt sich auch an dich ran. Und ich habe den gemalt, euch beide, damit ich euch sehen kann.*«

T: Hm.

P: »*Und seitdem fühle ich mich viel wohler.*«

T: »*Und seitdem fühle ich mich viel wohler, weil …*«?

P: »*…, weil hier oben* (zeigt auf ihre Brust) *ist das jetzt nicht mehr so dunkel. Das ist jetzt ausgefüllt.*«

T: Hm. Und wie kommt das beim KIND an?

P: Gut.

T: Gut? Woran merken Sie das?

P: … Es steht auf und lacht.

T: Das KIND steht auf und lacht? Hm. Und wie ist das für Sie, das zu sehen?

P: Gut. Es streckt mir die Hand hin, und ich nehme die, und wir gehen dann zusammen den Weg lang.

T: Aha, Sie gehen jetzt zusammen den Weg lang.

P: Mhm.

T: Und was für ein Gefühl ist das für Sie?

P: Ein schönes Gefühl, als wenn die Sonne aufgeht.

T: Als wenn die Sonne aufgeht. Und wie fühlt sich das KIND?
P: Das ist beschwingter als vorher. Fühlt sich, glaub ich, auch gut.

2. ABSCHLUSSFRAGE

T: Gibt es noch etwas, was das KIND von Ihnen braucht?
P: ... Weiß ich nicht. Da müsste es dann doch mal irgendwann reden (lacht).

3. ABSCHLUSSFRAGE

T: Okay. Wünschen Sie sich noch etwas vom KIND?
P: (schweigt)
T: Gibt es noch etwas, das Sie sich vom KIND wünschen?
P: Nee, das kann einfach so sein, wie es ist. Das ist okay.
T: Kann einfach so sein, wie es ist. Können Sie das jetzt dem KIND direkt sagen?
P: (seufzt) Ja ..., *»Ich bringe dich jetzt zurück ins Haus in dein Zimmer und nehme dich in Gedanken mit, und du musst dir keinen Kopf machen, dass es viel schöner wär, wenn du mit mir redest oder was ich will, sondern ... puh ... kannst einfach so sein, wie du bist, und das ist okay.«*
T: *Du kannst einfach so sein, wie du bist, und das ist okay.* Und wie kommt das beim KIND an?
P: Es hüpft vor mir die Straße runter. Offensichtlich gut.

4. ABSCHLUSSFRAGE

T: Okay. Gibt es noch etwas, das das KIND Ihnen sagen oder Ihnen geben möchte?
P: Nee, es schaut mich an und winkt mir zu.
T: Das KIND schaut Sie an und winkt Ihnen zu. Und was für ein Gefühl ist das für Sie?
P: Ein schönes, wie wenn Freundschaft so entsteht.
T: Hm.

5. ABSCHLUSSFRAGE

T: Gibt es sonst noch etwas, was in dieser Begegnung jetzt mit dem KIND passieren sollte, bevor wir das jetzt ausklingen lassen?
P: Nee.

6. ABSCHLUSSFRAGE

T: Und mit welchem Bild möchten Sie jetzt diese Begegnung für heute ausklingen lassen?

P: Wie es mir zugewunken hat und um die Ecke geht und dann wieder in sein Zimmer klettert. Es ist okay.

T: Es geht um die Ecke ins Haus rein und ins Zimmer rein, und es ist okay so. Und wo sind Sie jetzt als HEUTIGES ICH?

P: Ich stehe auf der Straße und gehe wieder rauf zu dem Wald.

T: Sie sind jetzt auf der Straße und gehen jetzt zum Wald?

P: Mhm.

T: Dann können Sie dieses Bild noch ein bisschen wirken lassen, Sie können es in sich aufnehmen, wenn Sie möchten, … und dann können Sie das Bild langsam verblassen lassen und, wenn Sie bereit sind, wieder hierherkommen und langsam die Augen aufmachen.

P: (öffnet langsam die Augen, lächelt)

NACHBESPRECHUNG

T: Na, wie war das für Sie?

P: Ja, es war okay.

T: Es war okay? Was war okay?

P: Es war schön, das zu sehen, und dass es so eine Freundschaft langsam gibt, aber dieses ewige Geschweige ist schon echt … puh… (lacht), aber die braucht's wohl …

T: Aber was?

P: Das braucht seine Zeit offensichtlich.

T: Es braucht seine Zeit. Hm … Ich hatte den Eindruck, das war fast, als wenn Sie eine neue Seite von sich entdeckt hätten, und jetzt möchten Sie diese neue Seite kennenlernen und keine Zeit mehr verschwenden.

P: Na ja (lacht).

T: (lacht) Oder?

P: Ja.

T: Und dass es nicht so schnell geht, ja, das war ein bisschen …

P: Das ist schwierig für mich.

T: Das war schwierig für Sie. Wie fühlen Sie sich jetzt?

P: (lacht) Ganz schön erledigt!

T: Ganz schön erledigt? Das ist immer ein gutes Zeichen.

P: (lacht) Ja.

T: Was hat Sie denn so erledigt?

P: Ich fand das total anstrengend.

T: Was war denn dabei anstrengend? Was empfanden Sie als anstrengend?

P: Einmal die ganze Zeit so konzentriert zu sein …

T: Mhm.

P: … und da überhaupt keinen Einfluss darauf zu haben, was die da treiben. Das macht mich ganz kirre (lacht).

T: Sie haben überhaupt keinen Einfluss gehabt auf das, was das KIND macht?
P: (lacht) Ja.
T: Ist das nicht irre?
P: Ja.
T: Sie würden so gern ein bisschen Kontrolle darüber haben (lacht).
P: (lacht) Ja, hätte ich gerne, ne? Bin so'n kleiner Kontrollfreak, ja.
T: Aha. Ja, hat Sie etwas überrascht?
P: Nee.
T: Nein?
P: Weiß ich nicht. Muss sich erst setzen, glaub ich.
T: Sie haben gerade gesagt, dass es für Sie anstrengend war.
P: Mhm.
T: Ganz am Anfang hatte ich den Eindruck, dass es für Sie sehr anstrengend war, überhaupt mit dem KIND zu reden.
P: Ja.

Da die Patientin zwar angibt, dass die Sitzung anstrengend für sie war, aber nicht genauer ausführt warum, äußert der Therapeut seinen Eindruck, den sie dann spontan bestätigt. Es scheint so zu sein, dass sie auch in der Nachbesprechung (auf der Metaebene) eine tiefe Empathie mit dem Leiden des KINDES vermeidet. Die »Nähe« zum KIND sucht sie schon, aber das ganze Ausmaß des Leidens mitzufühlen, scheint ihr noch zu bedrohlich zu sein. Für die Genesung (Auflösung oder Linderung ihrer Symptomatik) wird die Konfrontation mit dieser Herausforderung aber zwingend notwendig sein. So führt der Therapeut sie in einer sokratisch-konfrontierenden Haltung immer wieder auf diese Auseinandersetzung hin.

T: Wie lange musste ich dranbleiben (lacht) …
P: Ja, lange, ich weiß (lacht).
T: … bis Sie dazu gekommen sind, überhaupt ein Wort dem KIND direkt zu sagen? Das schien sehr anstrengend zu sein.
P: Ja.
T: Wie können wir das verstehen?
P: Weiß nicht, das ist eine ganz arge Überwindung.
T: Und was hat das so schwierig gemacht, direkt mit dem KIND zu reden?
P: Das weiß ich auch nicht.
T: Und das ist das erste Mal, das allererste Mal, dass Sie direkt mit dem KIND gesprochen haben, oder?
P: Ja.
T: Was mir jetzt durch den Kopf geht, ist: Wenn es für Sie so schwierig war, direkt mit dem KIND zu reden …
P: … muss es für das KIND noch schwieriger sein (lacht)?

T: Danke! (lacht) Vielleicht, oder? Vielleicht hätten Sie dann ein bisschen Verständnis für das KIND.

P: Ich habe da ja auch Verständnis für das KIND …

T: Das habe ich gemerkt.

P: … aber nicht Geduld.

T: Das habe ich auch gemerkt. Ja, aber Sie kapieren nicht ganz, was so schwierig war für Sie, das KIND direkt anzusprechen?

P: (schüttelt den Kopf, schaut nachdenklich)

T: Wir haben von anderen Patienten gelernt im Laufe der letzten 25 Jahre, dass, wenn man sich auf der ÄUSSEREN BÜHNE selbst verletzt, genau was Sie heute in dieser Sitzung erlebt haben, Sie das auf der INNEREN BÜHNE gegen das KIND tun, und das KIND weiß das. Das war für mich sehr interessant, dass Sie ganz allein zu dieser Erkenntnis gekommen sind während dieser Sitzung, oder?

P: Mhm.

Der Therapeut bringt hier eine Information im Sinne einer Psychoedukation ein, womit er die Erkenntnisse der Patientin aus dieser Sitzung validiert und noch einmal tiefer verankert. Dabei betont der Therapeut, dass er diese Informationen nicht als der allwissende Experte besser als die Patientin kenne, sondern dass er sie von anderen Patienten gelernt habe.

T: Sie haben auch die Wunden auf dem Arm des KINDES gesehen, oder?

P: Mhm.

T: Wo Sie sich geschnitten haben. War das nicht ein Ding?

P: Das war furchtbar.

T: Aber vielleicht wichtig, dass Sie diesen Zusammenhang erkannt haben, oder?

P: (nickt)

T: Jedes Mal, wenn Sie sich selbst verletzen, tun Sie das gegen das KIND auf der INNEREN BÜHNE. Auf der ÄUSSEREN BÜHNE tun Sie es gegen sich, aber auf der INNEREN BÜHNE gegen das KIND. Das habe ich von anderen Patienten gelernt im Laufe der Jahre.

P: Mhm.

T: Das scheint zu stimmen. Und Sie sind ganz allein zu dieser Einsicht gekommen heute, oder?

P: Wir haben vorher auch schon mal drüber gesprochen.

T: Haben Sie vorher drüber gesprochen?

P: Mhm.

T: Also, das ist Ihnen dann irgendwie doch langsam bewusst geworden, auch bevor wir heute …

P: Mhm, aber es hat ziemlich lange gedauert (lacht).

T: Was hat lange gedauert?

P: Bis ich das verstanden habe und geglaubt habe. Glauben tu ich es erst, seitdem ich das eben gesehen habe. Das war ganz komisch.

T: Jetzt hier in der Sitzung?

P: Ja, die Arme von der zu sehen.

T: Als Sie das gesehen haben, konnten Sie das nicht mehr verleugnen, oder?

P: Mhm, und da war alles zu sehen, also alles, was inzwischen schon lange abgeheilt ist.

T: Echt? Uh! … Ja … Da ist ziemlich viel zu bedenken, oder?

P: (nickt)

T: Wie war meine Begleitung heute?

P: Hartnäckig (lacht).

T: Hartnäckig (lächelt), das nehme ich als großes Kompliment. Freut mich zu hören, aber …?

P: Aber gut.

T: Was war gut dabei?

P: Dass Sie so hartnäckig waren. Also, ich wäre sonst ganz oft ausgewichen, glaube ich.

T: Ja. Und inwiefern war ich hartnäckig? Was habe ich gemacht, das bei Ihnen so hartnäckig ankam?

P: Na ja, weil Sie nicht lockergelassen haben, so lange, bis ich mal wenigstens mit dem KIND geredet habe oder so.

T: Aha, das haben Sie bemerkt (lacht)?

P: Ja ja … (lacht)

T: Aber Sie sagen, das war gut, sonst wären Sie ausgewichen?

P: Ja.

T: Hm. Hartnäckig, aber gut?

P: Ja.

T: Gibt's sonst andere Erkenntnisse, Empfindungen, Bemerkungen?

P: Also ich bin sehr dankbar drum. Es war eine ganz arg schöne Sitzung.

T: Ja. Das war wirklich eine Begegnung auf der INNEREN BÜHNE mit diesem Anteil, mit diesem KIND-ANTEIL.

P: Ja.

T: Was nehmen Sie denn mit von dieser Sitzung?

P: (seufzt) … Ich glaube, ich brauche ein bisschen Geduld mit mir (lacht).

T: Ein bisschen Geduld mit sich?

P: Mit meinem KIND, mein KIND mit mir.

T: Ich hatte den Eindruck, das ist für Sie sehr, sehr wichtig jetzt, eine Beziehung mit dem KIND zu haben, sehr wichtig, oder irre ich mich?

P: Nee, es ist wichtig, und es hat angefangen.

T: Ja, und ich würde sogar sagen, sehr wichtig.

P: Mhm.

T: Ist das richtig?

P: Ja, aber das war bis jetzt so einseitig, ne?

T: Und Sie möchten auch, dass das KIND mit Ihnen redet.

P: (nickt)

T: Und das wird auch in der Zukunft möglich sein, wenn …?

P: Wenn …?

T: Wenn was … (lacht)?

P: (lacht)

T: Liegt das an dem KIND oder an Ihnen?

P: Ich fürchte mal, an mir (lacht).

T: Ich glaube, Sie fürchten richtig (lächelt). Und, das heißt?

P: (schweigt)

T: Was müssen Sie jetzt tun, bevor eine Beziehung mit dem KIND möglich ist? Eine Beziehung, die Sie gerne haben möchten. Was müssen Sie jetzt anders tun, überhaupt tun oder nicht tun?

P: Nicht tun. Ich muss mein Versprechen halten.

T: Und zwar …?

P: Dass ich mich nicht mehr verletze.

T: Sie haben versprochen, Sie würden versuchen, das nicht mehr zu machen. Und das scheint beim KIND angekommen zu sein.

P: Aber es reicht nicht, ne?

T: Danke, dass Sie das gesagt haben (lacht). Ich versuche, das in Worte zu fassen, und Sie haben mir geholfen. Da haben Sie recht. Es reicht nicht, nur einen Versuch zu machen, wenn es Ihnen nicht gelingt. Aber ich weiß, oder ich geh davon aus, dass das nicht so einfach ist.

P: Ja, und wenn ich was verspreche, was ich nicht halten kann, ist es ja noch schlimmer für mich.

T: Ja, aber was ich damit sagen will, ist, dass Sie ab jetzt versuchen werden, sich überhaupt nicht mehr selbst zu verletzen … das werden Sie versuchen, aber ich könnte mir vorstellen, dass das nicht so einfach ist.

P: Mhm.

T: Es gibt vielleicht Momente, in denen Sie in einem tiefen Loch drin sind, mit unheimlichen unangenehmen Gefühlen. Und was passiert, wenn Sie sich selbst verletzen? Was passiert dann mit diesen unangenehmen Gefühlen?

P: Ich kann es Ihnen nicht sagen. Ich habe mich hinterher verletzt, wenn diese unangenehmen Gefühle rum waren. Ich habe das nicht in dem Spannungszustand direkt gemacht.

T: Das haben Sie nicht in dem Spannungszustand gemacht, sondern nachher?

P: Ja.

T: Wieso denn nachher?

P: (lacht)

T: Ich meine, was hat das gebracht?

P: Ich war, wenn so ganz arge Spannungszustände sind, so weit weg von mir, so weggedriftet, und das hat mich zurückgeholt, wieder zu *einem* gemacht irgendwie.

T: Sie sind in einem hohen Anspannungszustand für eine Zeit lang, und dann irgendwann mal kommt die Anspannung runter, und dann fühlen Sie sich von sich ganz weit weg?

P: Genau.

T: Und dann machen Sie das?

P: (nickt)

T: Und wenn Sie sich dann in diesem Zustand selbst verletzen, dann, was ist das Ergebnis?

P: Dann bringt's mich wieder zu einem.

T: Das ist sehr interessant.

P: (lacht verlegen)

T: Dann sind Sie wieder bei sich.

P: Mhm.

T: Aber mit einer offenen Wunde.

P: Mhm.

T: Wenn Sie das Gefühl haben, Sie sind von sich ganz weit weg, verletzen Sie sich dann immer selbst, oder wenden Sie manchmal andere Strategien an, um wieder bei sich zu sein?

P: Daran arbeiten wir hier (lacht), andere Strategien zu finden.

T: Das glaube ich, aber haben Sie andere Strategien angewendet bis jetzt?

P: Nee, ich hab's meistens ausgehalten irgendwie.

T: Ausgehalten. Wie? Das ist an sich eine Strategie, oder? Und wenn Sie das aushalten, wie machen Sie das?

P: (reflektierend) … Ich habe versucht, mich abzulenken oder die Spannung irgendwie so runterzufahren. Manchmal geht's, manchmal ist es echt schwer.

T: Und wie versuchen Sie, sich davon abzulenken? Ganz konkret, was machen Sie manchmal?

P: Ganz konkret? Weiß nicht, manchmal bleibt es stundenlang, dass ich da gar nicht rauskomme aus diesem Zustand …

T: In Ihrem Zimmer? Oder sind Sie draußen in der Natur, oder wo sind Sie dann?

P: Meistens vergrabe ich mich dann da irgendwo im Zimmer, und wenn ich draußen bin, geht's mir besser, aber auf die Idee komm ich dann nicht, rauszugehen.

T: Wenn Sie draußen sind in diesem Zustand, geht es Ihnen besser?

P: Mhm.

T: Was meinen Sie, weshalb es Ihnen besser geht, wenn Sie draußen in der Natur sind oder einfach draußen sind?

P: Na ja, da ist ja der Wind, Luft, Wärme, alles.

T: Okay.

P: Ja also da, da spür ich ein bisschen dann vom Körper, und dann ist das einfacher, da wieder reinzugehen und meinen Körper wieder zu spüren.

T: Wenn ich das richtig verstehe, wenn Sie in einem Zustand sind, wo Sie das Gefühl haben, ganz weit weg von sich selbst zu sein, und Sie gehen dann nach draußen und spüren den Wind und die Luft, Sie hören die Vögel …, dann sind Sie mehr auf die ÄUSSERE BÜHNE orientiert oder fokussiert?

P: (nickt)

T: Ist das vielleicht eine wichtige Intervention? Einfach von der INNEREN BÜHNE weg manchmal und auf die ÄUSSERE BÜHNE fokussiert sein und dann Kontakt mit der äußeren Welt haben?

P: Ja.

T: Und dann geht's Ihnen besser?

P: Aber das ist schwierig, dahin zu kommen. Also ich hab's in der Körpertherapie ausprobiert und allein durch Gucken auf so Gegenstände oder so, was da ist, ne? Aber selber drauf zu kommen in so einer Situation ist total schwierig. Wenn mir das jemand sagt, dann geht es schon, aber dass ich da allein mal dran denke, das ist …

T: Es ist schwierig, weil Sie gar nicht dran denken?

P: Genau.

T: Könnten Sie vielleicht ein Schild machen an der Tür in Ihrem Zimmer?

P: (lacht)

T: Wenn es darum geht, sich daran zu erinnern, und Sie haben dann auf einem Schild irgendwie die Worte: »Wenn es mir schlecht geht, geh raus!«

P: (nickt)

T: Dann hätten Sie wenigstens eine Erinnerung.

P: Ja, aber ich weiß nicht, ob ich das wahrnehmen würde. Aber, es kommt auf einen Versuch drauf an.

T: Ich weiß auch nicht. Das können Sie mit Ihrer Bezugstherapeutin weitermachen.

P: Mhm.

T: Okay, aber wenn ich das richtig verstehe, Sie sind jetzt ja ziemlich motiviert, sehr motiviert, sich nicht mehr selbst zu verletzen. Aber der Weg ist und wird nicht einfach sein.

P: (nickt)

T: Und es wird immer wieder mal Momente geben, wo es Ihnen nicht gut geht. Und dann ist es sehr wichtig, wie Sie darauf reagieren. Ich glaube, wenn ich mich nicht irre, dass Sie die Ressourcen haben, das zu tun. Aber manchmal sind unsere Ressourcen irgendwie nicht zugänglich, oder es sind Blockierungen da, Blockaden. Die Ressourcen sind da, nur der Zugang ist manchmal blockiert. Aber das ist dann eine Sache, die Sie mit Ihrer Bezugstherapeutin weiter bearbeiten werden, oder?

P: Ja.

T: Haben Sie noch ein letztes Wort für mich?
P: (lacht verschämt) Ja, danke!
T: (lacht) Wenn das jetzt das letzte Wort ist …
P: Ja, ich danke Ihnen tatsächlich. Das war auch für mich eine schöne Erfahrung, eine wichtige.
T: Ja, okay. Ja, war für mich auch schön, Sie kennenzulernen. Ja, ich bedanke mich auch. Und Sie gehen jetzt raus nach draußen, ja? In die Natur (lacht).
P: (lacht)
T: Wo Sie den Wind spüren, den Duft riechen und die Vögel hören.
P: Okay.

Katamnese

In der Einjahreskatamnese zeigte sich, dass sich die depressive Symptomatik nach dieser Sitzung stabil gebessert hatte. Seit dieser IRRT-Phase-3-Sitzung sei sie von ihren Suizidgedanken distanziert gewesen. Sie habe sich seit dieser Sitzung nicht mehr selbst schneiden können, allerdings noch kleine Ersatzhandlungen (wie sich in die Hand gebissen oder den Kopf leicht gegen die Wand gestoßen) durchgeführt. Das Bild von den Schnitten auf den Armen des Mädchens sei für sie sehr präsent und wirke gegen Schneidedruck.

Erst in der weiteren Folge habe sich die eigentliche Wurzel ihrer Problematik herauskristallisiert, indem Erinnerungen an sexuelle Übergriffe mit 15/16 Jahren durch ihren damaligen Freund aufkamen, die das volle Symptomspektrum einer PTBS annahmen, aber dann auch bearbeitet werden konnten – ebenfalls mit IRRT (-Phase-1, 2, 3-Sitzungen).

8.2 Fallbeispiel Francine (M. S.)

»Wenn ich fresse und kotze, ist das KIND gar nicht da.«

(IRRT-Phase-3 bei Bulimie)

Die 32-jährige Patientin leidet seit ca. 15 Jahren an einer Bulimie bei meist niedrig normalem oder untergewichtigem BMI[28]. Regelmäßige Essanfälle und täglich mehrmaliges Erbrechen kennzeichnen die Symptomatik. Auslöser sind regelmäßig Gefühle der Einsamkeit und Verlassenheit, offenbar aufgrund kindlicher Vernachlässigung. Etwa acht Wochen vor dieser Sitzung ist sie in eine psychosomatische Klinik zur stationären Behandlung eingewiesen worden. Bei Klinikeintritt beträgt der BMI 16,5. Zum Zeitpunkt dieser IRRT-Sitzung hat sich die Symptomatik etwas gebessert (seltenere Ess- und Brechanfälle, BMI 18). Die Patientin stellt sich für eine IRRT-Phase-3-Sitzung bei M. S. zur Verfügung (Demonstration vor den Klinikärzten und -therapeuten).

Besonderheiten:

- In dieser Demonstrationssitzung geht es vor allem um diagnostische Fragen, deren Beantwortung der weiteren Therapiekonzeption dienen sollen. Tatsächlich wird dieses Ziel in der Sitzung erreicht.
- Der psychodynamische Hintergrund der Bulimie kristallisiert sich in der IRRT-Phase-3-Sitzung klar heraus. Offenbar besteht eine große Angst vor Einsamkeits- und Verlassenheitsgefühlen, die auf kindliche Vernachlässigung zurückzuführen sind. Vor dem Hintergrund dieser **Emotionsphobie** reinszeniert sie im Umgang mit ihrem INNEREN KIND genau diese Vernachlässigung, indem sie den Kontakt zum KIND zu vermeiden sucht.
- Im positiven Sinn zeigt sich, dass sie über erfreuliche kindliche Ressourcen verfügt, die im Alltag zu aktivieren wären.
- In der Nachbesprechung ist der Therapeut relativ aktiv, bringt eigene Empfindungen, Erkenntnisse und Vorschläge ein, bleibt dabei aber fragend-hypothetisch und versucht, die Patientin nicht damit zu überfahren.

VORBESPRECHUNG

Der IRRT-Therapeut fragt die Patientin in der kurzen Vorbesprechung nach imaginativen Therapie-Vorerfahrungen. Sie sei lediglich mal in einer Schematherapie

[28] BMI = Body-Mass-Index (Körpermassenindex als Maß für das Untergewicht). Unter 17,5 kg/m² ist das Kriterium für eine Anorexie erfüllt, die Normgrenzen liegen heute zwischen 18,5 und 25.

gewesen, in der sie auch Imaginationen zum Thema »inneres Kind« durchgeführt habe. Die Patientin berichtet außerdem, sie könne unangenehme Gefühle nicht aushalten und könne sich nur mit Essanfällen und Erbrechen davon ablenken. Sie sei perfektionistisch und habe oft Angst, etwas falsch zu machen. Nach einer sehr kurzen Einführung ins Prozedere beginnt die Imagination in der Phase 3.

PHASE 3

T: Dann können wir gleich einsteigen. Wenn Sie bereit sind, können Sie die Augen schließen und ein Bild vor Ihrem inneren Auge, also ein Bild von Ihrem INNEREN KIND, aufkommen lassen … ein Bild von Ihrem INNEREN KIND aufkommen lassen vor Ihrem inneren Auge … Haben Sie jetzt so langsam ein Bild von dem KIND?

P: (nickt)

T: Und wo befindet sich das KIND?

P: Bei meinen Eltern im Wohnzimmer.

T: Okay. Bei Ihren Eltern im Wohnzimmer. Und was macht das KIND?

P: Ich sitze auf dem Teppich und spiele.

T: Das KIND sitzt auf dem Teppich und spielt. Und womit spielt das KIND?

Die Patientin spricht vom KIND in der ersten Person, d. h. aus der Perspektive des KINDES (»Ich sitze …«). Der Therapeut korrigiert das in seiner Paraphrasierung fast unmerklich (»Das KIND sitzt …«), aber es wirkt sich sofort aus bei der Patientin. In der Phase 3 der IRRT geht es darum, dass die Patientin das Geschehen aus der Sicht des AKTUELLEN ICHS beobachtet und schildert. In erster Linie ist nämlich das AKTUELLE ICH mit den Herausforderungen der Begegnung mit dem KIND konfrontiert und muss dafür die Verantwortung übernehmen (räumliche und emotionale Annäherung, Zulassen der Emotionen und offene Kommunikation darüber, Empathie und Verständnis für das KIND und für sich selbst).

P: Ähm …

T: Das KIND sitzt auf dem Teppich und spielt mit …?

P: Mit einer Puppe.

T: Okay. Mit einer Puppe. Und wie fühlt sich das KIND?

P: Glücklich.

T: Glücklich. Wie alt ist das KIND?

P: So vier vielleicht.

T: Und wo sind Sie jetzt als HEUTIGES ICH in diesem Bild mit dem KIND?

P: (schweigt)

T: Wo sind Sie als HEUTIGES ICH in diesem Bild mit dem KIND?

P: Also, ich schaue auf das kleine KIND vom anderen Teil des Wohnzimmers aus.

T: Ungefähr, wie weit sind Sie jetzt von dem KIND entfernt?
P: Eineinhalb bis zwei Meter.
T: Eineinhalb bis zwei Meter? Und nimmt das KIND Sie wahr?
P: (schüttelt den Kopf)
T: Nein? Und jetzt an dieser Stelle, was möchten Sie als HEUTIGES ICH dem KIND sagen oder mit dem KIND tun?
P: Eigentlich ist es gerade ganz schön, einfach zuzusehen.
T: Okay. Es ist schön, einfach das KIND anzuschauen aus eineinhalb bis zwei Metern Entfernung?
P: Ja, und das Sofa steht auch dazwischen.
T: Aha, das Sofa steht auch dazwischen?

Der Therapeut hatte damit gerechnet, dass sich eine relativ große Distanz zwischen AKTUELLEM ICH und KIND zeigen würde, da das bei Suchterkrankungen wie Bulimie ein typisches Phänomen darstellt. Das KIND trägt nämlich alle Gefühle, auch die unangenehmen, die die Patientin vermeiden möchte.
Der von Anfang an geringe Abstand zwischen AKTUELLEM ICH und KIND in dieser Szene (eineinhalb bis zwei Meter) verwundert den Therapeuten zunächst, aber durch die Erkenntnis, dass das KIND das AKTUELLE ICH nicht wahrnimmt und auch noch ein Sofa zwischen beiden steht, wird der Eindruck wieder stimmig.

T: Wenn Sie jetzt dem KIND direkt in die Augen schauen könnten, was würden Sie jetzt in den Augen sehen?
P: Hm. So eine Art Euphorie.
T: So eine Art Euphorie? Mhm. Und wie reagieren Sie auf das, was Sie in den Augen des KINDES sehen?
P: Es macht mich auch glücklich.
T: Okay. Können Sie das jetzt dem KIND direkt sagen?
P: Ja (schweigt dann).
T: Können Sie das dem KIND laut sagen, damit ich das hören kann?
P: *»Es freut mich, dass du so schön spielst und Spaß daran hast.«*
T: *»Es freut mich, dass du so schön spielst und Spaß daran hast.«*
P: *»Und dass du auch allein so gut spielen kannst.«*
T: *»Und dass du auch allein so gut spielen kannst.«* Und wie reagiert das KIND darauf?

Oberflächlich scheint in dieser Szene alles in Ordnung zu sein, KIND und AKTUELLES ICH sind glücklich, ja sogar euphorisch. Aber es handelt sich eindeutig um die Verlaufsform der »Idylle«, was dem Therapeuten völlig klar ist. Er muss nur eine direkte Interaktion fordern, fördern und aufrechterhalten, bis Komplikationen auftreten und die Idylle zerbricht. Damit kann dann der therapeutische Prozess in Gang kommen.

P: Es reagiert nicht wirklich, es guckt zwar hoch, aber spielt dann weiter.

T: Das KIND guckt hoch?

P: Und lächelt aber auch.

T: Lächelt und spielt weiter? Spielt weiter mit der Puppe?

P: Ja.

T: Okay. Und wie weit sind Sie vom KIND entfernt?

P: Also, als ich ihr in die Augen geschaut habe, eigentlich direkt davor gestanden. Allerdings habe ich mich, als das KLEINE KIND mich angeschaut hat, wieder hinter dem Sofa gesehen.

In dieser Phase geht es die ganze Zeit darum, wie sich das AKTUELLE ICH in dem Spannungsfeld zwischen Nähe und Distanz verhält. Es ist ein Oszillieren, wobei der Therapeut in einer sokratisch-konfrontierenden Haltung ständig auf die Annäherung hinarbeitet und sehr genau die feinen Signale wahrnimmt, die eine Annäherung oder eine Distanzierung kennzeichnen. (»Und dass du auch **allein** so gut spielen kannst.« *[Lob der Unabhängigkeit, d. h. aber auch der Distanz]* – Ich **habe mich** hinter dem Sofa **gesehen**. *[Vergangenheit, Beobachterperspektive, Wechsel von der primären auf die sekundäre Ebene]*)

T: Okay. Also kurz mal standen Sie gerade vor dem KIND, aber als das KIND Sie angeschaut hat, dann war wieder mehr Distanz da?

P: Ja.

T: Und als das KIND Sie angeschaut hat, und es war danach mehr Abstand da … weswegen war mehr Abstand plötzlich da?

P: Ich hatte einfach das Gefühl, ich konnte dem KIND nicht in die Augen sehen, wenn das Sofa dazwischen steht, weil ich dann so weit entfernt bin, deshalb war ich dann kurze Zeit genau davor.

T: Und wie war es für Sie, so nahe am KIND dran zu sein und dem KIND direkt in die Augen zu schauen?

P: Das war angenehm.

T: Können Sie sich vorstellen, jetzt noch mal ans KIND heranzugehen und von ganz nahem dem KIND noch mal in die Augen zu schauen und das dem KIND zu sagen, dass Sie das angenehm finden? Können Sie sich vorstellen, das jetzt zu machen?

Der Therapeut versucht weiterhin ständig, das AKTUELLE ICH zur Annäherung an das KIND zu ermutigen.

P: Ja.

T: Was machen Sie genau?

P: Ich hocke mich vor das KIND, das kniet ja auf dem Teppich, sodass ich ungefähr auf derselben Höhe bin.

T: Mhm.
P: Und sehe dem KIND in die Augen.
T: Und was sehen Sie da?
P: So ein bisschen Fragezeichen jetzt.
T: So ein bisschen Fragezeichen jetzt? Fragezeichen, weil ...?

Tataa! Jetzt kommt das erste eindeutige Zeichen, dass vielleicht doch nicht alles so paradiesisch ist. Der Therapeut greift das sofort auf.

P: Weil das KIND sich wundert, was ich jetzt genau möchte, warum ich es nur angucke.
T: Das KIND wundert sich jetzt, »*Was will sie jetzt von mir, was macht sie mit mir?*« So was?
P: Ja.
T: Wie möchten Sie jetzt darauf reagieren, Sie als HEUTIGES ICH?
P: Ich würde eigentlich am liebsten sagen: »*Lass dich nicht irritieren, spiel ruhig weiter.*«
T: Okay. Können Sie das jetzt dem KIND direkt sagen?
P: »*Lass dich nicht irritieren von mir, ich guck dir nur beim Spielen zu. Spiel ruhig weiter.*«
T: Mhm ... und wie reagiert das KIND?
P: Es guckt wieder auf seine Puppe und spielt weiter.
T: ... und spielt weiter. Und was möchten Sie jetzt als HEUTIGES ICH dem KIND weiter sagen oder mit dem KIND tun?
P: Sagen würde ich eigentlich gar nichts. Ich würde weiter zuschauen, weil es mich beruhigt, das zu sehen, dass es halt so spielt (Tränen in den Augen).

Die Tränen in den Augen sind jetzt ein sehr gutes Zeichen. Sie zeigen nämlich, dass die Patientin als AKTUELLES ICH dem KIND bereits näher gekommen ist, als sie ursprünglich geplant hat. Damit ist sie auch den Gefühlen des KINDES näher gekommen, und es kommt bei ihr zu Körpersignalen einer emotionalen Berührung.

T: Können Sie das dem KIND direkt sagen?
P: »*Es beruhigt mich zu sehen, dass du so schön spielst*« (weint ein bisschen).
T: »*Es beruhigt mich zu sehen, dass du so schön spielst.*« Okay ... und wie reagiert das KIND?
P: Eigentlich gar nicht.
T: Eigentlich gar nicht? Und das beruhigt Sie, weil ...? Wenn Sie das KIND so spielen sehen, was beruhigt Sie so besonders dabei?
P: Dass es sich nicht so Sorgen macht und einfach glücklich ist, da so mit der Puppe zu spielen.

T: Okay.

P: Gar nicht so merkt, was außen rum passiert (öffnet die Augen).

Das Öffnen der Augen zeigt hier an, dass die Patientin gewissermaßen Angst vor der eigenen Courage (Annäherung an die intensiven Emotionen des KINDES) bekommt und aus dem Prozess aussteigen möchte. Der Therapeut versteht das sofort und versucht, entsprechend gegenzusteuern.

T: Okay. Ist es möglich, wieder die Augen zu schließen und dabei zu bleiben?

P: (schließt die Augen wieder)

T: Aber das berührt Sie jetzt, das KIND so glücklich spielen zu sehen?

P: (nickt)

T: Und können Sie das dem KIND noch mal direkt sagen?

P: *»Es berührt mich sehr, dich hier jetzt so schön spielen zu sehen.«*

T: *»Das berührt mich sehr, dich hier jetzt so schön spielen zu sehen.«* Und das KIND, wie reagiert das KIND darauf?

P: Es guckt hoch, und es wundert sich, dass ich Tränen in den Augen habe.

T: Das KIND wundert sich, dass Sie Tränen in den Augen haben? Und was möchten Sie jetzt dem KIND dazu sagen, weshalb Sie Tränen in den Augen haben?

P: *»Mach dir keine Sorgen. Ich weine nicht, weil ich traurig bin, sondern weil ich mich freue oder weil es mich berührt, dass du schön spielst.«*

T: *»Mach dir keine Sorgen. Ich weine nicht, weil ich traurig bin, sondern weil ich mich freue, weil es mich berührt, dass du schön spielst.«* Und wenn Sie das dem KIND direkt sagen, wie reagiert das KIND?

P: (weint) Im ersten Moment habe ich grade gedacht, dass es darauf nicht wirklich reagiert. Im zweiten Moment sehe ich es aber aufstehen und mich in den Arm nehmen.

T: Aufstehen und Sie in den Arm nehmen? Wenn Sie dem KIND sagen, *»Es berührt mich, dich so spielen zu sehen, das macht mich glücklich«*, steht das KIND auf, kommt auf Sie zu und nimmt Sie in den Arm?

P: Ja, weil ich Tränen in den Augen habe und Kinder ja dann auch irgendwie immer denken, dass man dann traurig ist und dass man in den Arm genommen werden möchte.

T: Das KIND nimmt Sie jetzt in den Arm. Und wie ist das für Sie?

P: Schön.

T: Schön? Und wie reagieren Sie darauf?

P: Ich drücke das KIND zurück.

T: Mhm.

P: Ja, es ist beruhigend.

T: Sie drücken das KIND zurück, und es ist beruhigend?

P: (nickt)

T: Das KIND nimmt Sie in den Arm, Sie drücken das KIND zurück, das ist beruhigend. Und was möchten Sie dabei dem KIND jetzt sagen?

P: *»Das ist aber lieb, dass du mich in den Arm nimmst, aber ich bin nicht traurig.«*

T: *»Das ist aber lieb, dass du mich in den Arm nimmst«*, sagen Sie dem KIND? Und wie reagiert das KIND darauf?

P: Nachdem es mich gedrückt hat, lässt es mich wieder los und bleibt noch vor mir stehen und guckt mich weiterhin an und geht nicht zurück zur Puppe.

T: Und guckt Sie weiter direkt an? Und was sehen Sie in den Augen und im Gesicht des KINDES, wenn das KIND Sie so weiter anschaut?

P: Eine gewisse Unsicherheit, aber es lächelt mich auch an.

T: Eine gewisse Unsicherheit, aber es lächelt Sie an? Und diese Unsicherheit? Unsicherheit, weil ...?

P: ... es alles immer noch nicht richtig versteht, warum ich weine, obwohl ich eigentlich doch gar nicht traurig bin.

T: Hm. Es ist vielleicht für das KIND neu, es kapiert das nicht ganz?

P: (nickt)

T: Aha. Aber das KIND bleibt bei Ihnen jetzt?

P: Ja, es steht noch vor mir.

T: Ja, es steht noch vor Ihnen und geht nicht zurück zu ihrer Puppe im Moment?

P: Ja.

T: Das KIND steht noch vor Ihnen und guckt Sie an? Und wie möchten Sie darauf reagieren?

P: Ich würde sagen: *»Du kannst ruhig weiter mit der Puppe spielen, bei mir ist alles in Ordnung. Und ich würde dir weiter dabei zusehen.«*

T: Und wie ist diese Annäherung an das KIND für Sie?

P: Sehr schön.

T: Sehr schön? Können Sie das vielleicht dem KIND direkt sagen?

P: *»Es ist schön, dass du mich so in den Arm nimmst und dass wir so nah beieinander sind.«*

T: *»Es ist schön, dass du mich so in den Arm nimmst und dass wir so nah beieinander sind.«* Und das ist für mich schön, weil ...?

P: Weil ich dadurch merke, dass mich jemand lieb hat.

T: Mhm. Können Sie das dem KIND direkt sagen?

P: *»Weil ich dadurch merke, dass du mich lieb hast, dass mich jemand lieb hat.«*

T: *»Es ist für mich schön zu merken, dass du mich lieb hast. Das bedeutet mir viel, zu wissen, dass du mich lieb hast«*?

> *Der Therapeut intensiviert hier in seiner Paraphrasierung das Erleben, indem er ergänzt* »Das bedeutet mir viel ...«. *Es handelt sich um ein Beispiel einer IRRT-Intervention, in welcher der Therapeut das* expliziert *äußert, was er* implizit *empfunden hat.*

P: (nickt)

T: Und das bedeutet Ihnen so viel, weil …?

P: Weil es mir ein gutes Gefühl gibt.

T: Und was macht das Kind im Moment? Das Kind steht noch vor Ihnen?

P: Ja. Weiterhin.

T: Und was möchten Sie jetzt dem Kind sagen oder mit dem Kind machen?

P: Ich bin jetzt auch ein bisschen unsicher und weiß nicht so recht, was ich jetzt machen soll … vielleicht mit dem Kind zusammen spielen oder mich noch mehr dazusetzen.

T: Aha. Können Sie das vielleicht dem Kind direkt sagen? Von Ihrer Unsicherheit und Ihrem Wunsch, mit dem Kind zu spielen?

P: *»Ich bin ja auch grade ein bisschen unsicher, aber lass uns doch gemeinsam ein bisschen spielen.«*

T: *»… aber lass uns jetzt gemeinsam ein bisschen spielen.«* … und wie reagiert das Kind?

P: Es gibt mir die Puppe.

T: Das Kind gibt Ihnen jetzt die Puppe? Und …?

P: Ja, und lächelt und freut sich und sagt mir dadurch: *»Ja, dann spielen wir jetzt zusammen.«*

T: Das Kind lächelt und freut sich und gibt Ihnen die Puppe und sagt: *»Ja, dann spielen wir zusammen.«* Und wie ist das für Sie, diese Reaktion vom Kind zu bekommen?

P: Ja, ich bin gerührt.

T: Gerührt, weil …?

P: Weil ich das ja irgendwie süß finde, weil es mich freut, dass das Kind jetzt mit mir die Puppe teilen möchte.

T: Können Sie das dem Kind direkt sagen, wie es bei Ihnen ankommt?

P: *»Ich bin gerührt, dass du jetzt mit mir zusammen spielen willst und mir die Puppe gibst.«*

T: *»Ich bin gerührt, dass du jetzt mit mir zusammen spielen willst und mir die Puppe gibst.«* Und das Kind? Wie reagiert das Kind daraufhin?

P: Es lächelt wieder.

T: Es lächelt wieder? Und wenn das Kind lächelt, wie kommt das bei Ihnen an?

P: Es gibt mir ein warmes Gefühl.

T: Mhm. Können Sie das auch dem Kind direkt sagen?

P: *»Wenn du mich so anlächelst, dann gibt mir das ein warmes Gefühl, es freut mich.«*

T: *»Das freut mich, und das gibt mir ein warmes Gefühl.«* Wie reagiert das Kind darauf?

P: Dann fällt sein Blick auf die Puppe, und es beginnt das Spiel.

T: Mhm. Und wie möchten Sie als Heutiges Ich darauf reagieren?

P: Mich dann auch dem Spiel mit der Puppe zuwenden.

T: Und wie ist das für Sie? Was für ein Gefühl ist das?

P: Also einerseits ein bisschen komisch, wenn ich als Erwachsene mit einer Puppe spiele.

T: Aha.

P: Aber andererseits bin ich berührt, dass das KLEINE KIND bereit ist, die Puppe mit mir zu teilen, und mich da in das Spiel mit einbezieht.

Dem Therapeuten wird hier anhand der Reaktionen und des positiven Verhaltens des KINDES sehr deutlich, dass die Patientin über viele kindliche Ressourcen verfügt. Die Frage wird nur sein, inwieweit es ihr gelingt, diese Ressourcen auch im Alltag zu aktivieren und zu nutzen.

T: Mhm. Können Sie auch das jetzt dem KIND direkt sagen?

P: *»Es ist zwar ein bisschen unüblich, als Erwachsene mit einer Puppe zu spielen, es ist ein bisschen komisch, aber ich freue mich, dass du mich mit in das Spiel mit einbeziehst und dass du mir auch deine Puppe gibst.«*

T: Mhm.

P: *»... und dass du sie mit mir teilst.«*

T: Mhm ... und wie reagiert das KIND?

P: Es sagt kurz *»Ja«* und wendet sich wieder der Puppe zu.

T: Und wenn Sie dem KIND noch mal von ganz Nahem in die Augen schauen, was sehen Sie darin?

P: Ich sehe wieder dieselbe Euphorie wie am Anfang und den Spaß und die Freude.

1. ABSCHLUSSFRAGE

T: Gibt es sonst noch etwas, was Sie dem KIND sagen oder mit dem KIND machen möchten, bevor wir diese Begegnung für heute ausklingen lassen?

P: Ich möchte einfach da sitzen bleiben.

T: Einfach da sitzen bleiben?

P: Direkt neben dem KIND.

T: Direkt neben dem KIND. Können Sie das vielleicht dem KIND direkt sagen?

P: *»Wenn es für dich okay ist, würde ich gerne die ganze Zeit hier sitzen bleiben und mit dir gemeinsam spielen.«*

T: Und wie reagiert das KIND?

P: Es schaut mich kurz an, und ich weiß nicht genau, ob es was sagt, aber es spielt dann wieder weiter mit der Puppe, und es zeigt mir damit, dass es okay ist.

2. ABSCHLUSSFRAGE

T: Aha. Gibt es vielleicht noch etwas, das das KIND von Ihnen braucht?

P: Es braucht einfach meine Nähe und die Gewissheit, dass ich nicht aufstehe und einfach gehe, ohne irgendwie was zu sagen oder so.

Dem Therapeuten wird an dieser Stelle deutlich, dass die Nähe, Geborgenheit und Sicherheit in der Beziehung ein unerfülltes kindliches Bedürfnis der Patientin ist, was auf das Erleben von Vernachlässigungen in ihrer Kindheit hinweist und auch auf die Vermutung, dass die Patientin im Alltag als AKTUELLES ICH ihr INNERES KIND, d. h. sich selbst, immer wieder vernachlässigt und im Stich lässt. Da dies ein zentrales Thema zu sein scheint, geht er nicht sofort zur nächsten Abschlussfrage über, sondern verweilt noch eine Zeit lang bei diesem Aspekt. In der Nachbesprechung wird er dieses Thema noch einmal aufgreifen.

T: Mhm. Das KIND braucht Ihre Nähe und die Gewissheit, dass Sie da bleiben ohne wegzugehen, ohne das KIND …

P: … allein zu lassen.

T: … allein zu lassen. Können Sie das vielleicht dem KIND direkt sagen, damit es weiß, dass Sie das verstehen, was es von Ihnen braucht?

P: (fängt an, heftig zu weinen) *»Du musst dir keine Sorgen machen. Ich bleibe hier bei dir sitzen.«*

T: Mhm. Wie reagiert das KIND?

P: Es sagt wieder »*Ja*«.

T: Es sagt wieder »*Ja*« … und …?

P: … schaut mich kurz an.

T: … schaut Sie kurz an. Und was sehen Sie in seinem Blick?

P: Es lächelt sowohl mit dem Mund als auch mit den Augen und freut sich darüber.

T: Aha. Es freut sich darüber, die Gewissheit zu haben, dass Sie bei ihm bleiben?

P: Ja. Und deswegen kann es dann ganz beruhigt weiterspielen.

T: Und es wird nicht allein gelassen werden, und deswegen kann es in Ruhe weiterspielen mit dieser Gewissheit?

P: (nickt)

3. ABSCHLUSSFRAGE

T: Gibt es noch etwas, das Sie sich von dem KIND wünschen?

P: Ich würde mir wünschen, dass es mich gar nicht unbedingt mit ins Spiel einbezieht, aber mir vielleicht trotzdem zu verstehen gibt, dass es mich nicht ignoriert, sondern dass es weiß, dass ich da bin und … mir ab und zu mal einen Blick zuwirft und mich anlächelt.

T: Können Sie das jetzt auch dem KIND direkt sagen?

P: *»Ich muss gar nicht unbedingt mitspielen. Du kannst auch gerne allein spielen, aber ich find's schön zu wissen, dass du merkst, dass ich da bin und dass du mich ab und zu mal anguckst.«*

T: Mhm ... und wie reagiert das KIND daraufhin?

P: Es guckt mich an und nimmt mich jetzt noch mal in den Arm.

T: Das KIND guckt Sie an und nimmt Sie noch mal in den Arm? Aha. Und wie ist das für Sie?

P: Das kommt sehr plötzlich und wundert mich ein bisschen, aber ich drücke das KIND zurück und ... (weint)

T: Und wie fühlt es sich an, das KIND zurück zu drücken, wenn plötzlich das KIND wieder zu Ihnen kommt?

P: Es fühlt sich schön an, weil es mir zeigt wiederum, wie vorhin auch, dass es mich lieb hat.

4. ABSCHLUSSFRAGE

T: Mhm. Gibt es noch etwas, das das KIND Ihnen sagen oder vielleicht geben möchte?

P: Jetzt, wo es mich umarmt, sagt es mir auch, dass es mich lieb hat.

T: *»Ich habe dich lieb«*, sagt das KIND, sagt Ihnen das KIND?

P: Ja (weint, das Gesicht ist voller Tränen).

T: Und wenn Sie das vom KIND hören – *»Ich habe dich lieb«* –, wie kommt es bei Ihnen an?

P: Sehr schön.

T: Sehr schön? Und wie möchten Sie darauf reagieren?

P: Ich sage: *»Ich habe dich auch lieb.«*

T: *»Ich habe dich auch lieb.«*

5. ABSCHLUSSFRAGE

T: Gibt es noch irgendwas, das in dieser Szene, in dieser Begegnung, passieren sollte, bevor wir diese ausklingen lassen?

P: (schüttelt den Kopf)

6. ABSCHLUSSFRAGE

T: Und mit welchem Bild möchten Sie diese Begegnung jetzt für heute ausklingen lassen?

P: Das Bild, wo sich die beiden umarmen (weint).

T: Das Bild, wo Sie und das KIND einander umarmen. Das KIND ist plötzlich wieder zu Ihnen gekommen, umarmt Sie, und Sie drücken es auch, und das ist ein schönes Gefühl. Also das ist für Sie jetzt das Abschlussbild?

P: (nickt)

T: Sie können dieses Bild noch eine Weile wirken lassen und es in sich aufnehmen und verankern, wenn Sie möchten ... Und wenn Sie so weit sind, dann können Sie das Bild langsam verblassen lassen und in Ihrem eigenen Tempo wieder hierherkommen.

In dieser Begegnung mit dem INNEREN KIND *hat die Patientin gezeigt, dass sie über viele Ressourcen verfügt, die ihr vielleicht gar nicht bewusst sind, vor allem wenn Ess- und Brechanfälle auftreten. In der Nachbesprechung möchte der Therapeut die Patientin auf diese Ressourcen aufmerksam machen und mit ihr zusammen Möglichkeiten zu deren Aktivierung im Alltag entwickeln.*

NACHBESPRECHUNG

P: (weint noch, putzt sich die Nase, wischt sich die Tränen ab)

T: Wie war das jetzt für Sie?

P: Kann ich noch ein Taschentuch haben? (bekommt Taschentücher, wischt sich Tränen ab)

T: Wie war das jetzt für Sie?

P: Ja irgendwie – nicht erschreckend – aber mich hat's selber gewundert, warum ich jetzt angefangen habe zu weinen, weil's ja eigentlich gar keinen Grund gab.

T: Es gab keinen Grund, oder Sie haben den Grund nicht gewusst, worum es ging?

P: Ich hab den Grund nicht gewusst (beide lachen).

T: Das ist ein Unterschied. Das hat Sie ein bisschen überrollt mit Emotionen, oder?

P: Ja.

T: Also, die Antwort auf die Frage »*Wie war das für Sie?*« ist »*Das hat mich ein bisschen mitgenommen*«?

P: Ja. Sehr emotional und überraschend.

T: Diese Annäherung hat Sie sehr berührt, oder?

P: (nickt)

T: Ich hatte den Eindruck, das war für Sie auch ein bisschen unerwartet.

P: Ja, das zweite Mal, als am Ende noch mal diese Umarmung vor meinen Augen erschienen ist, kam das irgendwie sehr plötzlich. Damit hatte ich so nicht gerechnet.

T: Mhm. Wie fühlen Sie sich jetzt im Moment?

P: Ein kleines bisschen beschämt.

T: Ein kleines bisschen beschämt, weil ...?

P: Weil viele Leute grade dabei zusehen.

T: (humorvoll) Sie sitzen vor Therapeuten und heulen, und Sie sind beschämt? Als wenn Sie nicht wissen würden, dass das überhaupt das Ziel ist von Therapeuten, dass wir Patienten dazu bringen, dass sie heulen? Die da (zeigt aufs Publikum) freuen sich alle jetzt (lacht).

P: (lacht)

T: Ganz im Ernst, die Gefühle, die Sie so überrollt haben … Sie waren sehr berührt und überrascht, oder?

P: (nickt)

T: Womit könnte das zu tun haben?

P: (schaut nachdenklich)

T: Und das war bei der Annäherung an das KIND, denke ich, oder?

P: Und einfach bei dem Gefühl, zu wissen, dass mich das KIND halt auch lieb hat und mir irgendwie Aufmerksamkeit schenkt, obwohl es ja grade ganz schön gespielt hat.

T: Ja, was könnte das bedeuten?

P: Ja, ich habe die ganze Zeit an meine Angst gedacht, die Angst davor, allein zu sein, und deswegen habe ich mich jetzt drüber gefreut, dass ich gemerkt habe, dass ich ja nicht allein bin.

Die Patientin erkennt hier auf einer Gefühlsebene, dass sie – wenn sie im Kontakt mit dem INNEREN KIND ist – nicht mehr allein ist und ihre Angstgefühle, allein zu sein, nicht mehr aktualisiert sind.

T: Ist das ein Gefühl, das Sie häufig haben, Angst, allein zu sein?

P: (nickt, weint)

T: Hm. Und wenn Sie das Gefühl haben, diese Angstgefühle vor dem Alleinsein, wie gehen Sie dann damit um?

P: Ja, in der Vergangenheit, also vor dem Klinikaufenthalt, habe ich mich mit Essen dann z. B. beschäftigt, Essen und Erbrechen. Und hier ist es unterschiedlich. Manchmal suche ich den Kontakt zu Mitpatienten, oder ich beschäftige mich auch allein, lenke mich ab oder rufe meine Eltern an oder so.

T: Sie sagen: »*Vor diesem Aufenthalt habe ich mich beschäftigt mit Essen und Erbrechen.*« Was hat das gebracht? Essen und Erbrechen, was bringt das?

P: Das hat immer Zeit gekostet, Zeit, die ich sonst allein verbracht hätte, und so habe ich dann halt eine Beschäftigung gehabt.

T: Dann haben Sie sich nicht so allein gefühlt? Sie haben sich beschäftigt?

P: Ja.

T: Das ist eine sehr kreative Strategie, oder? Wenn das Allerschlimmste ist, Gefühle der Einsamkeit zu haben, und ich beschäftige mich dann mit Essen und Erbrechen, dann denke ich nicht daran, und dann ist das ein Schutz vor diesem Gefühl, eine sehr kreative Strategie. Aber … funktioniert das auf Dauer?

P: Es passiert ja auch jeden Tag wieder. Es staut sich alles auf.

T: Es passiert jeden Tag wieder? Dies ist quasi wie ein Suchtverhalten. Da ist was anderes da. Ich möchte das Verlassenheitsgefühl, das Einsamkeitsgefühl nicht haben, dann lenke ich mich ab.

P: Diese Ablenkung ist dann … teilweise habe ich diese Strategie dann gar nicht angewandt, weil ich mich allein gefühlt habe, sondern weil's schon dazugehört hat.

T: Und wenn Sie das machen, sich mit Essen und Erbrechen beschäftigen, wie lange, wie viel Zeit gewinnen Sie dadurch? Also was ich damit meine – wie lange können Sie das Gefühl, allein zu sein, vermeiden? Wie lange ist der Gewinn, zeitlich?

P: Es wird ja nur nach hinten verschoben sozusagen.

T: Dann kommt es wieder? Nach ein paar Minuten … Stunden?

P: Stunden.

T: Stunden. Dann ist es wieder da. Was Sie heute erlebt haben, das hat Sie überrascht. Aber da ist etwas da mit diesem KIND, mit diesem INNEREN KIND. Das ist ein Teil von Ihnen. Und ich frage mich, wenn Sie mit Essen und Erbrechen beschäftigt sind, was ist mit dem KIND, mit diesem sehr wichtigen Anteil von Ihnen, das auch Ressourcen hat, anscheinend, oder?

P: (nickt)

T: Was ist denn mit dem KIND, wenn Sie Fressanfälle haben und dann erbrechen? Wo ist das KIND dann?

P: Wenn ich fresse und kotze, ist das KIND gar nicht da.

T: Das KIND ist gar nicht da? Ist das möglich, dass Sie das KIND brauchen, und das KIND Sie auch braucht, und wenn ihr zusammen seid, dass irgendeine Kraft da ist, die sonst nicht da ist?

P: (nickt)

T: Und dass Sie dann mit sich selbst verbunden sind, also mit dem INNEREN KIND und mit den inneren Ressourcen, über die es verfügt?

P: (nickt)

T: Das ist auch gar nicht so schwierig, oder? … Das KIND hat ja sofort reagiert, und positiv reagiert, oder?

P: Ja. Es hat mir genau das gegeben, was ich brauchte in dem Moment.

T: Und Sie haben auch dem KIND gegeben, was das KIND brauchte, oder? Aber ich hatte den Eindruck, Sie bekommen Kraft und Energie und Mut von dem KIND, als wenn das KIND Ihre inneren Ressourcen symbolisiert.

P: (nickt)

T: Aber wenn Sie fressen und kotzen, wo ist dann der Zugang zu diesen Ressourcen? Der ist dann ja blockiert, oder?

P: (nickt) Weil in dem Moment die Gedanken ja auch gar nicht dabei sind.

T: Wo sind die Gedanken?

P: Beim Essen. Da ist alles andere ausgeblendet.

T: Was mich heute so beeindruckt hat – also wenn ich das richtig verstehe –, dass die

Ressourcen da sind. Sie haben die Ressourcen, die Sie benötigen, um im Alltag zurechtkommen zu können. Es ist der Zugang, der manchmal blockiert ist, oder?

P: (schaut nachdenklich)

T: Oder unterschätzen Sie vielleicht Ihre Ressourcen? Oder denken Sie vielleicht sogar: *Ich habe keine Ressourcen*?

P: Ich unterschätze sie.

T: Aha. Aber sie sind da. Also, so wie ich das verstehe, wenn ich das richtig verstehe, das ist so klar und deutlich, diese Tränen, die da kamen … Sie waren nicht traurig, Sie waren, was haben Sie gesagt?

P: Berührt.

T: Berührt. Als wenn Sie nicht wüssten, dass es so was in Ihnen gäbe. Das ist das, wo Sie Ihre Ressourcen vielleicht unterschätzen, oder?

P: Ja, das ist gut zu hören.

T: Aber Sie haben den Beweis, oder? Ich versuche nur wörtlich zu beschreiben, was Sie da erlebt haben.

P: Ja, es ist gut, dass Sie das tun, wahrscheinlich hätte ich das selbst nicht …

T: Sie hätten die Zusammenhänge nicht gemacht? Aber macht das Sinn für Sie, diese Zusammenhänge?

P: Ja.

T: Das KIND hat viele Ressourcen, und das KIND ist jederzeit bereit, mit Ihnen zusammen zu sein. Sie brauchen nur eine Bereitschaft zu signalisieren, oder?

P: Nur zulassen.

T: Nur zulassen … Wissen Sie, was mir durch den Kopf geht? Nach dieser Sitzung haben Sie keine Ausrede mehr (lacht). Sie haben keine Ausrede mehr … sich nicht vernünftig zu verhalten.

P: (lacht, nickt)

T: … sich nicht vernünftig zu verhalten. Also mit vernünftig meine ich das mit dem Essen und Erbrechen, das brauchen Sie nicht mehr. Vielleicht gab es eine Zeit – ich weiß es nicht, ich kenne Sie nicht –, aber eins weiß ich: Was Sie heute gezeigt haben, das Fressen und Kotzen ist total Quatsch, das brauchen Sie gar nicht, weil Sie das andere haben. Nicht alle Patienten haben die Ressourcen, die Sie haben, und der Zugang ist nicht weit weg … Also, wie ist das für Sie? Wie sehen Sie das?

Der Eindruck war hier, dass die Patientin nicht von selbst auf diese Einsichten und Zusammenhänge gekommen wäre. Das ist eine der typischen Situationen, in denen sozusagen eine psychoedukative Sequenz in die Nachbesprechung eingeschoben werden kann, allerdings immer auf eine fragende, vorschlagende, sich bei der Patientin immer wieder versichernde Art und Weise. Das zeigt sich an Aussagen oder Fragen wie: »Was mir durch den Kopf geht, ist …« *oder* »Ich hatte den Eindruck, dass …«, *welche es ermöglichen, der Patientin Hypothesen zu vermitteln oder vorzuschlagen, ohne sie zu überfahren oder zu brüskieren (s. Kap. 6.3).*

P: Na ja, ich glaube Ihnen das jetzt einfach mal. Ich freue mich darüber, dass Sie das so sagen. Ich kann das selbst nicht einschätzen.

T: Können Sie sehen, was hier auf der INNEREN BÜHNE passiert ist, was das symbolisiert? Ich kann viele Dinge sagen, aber es muss für Sie Sinn machen ... Hängt das zusammen bei Ihnen? Ich versuche nur zu verstehen, was auf der INNEREN BÜHNE heute passiert ist.

P: Es macht total Sinn.

T: Und vielleicht können Sie mir auch sagen in Ihren eigenen Worten, was Sie dabei sehen?

P: Dass ich gemerkt habe, dass das INNERE KIND, was ja in mir drin ist, mir das gegeben hat, was ich brauchte, dass es das auch jetzt tun könnte, mir die Fähigkeit zu geben, auch allein zu leben und mir die Angst zu nehmen.

T: Und im Alltag dann, wie können Sie das umsetzen? Wenn Sie z. B. in Ihrem Zimmer sind und ein einsames Gefühl haben? Bei jedem Menschen kommen diese Wellen, verlassen zu sein, allein zu sein, ich kenne diese Wellen auch.

P: (nickt)

T: Die Frage ist nicht, ob wir diese Wellen haben, die Frage ist, was man damit macht, wie man damit umgeht. Was könnten Sie vielleicht heute aus dieser Sitzung mitnehmen und in der Zukunft anwenden, wenn diese Gefühle auftauchen?

P: Ich könnte mir das Bild vor Augen rufen, das Abschlussbild, in dem ich sehe, dass da jemand ist.

T: Hm, da ist jemand! Ja, und irgendwie hatte ich den Eindruck, fühlten Sie sich nicht fragmentiert, sondern integriert, als Sie mit dem KIND zusammen waren, oder?

P: (nickt)

T: Was man vielleicht machen kann, ist eine Intervention, die viele Patienten anwenden. Wenn Sie z. B. das Gefühl haben, allein zu sein, dann gehen Sie in ein Zimmer, wo Sie allein sind, machen die Augen zu, und Sie gehen auf Ihre INNERE BÜHNE und gucken mal, wo das KIND ist – einfach reinschauen, wo das KIND sich befindet, und dann imaginativ etwas Ähnliches tun, wie Sie hier gemacht haben.

P: (nickt)

T: Ich würde erwarten – ich bin nicht 100 Prozent sicher, aber ich würde erwarten – in den Momenten, wo Sie sich allein fühlen, und Sie gehen auf die INNERE BÜHNE und schauen, wo das INNERE KIND ist und wo Sie sind, dass da vielleicht ein gewisser Abstand erst mal zwischen euch wäre.

P: (nickt)

T: Das würde ich erwarten. Und dann können Sie als HEUTIGES ICH einfach imaginativ ans KIND herangehen, zum KIND hingehen, genau wie Sie es hier gemacht haben, diese Intervention mit sich selbst machen und Ihre Ressourcen anwenden, anstatt zu fressen und zu kotzen, oder? Was halten Sie davon?

P: (nickt)

T: Wir haben ja auch eine Videoaufnahme gemacht. Es wäre vielleicht sinnvoll, daraus auch eine Audioaufnahme zu machen, die Sie für die nächste Zeit jeden Tag anhören könnten, oder? Was halten Sie davon?

P: Ich kann mir das auf jeden Fall vorstellen, um mir das Bild vor Augen zu rufen, weil es sonst teilweise schwierig ist, mich wieder reinzuversetzen.

T: Und das wäre dann einfacher beim Anhören. Sie bräuchten dann nur allein zu sein, im Zimmer zu sein, die Augen zu schließen und Ihre Worte und meine Worte anzuhören, dann kommen die Bilder automatisch.

P: Es ist schwer manchmal, so was halt allein zu machen.

T: (Zum Bezugstherapeuten der Patientin:) Wäre es möglich, hieraus eine Audioaufnahme zu machen, könnte das gehen?

Bt: Auf jeden Fall.

P: (nickt)

T: Haben Sie sonst andere Erkenntnisse, Empfindungen, Bemerkungen?

P: Jetzt im Moment grade nicht, nein.

T: Wie haben Sie meine Begleitung empfunden?

P: Sehr hilfreich.

T: Was war hilfreich? Was fanden Sie hilfreich?

P: Die Fragen, die gestellt wurden, und dass es alles so kleinschrittig gemacht wurde, dass nach jeder Reaktion des KINDES eine Reaktion von mir folgen musste, dass ich dann immer den ganz speziellen Blick auf das KIND oder mich geworfen habe.

T: Das fanden Sie hilfreich?

P: Ja.

T: Hm, und die letzte Frage: Was nehmen Sie mit?

P: Eigentlich ein gutes Gefühl, jetzt noch mal gehört zu haben – und auch den Sinn verstanden zu haben –, dass da Ressourcen in mir drin sind.

T: Und das war wichtig, das in der Nachbesprechung zusammenzufassen?

P: (nickt)

T: Und glauben Sie das, oder sind Sie unsicher mit dieser Einsicht?

P: Nein, ich glaube das schon. Ich kann mir nur noch nicht so vorstellen, dass ich diese Ressourcen wieder abrufen kann. Das ist meine Schwierigkeit.

T: Dass Sie diese Ressourcen abrufen können, oder ist vielleicht die Herausforderung, zu lernen, *wie* Sie das machen?

P: Ja, oder das.

T: Aber eins ist bei mir ziemlich klar: Die Ressourcen sind da. Ist das bei Ihnen auch klar?

P: (nickt)

T: Die sind da. Die Frage ist nur: »*Wie kann ich die zugänglich machen?*«

P: (nickt)

T: Und dafür haben Sie einen Bezugstherapeuten, dazu sind Sie hier in der Klinik. Aber das ist eine sehr, sehr wichtige Einsicht. *Ich habe die Ressourcen, ich habe diese in meinem Repertoire. Ich muss nur besser lernen, wie ich die zugänglich machen kann.* Aber das andere Verhalten ist Vergangenheit, diese Fressanfälle und das Erbrechen, oder?

P: (nickt)

T: Ich meine, Sie können weiter damit machen, aber Sie benötigen das nicht, und das wäre sehr schade, wenn Sie weitermachen würden, denn Sie brauchen das nicht. Das ist mir ganz, ganz klar geworden heute.

P: (nickt)

T: Okay, ich glaube, Sie haben für heute genug geackert, Sie haben geschwitzt. Fühlen Sie sich noch beschämt? Oder haben wir Sie davon abgelenkt?

P: (nickt)

T: Gut. Ich bedanke mich für die Zeit.

P: Ich bedanke mich auch.

T: Es würde mich freuen, dann zu hören, wie es weitergeht.

P: Danke, dass Sie mir diese Chance gegeben haben.

Katamnese

Nach dieser Sitzung versuchte Francine täglich, mit ihrem INNEREN KIND in Kontakt zu kommen, was ihr meistens gelang, wobei aber immer wieder Unsicherheiten auftraten bezüglich der positiven Reaktionen des KINDES ihr gegenüber, ob diese echt seien oder ob sie ihr INNERES KIND manipuliere. Dabei stand ihr aber kein ausgebildeter IRRT-Therapeut zur Seite, sodass sie länger in dieser Unsicherheit verblieb. Sechs Monate nach dieser Sitzung sprach der Bezugstherapeut noch einmal mit der Patientin und erfuhr, dass sie sich gut im betreuten Wohnen eingefunden hatte, eine Arbeit in einer Bäckerei gefunden hatte, ihr Gewicht doch recht stabil hatte halten können und nur noch selten Ess- und Brechanfälle hatte. Insgesamt habe sie stabil und deutlich hoffnungsvoller gewirkt als bei den früheren Begegnungen.

8.3 Fallbeispiel Jeffrey (R. K.)

»Holy shit! Oh Gott! Das tut so weh!«

(IRRT-Phase-3, bei der die offene Kommunikation mit dem Kind nicht gelingt, massive Panikattacke mitten in der Imagination)

Jeffrey (57 Jahre) ist seit zwanzig Jahren immer wieder in ambulanter Psychotherapie. Zunächst ging es um Belastungsreaktionen im Rahmen eines Scheidungskonflikts, wobei dem Therapeuten schon damals auffiel, dass der Patient eine sehr traumatisierende Jugend hatte, da er als »schwer erziehbares Kind« in einem Kinderheim untergebracht worden war, wo es zu systematischen Folterungen der Jugendlichen kam (z. B. Waterboarding bis zur Bewusstlosigkeit). Viele Jahre später erlebte Jeffrey während eines beruflichen Einsatzes im Ausland in einem Kriegsgebiet einen Überfall auf das Hotel, wo er und seine Mitarbeiter wohnten. Er konnte sich dank seiner Einzelkämpferausbildung im Militär in seinem Zimmer erfolgreich verbarrikadieren, aber alle seine Mitarbeiter wurden in ihren Zimmern ermordet. Das löste eine PTBS bei Jeffrey aus, die ihn wieder in die Behandlung führte. Er erholte sich nur langsam und inkomplett von seiner Symptomatik, es kam vor allem immer wieder zu länger dauernden dissoziativen Zuständen, vor allem Derealisationen und Depersonalisationen. Über die letzten drei Jahre ging es in den niederfrequenten Sitzungen nur noch um die Besprechung aktueller Probleme und vor allem in den IRRT-Sitzungen um die Annäherung an das inneren Kind, was ihm größte Mühe bereitete.

In den Nachbesprechungen dieser IRRT-Phase-3-Sitzungen konnte jeweils sehr genau herausgearbeitet werden, dass ein Vermeidungsverhalten vorlag und dass seine Hauptbefürchtung darin bestand, dass er nicht in der Lage sein würde, das Kind verlässlich zu schützen und zu unterstützen. Zu einer Sitzung ein halbes Jahr vor der hier vorgestellten kam er wild entschlossen mit der Bemerkung: »Entweder ich schaffe heute den Kontakt zum Kind, oder ich bringe mich um.« Der Therapeut war sich der narzisstisch-histrionischen Charakterstruktur seines Patienten durchaus bewusst und begann die Phase-3-Sitzung, ohne angesichts der dramatischen Drohung allzu sehr zu erschrecken. Jeffrey kam in dieser Imagination vor sechs Monaten mit seinem inneren Kind zum ersten Mal sehr schnell in engen Kontakt und war sehr verwundert angesichts der gelassenen, humorvollen und optimistischen Reaktion des inneren Kindes auf die offene Mitteilung seiner Unsicherheiten und Befürchtungen. »Wenn ich das schon vorher gewusst hätte, wäre mein Leben einfacher gelaufen«, war sein Kommentar in der Nachbesprechung. Sein Befinden verbesserte sich deutlich, Dissoziationen traten nicht mehr auf.

Wenige Monate später, also einige Wochen vor dieser aktuellen Sitzung, kam es aber aufgrund einer akuten Beziehungsproblematik mit seiner Partnerin zu einem Rückfall mit erneutem Auftreten von Depersonalisationen (»Ich vegetiere vor mich hin, habe keine Gefühle mehr, funktioniere wie mit Autopilot.«). Der Therapeut schlug wiederum eine IRRT-Phase-3-Sitzung vor, worauf der Patient einging, wenn auch etwas zögerlich.

Besonderheiten:

- Eine gewisse Annäherung zwischen AKTUELLEM ICH und KIND kommt zustande, aber nicht der enge, offene, authentische Kontakt.
- Der Patient erleidet während der Annäherung ans KIND eine massive Panikattacke mit Todesangst und äußert mehrfach, die Sitzung abbrechen zu wollen, was der Therapeut im Endeffekt auch zulässt.
- Therapeut und Patient sind per Du, da sie sich noch aus einem anderen Zusammenhang kennen (Sport).

EINLEITUNG

T: Okay, das heißt, wir machen im Prinzip das Gleiche wie die letzten Male. Du lässt ein Bild von deinem INNEREN KIND VON HEUTE[29] aufkommen, keine Erinnerung, keine anderen Personen, nur eine Begegnung zwischen dir als HEUTIGEM ICH und deinem INNEREN KIND. Das ist alles. Okay?

P: (hat sich währenddessen eine schwarze Augenbinde aufgesetzt, weil er erfahrungsgemäß damit am besten in der Imagination bleiben kann) Mhm.

T: Dann kannst du, wenn du bereit bist, einsteigen, und sobald du ein Bild hast, kannst du es mir sagen.

PHASE 3

P: (Pause, stützt den Kopf in seine Hände und verdeckt sein Gesicht)

T: Ein Bild von deinem INNEREN KIND ...

P: Da ist im Moment nur schwarz, schwarz, schwarz. Und so ein ... sehr unangenehmes ... ich würde fast sagen Angstgefühl.

T: Mhm. So wie du dir aktuell jetzt dein INNERES KIND vorstellst ... und von dem mal ein Bild aufkommen lassen.

P: (längere Pause)

T: Einfach Zeit lassen und zulassen ...

P: Da ist ein Raum ... enorm hohe Wände ..., und eine sehr kleine Figur (zeigt es mit Daumen und Zeigefinger) steht in der Ecke.

[29] Um die Wahrscheinlichkeit zu erhöhen, dass der Einstieg direkt mit einem METAPHORISCHEN INNEREN KIND erfolgt, kann der Therapeut in der Einleitung die Formulierung »das INNERE KIND VON HEUTE« statt lediglich »das INNERE KIND« verwenden.

T: Wie alt ist das KIND ungefähr?
P: Das ist zu weit weg.
T: Wie weit weg ist es, in Metern … geschätzt …?
P: Jesses … 100. Es ist ganz klein, und eine Riesenwand.
T: Könntest du näher hingehen, du als HEUTIGES ICH?
P: (lange Pause)
T: Vielleicht auf 90 oder 80 Meter?
P: Es pulsiert auf eine Art, also ganz nah, weit weg, ganz nah, weit weg.

Wie üblich, wenn eine große Entfernung zum KIND besteht, wird der Therapeut zunächst auf die räumliche Nähe zum KIND hinarbeiten, weil die räumliche Nähe die Voraussetzung für die intensive emotionale Auseinandersetzung ist.

T: Mhm … Wie könntest du langsam näher kommen? Stetig näher kommen?
P: Wenn ich zu nah drangehe, dann nimmt der Druck zu, wie wenn … (fasst sich an den Hals)
T: Bei welcher Entfernung ungefähr?
P: Bei der Hälfte ungefähr.
T: 50 Meter ungefähr?
P: Mhm.
T: Könntest du dort jetzt mal verweilen, in der Entfernung?
P: (Pause, muss dann schlucken)
T: Du merkst den Druck im Hals?
P: Der ist gewaltig.
T: Und die dazugehörige Emotion ist …?
P: Eine Form von Angst.

Manchmal bemerkt ein Patient lediglich Körpersymptome, ohne sich der zugrunde liegenden Emotion bewusst zu sein. Der Therapeut versucht, dem Patienten zu helfen, die hintergründige Emotion zu verbalisieren, weil damit meist eher der Kern einer Problematik erfasst wird.

T: Eine Form von Angst? Mhm.
P: Die Figur, die ich sehe, die kann ich nicht erkennen.
T: Mhm.
P: Die steht so da, die Arme so (zeigt die Arme ausgebreitet und ballt die Fäuste), die Fäuste geballt und voller Aggression.
T: Das KIND fühlt sich aggressiv, ist wütend?
P: Es sendet Aggression aus, ja.
T: Mhm.
P: Das Gesicht sehe ich nicht.

T: Weil …?
P: Die Distanz ist zu groß.
T: Mhm. Und könntest du jetzt noch näher zu ihm hingehen, vielleicht so … 20 Meter?
P: (Pause)
T: Von 50 auf ca. 20 Meter?
P: Ich bekomme Kopfweh.
T: Mhm. Und die Angst bleibt?
P: Mhm.
T: Bist du jetzt schon auf 20 Meter drangekommen?
P: Mhm.
T: Hat das KIND gemerkt, dass du dich annäherst?
P: Nein, es gibt keine Kommunikation.
T: Mhm. Kannst du jetzt erkennen, wie das KIND sich fühlt?
P: Da ist immer noch der Ausdruck von Zorn.
T: Mhm. Wie alt ist das KIND ungefähr?
P: Zehn, zwölf.
T: Ungefähr zwölf, mhm. Und könntest du jetzt noch näher zum KIND hingehen?
P: Je näher ich gehe, desto mehr platzt mir schier der Kopf.
T: Mhm. Und welche Emotion passt zu dem Kopfweh?
P: Ich kann es nicht sagen, es ist verwirrend, sehr verwirrend.
T: Mhm. Bis auf wie viel Meter kannst du dich jetzt dem KIND annähern?
P: Zehn, fünfzehn Meter.
T: Zehn Meter … wären möglich?
P: (Pause, hält sich den Kopf mit beiden Händen)
T: Reagiert das KIND jetzt schon auf deine Annäherung?
P: Es ändert auf eine Art sein Gesicht.
T: Es ändert das Gesicht?
P: So wie … es pulsiert dauernd, es pulsiert alles.
T: Mhm. Was für einen Ausdruck erkennst du im Gesicht vom KIND?
P: Hass.
T: Hass? Hass auf …?
P: Ich weiß es nicht.
T: Und kannst du jetzt noch näher zum KIND hingehen?
P: (Hält sich den Kopf mit den Händen, Pause)
T: Vielleicht auf fünf Meter?
P: (Pause)
T: Was passiert jetzt, wenn du dich auf fünf Meter annäherst?
P: Das körperliche Unwohlsein, das nimmt gewaltig zu.
T: Das nimmt gewaltig zu?
P: Mhm.

T: Mhm. Das heißt, die Angst, das Engegefühl im Hals und das Kopfweh, das nimmt zu?

P: Das nimmt zu, mhm.

T: Es kommt aber nichts Neues dazu?

P: Nein. Die Wand ist immer noch so (zeigt die hohen Wände mit den Händen) ... und ich denke, bedrohlich ...

T: Bedrohlich, mhm. Du siehst weiter den Hass im Ausdruck vom KIND?

P: Ja.

T: Und kannst du jetzt noch näher zum KIND hingehen, vielleicht auf etwa zwei Meter?

P: (fängt an, schwerer zu atmen)

T: Wie reagiert das KIND und wie reagierst du, wenn du dich auf zwei Meter annäherst?

P: Mein Unbehagen steigt und steigt, und das KIND, das kann ja nicht weg, das steht in der Ecke.

T: Und jetzt bist du etwa zwei Meter entfernt?

P: Naja, ich kann jetzt die ganze Figur sehen.

T: Mhm. Was möchtest du jetzt dem KIND sagen oder mit ihm machen, du als HEUTIGES ICH?

Die ausreichende räumliche Annäherung (ca. 2 m) scheint erreicht zu sein, sodass die direkte Kommunikation zwischen HEUTIGEM ICH und KIND begonnen werden kann.

P: (Pause)

T: Was möchtest du dem KIND jetzt sagen oder mit ihm machen? ... Du siehst die Bedrohung und die Aggression ...

P: Ich bin auf einer Ebene irgendwie zwischen ... versuchen, die Situation zu beruhigen und ... dem Angriff ...

T: Kannst du das dem KIND jetzt direkt sagen?

P: Ich bin nicht sicher, ob das KIND mich wahrnimmt.

T: Mhm. Vielleicht kannst du ihm *das* auch noch dazu sagen ...

P: (kratzt sich den linken Handrücken)

T: Direkt sagen, was in dir vorgeht ...

P: (Pause, atmet immer schwerer, ringt mit den Händen)

T: Direkt sagen, dass du nicht weißt, ob es dich überhaupt wahrnimmt, und dass du hin- und hergerissen bist zwischen Beruhigung und Angriff.

P: (schnauft, ringt mit den Händen, beugt sich etwas nach vorn) Ah, Scheiße! (schnauft weiter) Ich muss hier raus!

T: Entschuldigung?

P: Ich muss hier raus, das ist nicht gut!

T: Du musst hier raus, weil ...?

P: Mir wird schlecht, heitere Fahne!

T: Weil dir schlecht wird?

P: Ich verliere wie die Balance (deutet mit den Händen einen schwankenden Boden an).

T: Mhm. Kannst du das dem KIND jetzt direkt sagen?

P: Nein (räuspert sich laut).

T: Und das kannst du nicht, weil …?

P: Da kommt ja so eine Aggression!

T: Schon bevor du es gesagt hast?

P: Die ganze Situation, das ist … (räuspert sich, kratzt sich den rechten Handrücken)

T: Das ist …?

P: (schluckt) … kurz vor einer Rieseneskalation.

T: Mhm. Kannst du das dem KIND jetzt direkt sagen?

P: Nein!

T: Weil …?

P: (schweigt)

T: Was wäre das Schlimmste, das passieren könnte, wenn du ihm das sagen würdest, wie du das empfindest?

P: (räuspert sich, murmelt Unverständliches)

T: Was wäre das Schlimmste, das passieren könnte? Es ist ja nur eine Imagination.

P: Das fühlt sich eben nicht mehr so an.

T: Das fühlt sich nicht so an? … Wir machen nur eine Imagination, das ist nur eine Vorstellung.

P: Es fühlt sich wahnsinnig reell an.

T: Mhm. Ja, das ist klar, aber es ist nur eine Imagination.

Diese kurze Information des Therapeuten wird eingesetzt, um die Balance zwischen der emotional belastenden Vorstellung und der Realität der Sicherheit im Sprechzimmer aufrechtzuerhalten und so den Prozess fortsetzen zu können.

P: (stöhnt und lehnt sich zurück)

T: Also, was wäre das Schlimmste, das passieren könnte, wenn du dem KIND offen sagen würdest, wie du dich fühlst und was in dir vorgeht?

P: (schnauft tief)

T: Hm …?

P: Ich verliere die Kontrolle.

T: Dass du die Kontrolle verlierst?

P: Ja.

T: Und wie würde das dann aussehen, wenn du die Kontrolle verlierst?

P: Ich müsste jetzt irgendwie Distanz schaffen, aber, äh … da kommt so eine Aggression … ich kann dem nicht …

T: Du kannst dem nicht …?

P: Ja, mich abwenden …

T: Mhm. Wärst du bereit, das mal in der Imagination auszuprobieren, als Experiment, dem KIND offen zu sagen, was in dir vorgeht und wie du dich fühlst?

P: Mein Gott (stöhnt)! … Das fällt mir schwer!

T: Das kannst du ja auch noch dazu sagen.

P: (schnauft, reibt sich beide Handgelenke)

T: Wie formulierst du das jetzt … dem KIND gegenüber?

P: Wir müssen das abbrechen.

T: Wir müssen das abbrechen, weil …?

Die emotionale Belastung wird für den Patienten immer größer, sodass er schon zweimal den Wunsch formuliert hat, die Imagination abzubrechen. Der Therapeut wird nicht sofort darauf eingehen. Das zentrale Problem dieses gesamten Prozesses ist – wie so häufig in IRRT-Phase-3-Sitzungen –, dass der Patient befürchtet, die Emotionen des KINDES oder seine eigenen Emotionen nicht aushalten zu können. Diesen Irrtum kann er nur korrigieren, wenn er tatsächlich in der Imagination erlebt, dass er es aushält.

P: Da entsteht etwas, das ist nicht gut.

T: Und zwar was?

P: Hass!

T: Wer hasst wen?

P: Eine gute Frage!

T: Das KIND dich oder du das KIND?

P: Da schlägt mir etwas entgegen, mit dem ich nicht umgehen kann. Mir ist total schwindelig, und ich habe Kopfweh. Leck mich! Das habe ich ja noch nie erlebt!

T: Und das KIND trägt so viel Hass in sich, weil …?

P: Keine Ahnung!

T: Könntest du das KIND fragen?

P: »*Warum trägst du so viel Hass in dir?*«

T: »*Warum trägst du so viel Hass in dir?*« … Und wie reagiert das KIND darauf?

P: … Es schreit.

T: Es schreit? Und schreit es artikuliert oder unartikuliert?

P: Nein, unartikuliert. Ein ganz tiefer Ton.

T: Ein ganz tiefer Ton? Und was siehst du in den Augen des KINDES, wenn es jetzt schreit?

P: Eine Riesenablehnung.

T: Eine Riesenablehnung? Wie fühlst du dich, wenn du jetzt die Ablehnung in den Augen des KINDES siehst? Du hörst es jetzt schreien …

P: Völlig überfordert.

T: Kannst du dem KIND das direkt sagen jetzt?

P: (zum Therapeuten) Weißt du, ich bin so am Limit jetzt, das ist grausam.
T: Entschuldigung?
P: Ich bin völlig am Limit!
T: Ja, kannst du das dem KIND sagen?
P: Nein.
T: Weil …?
P: Ich muss dem erst mal etwas entgegensetzen, ich kann jetzt keine Schwäche zeigen.
T: Weil …?
P: Verlieren.
T: Und das würde wie aussehen?
P: Kontrollverlust.
T: Und *das* würde wie aussehen?
P: Wahrscheinlich Angriff.
T: Wer greift wen an?
P: Ich das KIND.
T: Mhm, und dann würde was passieren?
P: Ich weiß es nicht.
T: Kannst du das dem KIND jetzt direkt sagen?
P: Nein.
T: Weil …?
P: (räuspert sich)
T: Es ist nur eine Imagination.
P: Ja, es fühlt sich schon lange nicht mehr so an.
T: Mhm, es ist aber eine!
P: (schnauft, hält sich den Kopf mit den Händen)
T: Was passiert da weiter jetzt in dieser Begegnung?
P: (tastet nach der Armlehne des Sofas) Also, ich bin kurz davor, das Bewusstsein zu verlieren.
T: Was zu verlieren?
P: Das Bewusstsein.
T: Das Bewusstsein zu verlieren?
P: Ja, das dreht und macht da drin (zeigt auf seinen Kopf).
T: Mhm. Und welche Emotionen verspürst du jetzt dabei?
P: (seufzt) Ich kann es nicht beschreiben.
T: Angst hast du vorher beschrieben … die Angst ist ausgeprägt weiterhin?
P: Ja, aber die ist so … so gigantisch!
T: Mhm. Eine gigantische Angst?
P: Jaja. Vor dem totalen Kontrollverlust.
T: Mhm. Und der Kontrollverlust wäre aber auch Wut, ist das richtig?
P: Wahrscheinlich, ja.

T: Mhm. Und du hast auch Angst vor dieser Wut?

P: Ja.

T: Dass sie unkontrolliert verlaufen würde?

P: Ja.

Der Patient versucht konsequent, seine schmerzhaften und »bedrohlichen« Emotionen zu vermeiden. Der Therapeut bleibt beharrlich dran und verbalisiert immer wieder emotionale Empfindungen, die der Patient selbst bereits geschildert hat.

T: Mhm. Und das dem KIND zu erklären, wie wäre das? ... Im Bewusstsein, dass es sich um eine Imagination handelt?

P: Ja, es ist eben so ... es fühlt sich eben nicht an wie eine Imagination, es ist so echt, so real. Das haben wir jetzt noch nie gehabt, in all denen ... [er meint IRRT-Sitzungen]

T: Mhm.

P: Es ist schwierig, jetzt geht es um Leben und Tod. Es ist ... das habe ich jetzt noch nie erlebt, so etwas. Es fühlt sich so real an.

IRRT-Therapeuten sollten niemals unterschätzen, als wie real die Begegnung auf der INNEREN BÜHNE erlebt werden kann.

T: Mhm. Und sogar das dem KIND jetzt direkt sagen, wie wäre das?

P: Ich glaube, das erste Wort führt zu einer Eskalation.

T: Du hast ja schon mit dem KIND geredet. Du hast es ja schon gefragt: »*Wieso hast du so viel Hass?*«

P: (schnauft)

T: Was möchtest du jetzt weiter machen, in der Begegnung mit dem KIND?

P: Flucht.

T: Flucht?

P: Ja, eigentlich nicht.

T: Einerseits und andererseits?

P: Ich muss Distanz haben, Distanz, ich bin viel zu nah, ich kann mich nicht bewegen.

T: Könntest du *das* dem KIND jetzt direkt sagen, was du da empfindest?

P: Die emotionale Distanz ist viel zu groß, da kommt nichts Gescheites.

T: Du könntest es ja ausprobieren, als Experiment ausprobieren.

P: (schnauft)

Der Therapeut bleibt unter anderem hier auch so beharrlich in der Konfrontation, weil er die Sitzung vor einem halben Jahr noch sehr lebhaft in Erinnerung hat. Damals gelang es dem Patienten nämlich sehr erfolgreich, trotz größter Widerstände mit dem KIND in Kontakt zu treten und seine Schwächen zuzugeben, woraufhin das KIND sehr warmherzig und verständnisvoll reagiert hatte.

T: Was passiert da jetzt weiter zwischen dir und dem KIND in dem Bild?
P: Es stagniert.
T: Es stagniert?
P: Ja, ich muss versuchen, Ruhe zu finden. Mein körperliches Unwohlsein, das ist ...
T: ... extrem, hm? Und das dem KIND sagen, wie wäre das?
P: Ja, ich weiß nicht, was der von mir will, das ist die ... die Aggression, der Hass, das braucht ein Wort, dann knallt's.
T: Mhm. Und könntest du das dem KIND jetzt sagen oder es fragen?
P: Nein.
T: Dann würde es grad knallen, würdest du denken?
P: Ja. Das ist so wie ... entweder du oder ich.
T: Mhm.
P: Das ist so wie eine Duellsituation. ... Und das kann es ja nicht sein.
T: Könntest du *das* dem KIND sagen?
P: (schnauft, tastet jetzt nach beiden Sofalehnen und hält sich fest)
T: Wie fühlst du dich jetzt?
P: (schnauft weiter) Panisch.
T: Wie fühlt das KIND sich?
P: (schnauft)
T: Wer fühlt sich einsamer, du oder das KIND?

Diese Frage des Therapeuten ist ein kleiner »Versuchsballon«. Zwar hat der Patient noch nicht das Einsamkeitsgefühl benannt, aber der Therapeut weiß und fühlt intuitiv, dass dieses Gefühl hier zugrunde liegt.

P: (schnauft immer mehr) Leck mich doch!
T: Mhm.
P: (empfindet offenbar starke Hitze, öffnet die oberen Knöpfe seines Poloshirts, reibt sich den Hals, öffnet den Reißverschluss seiner Jacke und zerrreißt dann mit beiden Händen das Poloshirt noch weiter nach unten auf, fängt jetzt offenbar an, ausgeprägt zu hyperventilieren)
T: Was passiert da jetzt bei dir in der Begegnung?
P: Ich kriege fast keine Luft mehr (hyperventiliert weiter).
T: Mhm. Das ist nur ein Angstsymptom.
P: Hilfe! (hyperventiliert weiter)

T: Das ist nur ein Angstsymptom.
P: (zieht sich seine Jacke aus) Ich kriege keine Luft mehr!
T: Doch, doch.
P: (zerreißt sich sein Poloshirt mit beiden Händen ganz auf!)
T: Du musst ganz ruhig atmen, du kriegst genug Luft.
P: (hyperventiliert weiter, aber etwas weniger, muss etwas schluchzen)
T: Wenn es dir zu viel wird, können wir es schon abbrechen, du musst es sagen.

Hier lässt der Therapeut erstmals dem Patienten die Option offen, die Imagination abzubrechen, da der Therapeut merkt, dass der Patient in dieser Sitzung den »Quantensprung«, d. h. das Zugeben seiner Schwäche dem Kind gegenüber, wohl nicht mehr schaffen würde.

P: (weint)
T: Was passiert da jetzt?
P: (schluchzt weiter)
T: Was passiert da jetzt, hm?
P: Es tut so weh (schluchzt weiter)!
T: Es tut so weh?
P: Ich kann nicht aufstehen.
T: Mhm.
P: Ich muss aufstehen.
T: Mhm.
P: (wird nur langsam ruhiger über eine ganze Minute) Ich kann nicht.
T: Du kannst was nicht?
P: Aufstehen. Ich muss aufstehen (schluchzt noch etwas weiter).
T: (reicht ihm ein Taschentuch) Ich gebe dir noch ein Taschentuch.
P: Danke.
T: Bist du jetzt noch in dem Bild?
P: Ja.
T: Was passiert in dem Bild?
P: Ich knie und kann nicht aufstehen.
T: Du kniest … vor dem Kind?
P: Ja.
T: Und wie reagiert das Kind?
P: Verwirrt.
T: Verwirrt?
P: Ja.
T: Das Kind ist verwirrt?
P: Ja.
T: Weil …?

P: Es hat wieder etwas angerichtet.
T: Das KIND hat das Gefühl, es hätte etwas angerichtet?
P: Ja.
T: Das heißt, es hat jetzt ein schlechtes Gewissen?
P: Ja. ... Ich muss aufstehen.
T: Und du musst aufstehen, weil ...?
P: Ich kann nicht dort unten sein.
T: Was ist so schlimm dort unten?
P: Die Schwäche.
T: Die Schwäche?
P: Ja.
T: Kannst du das dem KIND jetzt direkt sagen?
P: Nein.
T: Weil ...?
P: Dann verliere ich mein Gesicht.
T: Und was wäre so schlimm, wenn du dein Gesicht verlieren würdest dem KIND gegenüber?
P: Keine Schwäche.
T: Du willst keine Schwäche zeigen? Kannst du das dem KIND jetzt direkt sagen?
P: Nein. Ich bin ja dort unten. Ich muss aufstehen! (stöhnt, dreht sich nach hinten und lehnt sich auf die Sofarückenlehne) Holy Shit! Oh Gott! (schluchzt wieder) Das tut so weh! Ich halte die Schmerzen nicht mehr aus.
T: Mhm. Wo empfindest du die Schmerzen?
P: Im ganzen Körper (stöhnt und ächzt, sitzt zusammengekrümmt auf dem Sofa).
T: Im ganzen Körper? Mhm. Und das dem KIND jetzt direkt sagen?
P: Nein (weint).
T: Keine Schwäche zeigen?
P: Nein!
T: Wie wäre das für das KIND, wenn du Schwäche zeigen würdest?
P: Das lacht mich doch aus.
T: Das würde dich dann auslachen?
P: Ja (hilfesuchend). Holt mich hier raus!

Dieser Hilferuf (»Holt mich hier raus!«) ist für den Therapeuten dann doch das Signal, dass der Patient nicht mehr weiter in der Lage sei, die Imagination fortzusetzen. Der Eindruck ist rein intuitiv, auch wenn sich aus der Lebensgeschichte des Patienten Situationen identifizieren lassen, die genau dieses Gefühl und die Reaktion abbilden. Wichtig ist für den Therapeuten, dass der Patient selbst die Entscheidung trifft und auch selbst aus der Imagination aussteigt.

T: Das kannst du selber jederzeit wieder ausblenden.

P: Ah, das ist so real!

T: Mhm. Möchtest du das für heute ausblenden?

P: Ja.

T: Mhm. Dann kannst du das Bild, die Szene, einfach langsam verblassen lassen, … langsam verblassen lassen und gleichzeitig wieder hier ins Zimmer zurückkommen, bis du wieder ganz hier im Zimmer bist. Und sobald das okay ist für dich, sobald du wieder ganz hier im Zimmer bist, kannst du dann die Augen wieder aufmachen.

P: (schnauft noch etwas, nimmt sich dann die Maske von den Augen und trocknet die Augen mit dem Taschentuch ab)

NACHBESPRECHUNG

T: Das ist intensiv, he?

P: Leck mich am Arsch! Was ist das?

T: Das sind Gefühle, starke Gefühle.

P: (lacht)

T: (lacht ebenfalls) Oder nicht?

P: (schließt gedankenverloren das zerrissene Poloshirt mit den Händen vor seinem Bauch) Was hockt da alles drin, du?

T: Naja, Angst und Wut haben wir schon mal identifiziert, oder? Und Einsamkeit auch.

P: Ja, das ist jetzt in der letzten … Eben, das Jahrgängertreffen, das hat mich wahnsinnig beschäftigt.

Der Therapeut merkt sofort, dass der Patient jetzt ablenkt und das Gespräch auf eine vielleicht interessante, aber hier klar vermeidende Thematik richtet. Der Therapeut wartet auf die Gelegenheit, wieder zum eigentlichen Thema zurückkommen zu können.

T: Ja, das kann ich mir vorstellen.

P: Das hat mich wahnsinnig bewegt, aber weißt du, nicht so das Gefühl, …
(Der Patient fährt über ein paar Minuten fort, über völlig Unwesentliches zu reden, bis der Therapeut wieder aktiv auf die Sitzung zurückkommt.)

T: Noch mal zurück zu der Imagination heute … Was könnte es sein, …

P: (unterbricht, als er entdeckt, dass er sein Poloshirt zerrissen hat) Jessesgott!

T: Ja, tut mir leid (lacht). Was könnte es sein, was das KIND so wütend macht?

P: Ja, wahrscheinlich die Hilflosigkeit, also kein Rezept zu haben.

T: Dass du kein Rezept hast?

P: Jaja. Ausgeliefert und kein Rezept.

T: Es ist unsere Beobachtung: Das KIND reagiert immer, und zwar in den Begegnungen, wenn es nicht eine Erinnerung ist oder von früher etwas ist, sondern mehr VON HEUTE, reagiert das KIND auf die Art, wie es vom AKTUELLEN ICH behandelt wird.

P: Entschuldigung, ich bin nicht ganz dabei gewesen.

T: Das KIND reagiert darauf in seinem Verhalten, wie es vom AKTUELLEN ICH, von dir, behandelt wird.

Obwohl der Patient noch etwas benommen und offenbar nur eingeschränkt aufnahmefähig ist, fährt der Therapeut mit diesen kurzen Erläuterungen fort in der Hoffnung, dass der Patient den Inhalt dann besser aufnehmen kann, wenn er die Audioaufnahme dieser Sitzung anhören wird.

P: Okay ... (gießt sich Wasser ein) Das ist eine Feststellung?

T: Ja, das ist eine Feststellung.

P: Entschuldigung, ich bin noch nicht ganz da ...

T: Naja, klar. ... Das heißt, der Grund für die Wut vom KIND liegt in dem, wie du es behandelst.

P: Also, wie ich mich behandle?

T: Ja. ... Und der Weg dort heraus geht nur über Kommunikation, die offene, authentische Kommunikation. Drum habe ich immer so penetrant gefragt: »Kannst du das dem KIND jetzt direkt sagen?«

P: Aber wieso entsteht denn da so eine ... das ist ja eine richtige schöne Angstattacke gewesen, oder?

T: (zuckt mit den Schultern)

P: (imitiert das Schulterzucken) »Och, ich habe schon Schlimmeres gesehen« (lacht herzlich, beide lachen).

T: (schmunzelt) Ich habe eineinhalb Jahre auf der Intensivstation gearbeitet. Angstattacken sind das Harmloseste, was wir dort hätten sehen können, aber die haben wir gar nicht gesehen, die sind gar nicht dorthin gekommen. Medizinisch sind die harmlos, aber es ist etwas vom Unangenehmsten, was es gibt, das muss man auch sagen.

P: Das geht durch den ganzen Körper.

T: Das kribbelt, he?

P: Jaja.

T: Das ist die Hyperventilation, die macht das. Naja, paradoxerweise hat man das Gefühl, man bekäme keine Luft.

P: Ah, dabei hat man zu viel?

T: Mhm. Ja ... und das ist ja nicht das erste Mal.

P: Ja, aber ich habe gemeint, es sei langsam alles etwas am (macht eine Geste des Abflauens), aber das sitzt so fest ...

T: Tja ... Das Problem ist: das ist eine stetige Aufgabe. Der Kontakt zum INNEREN

Kind ist nicht etwas, das man einmal macht, und dann ist alles erledigt, sondern das ist, wenn man so will, eine lebenslange Aufgabe.

P: Mhm.

T: Da kannst du nicht mal eben kurz landen, durchstarten, und dann ist es wieder gut. Sondern es ist eine stetige, tägliche Herausforderung. Drum kann die Problematik auch wieder schlimmer werden, oder? Das ist nicht für einmal aufgelöst, und dann ist für immer und ewig Frieden und Ruhe.

P: Heute ist es eine der heftigsten gewesen.

T: Ja, das stimmt. Ja … Ja, was heißt das?

P: Dass wir nächsten Monat weitermachen!

T: Schon, he? (grinst)

P: Hör auf zu grinsen! (beide lachen)

Katamnese

Zwei Monate nach dieser Sitzung folgt die nächste Konsultation, und Jeffrey ist nach anfänglichen Widerständen bereit, eine weitere IRRT-Phase-3-Sitzung durchzuführen. Dieses Mal gelingt ihm die Annäherung ans etwa zehnjährige Kind. Die Begegnung findet an einem Bach statt, wo das Kind spielt. Dieses Mal gelingt es Jeffrey auch, dem Kind offen zu gestehen, dass er als heutiges Ich Unsicherheiten empfinde, ob er dem Kind das geben könne, was es brauche, nämlich Geborgenheit, Sicherheit und Verständnis. Die Annäherung und die Vertrauensbildung erfolgt in kleinen Schritten. Und plötzlich kommt dem heutigen Ich die entscheidende Idee, dass er das Kind zu einem »gefährlichen Experiment« einlädt, nämlich die Überquerung des Baches über einen sehr engen und hohen Holzsteg. Hand in Hand gelingt das Abenteuer, und die beiden begeben sich anschließend in eine Baumhütte, wo sie gemeinsam gestohlene Zigaretten rauchen. Im Abschlussbild umarmen sich beide und schließen einen Pakt, ab jetzt den regelmäßigen Kontakt aufrechtzuerhalten. Weitere katamnestische Angaben liegen noch nicht vor, die nächste Konsultation wird erst in einigen Monaten erfolgen.

8.4 Fallbeispiel Edna[30] (M. S.)

»Das Baby schreit ... alles voll Blut ... überall reingestochen ... ich weiß nicht, ob es überlebt.«

(IRRT-Phase-3 bei komplexer PTBS und dissoziativer Identitätsstörung [DIS])

Bei Edna wurden in den letzten Jahren von verschiedenen Behandlern folgende Diagnosen gestellt: schwere Episode bei rezidivierender depressiver Störung, Komplexe PTBS, Borderline-Persönlichkeitsstörung, Alkoholabusus, Dissoziative Identitätsstörung, ADHS.

Die Patientin ist aktuell in stationärer Behandlung und berichtet, dass seit einiger Zeit die ihr bekannten emotionalen Schwankungen wieder deutlich zunehmen würden und die ambulante Therapie ihr nicht ausreichend Stabilität geben könne. Darüber hinaus würden dissoziative Zustände mit Erinnerungen an Traumata und damit assoziierte emotionale Zustände zunehmen und von ihr als existenziell bedrohlich erlebt werden. Sie habe zwar Fertigkeiten (Skills) erlernt und könne diese auch anwenden, allerdings komme es auch zu dysfunktionalen Verhaltensweisen wie riskantem Verhalten, dissoziativen Lähmungserscheinungen, Kontakt zu für sie »schlechten Personen« (unwürdige Beziehungen) und vermehrtem Alkoholkonsum.

Zur Vorgeschichte berichtet sie, dass in der Kindheit chronische Traumatisierungen stattgefunden hätten. In der Folge vermeide sie heute beispielsweise Situationen wie Dunkelheit, Alleinsein, spannende Filme anzuschauen, erlebe Albträume und sei vermehrt schreckhaft. Sie habe dissoziative Zustände, in denen sie auch schon verschiedene Persönlichkeitsanteile erlebt habe, deshalb sei die Diagnose Dissoziative Identitätsstörung gestellt worden. Aus der Kindheit berichtet sie, ein »Zappelphilipp« und häufig unkonzentriert und unaufmerksam gewesen zu sein. Sie habe schon immer sehr viel Energie und Antrieb gehabt, sei schnell begeisterungsfähig. Es würden chronische Suizidgedanken bestehen und es habe sieben Suizidversuche gegeben (seit dem 13. Lebensjahr). Sie sei bereits mehrfach in stationär psychiatrisch-psychotherapeutischen Behandlungen gewesen und sei seit Jahren in ambulanter Therapie.

Besonderheiten:

- Diese Sitzung findet auf Bestreben der Patientin statt, die nach einer Vorstellung der IRRT-Innere-Kind-Arbeit in einer stationären Therapiegruppe so interessiert an einer Phase-3-Sitzung ist, dass sie trotz Bedenken ihrer Bezugstherapeutin darauf insistiert.

---

[30] Wir danken Frau Schirin Garkisch, Psychologische Psychotherapeutin aus Stuttgart, für ihre wertvolle Mitarbeit an diesem Fall.

- Das Einstiegsbild vom KIND (es handelt sich um ein BABY) ist sehr grausam, es schreit, liegt am Boden, ist blutüberströmt und von Stichen durchlöchert, ist halbtot, die Patientin fürchtet, es könnte jeden Moment sterben. Schon dieses Einstiegsbild weist auf eine schwere traumatische Geschichte der Patientin hin. Der Therapeut bleibt unerschrocken im Prozess. Entgegen ihrer Befürchtung tötet sie das Baby nicht, sondern verliebt sich sogar ins Baby.
- Diese IRRT-Phase-3-Sitzung hat vor allem die Funktion, die schwersttraumatisierte Patientin zu stabilisieren, damit sie besser in die Lage kommt, ihre frühkindlichen Traumatisierungen zu bearbeiten. Mit IRRT-Phase-3-Sitzungen kann es zu mehr Ich-Stärke und zu einer stabileren Verbindung zwischen AKTUELLEM ICH und INNEREM KIND kommen, d. h. zu einer umfassenden Integration und Stärkung der Persönlichkeit.

VORBESPRECHUNG

Die Patientin hat den Therapeuten bereits zwei Tage vorher kurz kennengelernt, als dieser die Methode in einer Therapiegruppe präsentierte. Sie hat schon vor Beginn der Sitzung mit ihrer Bezugstherapeutin (die in der Sitzung anwesend ist) über das Prozedere gesprochen. Nach einer kurzen Begrüßung wird direkt in die Phase 3 eingestiegen.

PHASE 3

T: Also, wie Sie wissen, handelt es sich heute nicht um eine reale Szene aus der Vergangenheit, sondern um eine fiktive Begegnung zwischen Ihrem HEUTIGEN ICH und Ihrem INNEREN KIND.

P: (nickt)

T: Okay? Wenn Sie bereit sind, können Sie die Augen schließen …

P: (schließt die Augen)

T: … und ein Bild von Ihrem INNEREN KIND aufkommen lassen, mit dem Sie dann als HEUTIGES ICH in Kontakt treten.

P: (schweigt)

T: Ein Bild von Ihrem INNEREN KIND aufkommen lassen, mit dem Sie als HEUTIGES ICH in Kontakt treten.

P: (lange Pause)

T: Und wenn Sie jetzt ein Bild von Ihrem INNEREN KIND vor dem inneren Auge haben, können Sie mir Bescheid sagen.

P: Ich glaube, ich habe schon was.

T: Okay, Sie haben jetzt ein Bild von dem INNEREN KIND. Und wo befindet sich das KIND?

P: Auf dem Boden.

T: Auf dem Boden?

P: Mhm.

T: Und was macht das KIND?

P: Es schreit.

T: Das KIND schreit?

P: (nickt)

T: Und wie fühlt sich das KIND?

P: Hm … gar nicht gut.

T: Das KIND fühlt sich gar nicht gut?

P: (schüttelt den Kopf)

T: Und wie alt ist das KIND?

P: Das ist ein BABY.

T: Das ist ein BABY?

P: Mhm.

T: Und wo sind Sie jetzt als HEUTIGES ICH in diesem Bild?

P: (weint) Oh, ich bin ganz schön weit weg.

T: Sie sind ganz weit weg?

P: (nickt) Ja.

T: Ungefähr wie weit? (reicht ein Taschentuch) Wie viel Meter sind Sie vom KIND entfernt?

P: Fünfzig?

T: Fünfzig Meter?

P: (nickt)

T: Können Sie sich vorstellen, jetzt näher ans KIND heranzukommen?

P: Oh, schwierig.

T: Es ist schwierig?

P: Ja.

T: Was macht das schwierig für Sie?

P: Angst. Ich glaube, dass das nicht mehr lange lebt.

T: Sie haben Angst, dass das BABY nicht mehr lange lebt?

P: (nickt) Ja. Vielleicht sollte ich lieber weggehen.

T: Vielleicht sollten Sie lieber weggehen?

P: (seufzt) Ja.

T: Sie haben jetzt Angst, ans KIND näher dranzugehen, weil Sie denken, das KIND lebt nicht mehr lange?

P: Ja.

T: Und wenn Sie ans KIND näher drangehen würden, was meinen Sie denn da, was passieren würde oder könnte?

P: Ich könnte es verletzen, kaputt machen.

T: Verletzen, kaputt machen?

P: Mhm. Dann bin ich schuld.

T: Mhm. Wie weit sind Sie jetzt vom KIND entfernt?
P: Ein bisschen näher.
T: Ein bisschen näher? Ungefähr wie viel Meter?
P: Nur so drei, vier Schritte näher.
T: Drei, vier Schritte näher.
P: Da ist auch so ein Zaun oder so.
T: Okay.
P: Mit Stacheldraht oder was das ist.

Bis jetzt hat der Therapeut zwei wichtige Informationen bekommen. Erstens ist das INNERE KIND ein sehr verletzter und verletzlicher Persönlichkeitsanteil. Zweitens sind ausgeprägte Vermeidungstendenzen zu beobachten. Damit können bereits Vermutungen bezüglich des weiteren Verlaufs angestellt werden. Es wird darum gehen, dass die Vermeidungen konfrontiert werden, d. h. die Patientin zur weiteren Annäherung und Auseinandersetzung mit dem BABY ermutigt wird, sodass zunehmend Ressourcen entdeckt und aktiviert werden können. Wichtig ist, dass dem Therapeuten bewusst ist, dass das KIND auf der INNEREN BÜHNE nicht tot sein kann, wenn das Individuum auf der ÄUSSEREN BÜHNE lebt, da das KIND ja Teil des Individuums ist. Ein »sterbendes« oder gar »totes« INNERES KIND ist immer Zeichen einer Vermeidung.

T: Stacheldrahtzaun? Können Sie sich vorstellen, jetzt vielleicht bis zwanzig oder fünfundzwanzig Meter näher ans KIND heranzukommen?
P: (nickt)
T: Wie weit sind Sie jetzt vom KIND entfernt?
P: Ja, so zwanzig Meter ungefähr.
T: So zwanzig Meter ungefähr, und …?
P: Über den Zaun.
T: Wie bitte?
P: Über den Zaun.
T: Über den Zaun? Also, es gibt immer noch einen Zaun?
P: Nein, da bin ich drüber.
T: Ah, Sie sind jetzt auf der anderen Seite?
P: (nickt)
T: Auf der Seite, wo das KIND ist?
P: (nickt)
T: Und etwa noch zwanzig Meter vom KIND entfernt?
P: Mhm.
T: Und wie geht's Ihnen damit?
P: Oh, das ist da nicht gut!
T: Nicht gut?
P: (schüttelt den Kopf)

T: Wie fühlen Sie sich jetzt in diesem Moment?

P: Angespannt.

T: Angespannt, mhm.

P: Ich weiß nicht, was ich machen soll.

T: Sie wissen nicht, was Sie machen sollen?

P: (schüttelt den Kopf)

T: Nimmt das KIND Sie wahr?

P: Nein, das schreit.

T: Das KIND schreit?

P: Um sein Leben schreit es.

T: Wie bitte?

P: (weint) Das schreit um sein Leben.

T: Das KIND schreit um sein Leben?

P: Dem geht's ganz schlecht.

T: Es geht dem KIND sehr schlecht?

P: Ja.

T: Können Sie sich vorstellen, jetzt noch näher ans KIND heranzugehen?

P: Ja.

T: Also, Sie gehen jetzt näher ans KIND heran. Und wie weit sind Sie jetzt vom KIND entfernt?

P: (weint) Ich kann ihm in die Augen gucken jetzt.

Eine räumliche Annäherung zwischen AKTUELLEM ICH und INNEREM KIND sowie Augenkontakt mit dem KIND sind zentrale Voraussetzungen für die effektive Innere-Kind-Arbeit in der IRRT.

T: Sie können jetzt dem KIND direkt in die Augen schauen?

P: (nickt)

T: Also, Sie sind ganz, ganz nah?

P: Ja, ich kann's nicht anfassen.

T: Nicht anfassen, aber in die Augen schauen?

P: (weint stark) Nein, das ist überall voll Blut. Alles voll Blut.

T: Ist voll Blut?

P: (nickt, weint)

T: Überall?

P: Ja (schluchzt).

T: Und was sehen Sie, wenn Sie dem KIND in die Augen schauen?

P: Dass es Angst hat.

T: Dass das KIND Angst hat?

P: Ja.

T: Und es ist Blut überall, weil ...?

P: Weil es verletzt ist. Es sind überall Wunden.

T: Mhm.

P: Reingestochen.

T: Aha, überall Wunden reingestochen?

P: Reingestochen.

T: Und …?

P: Das sieht gar nicht gut aus (weint).

Je näher das HEUTIGE ICH dem KIND kommt, desto deutlicher werden die fürchterlichen Verletzungen des KINDES. Dadurch wird das Ausmaß des Leidens des KINDES und der Patientin auch immer deutlicher, und der Therapeut versteht immer besser, warum die Patientin die Annäherung ans KIND bisher vermeiden wollte. Der Therapeut wertet den bisherigen Verlauf bis jetzt als sehr günstig, da die Patientin Schritt für Schritt ihre Vermeidung aufgibt, sich mit ihren verletzten Anteilen auseinandersetzt und damit eine Ressourcenentdeckung und -aktivierung ermöglicht.

T: Sieht gar nicht gut aus? Was möchten Sie jetzt als HEUTIGES ICH dem KIND sagen oder mit dem KIND machen?

P: Retten.

T: Sie möchten das KIND retten?

P: (nickt)

T: Und wie möchten Sie das tun?

P: Ich würde so gern helfen.

T: Sie würden dem KIND so gerne helfen? Können Sie das vielleicht dem KIND direkt sagen?

P: *»Ich würde dir so gern helfen. Ich weiß aber gar nicht, wie.«*

T: *»Ich möchte dir so gerne helfen. Ich weiß aber nicht, wie.«*

P: Es hat aufgehört zu schreien.

T: Das KIND hat aufgehört zu schreien? Und das KIND hat aufgehört zu schreien, weil …?

P: (flüstert) … ich da bin.

T: Weil Sie da sind? Hm … Und was möchten Sie jetzt weiter dem KIND sagen oder mit dem KIND machen?

P: Das, glaube ich, braucht einen Verband und …

T: Das KIND braucht einen Verband?

P: … ich muss seine Verletzungen versorgen.

T: Und seine Verletzungen versorgen?

P: Das blutet überall.

T: Wie bitte?

P: Es blutet überall.

T: Das blutet überall. Und was möchten Sie jetzt machen?

P: Ich weiß nicht, ob ich das kann.
T: Sie wissen nicht, ob Sie das können? Also, Sie sehen, was das KIND braucht …
P: Das ist so tief.
T: Und das ist so tief. Die Wunden sind tief?
P: Ja, das sieht gar nicht gut aus. Ich weiß nicht, ob es das überlebt.
T: Sie wissen nicht, ob das KIND überlebt?
P: (schüttelt den Kopf)
T: Und was möchten Sie jetzt dem KIND sagen oder mit dem KIND machen, Sie als HEUTIGES ICH?
P: Vom Boden weg. Weg vom Boden sollte es.
T: Das KIND sollte vom Boden weg?
P: Das liegt doch auf dem Boden. Das muss doch auch was angezogen kriegen, und da muss doch irgendwas gemacht werden.
T: Das KIND liegt auf dem Boden, muss angezogen werden?
P: Ja.
T: Okay, und wie möchten Sie das machen?
P: Ich würde es erst mal in den Arm nehmen, aber ich trau mich nicht.
T: Sie möchten erst mal das KIND, das BABY, in den Arm nehmen, aber …
P: Ich trau mich nicht.
T: Sie trauen sich nicht?
P: Nein. Das geht dann kaputt.
T: Können Sie das dem KIND direkt sagen?
P: Ich weiß nicht, ob mich das versteht, das ist ein BABY.
T: *»Ich möchte dich in den Arm nehmen, aber ich habe Angst, das zu tun.«* Können Sie das dem BABY jetzt direkt sagen?
P: (weint)

Egal, wie alt das KIND ist, bei einer Begegnung mit dem INNEREN KIND in einer IRRT-Sitzung ist es erforderlich, dass das HEUTIGE ICH direkt mit dem METAPHORISCHEN INNEREN KIND redet.

T: Das, was Sie mir jetzt gerade gesagt haben. Sie möchten das KIND, glaube ich, in den Arm nehmen.
P: *»Ich möchte dich so gern … Ich würde dich so gern in den Arm nehmen, aber ich weiß nicht, ob du dann stirbst.«*
T: *»Ich möchte dich so gern in den Arm nehmen, aber ich weiß nicht, ob du dann stirbst.«* Das sagen Sie jetzt dem BABY?
P: (weint) Ja.
T: Und wie reagiert das BABY?
P: Es guckt nur.
T: Das BABY guckt nur?

P: (weint, nickt)
T: Ist das BABY noch auf dem Boden, oder wo ist das BABY jetzt?
P: (weint) Auf dem Boden und guckt mich an, und ich bin aber schon in der Hocke.
T: Hm. Das BABY liegt noch auf dem Boden, guckt Sie an. Sie sind aber jetzt schon in der Hocke?
P: (weint) Ja.
T: Ganz nah?
P: (schluchzt) Ja, aber ich kann auch riechen, wie es riecht, ganz gut.
T: Sie können was?
P: Das BABY riecht ganz gut, obwohl überall Blut ist.
T: Das BABY riecht auch ganz gut? Sie können das BABY riechen, obwohl überall Blut ist?
P: (schluchzt) Ein süßes BABY.
T: Ein süßes BABY, hm. Können Sie das dem BABY auch direkt sagen?
P: (schluchzt) *»Du bist ein süßes BABY. Ich will dich in den Arm nehmen.«*
T: *»Du bist ein süßes BABY.«*
P: Ja.
T: *»Ich will dich jetzt in den Arm nehmen.«* Und wie reagiert das BABY?
P: (weint) Es schreit nicht mehr.
T: Das BABY schreit nicht mehr?
P: (schüttelt den Kopf)
T: Und das BABY schreit nicht mehr, weil ...?
P: Weil ich da bin.

Je mehr sich das HEUTIGE ICH ans BABY annähert, desto mehr werden neben den Verletzungen schrittweise auch positive Aspekte des Kontakts deutlich (obwohl überall Blut ist, riecht das BABY gut!). Das erstaunt die Patientin, da sie nicht damit gerechnet hat, dass die Annäherung viel weniger schlimm ist als befürchtet. Im Verlauf kommen immer mehr Ressourcen auf, sodass sie sich immer besser um das BABY kümmern und es beruhigen kann.

T: Weil Sie da sind? Also das BABY reagiert positiv auf Ihre Anwesenheit?
P: Ja, es wartet schon so lange.
T: Das BABY wartet schon lange auf jemanden?
P: (weint) Das liegt da schon immer.
T: Und was macht das mit Ihnen, wenn Sie merken, dass das BABY positiv auf Ihre Anwesenheit reagiert?
P: (weint, nickt)
T: Was macht das mit Ihnen?
P: Das ist gut.
T: Gut?

P: Ja, das ist gut. Das ist gut.
T: Das BABY hat lange, lange gewartet auf jemanden.
P: (nickt)

Vernachlässigung scheint ein zentrales Thema zu sein. Der Therapeut geht davon aus, dass die Patientin als Kind viel Vernachlässigung erlebt hat und deshalb selbst auch ihr INNERES KIND vernachlässigt.

T: Und jetzt sind Sie da, und das BABY reagiert positiv auf Ihre Anwesenheit?
P: Ja.
T: Und was möchten Sie jetzt weiter, an dieser Stelle, was möchten Sie als HEUTIGES ICH dem BABY sagen oder mit dem BABY machen?
P: Ich will es in den Arm nehmen und sagen, dass ich da bin.
T: Okay.
P: Und dass es nicht allein ist.
T: Sie möchten das BABY jetzt in den Arm nehmen und dem BABY sagen, dass es nicht mehr allein ist. Können Sie sich vorstellen, das jetzt zu tun?

Normalerweise wird in IRRT-Sitzungen nicht der Handlungswunsch, sondern erst die Handlung bzw. die direkte Ansprache z. B. ans KIND vom Therapeuten wiederholt. Bei so fragilen Persönlichkeiten bewährt es sich allerdings, auch schon den Handlungswunsch zu wiederholen, da es dadurch zu einer Intensivierung des Kontakts zum Therapeuten kommt und damit ein stabileres Verbleiben im IRRT-Prozess gefördert wird.

P: Ganz vorsichtig.
T: Und wie machen Sie das genau?
P: Ich muss erst was drunterlegen, irgendein Tuch.
T: Ein Tuch erst mal drunterlegen und das ganz vorsichtig machen?
P: Eine Decke nehme ich.
T: Okay, und das machen Sie jetzt?
P: Das nehme ich, ja.
T: Okay, und wie reagiert das BABY?
P: Macht ganz große Augen.
T: Das BABY macht ganz große Augen? Mhm. Und …? Was machen Sie jetzt weiter mit dem BABY?
P: Ich nehme das, ich sitze da.
T: Sie sitzen da und Sie nehmen das BABY jetzt …
P: … ganz vorsichtig.
T: … ganz, ganz vorsichtig in den Arm?
P: Ja, weil das alles wehtut.
T: Es tut alles weh?

P: Ich muss ganz arg aufpassen.
T: Okay, aber Sie haben jetzt das Baby?
P: Ich sitze mit dem Baby.
T: Sie sitzen jetzt mit dem Baby und Sie halten jetzt das Baby?
P: (nickt)
T: Auf dem Arm? Und wie reagiert das Baby darauf?
P: Ich spüre das Herz, das Herz klopft.
T: Das Herz klopft. Sie spüren das Herzklopfen vom Baby?
P: Es hat immer noch Angst.
T: Das Baby hat noch Angst?
P: (nickt)
T: Und wie ist das für Sie jetzt? Sie halten das Baby auf dem Arm, Sie hören das Herz klopfen, das Baby schreit nicht mehr. Wie ist das für Sie jetzt?
P: (weint) Ich hab auch noch Angst.
T: Sie haben auch noch Angst? Vor …?
P: Dass ich was kaputt mache. Ich will es nicht kaputt machen.
T: Sie haben auch Angst, dass etwas kaputtgeht, aber das wollen Sie nicht machen?
P: (weint, schüttelt den Kopf)
T: Was möchten Sie jetzt dem Baby sagen oder mit dem Baby weiter machen?
P: (weint) Ich muss die Wunden, das Blut, das muss ich versorgen. Da muss ein Verband drauf.
T: Die Wunden versorgen, einen Verband drauf.
P: Oh (atmet heftig).
T: Und wie wollen Sie das jetzt machen?
P: (weint heftig) Ich, ich, ich will keinen Arzt haben!
T: Sie wollen keinen Arzt haben?
P: Nein, ich muss das selber machen, ich mache das allein.
T: Okay.

Die anwesende Bezugstherapeutin schreibt an dieser Stelle eine Notiz für den Therapeuten, die sie ihm zeigt: »Sie wurde als Kind von Ärzten missbraucht, ihr Vater war auch Arzt.«

P: Ich mache das allein.
T: Sie machen das jetzt allein?
P: Ja.
T: Und wie machen Sie das jetzt?

P: Oah!, ich muss erst jemanden wegschicken. Ich muss erst …
T: Was müssen Sie wegschicken?
P: Die Ärzte muss ich wegschicken.
T: Ach so, okay, die Ärzte.
P: Die stehen da schon und warten. Die müssen weggehen.
T: Okay.
P: Ich muss erst eine Mauer bauen.
T: Okay. Also, Sie wollen jetzt zuerst mal die Ärzte wegschicken. Und wie machen Sie das jetzt?

Hier tauchen unvermittelt plötzlich »Ärzte« im Bild auf, was vor dem Hintergrund der Geschichte der Patientin nicht verwunderlich ist. Sie äußert klar die Notwendigkeit, diese Ärzte zunächst beseitigen zu müssen. Es muss also eine Phase 2, d. h. eine Täterkonfrontation, eingeschoben werden. Da der Fokus in dieser Sitzung aber auf der Arbeit mit dem INNEREN KIND *liegt, versucht der Therapeut diese Phase 2 so kurz wie möglich zu halten. Eine umfassende Entmachtung würde hier zu viel Zeit und Ablenkung bedeuten, eine momentane Neutralisierung scheint ausreichend zu sein.*

P: Sie gehen, sollen weggehen! Ich schrei die an.
T: Was sagen Sie jetzt direkt?
P: Dass sie nichts mehr tun können. Dass sie weggehen sollen.
T: Okay, können Sie das den Ärzten direkt sagen?
P: *»Ihr Arschlöcher! Abhauen!«*
T: Mhm.
P: *»Abhauen!«*
T: Mhm. Und wie reagieren die Ärzte?
P: Die gucken …
T: Die gucken?
P: … mit ihren Kitteln.
T: … mit ihren Kitteln, und …?
P: Kommen nicht her. Die kommen nicht her.
T: Die kommen nicht her?
P: (schüttelt den Kopf)
T: Sind sie noch da, oder sind sie jetzt schon weggegangen?
P: Nein, die sind noch da …
T: Die sind noch da?
P: … und gucken.
T: Die gucken? Und was wollen Sie jetzt als HEUTIGES ICH an dieser Stelle weiter machen?

Diese ungezielte, »halboffene« Frage überlässt der Patientin die Wahl des Prozedere und wird vom Therapeuten ganz bewusst so formuliert, damit die Täterkonfrontation nicht unnötig lange dauert und der Weg zurück in Phase 3 offen bleibt. Die weniger offene, d. h. »gezielt offene« Formulierung wäre: »Was wollen Sie jetzt weiter mit den Ärzten machen oder ihnen sagen?«, *welche der Patientin aber die Fortsetzung der Phase 2 nahelegen und ihr damit die Prozesssteuerung entziehen würde.*

SPONTANE RÜCKKEHR ZUR PHASE 3

P: Ich will mich um das BABY kümmern.
T: Sie wollen sich jetzt um das BABY kümmern?
P: (nickt)
T: Und was machen Sie jetzt mit dem BABY?
P: Ich geh weg von denen.
T: Sie gehen jetzt weg von den Ärzten?
P: Ja, und es gibt so eine Mauer hinten. Da gehe ich hin.
T: Okay, und Sie gehen mit dem BABY …
P: Hinten, hinter die Mauer.
T: … hinter die Mauer?
P: Ja. Dann können die das nicht sehen.
T: Dann können die Ärzte das nicht sehen?
P: Ja.
T: Und was wollen Sie jetzt mit dem BABY weiter machen, dem BABY sagen, mit dem BABY tun?
P: Erst mal noch ein bisschen trösten, das war nicht so schön.
T: Erst mal ein bisschen trösten. Und wie wollen Sie das jetzt machen?
P: Über den Kopf streicheln? Ganz vorsichtig.
T: Über den Kopf streicheln.
P: Ja.
T: Und das machen Sie jetzt?
P: (lächelt) Ja, das ist schön.
T: Es ist schön?
P: Ja.
T: Und wie kommt das beim BABY an?
P: Das drückt den Kopf so an mich.
T: Mhm, an Sie.
P: Oah …
T: Was für ein Gefühl ist das für Sie?
P: (lächelt) Oh … ganz schön.

T: Ein ganz schönes Gefühl?

P: (nickt)

T: Hm …

P: Oh … ja.

T: Und was möchten Sie dem BABY weiter sagen und mit dem BABY tun in diesem Moment?

P: Mhm … Beruhigen, da sein, … dann wird alles gut.

T: Das BABY beruhigen, für das BABY da sein …

P: Die Schutzmauer …

T: Mit der Schutzmauer … und Sie sagen dem BABY: »*Alles wird gut*«?

P: Ja, »*Ich bin da.*«

T: »*Ich bin da.*« Und wie reagiert das BABY?

P: Es tut ihm nicht mehr so weh, die Stiche.

T: Hm, es tut ihm jetzt nicht mehr so weh?

P: Nein.

T: Wo Sie da sind. Sie versorgen das BABY.

P: Das ist alles noch da.

T: Die Wunden sind alle noch da, aber es tut nicht mehr so weh, weil Sie da sind, Sie als HEUTIGES ICH?

P: Ja, und weil es sich so drücken kann.

T: Ah. Das BABY ist nicht mehr allein und wird versorgt von Ihnen?

P: Und beschützt.

T: Und beschützt? Und wie fühlt das sich an für Sie?

P: Gut.

T: Gut?

P: (seufzt) Aber auch ganz schön viel Verantwortung.

T: Verantwortung?

P: Ich habe immer noch Angst, dass es halbtot ist.

T: Sie haben immer noch Angst, dass das BABY halbtot ist?

P: Dass es nicht überlebt, dass es gleich stirbt.

T: Dass das BABY nicht überlebt, dass es gleich stirbt?

P: Das darf nicht sterben.

T: Und das BABY darf nicht sterben?

P: Nein, bitte nicht.

T: Können Sie das dem BABY direkt sagen?

P: »*Du darfst nicht sterben, bleib da!*«

T: »*Du darfst nicht sterben, bleib da!*«

P: »*Ich bin doch da.*«

T: »*Ich bin doch da.*«

P: »*Ich helfe dir. Ich helfe dir jetzt.*« (weint)

T: »*Ich helfe dir. Ich helfe dir jetzt*« sagen Sie jetzt dem BABY?

P: (nickt)

T: Und wie reagiert das BABY drauf?

P: Das glaubt mir, glaube ich.

T: Das BABY glaubt Ihnen? Woran merken Sie das?

P: Das wird ruhiger.

T: Das BABY wird ruhiger.

P: Aber … ui …

T: Aber …?

P: Aber ich war ganz schön lange weg.

An dieser Stelle passiert etwas sehr Typisches in dieser IRRT-Phase-3. Nachdem sie weite Teile ihrer Vermeidung der Annäherung ans KIND überwunden hat, wird der Patientin plötzlich deutlich, was sie mit ihrer Distanzierung ihrem INNEREN KIND eigentlich angetan hat, und zwar über Jahre. Sie hat das KIND nämlich im Stich gelassen und seinem Leiden ganz allein überlassen. Diese Erkenntnis wird dann typischerweise auch durch die Feststellung gekrönt, das KIND ab jetzt nicht mehr allein lassen zu ***können****.*

T: Sie waren ganz schön lange weg?

P: Ja, das hat so lang geschrien. Ich hab das ja auch gehört, aber ich bin nicht hingegangen.

T: Sie haben das Schreien gehört, aber Sie sind nicht da hingegangen?

P: (nickt)

T: Und Sie sind nicht da hingegangen, weil …?

P: Weil ich so große Angst hatte, und weil …

T: Weil Sie so große Angst hatten und …?

P: Weil es schon halbtot ist.

T: Weil das BABY schon halbtot ist? Sie haben Angst gehabt, dort hinzugehen?

P: (nickt)

T: Aber jetzt, wo Sie da hingegangen sind …

P: Jetzt kann ich da nicht mehr weggehen.

T: Und jetzt können Sie nicht mehr weggehen?

P: (schüttelt den Kopf)

T: Und jetzt merken Sie, dass das BABY auf Ihre Anwesenheit und auf Ihre Versorgung positiv reagiert, ist das richtig?

P: Oh ja, das braucht das so dringend.

T: Das braucht das BABY so dringend?

P: (nickt)

T: Und was machen Sie jetzt mit dem BABY?

P: Ich baue ein Nest.

T: Sie bauen ein Nest?

P: Ja, ein kleines Nest hinter der Mauer.

T: Mhm, ein kleines Nest hinter der Mauer. Und wie machen Sie das jetzt mit dem Nest bauen?
P: Ich nehme meine Jacke …
T: Sie nehmen Ihre Jacke …?
P: Da ist gar nichts sonst. Ich gucke, aber da ist gar nichts. Da ist nur Beton.
T: Sie gucken, aber da ist gar nichts?
P: Oah! …
T: Nur Beton?
P: Eigentlich muss das BABY da weg, das ist nicht gut da.
T: Es ist nicht gut da?
P: Der Ort ist ganz schlimm da.
T: Ein ganz schlimmer Ort ist da.
P: Da ist es nicht gut, und da sind … die sind da auch …
T: Und was wollen Sie denn dem BABY sagen oder mit dem BABY tun?
P: Bei mir behalten.
T: Bei sich behalten?
P: Bei mir einfach … ach …
T: Sie halten das BABY noch?
P: Ich habe es wieder im Arm. Ich nehme es mit.
T: Sie nehmen es mit? Können Sie das dem BABY direkt sagen?
P: *»Ich gehe weg. Ich geh woandershin mit dir. Ich weiß auch schon wohin. Komm mit. Ich weiß, wo ich hingehe.«*
T: *»Ich weiß jetzt, wo ich hingehe.«*
P: *»Ich weiß, wo ich hingehe«*, ja.
T: *»Du kommst mit.«*
P: Ja.
T: *»Wir gehen zusammen.«*
P: Ja.
T: Okay. Und wo gehen Sie mit dem BABY hin?
P: An meinen Lieblingsort. An meinen … an meinen Ort.
T: An Ihren Lieblingsort?
P: An meinen … der mir … da ist sonst niemand, aber das BABY darf mit.
T: Okay.
P: Oh ja (lächelt).
T: Und Sie gehen jetzt zusammen mit Ihrem BABY dort zu diesem Ort?
P: Ja.
T: Und wie reagiert das BABY darauf?
P: Oh, das ist ein bisschen verwirrt. Uh, ja, das kennt das ja nicht.
T: Das BABY ist verwirrt?
P: Das hat Angst.
T: Ist verwirrt, weil …?

P: Weil es da weg muss.

T: Das BABY ist verwirrt, weil es da weg muss?

P: Ja … ja, die rufen auch schon wieder.

T: Die rufen schon wieder?

P: (nickt)

T: Wer sind die, die rufen?

P: Na, diese Arschlöcher.

T: Diese Arschlöcher? Die Ärzte?

P: Ja.

T: Aha. Die rufen?

P: Ja.

T: Und …? Wie reagieren Sie als HEUTIGES ICH darauf?

P: Ich geh da nicht hin. Die sagen, dass das BABY denen gehört.

T: Sie sagen, dass das BABY denen gehört?

P: Ja.

T: Und …?

P: Nein.

T: Wie reagieren Sie darauf?

P: Ah. Ich versuche zu gehen.

T: Sie versuchen zu gehen? Was machen Sie ganz genau?

P: Ich stehe da noch … mit dem BABY.

T: Sie stehen da mit dem BABY?

P: Und sie rufen.

T: Die rufen, und was machen Sie jetzt mit dem BABY?

P: Ich halt es fest.

T: Sie halten das BABY fest?

P: Ich mach die Decke so (deutet mit einer Geste die Umhüllung des BABYS an).

T: Und wie reagiert das BABY, wenn Sie es festhalten?

P: Es schreit, weil es Angst hat wieder.

T: Das BABY schreit, weil es Angst hat?

P: Ja, und weil es spürt, dass ich auch Angst habe.

T: Und das BABY spürt auch, dass Sie Angst haben. Und wo wollen Sie jetzt hingehen mit dem BABY? Was wollen Sie mit dem BABY machen?

P: An den schönen Ort mit dem BABY ohne die Arschlöcher.

T: Okay, Sie wollen zu diesem schönen Ort gehen?

P: (nickt, weint)

T: Können Sie sich vorstellen, jetzt das BABY mit zu diesem schönen Ort zu nehmen?

P: (nickt)

Die Idee, das Baby an einen »schönen Ort« mitzunehmen, kommt von der Patientin, nicht vom Therapeuten!

T: Und wie sieht dieser Ort aus, dieser schöne Ort?
P: Oh … oh …
T: Wie sieht der aus?
P: Das ist draußen.
T: Das ist draußen?
P: Ja, das ist auf so einem Hügel, und da ist so eine Wiese, und dann gibt es aber unten auch einen Strand, und dann das Meer, und da ist aber so ein Zaun drumrum, und da kommt keiner rein.
T: Mhm.
P: Und das ist wie ein Wunderland. Da gibt es ganz große tolle Tiere und Schmetterlinge und ein kleines Häuschen, und da springen Kinder rum. Und da gibt es eine Hängematte … ah … und da läuft Musik so …
T: Mhm.
P: Es ist warm, und man riecht das Meer.
T: Und wie geht es dem BABY jetzt an diesem Ort?
P: Wir stehen noch draußen. Wir sind noch nicht da.
T: Sie sind noch draußen mit dem BABY? Sie sind noch unterwegs zu diesem Ort?
P: Ja, es ist nicht so einfach.
T: Es ist nicht so einfach? Wo sind Sie jetzt mit dem BABY zusammen?
P: Ich stehe vor dem Ort.
T: Sie stehen vor diesem Ort?
P: Vor dem Zaun, aber da hinten … ah, ich muss aufpassen, dass die uns nicht sehen.
T: Sie müssen aufpassen, dass wer Sie nicht sieht?
P: Die Ärzte dürfen mich nicht sehen.

Dass die »Ärzte« weiterhin im Hintergrund auftauchen und eine diffuse Bedrohung darstellen, zeigt, dass diese verinnerlichten Täterbilder noch nicht wirklich entmachtet sind. Diese Arbeit muss aber auf zukünftige Therapiephasen verschoben werden, der Therapeut fokussiert hier weiter auf die Begegnung mit dem KIND.

T: Die Ärzte dürfen Sie nicht sehen? Und was möchten Sie jetzt dem BABY sagen oder mit dem BABY machen?
P: Dass wir es gleich geschafft haben.
T: Können Sie das dem BABY direkt sagen?
P: Ja. »*Wir haben es ganz gleich geschafft, und dann gibt es alles, was du brauchst. Da gibt es auch eine Wiege und ein schönes Bett und auch was zu essen und zu trinken, und das heilt auch von allein zu.*«
T: Hm. »*Wir haben es gleich geschafft. Alles, was wir brauchen, ist da.*«

P: Ja.

T: Und dann, *»Deine Wunden, die werden dann von allein heilen«*, sagen Sie?

P: Ja. *»Du kriegst alle Zeit. Du kannst da einfach bleiben, und ich bin da.«*

T: *»Du kannst einfach dann hierbleiben. Ich bin da.«*

P: Und da sind auch Andere. Es ist ganz schön da.

T: Es ist ganz schön da. Wie kommt das beim KIND an?

P: (schweigt)

T: Wenn Sie so mit dem KIND reden, wie kommt das beim KIND, beim BABY an?

P: Es ist schön, aber ... aber ... aber ich habe ... ich habe Angst, wenn das KIND sich so entspannt, dass es dann stirbt, weil es dann loslässt von diesem Schmerz, weil es gekämpft hat. Es kämpft so. Das schreit so.

T: Sie haben Angst, dass, wenn das BABY zu entspannt ist, dass das BABY nicht mehr kämpft?

P: Und dann stirbt.

T: Und dann stirbt?

P: Mhm.

T: Aha. Können Sie das dem BABY direkt sagen?

P: Ja. *»Ich habe Angst, dass du dann stirbst, wenn du sicher bist.«*

T: Mhm. *»Ich habe Angst, dass du dann stirbst, wenn du sicher bist.«* Und wie reagiert das BABY darauf?

P: Das guckt nur.

T: Das BABY guckt nur. Und was sehen Sie, wenn Sie dem BABY jetzt direkt in die Augen schauen?

P: Oh. Das ist irgendwie nicht wichtig. Es will nur da hin.

T: Was sehen Sie in den Augen?

P: Es will einfach nur sicher sein.

T: Es will einfach nur sicher sein. Für das BABY ist die Sicherheit das Allerwichtigste. Ist es das, was Sie meinen?

P: Sicherheit und Ruhe.

T: Sicherheit und Ruhe. Das ist für das BABY wichtig.

P: Und dass jemand da ist, dass ich da bin.

T: Und dass jemand da ist, dass Sie da sind?

P: Dass ich da bin.

T: Aha. Und wie kommt das bei Ihnen an, wenn Sie das von dem BABY jetzt wahrnehmen, was die Bedürfnisse des KINDES sind? Wie kommt das bei Ihnen an?

P: Ja, dann machen wir das.

T: *»Dann machen wir das«*, sagen Sie dem BABY?

P: Ja.

T: Und wie reagiert das BABY darauf?

P: Das drückt sich zu mir.

T: Das BABY drückt sich zu Ihnen? Hm.

P: Das ist so süß, das Baby.

T: Das ist so ein süßes Baby.

P: Ja (weint).

T: Hm. Können Sie das dem Baby auch direkt sagen?

P: *»Du bist so ein süßes Baby.«*

T: *»Du bist so ein süßes Baby.«*

P: Ja. *»Ich beschütze dich jetzt.«*

T: *»Ich beschütze dich jetzt. Du bist so ein süßes Baby. Ich beschütze dich.«* Und wie kommt das beim Baby an?

P: Das Herz …

T: Das Herz klopft? Und Sie spüren das?

P: Ich bin ganz nah.

T: Sie sind ganz, ganz nah?

P: Ja.

T: Und was für ein Gefühl ist das für Sie?

P: Gut.

T: Gut?

P: Ja (seufzt).

T: Am Anfang haben Sie so eine große Angst gehabt, ans Kind ranzugehen. Sie befürchteten, dass Sie irgendwie dem Kind wehtun würden. Aber jetzt, wo Sie beim Kind sind, empfinden Sie das ganz anders. Ist das richtig?

P: Ja, ja. Ich hoffe, ich schaffe das.

T: Sie hoffen, Sie schaffen das?

P: Jetzt kann man das nicht mehr loslassen.

T: Jetzt können Sie nicht mehr loslassen. Können Sie das jetzt dem Kind direkt sagen?

P: *»Ich kann dich nicht mehr loslassen. Jetzt bin ich ja da.«*

T: *»Ich kann dich nicht mehr loslassen. Jetzt bin ich ja da.«* Und wie reagiert das Baby?

P: Das ist … Das ist sich nicht so ganz sicher.

T: Das Baby ist nicht so ganz sicher, dass …?

P: Dass ich bleiben kann.

T: Das Baby ist nicht so ganz sicher, dass Sie bleiben können? Und wie möchten Sie als heutiges Ich darauf reagieren? Auf diese Unsicherheit vom Baby, die Sie merken?

P: Dass ich mein Bestes tue.

T: Dass Sie Ihr Bestes tun?

P: Dass ich alles gebe.

T: Dass Sie alles geben. Können Sie das dem Kind direkt sagen?

P: Ja. *»Ich gebe alles, ich probiere alles. Ich kann das nicht gut machen, aber ich bin ja jetzt da. Jetzt bin ich ja da.«*

T: *»Ich gebe alles, ich probiere alles. Ich kann das nicht gut machen, aber ich bin ja jetzt da. Jetzt bin ich ja da.«* Und wie kommt das beim BABY an?

P: Es entspannt sich ein bisschen.

T: Es entspannt sich ein bisschen. Und es entspannt sich ein bisschen, weil …?

P: Weil es das spüren kann.

T: Weil es das spüren kann? Weil es was spüren kann?

P: Dass ich da bin.

T: Das BABY kann jetzt spüren, dass Sie da sind.

P: Und dass der Ort gut ist.

T: Und dass der Ort jetzt gut ist.

P: Der Ort ist viel besser.

T: Dieser Ort ist viel besser.

P: Ja.

T: Viel besser!

P: Das war ganz wichtig, da weg.

T: Und das ist ganz, ganz wichtig.

P: Ja.

T: Und wie fühlen Sie sich jetzt als HEUTIGES ICH?

P: Ich finde es gut an dem Ort.

T: Mhm.

P: Ich glaube, ich muss die Mauer höher machen, weil die Gefahr größer ist jetzt mit dem KIND.

T: Sie haben das Gefühl, Sie müssen jetzt die Mauer höher machen?

P: Ja, weil da jetzt ein KIND da ist.

T: Weil ein KIND da ist und die Gefahr besteht, weil das BABY, weil das KIND da ist.

P: Ja.

T: Können Sie sich vorstellen, jetzt diese Mauer höher zu machen?

P: Ja, mit Stacheldraht.

T: Mit Stacheldraht.

P: Und einem Minenfeld.

T: Und einem Minenfeld.

P: (nickt)

T: Können Sie sich vorstellen, jetzt das zu tun?

P: Ist schon da.

T: Und was für ein Gefühl ist das?

P: Gut.

T: Und wie geht es dem BABY im Moment?

P: Ganz gut.

T: Es geht dem BABY ganz gut?

1. ABSCHLUSSFRAGE

T: Gibt es sonst noch etwas, das Sie als HEUTIGES ICH dem BABY sagen oder mit dem BABY machen wollen, bevor wir diese Begegnung für heute ausklingen lassen?
P: Ich kann da nicht weggehen.
T: Sie können da nicht weggehen?
P: (schüttelt den Kopf)
T: Können Sie das jetzt dem KIND direkt sagen?
P: *»Ich kann nicht weggehen von dir.«*

Dass die Patientin hier noch einmal betont, dass sie das KIND nicht mehr allein lassen kann, ist einerseits ein sehr großer Schritt für sie – immerhin hatte sie zu Beginn der Sitzung doch erhebliche Ängste und Bedenken, sich dem KIND überhaupt anzunähern. Andererseits stellt das auch ein prognostisch günstiges Zeichen dar, vor allem im Hinblick auf die langfristige Entwicklung ihrer dissoziativen Symptomatik bzw. ihres Vermeidungsverhaltens.

T: *»Ich kann nicht weggehen von dir. Ich kann nicht.«* Und wie kommt das beim BABY an?
P: Es freut sich.
T: Das BABY freut sich.

2. ABSCHLUSSFRAGE

T: Gibt es noch etwas, das das BABY von Ihnen braucht?
P: Meine Liebe.
T: Das BABY braucht Ihre Liebe?
P: (nickt)
T: Das ist, was das BABY braucht?
P: Ja.
T: Und wie möchten Sie darauf reagieren?
P: Ja, ich kann das BABY lieben. Ich liebe das schon.
T: Sie lieben schon das BABY?
P: Ja, das dauert schon ein bisschen, bis es das spürt. Das kennt das nicht.
T: Das dauert noch ein bisschen, bis das BABY Ihre Liebe spürt?
P: Ja.
T: Und das dauert noch ein bisschen, weil …?
P: Weil es das nicht kennt.
T: Weil das BABY das nicht kennt. Und das BABY kennt das nicht, weil Sie nicht da waren? Ist das der Grund dafür?

Der Therapeut lässt hier einen kleinen Versuchsballon starten, indem er überprüft, ob die Patientin in der Lage ist, diese Konfrontation mit eigener Verantwortung auszuhalten bzw. die Verantwortung, für das eigene INNERE KIND nicht da gewesen zu sein, anzunehmen. Angesichts ihrer Reaktion verfolgt er diesen Weg aber nicht weiter.

P: Ja, weil es immer nur böse, böse Sachen gab, es wurde immer nur böse behandelt.

T: Das KIND wurde immer nur böse behandelt. Aber das KIND braucht Liebe, und das KIND braucht Sie und Ihre Anwesenheit und Versorgung. Ist das richtig?

P: Ja.

T: Und wie sieht das KIND jetzt aus?

P: Es lächelt. Es hat auch irgendwie schon was an.

T: Das KIND lächelt, hat schon was an, ist angezogen?

P: Ja, so Tücher.

T: Aha. Und wie sehen jetzt die Wunden aus?

P: Die sind immer noch da, aber die bluten nicht so stark.

T: Die Wunden sind immer noch da, aber sie bluten nicht so stark. Und sie tun nicht so viel weh?

P: Nein, sie tun gar nicht weh gerade.

T: Sie tun gar nicht weh.

P: Es ist ganz ruhig.

T: Hm. Die Wunden sind noch da, aber die tun nicht mehr weh, und die bluten jetzt nicht mehr so viel.

P: Ja.

3. ABSCHLUSSFRAGE

T: Wünschen Sie sich noch etwas von dem KIND?

P: (Pause) Ja, dass es mir vielleicht vertraut, dass es mir vertraut.

T: Sie wünschen, dass das BABY Ihnen vertraut? Können Sie das dem BABY direkt sagen?

P: *»Ich wünsche mir, dass du mir vertraust. Ich tu dir nichts.«*

T: *»Ich wünsch mir, dass du mir vertraust.«*

P: *»Ich tu dir bestimmt nichts.«*

T: *»Ich tu dir bestimmt nichts.«*

P: *»Und ich helfe dir.«*

T: *»Ich helfe dir.«* Und wie kommt das beim BABY an?

P: Das ist noch nicht so ganz sicher.

T: Das BABY ist noch nicht so ganz sicher. Und das BABY ist noch nicht so ganz sicher, weil ...?

P: Weil es so schnell ging.

T: Weil es so schnell ging?

P: Weil es Zeit braucht. Weil es … weil es so lange allein war.
T: Das KIND braucht noch Zeit. Das KIND war so lange allein.
P: Ja.
T: Sie waren so lange nicht da.
P: Ja (weint).
T: Und das KIND braucht noch mehr Zeit, um Vertrauen Ihnen gegenüber zu haben, zu entwickeln.
P: Ja.
T: Und wie reagieren Sie darauf?
P: Das ist okay. Das kann ich gut verstehen.
T: Können Sie das jetzt auch dem KIND direkt sagen?
P: *»Du kriegst alle Zeit. Ich kann dich da gut verstehen.«*
T: Hm. *»Ich kann dich gut verstehen.«*
P: *»Ich bin ja da, bis du ganz groß bist.«*

Das AKTUELLE ICH verspricht dem KIND, bei ihm zu bleiben, bis es ganz groß ist. Es könnte der Eindruck entstehen, es handle sich um ein BIOGRAPHISCHES INNERES KIND. Aber dieses Versprechen ist wohl eher der Ausdruck des Wunsches vom AKTUELLEN ICH, mit dem METAPHORISCHEN INNEREN KIND in eine engere Verbindung zu kommen, ihm eine symbolische (dauerhafte) Sicherheit anzubieten und Verantwortung für das KIND, d. h. für sich selbst, zu übernehmen.

T: *»Aber ich bin jetzt da, bis du ganz groß bist.«*

4. ABSCHLUSSFRAGE

T: Gibt es sonst noch etwas, was das KIND Ihnen sagen oder vielleicht geben möchte?
P: Es sagt, dass ich nicht weggehen soll.
T: Einfach, dass Sie nicht weggehen sollen?
P: (nickt)
T: Und wie möchten Sie darauf reagieren als HEUTIGES ICH?
P: Ich werde auch nicht weggehen.
T: Ich werde auch nicht weggehen. Können Sie das dem KIND direkt sagen?
P: *»Ich will auch nicht weggehen. Ich geh nicht weg. Ich bin doch da. Ich bleib bei dir.«*
T: *»Ich geh nicht weg. Ich bin da.«*
P: *»Ich bleib bei dir.«*

5. ABSCHLUSSFRAGE

T: Gibt es noch etwas, das in dieser Begegnung geschehen sollte, bevor wir das jetzt ausklingen lassen?
P: Es ist gut jetzt.
T: Es ist gut jetzt?
P: (nickt)

6. ABSCHLUSSFRAGE

T: Und mit welchem Bild möchten Sie jetzt diese Begegnung für heute ausklingen lassen?
P: Dass ich das KIND im Arm habe, und dann so orange, alles ist orange und …
T: Sie haben das KIND im Arm jetzt, es ist alles orange?
P: Ja, und ich habe so ein Sommerkleid an, und es ist ganz warm draußen, das Meer rauscht, und ja …
T: Also ein buntes Bild?
P: (nickt)
T: Und wie fühlt das sich an?
P: Ganz gut.
T: Ganz gut?
P: Ja.
T: Und es fühlt sich ganz gut an, weil …?
P: Weil alles stimmt.
T: Weil alles stimmt? Und wie fühlt sich das KIND?
P: Gut. Es lacht sogar (lacht)!
T: Das KIND lacht sogar?
P: Ja (lacht).
T: Und das KIND lacht jetzt, weil …?
P: Weil alles gut ist.
T: Weil alles gut ist?
P: Ja.
T: Und das KIND spürt das, das KIND kann jetzt wieder lachen?
P: Ja.
T: Und wie kommt das bei Ihnen an, wenn Sie das sehen?
P: Oh, das ist ganz schön!
T: Das ist ganz schön? Können Sie das jetzt vielleicht dem KIND direkt sagen, wie das für Sie ist?
P: *»Das ist ganz schön. Du bist das tollste BABY der Welt.«*
T: *»Das ist ganz schön. Du bist das tollste BABY der Welt.«*
P: Ja. *»Du bist jetzt bei mir. Es wird ganz gut.«*

T: Mhm. Sie sind jetzt da zusammen mit dem BABY.
P: Ja.
T: Das BABY halten Sie noch in Ihren Armen?
P: Ja.
T: Das BABY lacht jetzt?
P: (lacht)
T: Das BABY ist glücklich, ist froh, dass Sie da sind?
P: Ja.
T: Und Sie sind auch glücklich über diesen Kontakt, diesen engen Kontakt mit dem BABY zu haben. Und dann können Sie das Bild noch eine Weile wirken lassen … Sie können es in sich aufnehmen und verankern, wenn Sie möchten … Und wenn Sie so weit sind, können Sie das Bild langsam verblassen lassen … und in Ihrem eigenen Tempo wieder in den Raum zurückkommen … und wenn es für Sie gut ist, können Sie dann auch wieder die Augen aufmachen.
P: (öffnet langsam die Augen, nimmt ein Taschentuch, wischt sich die Augen)

NACHBESPRECHUNG

T: Sind Sie wieder da?
P: Ja.
T: Wie war das jetzt für Sie?
P: Keine Ahnung.
T: Keine Ahnung?
P: Ah … eine Reise.
T: Eine Reise?
P: Ja.
T: Ja. Eine Reise auf der INNEREN BÜHNE.
P: Ah. Ganz gut.
T: Ganz gut?
P: Ja.
T: Wie fühlen Sie sich jetzt in diesem Moment?
P: Ah, durcheinander.
T: Durcheinander?
P: Mhm. Mein Herz klopft (legt die Hand auf die Herzgegend).
T: Hm. Ihr Herz klopft. Und Sie fühlen sich durcheinander, weil …?
P: Weil da ganz schön viel passiert ist irgendwie, oder?
T: Es ist sehr viel passiert. Das stimmt.
P: Ah.
T: Was meinen Sie, was hier passiert ist?
P: Ich weiß es nicht. Ich habe auf Fragen geantwortet.
T: Ja. Sie haben Kontakt mit dem BABY aufgenommen. Das BABY, von dem Sie am

Anfang dachten, dass es am Sterben war. Das BABY hat geschrien. Das BABY war am Sterben, meinten Sie. Sie waren ganz, ganz weit weg vom BABY. Fünfzig Meter am Anfang. Und Sie hatten eine riesige Angst, zum BABY hinzugehen. Erinnern Sie sich noch?

P: Ja. Ja.

T: Und dann sind Sie trotzdem zum BABY hingegangen.

P: Ja, das schreit ja schon so lange.

T: Erst mal haben Sie sich so hilflos und ohnmächtig gefühlt: Was mache ich jetzt hier? Was soll ich machen? Aber das war anscheinend kein Thema für Sie, sobald Sie wirklich dann beim KIND waren.

P: Ich habe nicht mehr so viel nachgedacht.

T: Nein, Sie haben nicht nachgedacht. Nicht so viel, Sie haben einfach agiert und reagiert, oder?

P: Ja.

T: Und dann haben Sie eine Verbundenheit mit dem KIND entwickelt, oder?

P: Oh ja.

T: Und wie war das für Sie? Diese Verbundenheit mit dem KIND zu haben?

P: Gut. Ha! Sehr gut! Ganz wichtig, ja.

T: Sie haben dann einmal gesagt: *Die Wunden sind noch da, aber die tun nicht mehr weh. Und die bluten auch nicht mehr so sehr.*

P: Mhm.

T: Das war schon mal interessant, oder?

P: Ach, ich weiß es nicht so richtig. Ich weiß schon, dass ich das … Ich weiß, das Bild, was ich …

T: Ja. Könnte es sein, dass, wenn Sie mehr bei sich sind, dass Sie besser mit den Alltagsstressoren zurechtkommen können? Wenn Sie innerlich nicht so fragmentiert sind?

P: Ja, klar.

T: Oder wenn Sie mit dem KIND, mit dem INNEREN KIND einfach in Verbindung sind, im Kontakt sind, wenn eine Verbundenheit mit dem INNEREN KIND besteht, dann ist mehr Kraft da, vielleicht auch mehr Lebensfreude als sonst, oder? Wie sehen Sie das?

P: Ich würde mir das wünschen, dass es so ist.

T: Ich hatte den Eindruck, so war es hier auf dieser Reise.

P: Ja.

T: Auf der INNEREN BÜHNE.

P: Mhm.

T: Dass der Kontakt mit dem INNEREN KIND für Sie sehr wichtig ist, für Sie als HEUTIGES ICH und für das KIND auch, für Ihr Wohlsein, für Ihre Gesundheit, oder?

P: Mhm.

T: Aber Sie haben so eine riesige Angst gehabt am Anfang, und ich habe Sie ein bisschen geschubst. Oder haben Sie das nicht gemerkt? Also Richtung: sich dem KIND annähern.

P: Ja. Das war echt ein gruseliger Ort auch. Es ist gut, dass das da weg ist. Das war, glaube ich, sehr wichtig.

T: Ja. Sie hatten riesige Angst, erst mal zum KIND hinzugehen.

P: Ja.

T: Aber als Sie das gemacht haben, war es ganz anders.

P: Ja.

T: Und ich hatte den Eindruck, nur Sie waren in der Lage, das KIND zu retten, das BABY zu retten, nur Sie, niemand anders. Also, das war mein Eindruck.

P: Mhm.

T: Ist das stimmig, oder wie sehen Sie das?

P: Ja, das hat schon gewartet.

T: Das KIND hat gewartet?

P: Schon ganz lang.

T: Ganz lange auf Sie gewartet?

P: Mhm. Schon ganz schön lang geschrien.

T: Mhm. Und Sie sind vorher nicht hingegangen, weil …?

P: Weil ich Angst hatte und weil ich nicht wusste, was ich machen soll.

T: Sie hatten Angst, Sie würden nicht wissen, was Sie machen sollten?

P: Ja, weil das so kurz vorm Sterben war.

T: Anscheinend brauchen Sie nur da zu sein. Beim KIND zu sein, wirklich da zu sein. Liebe spüren, dass das KIND auch Ihre Liebe spüren kann, und dann funktioniert das ganz anders.

P: Mhm.

T: Sehe ich das richtig, oder …?

P: Ja, das muss nur irgendwie … (macht eine fließende Handbewegung am Körper abwärts)

T: (wiederholt die Geste) … verdaut werden irgendwie?

P: Ja.

T: Das ist ein neues Gefühl für Sie, oder?

P: Ja, das ist neu, und das ist … Ich weiß noch nicht, wie ich das …

T: Wie Sie das schaffen? Sie wissen nicht, wie Sie das schaffen, beim KIND zu bleiben, beim KIND zu sein?

P: Ja.

T: Was für Gedanken gehen Ihnen durch den Kopf, wie Sie das vielleicht schaffen könnten im Alltag?

P: Och, weiß ich überhaupt nicht.

T: Wäre es möglich, wäre es denkbar, dass Sie sich jeden Tag ein paar Minuten Zeit nehmen, auf die INNERE BÜHNE zu gehen, mal gucken, wo das KIND ist und wie es dem KIND geht?

P: Also, ich habe das davor auch schon, aber da war das andersrum. Da hatte ich immer das Gefühl, dass es irgendwann Momente gibt, wo das so schreit, obwohl ich das gar nicht wollte, und so geschrien hat, und ich immer gesagt habe: *Das geht jetzt nicht. Ich kann nicht, ich will nicht.*

T: *Ich kann nicht, ich will nicht?*

P: Ich kenn das schon, ja, aber ich habe mich halt nicht drum gekümmert.

T: Also, wenn ich das richtig verstehe, sind Sie bis jetzt nicht zum BABY hingegangen, weil Sie Angst hatten, Sie würden oder könnten vielleicht das KIND verletzen?

P: Ja, dass es stirbt.

T: Sie wussten auch nicht, was Sie mit dem KIND machen sollten.

P: Ja.

T: Also, Sie haben eine große Angst irgendwie: *Was soll ich denn mit dem KIND machen? Ich werde wahrscheinlich etwas kaputt machen. Also bleibe ich lieber weg.*

P: Ja.

T: *Und wenn ich doch hingehe, was mache ich dann? Dann fühle ich mich ohnmächtig.* Was haben Sie heute gelernt in dieser Begegnung mit dem KIND? Wenn Sie dort hingehen, was passiert?

P: (schaut nachdenklich)

T: Was ist passiert heute? Als Sie hingegangen sind zu dem BABY?

P: Ich habe nichts kaputt gemacht.

T: Sondern …?

P: Ich habe es da erst mal weggetan, weg von dem Ort.

T: Mhm. Und wie kam das beim BABY an?

P: Gut.

T: Das BABY hat gut reagiert, positiv reagiert?

P: Ja, sehr.

T: Mhm. Können Sie das vielleicht mitnehmen?

P: Ja. Ja, das spüre ich. Das spüre ich.

> *Der Therapeut versucht hier der Patientin zu vermitteln, wie wichtig es ist, mit dem INNEREN KIND ständig im Kontakt zu sein, weil man dann besser mit Alltagsstressoren zurechtkommt und psychisch gesünder ist.*

T: Wie fühlen Sie sich jetzt?

P: Also, ich habe Kopfschmerzen. Ich fühle mich so durcheinandergewirbelt, aber nicht negativ.

T: Mhm.

P: Also nicht jetzt so … Ich kenne es schon auch, aber … nein, nicht schlecht, ein bisschen neu.

T: Neu? Ein neues Gefühl, ja?

P: Neu und anders und ein bisschen nicht so ganz sicher.

T: Nicht so ganz sicher?

P: (schüttelt den Kopf)

T: In Bezug auf: *Wie geht es dann weiter?*

P: Ja, wenn ich jetzt hier rausgehe, frage ich mich: *Wie sehe ich aus? Ich sehe anders aus. Ich muss mein KIND beschützen. Das darf keiner sehen.*

T: Könnte es sein, dass das vielleicht ein Prozess ist? Sie waren lange Zeit vom KIND weg. Und dass es möglich ist, dass Sie lernen müssen, wieder beim KIND zu sein? Und dass das ein Prozess ist, ein Projekt sozusagen, woran Sie jetzt arbeiten könnten?

P: Mhm.

T: Und vielleicht ist das Wichtigste einfach, Wege zu finden, wie Sie dranbleiben können, beim KIND bleiben können.

P: Ja, ich kann das KIND jetzt nicht mehr verlassen.

T: Ja.

P: Also, das wäre jetzt viel schlimmer, das geht nicht mehr.

T: Das geht nicht mehr?

P: Nein, ich kann das jetzt nicht mehr allein lassen. Das geht nicht.

T: Das KIND allein lassen?

P: Das geht nicht mehr.

T: Das geht nicht mehr? Okay. Hat Sie heute etwas überrascht?

P: (lacht) Alles hat mich überrascht!

T: Alles hat Sie überrascht?

P: Ich hätte nicht gedacht, dass das funktioniert.

T: Aha. Sie hätten nicht gedacht, dass …?

P: Also, das Bild war mir klar, aber ich hätte nie gedacht, dass man damit was tun kann oder dass ich was verändern kann.

T: Das Bild, wo das BABY so verletzt war und so am Sterben war?

P: Mhm.

T: Aber Sie hätten nie gedacht, dass Sie dazu fähig wären, etwas zu machen?

P: Ja, dass ich das verändern kann. Ich dachte, so ist es.

T: Ich kann nichts machen, so ist es. Ist das möglich, dass Sie Ihre Fähigkeiten unterschätzt haben?

P: Heute auf jeden Fall, ja (schmunzelt).

T: Ist das möglich, dass Sie das auch manchmal sonst machen, im Alltag, dass Sie Ihre Fähigkeiten unterschätzen? Auch auf einer emotionalen Ebene, meine ich?

P: Was mich persönlich angeht, vielleicht schon.

T: Wie war meine Begleitung für Sie heute? Wie haben Sie die empfunden?

P: Sehr gut! Ich habe Sie irgendwann gar nicht mehr wahrgenommen. Es war eher wie eine Reise mit einem Reiseführer, der vielleicht sagt: *Ah, erzählen Sie mal! …* Oder der Reiseführer ist blind, und ich erzähle dem Reiseführer, was ich sehe.

T: Aha.

P: Und dann fragt er noch mal nach: *Wie sieht das da aus?* Und dann sag ich: *Ja, da sieht es so aus. Gehen wir doch mal da hin.*

T: Sie waren sehr tief in Ihrem Prozess drin, oder?

P: Ja.

T: Auf dieser Reise … ganz, ganz tief in dem Prozess drin.

P: Ja, aber das ist gut. Das war nicht schlimm, gar nicht. Das ist aufregend gewesen. Es waren ja auch schöne Orte.

T: Wir haben das aufgenommen heute.

P: Oh Gott, ja, stimmt.

T: Vielleicht können Sie das auch mal immer wieder anhören und sich dann auch vielleicht Gedanken machen, ob Sie sich vielleicht täglich eventuell ein bisschen Meditationszeit nehmen, wo Sie kurz mal auf die INNERE BÜHNE gehen, wenn Sie allein sind, und mal reinschauen, wie es dem KIND geht.

P: Mhm.

T: Und mal gucken, wie groß der Abstand ist zum Beispiel.

P: Mhm.

T: Und vielleicht auch, je nachdem, wie viel Abstand da ist, dann näher zum KIND hingehen, so wie heute.

P: Ich weiß nicht, ob ich da mutig genug bin, das allein zu machen.

T: Oder Sie können das dann auch mit therapeutischer Begleitung weitermachen. Vielleicht auch weitere IRRT-Sitzungen durchführen.

P: Mhm.

T: Noch mal IRRT-Phase-3-Sitzungen machen. Sie haben hier eine sehr kompetente Therapeutin.

P: Ich weiß, ja. Okay.

T: So, was haben Sie gelernt und was nehmen Sie mit?

P: Hm. Also, dass sich das auf jeden Fall gelohnt hat, das zu machen.

T: Mhm.

P: Dass das gut war, und ich gehe mit einem positiven Gefühl. Ich fand das nicht schlimm, gar nicht schlimm. Das war nicht schlimm.

T: Aber das war nicht einfach für Sie?

P: Nein, überhaupt nicht.

T: Das war ein Kampf.

P: Ja klar.

T: Da brauchten Sie auch Mut.

P: Ja.

T: Viel Mut, vor allen Dingen am Anfang.

P: Ja.

T: Das war sehr, sehr wichtig. Und dann diese Geschichte mit den Ärzten da.

P: (verzieht das Gesicht) Ah …

T: Sie haben auch Erfahrung gehabt mit Ärzten, die nicht so … positiv waren, ja? Und das hat auch hier eine Rolle gespielt, oder?

P: Ja, stimmt. Das war nicht gut, aber die habe ich gut weggesteckt. Wirklich. Das hätte ganz schön schiefgehen können.

T: Das haben Sie sehr gut hingekriegt, ja.

P: Ich habe die Kontrolle gehabt.

T: Ja, und Sie haben die Kraft, das zu machen, aber Sie brauchen auch den Mut.

P: Ja.

T: Und heute haben Sie gezeigt: Wenn Sie den Mut haben, können Sie sehr viel erreichen.

P: Mhm.

T: Aber wenn Sie nicht den Mut haben, so was zu machen, dann glauben Sie auch nicht, dass Sie die Kraft haben oder die Kompetenz, oder?

P: Mhm.

T: Und heute haben Sie das anders gezeigt.

P: Ja. Ich finde auch. Ich kenne Sie nicht. Ich hätte das [so eine IRRT-Sitzung] vor zwei Jahren nie gemacht. Nie, nie, nie. Nicht mit einem Mann, nicht mit solch einem Thema.

T: Vor zwei Jahren hätten Sie das nicht gemacht?

P: Nie im Leben (macht ein abwehrendes Zeichen mit den Fingern), wirklich nicht. Deshalb finde ich, ja, das hat sich irgendwie weiterentwickelt.

T: Ja, Sie sind auf einem guten Weg, glaube ich.

P: Ja, ich hoffe es.

T: Das haben Sie wirklich gut gemacht, und Sie haben Mut gezeigt hier …

P: (lächelt)

T: … und vielleicht einige Ihrer Ressourcen entdeckt.

P: Ja, ich bin ja mit einem ganz schrecklichen Bild rein und gehe mit einem positiven Bild raus.

T: Ja.

P: Das ist ja schon mal Gold wert.

T: Ja, es ist Gold wert. Wir haben hier heute Ressourcen entdeckt und aktiviert. Und das ist ja auch ein Ziel dieser Arbeit, dass man seine eigenen Ressourcen entdecken kann, aktivieren kann, umsetzen kann.

P: Mhm.

T: Das haben Sie heute wirklich gut gemacht. Okay.

P: Danke.

Katamnese

Die Patientin brauchte nach dieser Sitzung etwa vier Tage, bis sie wieder »bei sich« war. Sie hörte sich die Sitzung in den folgenden Monaten noch mehrmals an, oft in

Teilen. Sie wurde in den folgenden Monaten stabiler und ausgeglichener, funktionierte besser im Alltag und berichtete, sie habe erstmals eine längere, d. h. monatelange, alkoholfreie Zeit gehabt. Sechs Monate später wurde eine zweite IRRT-Phase-3-Sitzung durchgeführt, in der sie wesentlich besser mit dem KIND umgehen konnte und in der sie viel stabiler und integrierter wirkte. Bis jetzt sei sie aber noch nicht bereit, über ihre Traumatisierungen zu reden (Sprechverbot durch die Täter, Angst, die Täter zu »verraten«), aber sie merke, dass sie mit der Zeit unter Fortsetzung der Therapie in die Lage kommen werde, die Traumatisierungen aus der Kindheit anzugehen. Sie wird in längeren Abständen weitere IRRT-Sitzungen in Anspruch nehmen.

8.5 Fallbeispiel Luise (R. K.)

»Du musst einfach mitkommen, zum Sterben. Dann sind wir beide erlöst.«

(Reine Phase 3 bei akuter Suizidalität bei chronischer komplexer *PTBS* nach jahrelangem sexuellen Missbrauch durch den eigenen Bruder in der Kindheit, Borderline-Persönlichkeitsstörung, rezidivierende suizidale Krisen, rezidivierende Depressionen)

Luise ist 40 Jahre alt und befindet sich seit fünf Jahren in ambulanter Therapie, seit zweieinhalb Jahren beim aktuellen Therapeuten. Nach jahrelangen sexuellen Missbrauchserfahrungen etwa vom dritten bis dreizehnten Lebensjahr durch den eigenen, sechs Jahre älteren Bruder hatte sie ihre häufigen Missbrauchsflashbacks, Albträume, extreme Stimmungsschwankungen und ihr vielfältiges Vermeidungsverhalten (inklusive Dissoziationen im Sinn tranceähnlicher Abwesenheiten) vor ihrer Umgebung verbergen können, indem sie einen anspruchsvollen sozialen Beruf erlernte und ausübte sowie eine eigene Familie gründete und zwei Töchter großzog. Den relativ nichtigen Anlass zum Ausbruch der aktuellen klinisch offensichtlichen Symptomatik stellte eine Familienfeier vor fünf Jahren dar, an der sie nach etwa zwanzig Jahren ihren Bruder das erste Mal wieder traf. Dieser nur kurze Kontakt reichte, um das Kartenhaus dieser jahrelang grenzkompensierten Situation zusammenbrechen zu lassen. Sie wurde ausgeprägt symptomatisch, arbeitsunfähig, verlor ihre Anstellung und erhielt nach drei Jahren eine Invalidenrente. Wegen akuter Suizidalität ist sie bereits etwa zehnmal psychiatrisch hospitalisiert worden, allerdings immer notfallmäßig von anderen Psychiatern, noch nie vom aktuellen Therapeuten. Die Patientin hat vor dieser Sitzung bereits sieben IRRT-Sitzungen gehabt, zwei Phase-3-Sitzungen, eine Trauersitzung und mehrere traumaspezifische Phase-1, 2, 3-Sitzungen, außerdem mehrere IRRT-Sitzungen während zweier stationärer Behandlungen in einer psychotherapeutischen Klinik.

Besonderheiten:

- Die Patientin ist sehr trotzig, widerständig und schlecht gelaunt. Sie kennt die IRRT gut und versucht immer wieder, sich gegen die ihr bereits bekannten, stark konfrontierenden Interventionen zu wehren. Der Therapeut kennt auch die Patientin und ihre »Eskapaden« gut und kann – aufbauend auf der tragfähigen Beziehung – sehr konfrontativ mit der Patientin umgehen, ohne die Beziehung zu gefährden. Es braucht viel Routine, Verständnis, Wohlwollen und Beharrlichkeit aufseiten des Therapeuten im Umgang mit ihr.
- Das Ziel im Umgang mit akuter Suizidalität ist einerseits die diagnostische Einschätzung des Ausmaßes bzw. der Ernsthaftigkeit der Suizidalität, da im schlimms-

ten Fall eine Zwangseinweisung in eine stationäre psychiatrische Klinik anstünde, was der Therapeut aber nach Möglichkeit vermeiden will. Therapeutisch geht es darum, die Verbindung des AKTUELLEN ICHS zum INNEREN KIND zu intensivieren, d. h. die Empathie mit dem KIND, die Selbstempathie mit dem AKTUELLEN ICH und den authentischen Austausch darüber zu fördern. Wenn das nicht oder zu wenig gelingt, um die Suizidalität wirksam zu lindern, sollte wenigstens versucht werden, den Kontakt zum Therapeuten so intensiv zu gestalten, dass eine verlässliche Absprache möglich ist, sodass auf die Zwangseinweisung verzichtet werden kann.

- Es wird in dieser Sitzung sehr deutlich, wo genau die Vermeidung der Patientin »hängen bleibt« (bei der Selbstempathie und deren Mitteilung dem KIND gegenüber), sodass der Kontakt zum KIND zu wenig intensiviert werden kann. Der Intensivierung des Kontakts zum Therapeuten kann sie sich trotz großer Widerstände letztendlich doch nicht verschließen, sodass der Therapeut sie ohne Zwangseinweisung gehen lassen kann. Das Mittel, das in diesem Fall funktioniert, ist der Humor.

VORBESPRECHUNG

In der Vorbesprechung schildert die Patientin, dass sie wieder mehr an Suizidgedanken leide und nicht sicher sei, ob sie die (noch unbekannte) Wartezeit bis zur geplanten (Wieder-)Aufnahme in die psychotherapeutische Klinik aushalten könne, ohne noch einmal zur Krisenintervention in die geschlossene Abteilung der psychiatrischen Klinik eingewiesen werden zu müssen.

Auf den Vorschlag des Therapeuten, eine reine IRRT-Phase-3-Sitzung durchzuführen, geht sie zögerlich, aber doch bereitwillig ein. Der Therapeut erhofft sich von dieser Sitzung einerseits diagnostische Erkenntnisse zum Ausmaß der Suizidalität, andererseits eventuell eine therapeutische Funktion im Hinblick auf die Auflösung oder Linderung der Suizidalität durch eine Intensivierung des Kontakts zum INNEREN KIND.

PHASE 3

T: Also, heute bearbeiten wir nicht eine Erinnerungsszene, sondern das ist wieder eine Begegnung in der Imagination zwischen Ihnen als HEUTIGER LUISE und Ihrem INNEREN KIND. Wie alt das ist und wie es ihm geht und so, das ist egal, das kommt nicht darauf an. Sie nehmen spontan das Bild, das aufkommt. Okay? …

P: (zögert, nickt, spielt die ganze Zeit mit einem Haargummi zwischen den Fingern)

T: Fragen dazu?

P: (schüttelt den Kopf)

T: Dann können Sie die Augen schließen, wenn Sie parat sind, und spontan ein Bild von Ihrem INNEREN KIND vor Ihrem inneren Auge aufkommen lassen.
P: (schließt die Augen)
T: Und sobald Sie es haben, können Sie es beschreiben.
P: (40 Sek. Pause)
T: Wo ist das KIND?
P: (Pause, zuckt mit den Schultern, schüttelt den Kopf)
T: Wo ist das KIND?
P: (Pause)
T: Was sehen Sie da vor Ihrem inneren Auge?
P: (Pause)
T: Wo ist das KIND?
P: Ich bin bei der Nachbarin.
T: Es ist bei der Nachbarin?

Die Patientin rutscht spontan in die kindliche Perspektive (»Ich bin bei der Nachbarin«), was der Therapeut einfach in seiner Paraphrasierung korrigiert (»Es ist bei der Nachbarin«).

P: Ja.
T: Wie alt ist das KIND?
P: Sechs.
T: Ungefähr sechs Jahre alt. Wo bei der Nachbarin?
P: Also die, die direkt Tür an Tür wohnt, bei der.
T: Mhm, im Haus, oder wo ist sie?
P: Ja.
T: Ja, sie ist ungefähr sechs, und wie geht es ihr?
P: Gut.
T: Ihr geht's gut?
P: Sie umsorgt die Nachbarin.
T: Mhm.
P: Weil die Nachbarin das Bein gebrochen hat und nicht aufstehen kann, macht sie ihr Tee.

Der Einstieg in diese Phase-3-Sitzung beginnt offensichtlich mit einer erinnerten Situation, also mit einem BIOGRAPHISCHEN INNEREN KIND. In diesem Fall interveniert der Therapeut nicht (z. B. »Ja, aber heute geht es eben nicht um eine Erinnerungsszene, sondern um eine symbolische Begegnung mit sich selbst, d. h. zwischen Ihnen als HEUTIGEM ICH und Ihrem INNEREN KIND.«). Er weiß aus bisherigen Sitzungen, dass der Übergang zum METAPHORISCHEN INNEREN KIND spontan erfolgen wird.

T: … macht sie ihr Tee. Mhm. Und wo sind Sie als LUISE VON HEUTE in dem Bild?
P: (schüttelt den Kopf) Nirgendwo.
T: Können Sie in das Bild dazukommen, als LUISE VON HEUTE?
P: Ich will nicht.
T: Und Sie wollen nicht, weil …?
P: (etwas schnippisch) Weil ich keine Lust habe. Ich will nicht dazukommen, es ist grad so ein schönes Bild.
T: Das heißt, wenn Sie dazukommen würden, wäre es nicht mehr schön?
P: Ich weiß nicht, was dann passiert.
T: Wären Sie bereit, das in der Imagination auszuprobieren … als Experiment?
P: (Pause)
T: Das KIND kocht der Nachbarin einen Tee, und Sie als LUISE VON HEUTE kommen jetzt dazu.
P: (Pause, seufzt tief) Ich weiß doch auch nicht, dann bin ich halt dort (zuckt abweisend und demonstrativ desinteressiert mit den Schultern).

Hier ist es wichtig, dass der Therapeut die abweisende Haltung der Patientin nicht einfach als Trotz oder Provokation interpretiert, sondern erkennt, dass sie vermeidet (meistens die Konfrontation mit eigenen Gefühlen).

T: Mhm. Wie weit entfernt sind Sie in der Szene jetzt von der KLEINEN LUISE?
P: Hm, nur zwei Meter.
T: Zwei Meter? Was möchten Sie als LUISE VON HEUTE dem KIND jetzt gern sagen oder mit ihm machen?
P: (eindringlich) »*Geh nicht mehr heim, bleib dort!*«
T: »*Geh nicht mehr heim, bleib dort!*« … Wie reagiert das KIND darauf?
P: Sie versteht das nicht.
T: Sie versteht das nicht?
P: Nein.
T: Und sie versteht das nicht, weil …?
P: Weil sie einfach nicht versteht, was das heißen soll. »*Wieso soll ich nicht mehr zurückgehen, warum? Warum nicht, was ist jetzt passiert? Also, …*«
T: »*Warum soll ich nicht zurückgehen? Was ist denn passiert?*« Und wie reagieren Sie darauf als LUISE VON HEUTE?
P: »*Lauf fort! Bleib nicht bei der Nachbarin, dort ist auch ein böser Mann, der einem wehmacht, und daheim eben auch! Geh fort, geh nicht dorthin, geh weg!*«
T: »*Geh weg!*«
P: »*Geh weg, einfach weg! Irgendwohin, wo du sicher bist, wo dir nicht wehgemacht wird.*«
T: »*Geh irgendwohin, weit weg, wo dir nicht wehgemacht wird!*« Wie reagiert das KIND darauf?

P: *»Ich habe Angst, wieso soll ich denn fortlaufen, was ist passiert? Ist etwas passiert, was nicht sein darf, oder warum willst du, dass ich nicht mehr heimgehe, und warum willst du, dass ich nicht mehr hier bin?«*

T: Mhm. Wie reagieren Sie darauf als LUISE VON HEUTE?

P: *»Hör einfach auf meinen Ratschlag und geh nicht mehr heim! Geh nicht mehr, bleib nicht hier und geh nicht heim! Dir wird nur wehgemacht, du wirst später schon wissen warum.«*

T: *»Dir wird nur wehgemacht, später wirst du wissen wieso.«* Wie reagiert sie darauf?

P: Sie hat Angst.

T: Sie hat Angst?

P: *»Wohin soll ich denn?«*

Der Ablauf verbleibt in der biographischen Situation, das Kind bleibt noch ein BIOGRAPHISCHES KIND. Der THERAPEUT versucht jetzt, auf die metaphorische Ebene zu kommen, indem er nicht auf die biographische Situation eingeht, sondern mit der »Augenfrage« anfängt, auf die direkte Kommunikation zwischen AKTUELLEM ICH und KIND zu fokussieren.

T: *»Wohin soll ich denn?«* sagt sie. Was sehen Sie jetzt in ihren Augen?

P: In welchen Augen?

T: Vom KIND.

P: Ja, einfach die Angst halt!

T: Wie fühlen Sie sich als LUISE VON HEUTE, wenn Sie die Angst bei ihr jetzt sehen und sie fragt: *»Wohin soll ich?«*

P: (Pause) Was muss ich sehen? Ich weiß nicht mehr, was Sie gefragt haben.

Die Patientin verliert ganz unvermittelt den Faden und ist verwirrt, als der Therapeut danach fragt, wie sie sich fühlt, wenn sie einen Gefühlsausdruck des KINDES wahrnimmt. Dem Therapeuten fällt das auf, und er merkt es sich. Als sie nach der Wiederholung der Frage mit Hilflosigkeit statt mit Empathie reagiert, bestätigt sich die erste vage Vermutung, dass hier ein Problem vorliegt.

T: Ich habe gefragt: »Sie sehen jetzt die Angst beim KIND in den Augen, und das KIND fragt: *›Ja, wo soll ich denn hin?‹«* Und Sie als LUISE VON HEUTE, wie fühlen Sie sich jetzt, wenn Sie diesen Blick bei ihr sehen?

P: Hilflos.

T: Hilflos? Können Sie das dem KIND jetzt direkt sagen, wie Sie sich fühlen?

P: (Pause)

T: Direkt ins Gesicht ihr sagen, dass Sie sich hilflos fühlen.

P: *»Ich fühle mich hilflos.«*

T: *»Ich fühle mich hilflos.«* Wie reagiert das KIND jetzt darauf?

P: *»Wie muss ich mich denn erst fühlen, wenn du dich hilflos fühlst? Du musst mich doch unterstützen können und zu mir stehen können. Du musst wissen, was gut und recht ist. Du bist erwachsen.«*

T: *»Wie soll ich mich denn erst fühlen, wenn du dich hilflos fühlst? Du musst mich doch unterstützen. Du bist erwachsen.«* Und wie reagieren Sie jetzt darauf?

> *Das KIND hält das AKTUELLE ICH bei der Stange und erfüllt seine Funktion als »Assistentin des Therapeuten«.*

P: *»Ich habe keine Kraft, dich zu unterstützen.«*

T: *»Ich habe keine Kraft, dich zu unterstützen.«* Wie reagiert das KIND darauf?

P: *»Du machst mir Angst.«*

T: *»Du machst mir Angst«*, sagt sie. Wie reagieren Sie darauf?

P: (Pause) Ich weiß auch nicht.

T: Wie fühlen Sie sich, wenn das KIND jetzt sagt: *»Du machst mir Angst.«*

P: (ihr fällt der Haargummi aus der Hand aufs Sofa, sie öffnet kurz die Augen, lächelt kurz verlegen, schließt die Augen wieder) *»Ich will ja nicht, dass du Angst hast, sondern im Gegenteil, ich will, dass du verschwindest. Einfach nicht mehr dort bist, wo du jetzt bist und es gefährlich ist für dich.«*

T: Mhm. Wie reagiert das KIND auf das?

P: *»Du musst mich aber dabei unterstützen und zu mir stehen.«*

T: *»Du musst mich dabei unterstützen und du musst zu mir stehen.«* Wie reagieren Sie darauf?

P: *»Ich kann nicht. Ich kann dich nicht unterstützen. Ich würde gerne, aber du musst die Kraft selber aufbringen. Ich kann nicht. Ich bin müde. Ich mag nicht mehr. Ich bin total fertig mit … mit mir und der Welt, und ich mag einfach nicht mehr leben, ich möchte einfach nicht mehr sein. Du musst es selber schaffen oder … ich kann dir nicht helfen. Ich weiß nicht, was mit mir passiert in nächster Zeit. Mir geht's im Moment gar nicht gut.«*

> *In der IRRT-Phase-3 werden* **niemals** *sogenannte Hilfspersonen auf der INNEREN BÜHNE eingeführt, egal wie düster und hoffnungslos die Situation aussieht. Die Hilfsperson ist schon dabei, nämlich der Therapeut auf der ÄUSSEREN BÜHNE, der die Patientin durch diesen herausfordernden Prozess begleitet und durch das Aufrechterhalten der IRRT-Struktur unterstützt. So können eigene Ressourcen der Patientin zugänglich gemacht und aktiviert werden.*

T: Und wie reagiert das KIND darauf?

P: *»Wenn es dir nicht gut geht, geht es mir ja auch nicht gut. Ist doch logisch. Aber wenn du dich umbringen willst, dann nimmst du mich bitte mit und lässt mich nicht allein, gell?«*

T: Mhm. Wie reagieren Sie jetzt als Luise von heute auf das?

P: *»Ich akzeptiere deine Gefühle und deine Ängste und deine Bedenken. Vielleicht findest du ja noch eine Möglichkeit, für die es sich lohnt zu leben.«*

T: Mhm.

P: *»Und wenn du sie nicht findest, dann mach es halt einfach. Und nachher geht's dir besser.«*

T: Sagen Sie zum Kind?

P: Mhm.

T: *»Dann mach's einfach. Mach's einfach.«*

P: *»Bringst dich einfach um.«*

T: Sagen Sie dem Kind?

P: Mhm.

In dieser bisherigen Sequenz wird deutlich, dass das aktuelle Ich den Drang und die Verpflichtung spürt, dem Kind helfen und es schützen zu müssen, sich aber zu schwach und erschöpft dazu fühlt. Das mündet in das Thema Suizid (als Erlösung). Auf der inneren Bühne heißt Suizid: Das aktuelle Ich tötet sich und damit auch das Kind. Hier kommt es bei der Patientin kurz zu Verwirrung und zur Rollendiffusion zwischen aktuellem Ich und Kind, was sich dann aber spontan schnell wieder klärt.

T: Wie reagiert das Kind darauf?

P: *»Wenn du meinst, es sei der richtige Weg, dann glaube ich dir das. Wenn du meinst, es sei richtig, jetzt nicht mehr da zu sein, und du musst sterben, dann machen wir das so, wie du das für richtig hältst.«*

T: Mhm.

P: (als heutiges Ich) *»Aber ich will nicht allein gehen. Du musst mit mir kommen.«*

T: Mhm.

P: (als Kind) *»Ich will nicht dasitzen und zuschauen, wie du dir das Leben nimmst, sondern nimm mich mit! Allein will ich nicht so sein.«*

T: Wenn Sie dem Kind jetzt noch einmal tief in die Augen schauen, was sehen Sie jetzt in seinem Blick und in seiner Seele?

P: Es ist ganz tief traurig.

T: Es ist ganz tief traurig?

P: Es ist verletzt.

T: Und verletzt?

P: In seinen Gefühlen.

T: Und das Kind ist so tief traurig und verletzt in seinen Gefühlen, weil …?

P: Weil es nicht wusste, dass es so schlimm steht, um sie und um die Erwachsene. Und es hat nicht gewusst, dass es nicht mehr leben wollte.

T: Und wie fühlen Sie sich jetzt, wenn Sie den Blick des Kindes jetzt sehen?

P: *»Du bist zwar jetzt traurig, aber wenn wir das machen, dann würdest du auch nicht mehr verletzt werden. Du bist nachher tot und hast deine Ruhe und deinen Frieden.«*

> *An dieser Stelle fällt dem Therapeuten zum zweiten Mal auf, dass die Patientin die Frage zur Selbstempathie, also wie sie sich fühle, wenn sie das Gefühl in den Augen des KINDES sehe, nicht beantwortet, sondern ausweicht, indem sie »daneben antwortet«. Der Therapeut reagiert immer noch nicht spezifisch darauf, aber der Anfangsverdacht verdichtet sich immer mehr.*

T: Wie reagiert das KIND auf das?

P: *»Und die Eltern stehen zu dir.«*

T: *»Die Eltern stehen zu dir«?*

P: *»Wenn du tot bist.«*

T: *»Wenn du tot bist?«* Wie reagiert das KIND auf das?

P: *»Ich vertraue dir, wenn du das sagst. Es wird etwas Schlimmes sein, was dir passiert ist. Und wenn du das sagst, dass du einfach jetzt sterben willst, dann komme ich mit dir.«*

T: Mhm. Wie fühlen Sie sich, wenn es das jetzt sagt?

P: *»Dann mach's einfach. Geh!«*

> *Hier tritt das Phänomen des Ausweichens erneut auf, sodass der Therapeut jetzt spezifisch interveniert, indem er seine Frage insistierend wiederholt.*

T: (unterbricht, lauter) Wie fühlen Sie sich, wenn es das jetzt sagt?

P: Ich weiß nicht.

T: Wenn Sie dem KIND tief in die Augen schauen, wie fühlen Sie sich? Sie sehen die tiefe Traurigkeit und Verletztheit. Wie fühlen Sie sich dabei als LUISE VON HEUTE?

P: *»Ich fühle mich dir gegenüber verpflichtet. Aber für was verpflichtet, kann ich jetzt nicht genau sagen. Einfach, dich mitzunehmen, dich nicht allein zu lassen. Ich will, dass du, ich weiß doch auch nicht, einfach …«*

> *Der Therapeut würde hier als selbstempathische Reaktion ein Mitgefühl mit dem KIND erwarten, also ebenfalls Trauer und Einsamkeit. Das ist aber genau das, was die Patientin als AKTUELLES ICH vermeidet. Der Therapeut merkt hier, dass das ein zentrales Thema für den Rest der Sitzung darstellen wird und dass er konsequent den Druck gegen diese Vermeidungshaltung der Patientin aufrechterhalten müssen wird.*

T: *»Ich fühle mich dir gegenüber verpflichtet, dich nicht allein zu lassen.«* Wie reagiert das KIND auf das?

P: *»Okay. Ich komme mit dir.«*

T: *»Okay. Ich komme mit dir«*, sagt es?

P: Mhm.

T: Und was möchten Sie ihm jetzt sagen oder mit ihm machen?

P: *»Okay, ich sage dir, wenn es so weit ist. Dass wir zusammen Abschied nehmen können.«*

T: Mhm. Wie reagiert es darauf?

P: *»Es macht mich zwar traurig, aber ja. Dann machen wir das so.«*

T: *»Es macht mich traurig«*, sagt das KIND. Und es macht es traurig, weil ...?

P: Weil es doch noch so klein ist und noch gar nichts vom Leben gehabt hat.

T: Weil es noch so klein ist und noch nichts vom Leben gehabt hat. Wenn Sie das jetzt in ihren Augen sehen, dass es traurig ist, dass es doch noch so klein ist und noch nichts vom Leben gehabt hat, wie fühlen Sie sich jetzt als LUISE VON HEUTE dabei?

P: *»Aber du wirst noch geplagt und misshandelt bis zum ... Du musst noch so viele Jahre aushalten, mit dem umzugehen ... nein, dass du überhaupt weißt, was nicht richtig läuft. Und nachher bist du erwachsen, und du schleppst das Ganze immer mit dir. Es geht dir schlecht, und du weißt gar nicht warum, du kannst das Leben nicht genießen, es gibt nichts Schönes, du bist traurig und einsam die ganze Zeit und – glaub mir, es ist einfacher, jetzt Abschied zu nehmen und dich umzubringen, als jetzt weiterzuleben, es ist einfach ein ... das Leben ist ein Beschiss, das Leben ist nicht für uns, das Leben ist nur für starke Menschen gemacht, nicht für uns. Glaub mir, wir bringen uns jetzt um, jetzt, wo du noch so klein bist, und nachher geht's uns beiden viel besser, und nachher haben wir Ruhe, und dann ist es ja gleich, ob die anderen traurig sind oder nicht. Hauptsache, wir haben unsere Ruhe. Und es plagt uns niemand mehr, es macht uns niemand mehr weh, und das ist das Wichtigste. Darum müssen wir sagen, wir gehen jetzt. Jetzt ist der richtige Zeitpunkt.«*

Der Therapeut lässt sich von diesem histrionischen flammenden Plädoyer für den Suizid gar nicht ablenken und bleibt bei seiner Frage, bei der es darum geht, die wahren Gefühle sowohl beim KIND als auch beim AKTUELLEN ICH wahrzunehmen, zu verbalisieren und auszuhalten.

T: Aber wie fühlen Sie sich, wenn Sie die Traurigkeit in den Augen des KINDES sehen? Weil es doch noch so jung ist und noch nichts vom Leben gehabt hat?

P: (tiefer Seufzer, Wechsel der Sitzposition) Es vertraut mir ja, also ... Es ist ja alles gut, also ...

T: (strenger Ton) Wie fühlen Sie sich, wenn Sie die Traurigkeit in den Augen des KINDES sehen?

P: Es lässt mich eigentlich kalt. Eigentlich ist es mir gleich.

Das »Kaltlassen« ist wiederum eindeutig eine Vermeidungshaltung aus Angst vor den eigenen Gefühlen, das ist dem Therapeuten an dieser Stelle klar. Deshalb konfrontiert er diese Vermeidungshaltung sofort gezielt und beharrlich, indem er die Patientin einlädt, das dem KIND direkt zum Ausdruck zu bringen.

T: Können Sie dem KIND das direkt sagen? Von ganz Nahem und ihm dabei in die Augen schauen?

P: Nein. Das will ich nicht.

T: Weil …?

P: (gereizt) Weil ich das nicht will!

T: Weil …?

P: Einfach so!

T: Sie wollen das nicht, weil …?

P: Ich keine Lust dazu habe.

T: Und Sie haben keine Lust dazu, weil …?

P: (schweigt, seufzt) … es nichts bringt. Ich will jetzt einfach nicht mehr. Fertig. Punkt.

T: Wie fühl…

P: (unterbricht, trotzig und ärgerlich) Es ist jetzt genug! Nein, ich will nicht mit dem Gefühl, ich will mich nicht mehr!

T: Wie fühlen Sie sich, wenn Sie die Traurigkeit in den Augen der KLEINEN SECHSJÄHRIGEN LUISE sehen, die noch so klein ist und noch nichts vom Leben gehabt hat?

P: (schweigt)

T: Wenn Sie ganz ehrlich in Ihr Gefühl hineinschauen?

P: (schweigt)

T: Wie fühlen Sie sich dabei?

P: Ich kann, ich will nicht mehr müssen. Ich will jetzt aufhören.

T: Und Sie wollen aufhören, weil …?

P: (tiefer Seufzer, ärgerlich, öffnet die Augen) Weil es mir sonst wehmacht.

Erst hier öffnet sich die Patientin ein wenig ihrem eigenen Gefühl gegenüber und offenbart den Grund für ihre Abwehr: die Angst, von eigenen Schmerzen überwältigt zu werden.

T: Und was genau macht Ihnen weh?

P: (schweigt, schaut demonstrativ auf die Wanduhr)

T: Was genau macht Ihnen weh?

P: Können wir aufhören?

T: Wir können schon aufhören, aber was genau macht Ihnen weh?

P: Nichts. Alles gut.

T: Was passiert da jetzt bei Ihnen?
P: Nichts.
T: Sie wissen, dass das nicht stimmt.
P: Mir geht's gut.
T: Sie wissen, dass das nicht stimmt.
P: Doch, ich weiß, dass es stimmt.
T: Das versuchen Sie sich krampfhaft einzureden, aber Sie wissen, dass es nicht stimmt, und Sie wissen auch, dass ich das weiß, dass das nicht stimmt.
P: Ich weiß doch nicht …
T: Und die KLEINE ahnt das auch.
P: (schweigt)
T: Was für ein Gefühl löst die Traurigkeit des KLEINEN KINDES bei Ihnen aus, ein Gefühl, das so stark ist, dass Sie Angst davor haben, es überhaupt anzuschauen … und sich lieber umbringen wollen, damit Sie Ihre Ruhe haben, damit das Gefühl ja nicht aufkommt?
P: (schweigt)
T: Merken Sie, um was es geht?
P: Nein (trotzig).
T: Merken Sie, an welchem Punkt Sie abbrechen?
P: (schüttelt den Kopf verneinend) Ich weiß nur, dass ich die Nacht geträumt habe, dass ich mich umgebracht habe.
T: Mhm. Wie haben Sie das gemacht heute Nacht?
P: Ich bin vor den Zug …
T: Mhm. Wie ist das für Sie gewesen, in Ihrem Traum?
P: Erlösend.
T: Erlösend? Mhm. Und erlöst von was?
P: Von allem … Von Traurigkeit, von der Leere, von der Einsamkeit, von der Angst, von der Panik, von … von … von allem! Vom ganzen Leben. Einfach gut gewesen, es ist nur noch gut gewesen, dass ich mich umbringen konnte. Und ich bin einfach nicht mehr … Ich bin nachher davongeschwebt wie ein Engel und hab mich wirklich, wirklich befreit gefühlt. Und das würde ich gerne auch wollen. Ich würde mich gerne befreien. Ich würde gerne loslassen können. Ich würde gern … Ja.

Hier offenbart sie indirekt, was sie in der direkten Begegnung mit dem KIND noch nicht zulassen konnte: Die Gefühle, die sie als so überwältigend erlebt, dass sie sich nur durch Suizid meint, sich davor schützen zu können, sind Traurigkeit, Leere, Einsamkeit, Angst und Panik.

T: Und warum ist die KLEINE LUISE traurig?

P: Weil die ERWACHSENE sie allein lässt. Weil sie sie im Stich lässt. Weil sie vielleicht gar nicht sterben will … (unterbricht sich selbst, etwas erschrocken) Wieso sag ich jetzt das schon wieder?

T: Vielleicht weil Sie merken, dass es genau darum geht?

Einen kurzen Moment verdeutlicht sie hier, dass das Leiden des KINDES durch das Verhalten des AKTUELLEN ICHS hervorgerufen wird, ein untrügliches Indiz dafür, dass wir es jetzt mit dem METAPHORISCHEN INNEREN KIND zu tun haben. Aber sofort verfällt sie wieder in die Vermeidung.

P: (schaut genervt auf die Wanduhr, seufzt, schweigt)

T: Damit Sie das KIND nicht allein lassen, müssten Sie Ihr Gefühl anschauen, oder?

P: Aber wenn es mich nicht mehr gibt, dann ist sie ja auch erlöst, dann ist sie auch befreit, sie dann auch.

T: Woher wollen Sie denn das wissen?

P: Das ist im Traum auch so gewesen.

T: Das KIND ist dabei gewesen?

P: Ich habe das Gefühl gehabt. Der Engel, der hochgeflogen ist, das bin nicht ich gewesen als ERWACHSENE, sondern als KIND.

T: Und Sie als ERWACHSENE?

P: Ich bin tot gewesen.

T: Mhm. Okay. Aber Sie haben das KIND im Stich gelassen?

P: (zuckt mit den Schultern)

T: Oder?

P: (nickt)

T: Und Sie *wollen* das KIND im Stich lassen?

P: Ich muss.

T: Wie ist das für das KIND, wenn Sie es im Stich lassen?

P: Ich weiß auch nicht.

T: Wie ist das für das KIND, wenn Sie es im Stich lassen?

P: (Pause) Es geht einfach nicht.

T: Was geht einfach nicht?

P: Ich kann sie nicht im Stich lassen. Ich muss sie mitnehmen. Mit … nehmen zum Sterben.

T: (ungläubig) Dann lassen Sie sie nicht im Stich?

P: Wenn ich sie mitnehme doch nicht.

T: In den Tod?

P: Mhm.

T: Und sie hat noch gar nichts vom Leben gehabt?

P: Mhm. Das spielt doch keine Rolle.

T: Können Sie ihr das noch mal direkt sagen? Und ihr dabei in die Augen schauen? Können Sie das? In der Vorstellung?

P: *»Musst einfach mitkommen …«*

T: Wie?

P: *»Du musst einfach mitkommen, zum Sterben. Dann sind wir beide erlöst. Das Leben noch mal anfangen zu leben, ist einfach Blödsinn.«*

T: Wie reagiert das KIND darauf?

P: *»Wieso? Wieso sagst du das jetzt so?«*

T: Und wie reagieren Sie darauf?

P: *»Es ist der einzige Weg aus dem Ganzen heraus, und dann geht es uns beiden gut. Stell dir vor, wenn ich in meinem Alter noch mal anfangen müsste zu leben …«*

T: Wie reagiert das KIND auf das?

P: (Pause) Ich weiß nicht.

T: Sie wissen es nicht?

P: (tiefer Seufzer, wechselt die Sitzposition, schaut auf die Wanduhr)

T: Das heißt, Sie wollen sich mit ihr gar nicht auseinandersetzen?

P: Nein.

T: Weil …?

P: *»Weil ich erwachsen bin. Und ich bestimme schlussendlich, was geht. Nicht du.«*

T: Und wie reagiert das KIND darauf?

P: *»Ich bin ein Teil von dir. Zumindest hatte ich das gemeint.«*

T: Was sehen Sie jetzt in den Augen des KINDES?

P: Traurigkeit.

T: Traurigkeit.

P: Und Einsamkeit.

T: Und Einsamkeit.

P: Und Angst.

T: Und Angst. Und wie fühlen Sie sich, wenn Sie die Traurigkeit und die Einsamkeit und die Angst in den Augen des KINDES jetzt sehen?

P: Ich will es einfach gar nicht sehen. Ich schaue sie gar nicht mehr an. Ich weiß ja, dass es so ist.

Die unerbittliche Konfrontation richtet sich hier sozusagen gegen einen sehr hartnäckigen »Suiziddämon«.

T: Aber wenn Sie das KIND jetzt sehen, und Sie haben es jetzt gesehen, und Sie sehen die Traurigkeit und die Einsamkeit und die Angst, wie fühlen Sie sich dabei?

P: (Pause) *»Es tut mir zwar leid für dich, dass du so traurig bist und so einsam und Angst hast, das habe ich auch alles immer gehabt, und jetzt will ich, dass Ruhe ist, und darum muss ich etwas machen. Ich habe jetzt einfach keine Lust mehr, so weiterzumachen.«*

T: Wie fühlen Sie sich, wenn Sie die Einsamkeit und die Angst und die Traurigkeit in den Augen des KINDES sehen?

P: (Pause, trotzig und bockig) Mir egal!

T: Ja, aber wie fühlen Sie sich?

P: Ich weiß es doch auch nicht! Vielleicht fühle ich einfach ... Ich fühle überhaupt nichts mehr, wenn ich nicht will, dass ich etwas fühle.

T: Genau.

P: Ich fühle jetzt einfach nichts mehr. Ich habe jetzt nur gefühlt die ganze Zeit. Und jetzt ist es genug. Jetzt höre ich auch auf (steht auf und setzt sich vom Sofa auf einen Sessel).

ABBRUCH DER IMAGINATION DURCH DIE PATIENTIN

T: (schmunzelt) Mhm. Und wie würden Sie Ihren Zustand jetzt beschreiben?

P: Gut.

T: Ehrlich!

P: Ganz ehrlich. Mir geht's mega gut. Ich freue mich jetzt schon aufs Heimgehen.

T: Mhm.

P: (Pause) Oder auch nicht.

T: Und da ist nicht ein wenig Trotz dabei? Oder Wut?

P: Nein. Angst (steht auf, ordnet die Kissen auf dem Sofa, wo sie vorher gesessen hat, setzt sich wieder auf den Sessel).

T: Angst? Also doch.

P: Hm?

T: Also doch. Ein Gefühl.

P: Nein.

T: Also was jetzt?

P: Nichts. Es geht mir gut. Jetzt ist es gleich zehn, dann können wir aufhören.

Dem Therapeuten ist an dieser Stelle klar, dass in der heutigen Sitzung im direkten emotionalen Kontakt zwischen AKTUELLEM ICH und KIND die Vermeidung der Selbstempathie nicht überwunden werden kann. Er versucht wenigstens herauszufinden, ob die Patientin den Zusammenhang auf einer kognitiven Ebene nachvollziehen kann. Dann wird es im weiteren Verlauf der Sitzung (viel Zeit ist nicht mehr, nur noch wenige Minuten) darum gehen, die Suizidalität einzuschätzen und – als letztes Mittel zur Vermeidung einer stationären Einweisung – zu versuchen, den emotionalen Kontakt zum Therapeuten zu intensivieren.

T: Mhm. Und dann?

P: Dann gehe ich einfach wieder.

T: Und dann?

P: Versuche ich, Ihnen nicht mehr zu schreiben (sie meint provozierende E-Mails).

T: Sie versuchen, einfach keine Gefühle zu haben. Verstehe ich das richtig?

P: Ich weiß nicht, was ich zu Hause mache. Keine Ahnung. Dann nehme ich zuerst mal ein paar Tabletten.

T: Was denken Sie, …

P: (unterbricht) Die habe ich schon dabei. Die kann ich grad nehmen.

T: … wie groß die Chance ist, dass Sie keine Gefühle haben?

P: (seufzt) Warum wollen Sie immer, dass ich Gefühle habe?

T: Ich will nicht, dass Sie Gefühle haben, ich sehe, Sie haben Gefühle (lacht).

P: (schweigt)

T: Ich will nicht, dass Sie Gefühle haben, Sie sind ein Mensch, also haben Sie Gefühle. Ich will nur, *wenn* Sie Gefühle haben, dass Sie dann hinschauen, weil Sie nur so weiterkommen. Was Ihr Verhalten steuert, das sind zum großen Teil Gefühle.

P: Wollen Sie wissen, was ich für ein Gefühl habe?

T: Sagen Sie's!

P: Ich kann es Ihnen gar nicht sagen.

T: (aufmunternd) Sagen Sie's!

P: Die Zeit ist jetzt schon abgelaufen. Ich kann es Ihnen nicht mehr sagen.

T: Doch, das können Sie schon noch sagen.

P: Ich habe … Ich habe mega Angst.

T: Vor …?

P: Vor mir. Ich habe Angst und … (seufzt) Ich mag nicht mehr.

T: Anstrengend, he? Sie sind erschöpft.

P: Ich mag nicht mehr. Ich will nicht mehr. Ich will … nichts mehr. Ich habe genug jetzt. Ich fühle mich total …

T: Erschöpft?

P: Und am Ende. Ich weiß nicht, was ich mache, wenn ich da aus der Tür rausgehe. Ich fühle mich so …

T: So …?

P: Keine Ahnung, was das für ein Gefühl ist, aber… ich kann Ihnen das auch nicht sagen. Ich kann es auch nicht beschreiben. Ein Gefühl, als ob ich gar nicht wirklich da wäre.

T: Mhm. Mhm.

P: Ein Gefühl, als wäre ich irgendwo anders, in einer Traumwelt.

T: Mhm. Ja, das ist so ein wenig … natürlich so ein Versuch, so ein automatischer Versuch, sich von dem Gefühl zu distanzieren, klar.

P: Ich habe Angst.

T: Sie sagen, Angst vor sich?

P: Ich habe Angst, dass ich mir etwas antue. Was mache ich, wenn ich da rausgehe? Ich habe keine Ahnung. Das macht mir Angst.

T: Wie weit, nach Ihrem Gefühl, haben Sie die Angst unter Kontrolle?

P: Keine Ahnung.

T: Doch.

P: Nein.

T: Doch, Sie haben Ahnung. Sie haben ein Gefühl, wie Sie das Angstgefühl unter Kontrolle haben.

P: Nein.

In der Nachbesprechung nach Abbruch der Sitzung durch die Patientin bei vorliegender Suizidalität kann der Therapeut nicht mehr konsequent die sokratische Haltung aufrechterhalten.

T: Doch, wenn Sie hinschauen, haben Sie da schon eine Ahnung.
(die Uhr schlägt zehn)

P: Es ist zehn.

T: Jaja. Wir sind noch nicht ganz fertig.

P: Was mache ich, wenn ich gehe?

T: Sie gehen nach Hause.

P: Gehe ich nach Hause?

T: Mhm.

P: Was mache ich zu Hause?

T: Ihren Job?

P: Kochen?

T: Zum Beispiel.

P: Warum lebe ich überhaupt?

T: Das sind so Fragen …

P: Wieso muss ich hier sein?

T: Sie sind in die Welt hineingeworfen worden, so wie ich auch, wie jeder andere auch, das suchen wir uns nicht aus.

P: (unterbricht) Das macht mir Angst.

T: Mhm. (Pause) Was vermuten Sie, reicht es bis zum nächsten Donnerstag?

P: (schweigt, dissoziiert offenbar und schaut abwesend ins Unendliche)

T: Hallo …? (pfeift) Tauchen Sie mal nicht ab, bleiben Sie mal schön hier! Reicht es bis zum nächsten Donnerstag?

P: (schweigt)

T: Hm?

P: (beinahe flüsternd) Keine Ahnung.

T: Gut. Dann müssen wir mal schauen, dass wir vorher noch einen weiteren Termin abmachen.

P: Schon gut.

T: Na, mit ›schon gut‹ kommen Sie nicht so durch, mit einfach Wegtreten!

P: Ich weiß nicht, ob ich nächste Woche noch lebe.

T: Ja, wer weiß das schon. Vielleicht lebe ich auch nicht mehr nächste Woche. Jetzt bleiben wir mal bei der Sache.

P: (zeigt auf den Balkon) Wie hoch ist das da?

T: Hm, zwanzig Zentimeter?

P: Ah, zwanzig Zentimeter? (muss lachen, kann es sich nicht verkneifen) Zwanzig Meter?

T: Keine Ahnung.

P: Würde das reichen, wenn man da runterspringt?

T: Nicht sicher.

[...]

Weiterer Sitzungsverlauf und Abschluss

Bis hierher war das »Spiel« zwischen Therapeut und Patientin wie ein ständiger Ballwechsel im Tennis. Die Patientin setzt verschiedene Techniken ein (Andeutungen und Kokettieren mit dem Suizid, Dissoziation, philosophische Sinnfragen). Auf konstruktive Angebote des Therapeuten geht sie nicht wirklich ein (Selbsteinschätzung der Suizidalität und der Steuerbarkeit, bei der Sache bleiben, kurzfristige Terminabsprache). Aber in diesem Moment, als der Therapeut die Höhe des Balkons humorvoll mit zwanzig Zentimeter angibt, kann sie sich das Lachen erstmals nicht verkneifen. Das bewirkt beim Therapeuten sofort eine Entspannung, da er jetzt eine gemeinsame Ebene mit ihr und die gewünschte Intensivierung der Beziehung empfindet. In der Folge geht es über einige Minuten um die Vereinbarung des nächsten Termins, wobei die Patientin noch einmal ein paar Andeutungen hinsichtlich ihrer Suizidabsichten macht, was aber offensichtlich nicht mehr der Ausdruck akuter Suizidalität ist, sondern mehr ihren Wunsch verdeutlicht, in ihrem Leiden auch wirklich ernst genommen zu werden. Es bleibt der Eindruck einer Verbundenheit zwischen Therapeut und Patientin, einerseits mit der Validierung ihres schweren Leidens, andererseits mit der gewissen Leichtigkeit, die ein feiner Humor ermöglicht. Ab dann ist der restliche Verlauf der Sitzung nur noch Routine, und der Therapeut kann die Patientin beruhigt gehen lassen.

Katamnese

Die Patientin ging heim, und noch am gleichen Abend erhielt sie ein Telefonat von der psychotherapeutischen Klinik, dass sie ein paar Tage später zur stationären Behandlung aufgenommen werden könnte. Das Thema Suizidalität war damit aktuell völlig in den Hintergrund getreten.

Als Folge dieser hier vorgestellten Sitzung erkannte die Patientin, dass es darum geht, sowohl die Gefühle des KINDES als auch ihre eigenen Gefühle als AKTUELLES ICH offen und authentisch wahrzunehmen und zuzulassen. In der Klinik konnten dann unter stationären Bedingungen die schon vorgeplanten IRRT-Sitzungen zu bestimmten traumatischen Aspekten erfolgreich durchgeführt werden sowohl Phase-1, 2, 3-Sitzungen als auch reine Phase-3-Sitzungen, in denen sie einen deutlich engeren Kontakt zum KIND entwickeln konnte.

Langfristig geht es ihr schrittweise immer besser. Die Suizidalität ist kein wesentliches Thema mehr, in der Bearbeitung ihrer Traumatisierungen macht sie schöne Fortschritte, ein relativ hartnäckiges Hindernis stellen Schuldgefühle den Eltern gegenüber dar, aber es ist damit zu rechnen, dass sie (nach einer mehrjährigen Behandlung) ihre Störung überwinden und die Problematik weitgehend auflösen können wird. Den größten positiven Meilenstein wird ihre Rückkehr ins Berufsleben darstellen.

8.6 Fallbeispiel Hilde (M. S.)

»Das Kind ist für mich einfach Abschaum!«

(Schwere, rezidivierende und kombinierte Essstörungserkrankung, aktuell BMI-15, PTBS, Konversionsstörung, Borderline-Persönlichkeitsstörung mit selbstverletzendem Verhalten [Schneiden, Ritzen], rezidivierende Depressionen)

Hilde ist 25 Jahre alt und befindet sich zum wiederholten Mal in einer Spezialklinik für Essstörungen in stationärer Behandlung. Sie hatte nach längerer Gewichtsstabilität knapp über der Anorexiegrenze in wenigen Monaten wieder auf einen BMI von 15 kg/m^2 abgenommen und musste erneut stationär behandelt werden. Zur Lebensgeschichte ist vor allem zu erwähnen, dass möglicherweise ein sexueller Missbrauch in ihrer Kindheit innerhalb der Familie stattgefunden hat, dass sie in der Schule zwar gute Leistungen erbrachte, aber ständig in Außenseiterpositionen geriet (bis hin zu Mobbing-Situationen). Im Therapieverlauf wurde immer wieder ihre mangelnde Therapiecompliance beschrieben.

Während des aktuellen Klinikaufenthalts nimmt ihre Bezugstherapeutin in der Klinik an einem IRRT-Workshop teil. Im Rahmen dieses Workshops stellt sich Hilde spontan für eine Live-Demonstration einer Phase-3-Sitzung zur Verfügung. Neben der Bezugstherapeutin sind etwa 15 Workshopteilnehmer anwesend.

Besonderheiten:

- Bei dieser Patientin steht eine Essstörung im Vordergrund. Typischerweise sind Essgestörte tief in ihrer Symptomatik verwurzelt, was sich entsprechend im schwer gestörten Verhältnis zum INNEREN KIND zeigt.
- Die Patientin ist sehr hartnäckig in ihrem Widerstand gegen eine Annäherung an das KIND. Am Beginn der Sitzung schweigt sie sogar als Reaktion auf die meisten Fragen des Therapeuten.
- Durch die konsequente Aufrechterhaltung des sokratischen Drucks mit ruhiger Beharrlichkeit gelingt es dem Therapeuten aber dennoch, der Patientin zu verhelfen, einen gewissen Kontakt zum KIND herzustellen und psychodynamische Einsichten über den Hintergrund ihres Selbsthassschemas zu gewinnen.
- Der Therapeut weiß bei dieser schwierigen Patientin, dass er in seiner Zielsetzung bescheiden bleiben muss, mit einem kleinschrittigen Vorgehen mehr Erfolg haben wird als mit dem Versuch großer Würfe, beim Aufrechterhalten der ruhigen Beharrlichkeit aber dann doch Fortschritte verzeichnen kann.
- Im Verlauf der Nachbesprechung lässt sich die Patientin dazu gewinnen, noch ein zweites Mal in die Begegnung mit dem INNEREN KIND einzusteigen, um dem KIND eine neue Einsicht aus der Nachbesprechung noch mitzuteilen.

VORBESPRECHUNG

Die Patientin kannte den Therapeuten vor dieser Sitzung nicht. Die Vorbesprechung beschränkt sich auf ein kurzes »Joining«.

PHASE 3 (EINSTIEG)

T: Dann fangen wir an. Wenn Sie bereit sind, dann können Sie die Augen schließen und vor Ihrem inneren Auge spontan ein Bild von ihrem INNEREN KIND aufkommen lassen, mit dem Sie dann als HEUTIGES ICH in Kontakt treten.

P: (schließt die Augen)

T: Ein Bild von Ihrem INNEREN KIND aufkommen lassen, mit dem Sie jetzt als HEUTIGES ICH in Kontakt treten ... haben Sie jetzt ein Bild von dem KIND?

P: Also, verschwommen.

T: Verschwommen, okay. Wo befindet sich jetzt das KIND?

P: (schweigt)

T: Wo ist das KIND jetzt?

P: Hm ... zu Hause in ihrem Zimmer.

T: Zu Hause in ihrem Zimmer?

P: Mhm, also ich hatte einen begehbaren Kleiderschrank, und es ist in dem Schrank.

T: Aha, in dem Schrank. Und was macht das KIND da in dem Schrank?

P: Es sitzt da in der Ecke.

T: Es sitzt da in der Ecke. Und wie fühlt sich das KIND?

P: (schweigt)

T: Wie geht es dem KIND? Wie fühlt sich das KIND?

P: (Pause) Weiß ich nicht.

Schon zu Beginn der Imagination wird deutlich, dass die Patientin sehr vermeidend ist. Aufseiten des Therapeuten braucht es viel Geduld und eine ruhige Beharrlichkeit, um das aus dem Prozess herauszuholen, was möglich ist.

T: Okay, und wie alt ist das KIND ungefähr?

P: Hm ... so 10 bis 12.

T: 10 bis 12. Okay, das KIND sitzt da in dem Schrank in der Ecke, 10 bis 12 Jahre alt. Und wo sind Sie jetzt als HEUTIGES ICH in diesem Bild mit dem KIND? Wo sind Sie als HEUTIGES ICH?

P: (schweigt)

T: Sie als HEUTIGES ICH in diesem Bild mit dem KIND. Wo sind Sie da?

P: Hm, also auch im Zimmer.

T: Auch im Zimmer. Und wie weit sind Sie jetzt als HEUTIGES ICH von dem KIND entfernt?

P: (Pause) Also ich habe in meinem Zimmer ... Da war noch ein Flur dran, und die Zimmertür war quasi vorne, also quasi am Flur.

T: Ja.

P: Und ich stehe hinten am Flur also, ja.

T: Okay. Ungefähr wie viel Meter sind Sie dann von dem KIND entfernt?

P: (schweigt)

T: Wie viel Meter ist das ungefähr?

P: Zehn?

T: Zehn Meter, okay. Können Sie sich vorstellen, jetzt als HEUTIGES ICH näher ans KIND heranzugehen? Können Sie sich das vorstellen?

P: (schweigt)

T: Vielleicht bis fünf Meter erst mal.

P: (schweigt)

T: Sie als HEUTIGES ICH etwas näher ans KIND herangehen, vielleicht bis fünf Meter. Können Sie sich das vorstellen?

Solange der Abstand zum KIND mehr als etwa zwei Meter (in der Regel) beträgt, fokussiert sich die Arbeit des Therapeuten mit ausgeprägtem sokratischen Druck auf die Annäherung des HEUTIGEN ICHS ans KIND, auch wenn das eine lange Zeitspanne in Anspruch nimmt. Aufgrund der starken Vermeidung der Patientin arbeitet der Therapeut hier zunächst mit einem Abstand von fünf Metern.

P: (Pause) Schwierig.

T: Es ist schwierig? Und was macht das schwierig?

P: (schweigt)

T: Was macht das schwierig?

P: Hm. (lange Pause) ... Ich weiß es nicht genau, also ich habe irgend ... äh ...

T: Sie haben irgendwie ... kein Interesse oder ... worum geht's?

P: Ja, also ich weiß nicht, ob's kein Interesse ist oder eine Abneigung.

T: Eine Abneigung? Wie weit sind Sie jetzt im Moment noch vom KIND entfernt?

P: (schweigt)

T: Sind Sie noch zehn Meter entfernt, oder sind Sie jetzt näher ans KIND herangekommen?

P: Also ein bisschen näher.

T: Ein bisschen näher? Können Sie das vielleicht mal versuchen bis etwa fünf Meter? Können wir das vielleicht mal ausprobieren? Bis fünf Meter, okay?

P: (nickt)

T: Und wie geht es Ihnen jetzt damit? Sie sind jetzt etwa fünf Meter vom KIND entfernt. Wie geht's Ihnen jetzt als HEUTIGEM ICH damit?

P: (schweigt)

T: Wie fühlen Sie sich jetzt als HEUTIGES ICH dem KIND gegenüber?

P: (Pause) Desinteressiert … also ein bisschen aggressiv.

T: Okay, ein bisschen aggressiv. Und jetzt, was möchten Sie als HEUTIGES ICH dem KIND sagen oder mit dem KIND tun? Jetzt in der Vorstellung, was möchten Sie als HEUTIGES ICH dem KIND sagen oder mit dem KIND machen?

P: Also am liebsten würde ich es einfach sitzen lassen, weil's sowieso da sitzt und mir den Rücken zudreht und sich eigentlich nicht interessiert.

Für die Patientin sind die Annäherung ans KIND sowie der ständige sokratische Druck des Therapeuten extrem anstrengend. Nur schon die Anwesenheit des KINDES über einen Zeitraum von mehreren Minuten ist für sie eine Exposition in vivo *auf der INNEREN BÜHNE.*

T: Also Sie möchten jetzt in diesem Moment dem KIND nichts sagen oder mit dem KIND nichts machen? Einfach da sitzen lassen? Ist es das, was Sie sagen?

P: Ja.

T: Können Sie das jetzt dem KIND direkt sagen?

P: (schweigt)

T: Einfach das dem KIND direkt sagen?

P: (schweigt)

T: So wie: »*Ich möchte dich jetzt einfach da sitzen lassen*« oder in Ihren eigenen Worten das sagen. Können Sie das machen, das ausdrücken?

P: (schweigt)

T: Wie würden Sie das in Worte fassen wollen?

P: (schweigt)

T: Sie sind da noch mit dem KIND, etwa in fünf Meter Entfernung, und das KIND sitzt da und Sie sehen nur den Rücken des KINDES? Sie sehen nicht das Gesicht, oder?

P: (schüttelt den Kopf)

T: Okay. Und Sie haben also aggressive Gefühle dem KIND gegenüber?

P: (nickt)

T: Und was für aggressive Gefühle haben Sie da?

P: (schweigt)

T: Wenn Sie jetzt Ihre aggressiven Gefühle dem KIND gegenüber rauslassen würden, was würden Sie mit diesen Gefühlen eventuell machen wollen?

P: (schweigt)

T: Hier ist alles erlaubt. Das ist nur eine Vorstellung.

P: (Pause) Also ich glaube, ich würde zutreten.

T: Das KIND treten?

P: Zutreten und dann wahrscheinlich die Tür von dem Schrank zuknallen und abschließen.

Wenn diese aggressiven Impulse dem KIND gegenüber auftreten und ausformuliert werden, sollte der Therapeut verstehen, dass es sich nicht um die schlechte Behandlung eines BIOGRAPHISCHEN KINDES handelt, sondern um die Manifestation eines Selbsthassschemas einem METAPHORISCHEN KIND gegenüber. Der Hass dient dazu, tiefer liegende aversive Gefühle (hier: Angst vor dem Überschwemmtwerden) zu überdecken. Erst wenn der Hass ausgedrückt wird und das Selbsthassschema aktiviert ist, kann es konfrontiert werden und auf eine Auflösung hingearbeitet werden.

T: Okay. Können Sie das jetzt dem KIND direkt sagen, was Sie mit dem KIND gerne machen würden? Erst mal das dem KIND direkt sagen. Können Sie das in Worte fassen und das dem KIND direkt sagen?

P: (schweigt)

T: Im Sinne von: »*Ich möchte dich jetzt …*« und Sie können den Rest einfach sagen. Können Sie das mal dem KIND laut sagen?

P: (Pause) »*Ich möchte, also ich will jetzt einfach nur auf dich eintreten, und dann lass ich dich hier sitzen.*«

T: »*Ich möchte jetzt auf dich eintreten und dich dann was …?*«

P: »*Dann lass ich dich hier sitzen.*«

T: »*Dann lass ich dich hier sitzen.*« Und wenn Sie das jetzt dem KIND direkt sagen, wie stellen Sie sich vor, wie das KIND dann darauf reagiert?

P: Gar nicht.

T: Gar nicht? Wenn Sie jetzt in die Augen des KINDES schauen könnten, was stellen Sie sich vor, was Sie in den Augen des KINDES sehen würden?

Der Therapeut ahnt eine Blockade und versucht, dieser durch die Fragestellung im Konjunktiv zuvorzukommen.

P: (schweigt)

T: Wenn Sie jetzt in die Augen des KINDES …

P: (unterbricht) Traurigkeit.

T: Traurigkeit? Und das KIND fühlt sich traurig, weil …?

P: (schweigt)

T: Das KIND ist traurig, weil …?

P: (Pause) Weil's allein ist.

Dass die Patientin diese hinter dem Hass verborgene Emotion der Traurigkeit und Einsamkeit beim KIND wahrnimmt und aussprechen kann, muss als große seelische Leistung eingeordnet und verstanden werden. Sie öffnet sich und macht sich verletzbar dadurch.

T: Weil das Kind allein ist. Und wie möchten Sie als heutiges Ich auf die Traurigkeit des Kindes reagieren, wenn Sie darauf reagieren könnten? Wie möchten Sie als heutiges Ich auf die Traurigkeit des Kindes reagieren?

P: (Pause) Am liebsten gar nicht.

T: Am liebsten gar nicht? Wenn Sie diese Traurigkeit beim Kind merken, wie kommt das bei Ihnen an, die Traurigkeit beim Kind wahrzunehmen? Wie kommt das bei Ihnen an?

P: Ich denk mir: »*Selber schuld!*«

Dieses »Selber schuld!« kann als Rückzug in den Selbsthass und als Selbstschutz vor befürchteten Verletzungen und Gefühlsüberschwemmungen verstanden werden.

T: Ich denke ... ?

P: Hat keinen Grund zum Heulen.

T: Ich denke: »*Du bist selber schuld.*« Das Kind ist selber schuld?

P: Ja.

T: Können Sie das dem Kind direkt sagen?

P: »*Bist doch selber schuld. Brauchst jetzt hier auch nicht sitzen und heulen.*«

T: »*Du bist ja selber schuld.*« Und wie reagiert das Kind darauf, wenn Sie sagen: »*Du bist ja selber schuld.*«

P: (Pause) Das Kind reagiert gar nicht, sondern macht einfach weiter.

T: Das Kind reagiert nicht, sondern macht weiter? Und was macht das Kind jetzt weiter?

P: Weinen.

T: Es weint? Das Kind weint einfach weiter, ja? Und jetzt, wo Sie sehen, dass das Kind weiter weint, wie kommt das bei Ihnen an?

P: Ja, ich denk mir, also wenn's überhaupt nicht drauf reagiert, was ich sage, dann ...

T: Dann ...?

P: Also, dann kann ich auch gehen.

T: Okay. Wie weit sind Sie jetzt vom Kind entfernt?

P: Ich stehe an der Tür von dem Schrank.

T: Okay. Und ungefähr wie weit ist das vom Kind entfernt?

P: Hm ... zwei, drei Meter.

T: Zwei, drei Meter? Können Sie jetzt an dieser Stelle, können Sie sich vorstellen, dass Sie jetzt noch näher ans Kind herangehen und dem Kind direkt in die Augen schauen, von ganz Nahem? Können Sie sich vorstellen, das zu tun?

P: (schweigt)

T: Noch ein bisschen näher ans Kind heranzugehen und dem Kind direkt in die Augen schauen. Können Sie sich vorstellen, das jetzt zu tun?

P: (lange Pause) ... schwierig.

T: Es ist schwierig? Wie weit sind Sie jetzt vom Kind entfernt?

P: Ich stehe immer noch an der Tür.

T: Immer noch zwei, drei Meter?

P: (nickt)

T: Können Sie versuchen, so vielleicht bis einen Meter zum KIND heranzugehen? Einen Meter Entfernung vom KIND. Und dem KIND dann direkt in die Augen schauen. Können Sie das mal versuchen zu tun?

P: (schweigt)

T: Ein bisschen näher herangehen bis einen Meter und dann dem KIND noch mal direkt in die Augen schauen.

P: (schweigt)

T: Wie sieht's aus?

P: Also ich kann dem KIND gar nicht in die Augen schauen, weil's halt mir ganz den Rücken zudreht.

Eine Annäherung zum KIND möchte die Patientin nicht zulassen, weil es für sie zu bedrohlich wäre, sich mit ihren eigenen Gefühlen von Verletzbarkeit auseinanderzusetzen.

T: Sie können dem KIND nicht direkt in die Augen schauen, weil Sie nur den Rücken des KINDES sehen?

P: Ja, also es sitzt in der Ecke mit dem Gesicht zur Wand.

T: Aha. Und wenn es jetzt in diesem Moment möglich wäre, wenn Sie dem KIND direkt in die Augen schauen könnten, was stellen Sie sich vor, was Sie in den Augen des KINDES sehen würden?

P: (schweigt)

T: Wenn Sie jetzt dem KIND direkt in die Augen schauen könnten, was stellen Sie sich vor, was Sie da sehen würden?

P: (schweigt)

T: Können Sie sich vorstellen, das jetzt zu tun?

P: Kann ich grad nicht.

T: Das ist schwierig?

P: Ja.

T: Was macht das schwierig?

P: Ähm …

T: Das möchten Sie auch nicht, oder?

P: Also ich krieg, ich krieg einfach kein Bild dazu.

T: Sie kriegen kein Bild dazu? Aber Sie wissen, dass das KIND noch weint, ja?

P: Mhm.

T: Und woran merken Sie das, dass das KIND weint?

P: Ich hör es.

T: Ach so, Sie hören das. Sie hören, dass das KIND weint … Und das KIND weint, weil …?

P: (schweigt)

T: Sie haben gesagt vorhin, das KIND ist traurig … und fühlt sich allein, haben Sie gesagt?

P: Mhm.

T: Und das KIND weint. Und dann haben Sie dem KIND gesagt: »*Du bist ja selber schuld*«, ja? Und Sie hören jetzt, das KIND weint immer noch?

P: Mhm.

T: Und wenn Sie jetzt das Weinen hören, wie kommt das bei Ihnen an?

P: (schweigt)

T: Wie fühlt das sich an jetzt für Sie?

P: (Pause) Ich hab gar kein richtiges Gefühl dazu. Also das interessiert mich eigentlich nicht.

T: Okay. Können Sie das jetzt dem KIND direkt sagen?

P: (schweigt)

Was das HEUTIGE ICH dem KIND sagt, ist weniger wichtig, als dass das HEUTIGE ICH überhaupt mit dem KIND spricht.

T: Können Sie das jetzt in Worte fassen und das dem KIND direkt sagen?

P: »*Es interessiert mich nicht, dass du hier sitzt und heulst.*«

T: »*Das interessiert mich nicht, dass du hier sitzt und heulst.*« Okay, und wie reagiert das KIND darauf?

P: Gar nicht.

T: Gar nicht. Weint das KIND jetzt weiter, oder was macht das KIND jetzt?

P: (Pause) Ja, es weint weiter.

T: Das KIND weint weiter. Ist das beim KIND angekommen, was Sie dem KIND gerade gesagt haben?

P: Weiß ich nicht.

T: Das wissen Sie nicht. Das KIND weint einfach weiter. Wo Sie dem KIND sagen: »*Das interessiert mich gar nicht*«, merken Sie nicht, ob das überhaupt beim KIND angekommen ist, das KIND weint einfach weiter.

P: Mhm.

T: Und was möchten Sie jetzt an dieser Stelle dem KIND sagen oder mit dem KIND machen oder wie überhaupt darauf reagieren?

P: (Pause) Ich würde am liebsten gehen.

T: Okay, können Sie das dem KIND vielleicht noch mal direkt sagen, dass Sie jetzt am liebsten gehen möchten? Können Sie das dem KIND sagen?

P: »*Ich geh jetzt.*«

*Der Therapeut hat hier den Eindruck, dass die Patientin nicht länger in der Konfrontation zu halten wäre, da sie unter anderem hier auf seinen Vorschlag, dem KIND den **Wunsch** nach dem Verlassen der Szene mitzuteilen, nicht eingeht, sondern dem KIND gerade ihre **Entscheidung** zu gehen mitteilt. Der Therapeut plant nun, nach Abschluss der Imagination mit der Patientin eine Verhaltensanalyse durchzuführen, damit sie v. a. ihre Wutgefühle dem KIND gegenüber besser verstehen kann.*

T: »*Ich geh jetzt.*« Und das KIND? Wie reagiert das KIND?
P: Genauso wie vorher, also gar nicht.
T: Genauso wie vorher, also das KIND weint weiter und reagiert nicht? Okay.

1. ABSCHLUSSFRAGE

T: Und jetzt, gibt es noch irgendetwas, das Sie dem KIND sagen oder mit dem KIND machen wollen, bevor Sie gehen?
P: Die Tür zuknallen.

2. ABSCHLUSSFRAGE

T: Gibt es noch etwas, das das KIND von Ihnen braucht, bevor Sie weggehen?
P: (schüttelt den Kopf)

3. ABSCHLUSSFRAGE

T: Oder wünschen Sie sich noch etwas vom KIND, bevor Sie gehen?
P: (schüttelt den Kopf)
T: (überspringt Abschlussfragen 4 und 5, da bereits so viel Distanz zum KIND besteht, dass keine Reaktion mehr zu erwarten ist)

6. ABSCHLUSSFRAGE

T: Okay. Also, mit welchem Bild möchten Sie die Begegnung jetzt ausklingen lassen?
P: Dass ich die Tür zumache.
T: Dass Sie die Tür zumachen?
P: Das KIND einfach nicht mehr sehen und dann den Raum verlassen.
T: Okay. Sie knallen die Tür zu, verlassen das Zimmer, und Sie gehen?
P: Ja.
T: Okay. Und wie fühlen Sie sich jetzt in diesem Moment?
P: (Pause) Erleichtert.
T: Erleichtert? Und erleichtert, weil …?
P: (Pause) Weil ich mich mit dem KIND nicht mehr auseinandersetzen muss.

T: Aha. Dass Sie sich jetzt nicht mehr mit dem KIND auseinandersetzen müssen. Okay, dann, wenn Sie so weit sind, dann können Sie das Bild langsam verblassen lassen und in Ihrem eigenen Tempo dann wieder zurück ins Zimmer kommen. Und wenn Sie bereit sind, können Sie die Augen aufmachen.

ERSTE NACHBESPRECHUNG

P: (öffnet die Augen)
T: So, wie war das für Sie?
P: Schwierig. Mir ist so warm.
T: Schwierig? Es ist Ihnen warm?
P: Ich schwitze.
T: Sie schwitzen ... Was war so schwierig dabei für Sie?
P: Das auszuhalten, da zu bleiben.
T: In der Anwesenheit des KINDES?
P: Ja.
T: So lange da zu bleiben?
P: Ja.
T: Und was war so schwierig für Sie dabei, in der Anwesenheit des KINDES zu sein?
P: (schweigt)

Eigentlich weiß der Therapeut die Antwort auf diese Frage (die Befürchtung, die schmerzhaften Gefühle im Kontakt mit dem KIND nicht aushalten zu können und von ihnen überschwemmt zu werden), aber er stellt sie der Patientin, damit diese selbst erkennen kann, was ihr eigentlich solche Mühe bereitet.

T: Ich hab gemerkt, dass das anstrengend war, aber was hat das so schwierig gemacht?
P: Ich kann's gar nicht genau sagen, also ... ähm ... ja, dass es mich einfach genervt hat und sauer gemacht hat und aber irgendwie auch nicht interessiert hat und ich deswegen ... also ich deswegen irgendwie auch ... ja, keinen Sinn darin gesehen hab, da zu bleiben, und gleichzeitig auch einfach die Anwesenheit nicht abkonnte.
T: Okay. Ich hatte den Eindruck, dass Sie das KIND irgendwie verachten. Sie wollen mit dem KIND gar nichts zu tun haben. Stimmt das?
P: (nickt)
T: Und Sie verachten das KIND, weil ...?
P: Weil ich mir denke: »Es sitzt da und heult und ist aber eigentlich selber schuld.«
T: Mhm. Ja, das haben Sie auch geäußert. Ja, das KIND sitzt da und heult und ist ja auch selber schuld. Und das hassen Sie, wenn Sie das sehen?

Sämtliche Fragen des Therapeuten zielen auf das Verständnis für die ablehnende Haltung und Wut und Aggression dem KIND gegenüber ab. Für dieses Phänomen Verständnis zu entwickeln ist das vordringliche Ziel hier.

P: Mhm.

T: Was hätten Sie lieber gehabt? Wie hätte das KIND vielleicht anders reagieren sollen, Ihrer Meinung nach?

P: (Pause) Auf jeden Fall nicht weinen und …

T: Nicht weinen und …?

P: (schweigt)

T: Und sonst?

P: (leise) Ich weiß es nicht.

T: Auf jeden Fall nicht weinen?

P: Mhm.

T: Okay. Haben Sie sonst irgendwelche Gedanken? Wenn das KIND anders reagiert hätte, wie hätte das KIND anders reagieren können, sollen, müssen …?

P: Es hätte, anstatt da zu sitzen und nichts zu sagen, auch einfach sagen können: *»Du kannst jetzt gehen.«*

T: *»Du kannst jetzt gehen?«*

P: Anstatt, dass ich da stehen bleiben muss und keine Reaktion kommt, hätte es einfach sagen können: *»Du kannst gehen.«*

T: Stattdessen hat sie einfach da gesessen und geheult, geweint, nichts gesagt. Es wäre besser gewesen, wenn das KIND Ihnen gesagt hätte: *»Du kannst jetzt gehen.«*

P: Ja.

T: Also, wenn das KIND gesprochen hätte, wenn das KIND etwas gesagt hätte, das wäre für Sie besser gewesen?

P: Mhm.

T: Also wenn das KIND nicht geweint hätte, wie wäre das gewesen, wenn das KIND Sie direkt angeguckt hätte, anstatt Ihnen immer irgendwie so den Rücken zu zeigen?

P: (schweigt)

T: Wenn das KIND sich umgedreht hätte und hätte Sie direkt angeschaut, wäre das besser gewesen oder nicht?

P: Ich weiß es nicht genau, ob's mir also … vielleicht hätte es mich noch aggressiver gemacht.

T: Ja, das ist auch meine Frage, ob Sie das vielleicht aggressiver gemacht hätte. Das hätte Sie vielleicht aggressiver gemacht, weil …?

P: (schweigt)

T: Wenn das KIND sich umgedreht hätte, hätte Sie direkt angeguckt …

P: Ich kann's nicht sagen, warum es mich aggressiver gemacht hätte. Einfach, weil ich's dann noch mal gesehen hätte, diesen Zustand …

T: Aha … Welchen Zustand?

P: (schweigt)

T: Also die Traurigkeit oder …?

P: Na, auch wenn's nicht mehr weint, äh … ich kann's nicht beschreiben.

T: Hätten Sie dann direkt, mehr direkt die Traurigkeit des KINDES gesehen, meinen Sie, und das hätte Sie mehr aggressiv gemacht, … oder was anderes?

P: Ne, nicht die Traurigkeit ähm …

T: Sondern …?

P: Einfach das KIND an sich.

T: Das KIND an sich? Wollen Sie damit sagen, egal, ob das KIND da sitzt und weint oder sonst irgendwas macht, ich verachte das KIND? Ist es das, was Sie sagen wollen? Egal, was das KIND macht. Und ich möchte nicht, dass das KIND an mir nah dran ist.

P: (nickt)

T: Und Sie verachten das KIND so im Allgemeinen, weil …?

P: (Pause) Das KIND ist für mich einfach Abschaum!

T: Abschaum?

P: Mhm.

T: Und es ist Abschaum, weil …?

P: Weil's dreckig ist.

T: Das KIND ist dreckig, okay. Und sonst?

P: (schweigt)

T: Trägt das KIND mit sich auch Schmerzen, mit denen Sie nichts zu tun haben wollen, weil Sie vielleicht davor Angst haben? Oder spielt das keine Rolle hier?

P: (nachdenklich) Das kann sein, ja.

Der Therapeut formuliert hier explizit die Empfindung, dass sie Angst vor den Schmerzen des KINDES habe, was er implizit spürt. Die Vermutung ist ein Treffer, da die Patientin mit Nachdenklichkeit reagiert.

T: Das KIND ist dreckig. Sind da auch …?

P: Ich kann es nicht genau sagen, aber ja, es kann, es kann sein.

T: Okay. Also, wenn ich das richtig verstehe, dann egal, wie das KIND in dieser Szene reagiert hätte, Sie hätten das KIND weiter verachtet. Hauptsache, dass das KIND an mich nicht nah drankommt. Ich möchte mit dem KIND nichts zu tun haben. Ist das richtig?

P: (nickt)

T: Und wenn Sie sich überlegen: Was ist dieser Kindanteil von mir? … Ist das ein Anteil von Ihnen? Sehen Sie das so?

P: (Pause) Ja, schon.

T: Ja, schon?

P: Ja.

T: Bei Frau F. (ehemalige Therapeutin) haben Sie gesagt in der Inneren-Kind-Arbeit, Sie wollten das KIND verprügeln. Also, das KIND ist irgendwie da? Das KIND ist da und ist ein Anteil von Ihnen irgendwie, oder? Ist das, was Sie …?

P: Ja, ich glaub schon.

T: Also, das gehört irgendwie zu Ihnen, aber das ist ein Anteil von Ihnen, den Sie einfach verachten und hassen. Haben Sie irgendwann eigentlich mal ein Gespräch mit dem KIND gehabt, wo Sie mit dem KIND direkt gesprochen haben?

P: Hmhm (verneinend).

T: Und das wollen Sie auch nicht?

P: (Pause) Also … so vom Gefühl her nicht.

T: Vom Gefühl her nicht? Aber Sie haben gezögert bei dieser Frage, habe ich gemerkt.

Bei diesen extrem vermeidenden Patienten kann der Therapeut einfach versuchen, auf irgendeine Weise einen »Fuß in die Tür« zu bekommen, zum Beispiel wie hier, indem er eine feine Verzögerung im Sprachfluss offen thematisiert.

P: Ja, vom Kopf her ist mir klar, dass das vielleicht äh … sinnvoll wäre.

T: Vom Kopf her meinen Sie, dass es vielleicht sinnvoll wäre, und Sie lächeln ein bisschen dabei (lacht). Was geht Ihnen jetzt durch den Kopf zu diesem Thema?

Und sofort ergibt sich die nächste Gelegenheit, eine nonverbale Reaktion der Patientin aufzugreifen, die eine innere Ambivalenz signalisiert, was immer ein gutes Zeichen bei so hartnäckigen Vermeidungshaltungen darstellt.

P: Na ja, dass ich weiß, dass äh … es eigentlich …, also dass ich mich vielleicht damit auseinandersetzen sollte, das ist mir vom Kopf her klar. Das ist …

T: Ich sollte mich damit auseinandersetzen, weil …?

P: Hm, weil es sonst so bleibt, wie es gerade ist?

T: Sonst bleibe ich stehen, wo ich bin?

P: Ja.

T: So meinen Sie das?

P: Ja.

T: Mit meinem Heilungsprozess und so?

P: Ja, also vom Kopf her …

T: Ja?

P: Also, ich …

T: Mhm, vom Kopf her irgendwie weiß ich: *Wenn ich mich nicht mit dem KIND auseinandersetze, dann bleib ich stehen.* Aber vom Gefühl her: *Ich will mit dem KIND überhaupt nichts zu tun haben. Ich verachte das KIND. Ich will nicht dran.* Aber vom Kopf her: *Ich weiß, das gehört zu meinem Heilungsprozess.* Ist es das, was Sie meinen?

P: Mhm.

Der Therapeut greift die Ambivalenz auf, fasst sie in Worte, formuliert sie aus und lässt sich seine Zusammenfassung von der Patientin bestätigen, um sicherzugehen, dass er richtig liegt. Dann folgt sofort als Nächstes die Einladung an die Patientin, diese Ambivalenz aufzulösen, indem sie sich auf eine Konfrontation mit ihren gefühlsmäßigen Befürchtungen einlässt.

T: Was meinen Sie, was wäre das Schlimmste, das passieren könnte, wenn Sie auf der INNEREN BÜHNE ans KIND herangehen würden und mit dem KIND anders reden würden?

P: (schweigt)

T: Wenn Sie sich mehr damit auseinandersetzen würden, was Sie im Kopf denken, was Sie machen sollten, was das Schlimmste wäre, das passieren könnte, wenn Sie das machen würden?

P: (Pause) Dass ich das KIND nie mehr loswerde.

T: Und dann? Was wäre das Schlimmste dabei, wenn Sie das KIND nie mehr loswerden würden?

P: (Pause) Dass ich aus diesem …, dass ich aus diesen ganzen Gefühlen dann nicht mehr rauskomme, davon überschwemmt werde.

T: Von welchen Gefühlen?

P: Die das KIND dann irgendwie äußert, ausdrückt.

T: Also die Traurigkeit zum Beispiel oder das Weinen …, oder welche Gefühle?

P: Ja, hauptsächlich die Traurigkeit.

T: Hauptsächlich die Traurigkeit. Wenn Sie sich damit auseinandersetzen, wenn Sie sich drauf einlassen, dann sind Sie da drin und dann kommen Sie nicht mehr raus. Ist das die Befürchtung?

P: (nickt)

T: Aha! Also, dann hat es doch mit den Schmerzen des KINDES und der Traurigkeit zu tun. Sie wollen einfach nichts damit zu tun haben, sonst werden Sie überschwemmt und für immer und ewig da drinnen bleiben. Ist das das …?

P: Das ist das Gefühl, ja, auch wenn ich vom Kopf her weiß (lacht) …

T: Und was sagt der Kopf dazu? Warum lachen Sie jetzt?

P: Na ja, weil Sie so sagen: *Überschwemmt werden und für immer und ewig da drinnen bleiben.*

T: Warum bringe ich Sie denn zum Lachen damit?

P: Na ja, weil ich weiß, dass es …

T: Weil Sie wissen, dass …

P: Ich hab den Satz einfach schon so oft gehört (lacht).

T: Sie haben den Satz so oft gehört? (lacht) Ist dieser Satz auch in Ihrem Kopf drin? Also das ist aber Ihre Befürchtung, oder? Oder nicht? Ist das übertrieben?

P: Doch ja, das ist die Befürchtung.

T: Aber warum lachen Sie jetzt so, wenn ich das verbalisiere?

P: Weil ich so …

T: Wenn ich das verbalisiere, lachen Sie.

P: Weil ich vom … (seufzt) …

T: Ja …?

P: (Pause) Weiß ich irgendwie auch nicht (lacht) …

T: Ne, ne, versuchen Sie mal dabeizubleiben. Als ich das gerade verbalisiert habe, haben Sie spontan ziemlich heftig gelacht.

P: Na, weil ich vom Kopf her weiß, dass das eigentlich …

T: Dass das eigentlich …?

P: Auch wenn sich's nicht so anfühlt, ja schon vielleicht in meiner Macht liegt, dagegen was zu tun.

T: Also, da habe ich kein Wort verstanden (lacht).

P: Na ja, dass ich nicht davon überschwemmt werde, meine ich.

Wenn der Therapeut die katastrophisierenden Gedanken, die die Patientin andeutet und die sie plagen, klar in Worte fasst, verlieren diese Gedanken manchmal an Glaubwürdigkeit, als wenn sie weiterhin unausgesprochen im Kopf der Patientin ihr Unwesen treiben.

T: Und der Kopf meint: *Ja, da würde ich nicht überschwemmt, weil …?*

P: Na, der Kopf weiß, dass es Möglichkeiten in der Therapie gibt, dagegen etwas zu tun, aber das Gefühl sagt was anderes.

T: Okay, das verstehe ich. Aber irgendwie trotzdem, wenn ich das verbalisiere, kommt das bei Ihnen anders an, als wenn Sie das in Ihrem eigenen Kopf denken. Wenn Sie die Gedanken haben, stellen Sie das – glaube ich – nicht infrage, ob das stimmt oder nicht. Wenn ich das ausspreche, so wie gerade eben, habe ich den Eindruck, dass Ihnen das ein bisschen doof vorkommt, oder? Doof vielleicht nicht, aber irgendwie … das hört sich komisch an, wenn ich das so verbalisiere.

P: Mhm.

T: Warum haben Sie denn so gelacht?

P: Ich glaube, einfach nur, weil ich den Satz schon so oft gehört habe und er in dem Zusammenhang … also in den anderen Zusammenhängen dann eher ironisch gemeint war.

T: Okay. Wenn ich das richtig verstehe: Der Hauptgrund dafür, dass Sie ans KIND nicht drangehen wollen, ist, dass Sie nicht von der Traurigkeit und von den Schmerzen des KINDES irgendwie angesteckt werden wollen. Ist das richtig?

P: Mhm.

T: Und das ist die große Blockade da. *Ich muss mich vor dem KIND schützen. Und ich werde das* KIND *dann nie loswerden.* Und wenn Sie ans KIND nicht drangehen, werden Sie das KIND los?

P: (schweigt)

T: Oder ist das KIND trotzdem immer da?

P: (Pause) Ne, los komm ich davon auch nicht, aber …

T: Aber …?

P: (schweigt)

T: Aber …?

P: So, hab ich's Gefühl, muss ich es nicht so deutlich wahrnehmen.

Die Reaktionen der Patientin in dieser Sequenz bestätigen die Erkenntnis, dass das INNERE KIND *nicht wirklich verschwinden kann, es kann nicht sterben, man kann es nicht loswerden, es ist eigentlich immer da als wichtiger Anteil des Selbst, des Ichs und der Persönlichkeit. Allerdings wird es nicht immer klar wahrgenommen.*

T: Okay.

P: Das KIND.

T: *Ich komme vom* KIND *nicht los, aber ich muss das* KIND *…, wenn ich das* KIND *nicht an mich heranlasse, dann habe ich wenigstens, … ja, dann werde ich nicht von den Gefühlen des* KINDES *überschwemmt.* So meinen Sie das?

P: Ja.

T: Aber der Kopf sagt auf der anderen Seite: *Dann bleib ich stecken, dann bleib ich stehen, und ich komme nicht voran.* Ist das richtig? Ist es das, was der Kopf sagt?

P: Mhm.

T: Und der Kopf sagt auch: *Und ich weiß, dass, wenn ich ans* KIND *herangehen würde, wenn ich das zulassen würde, ich weiß, dass es auch therapeutische Hilfe geben würde, mir zu helfen, mich damit auseinanderzusetzen.* Ist es das, was Sie vorhin gesagt haben?

P: Mhm.

Die Patientin hat jetzt deutlich länger mitgemacht in der Besprechung als ursprünglich befürchtet, sie ist auch bei stärkeren Konfrontationen dabeigeblieben, und der Therapeut hat den Eindruck, dass sie noch nicht zu erschöpft zum Weitermachen ist, sodass er sich entschließt, sie noch einmal zu einer Fortsetzung der Begegnung mit dem KIND *auf der* INNEREN BÜHNE *einzuladen.*

T: Okay. Wie wäre es, wenn Sie auf der INNEREN BÜHNE statt dem KIND zu sagen *»Du bist ja selber schuld, ich gehe jetzt«* dem KIND sagen würden *»Ich hab Angst«* … wie würde man das ausdrücken? … *»Ich habe Angst jetzt, zu nahe an dich heranzukommen, weil ich Angst habe, ich würde dann von deiner Traurigkeit* *überschwemmt.«* Wenn Sie das dem KIND direkt sagen würden, was meinen Sie, wie wäre das?

P: (schweigt)

T: Einfach dem KIND die Wahrheit sagen: »*Ich habe Angst jetzt, eine Annäherung mit dir zuzulassen, weil ich Angst habe, ich würde von deinen Gefühlen überschwemmt.«* Was meinen Sie? Wie wäre es, wenn Sie das dem KIND direkt sagen würden?

P: (schweigt)

T: Ich meine, das ist die Wahrheit, oder? Was meinen Sie, wenn Sie das dem KIND direkt sagen würden?

P: Also, ich glaube, es wäre ein stimmigeres Gefühl dann. Also, es … hm …

T: Aha.

P: Also, obwohl trotzdem noch Wut dabei ist, könnte ich, wenn ich dem KIND das so sagen würde, weniger angespannt aus der Situation gehen, glaube ich.

T: Hm. Ist das etwas, was wir jetzt ausprobieren könnten? Wir steigen gleich wieder in die Imagination ein. Die gleiche Situation – das KIND ist da, Sie sind da im Raum, ein, zwei Meter entfernt, und dass Sie das dem KIND sagen, mal ausprobieren. Können wir das mal versuchen?

P: (schweigt)

T: Ich lasse nicht los (lacht). Nein, aber im Ernst. Wenn Sie sagen, dass das wirklich ein anderes Gefühl für Sie wäre, können wir das ausprobieren?

P: (nickt)

PHASE 3 (NEUEINSTIEG)

T: Okay? Können Sie die Augen noch mal schließen und diese gleiche Szene da …

P: (schließt die Augen)

T: Können Sie kurz mal diese Szene schildern, Sie als HEUTIGES ICH und das KIND …

P: Ja, das KIND sitzt immer noch im Schrank in der Ecke mit dem Rücken zu mir …

T: Aha.

P: … und ich stehe in der Tür.

T: Okay. Und können Sie das jetzt dem KIND direkt sagen, was wir gerade besprochen haben, was der wirkliche Grund ist, weswegen Sie eine Annäherung mit dem KIND nicht zulassen möchten oder was Sie da befürchten. Können Sie das dem KIND direkt sagen?

> *Der Therapeut gibt hier keinen neuen Inhalt vor, sondern fordert die Patientin heraus, dem KIND einfach explizit zu sagen, was sie dem Therapeuten vorher erklärt hat.*

P: (Pause) *»Ich will dich jetzt grad nicht sehen. Ich will mich nicht mit dir auseinandersetzen, weil ich glaube, dass ich dich sonst nicht mehr loswerde.«*

T: *»Ich habe Angst, ich werde dich nicht mehr loswerden können.«* Ja?

P: Mhm.

T: *»... und ich habe Angst, von deiner Traurigkeit, von deinen Schmerzen überschwemmt zu werden.«* Wenn das stimmt, können Sie das auch dem KIND direkt sagen?

P: (schweigt)

T: *»Und ich habe Angst ...«*

P: (Pause) *»Und ich habe Angst, von deinen Schmerzen überschwemmt zu werden.«*

T: Okay. Und jetzt in dieser Szene, wie reagiert das KIND?

P: (schweigt)

T: Oder wie kommt das beim KIND an, wenn Sie das dem KIND sagen? *»Ich habe Angst, mit dir eine Annäherung zuzulassen, weil ich Angst habe, von deiner Traurigkeit und von deinen Schmerzen überschwemmt zu werden.«* Wie kommt das beim KIND an?

Der Therapeut versucht hier, der Patientin in der direkten Ansprache des KINDES behilflich zu sein, indem er Satzanfänge vorformuliert und die direkten Aussagen des HEUTIGEN ICHS dem KIND gegenüber ausführlicher in seiner Wiederholung ausspricht als die Patientin selbst. Dabei nutzt der Therapeut aber nur Formulierungen, die sie selbst vorher bereits schon gebraucht hat.

P: Hm. Ich weiß es nicht, also ich sehe keine Reaktion.

T: Okay. Wenn Sie eine Reaktion vom KIND wahrnehmen könnten, wie stellen Sie sich vor, wie diese Worte beim KIND ankommen würden?

P: (Pause) Hm. (Pause) Ich weiß es nicht.

T: Das ist schwer. Das ist schwer, irgendwie ein Gefühl dafür zu kriegen, wie diese Worte beim KIND ankommen. Wie ist das für Sie als HEUTIGES ICH, das jetzt dem KIND zu sagen: *»Ich habe Angst vor einer Annäherung mit dir. Ich habe nämlich Angst, weil ich befürchte, von deiner Traurigkeit und deinen Schmerzen überschwemmt zu werden.«* Was für ein Gefühl ist das für Sie, das dem KIND so direkt zu sagen?

P: Schon erleichtert ein bisschen.

T: Erleichtert ein bisschen, weil ...?

P: Weil ich merke, dass ich irgendwie ein bisschen entspannter aus der Situation gehen kann.

T: Aha, Sie können ein bisschen entspannter aus der Situation gehen? Und können Sie vielleicht in Worte fassen, warum, weshalb Sie denn eigentlich ein bisschen entspannter aus der Situation rausgehen können, nachdem Sie das dem KIND so gesagt haben?

P: (Pause) Weil die Aggressionen ein bisschen weniger geworden sind dadurch.

T: Okay. Das sind Ihre eigenen echten Gefühle, ne? Eigentlich hinter dieser Aggression, meinen Sie, ist Angst. Ist es das, was Sie meinen?

P: (schweigt)

T: Ich fühle mich aggressiv dem KIND gegenüber, aber eigentlich stecken Angstgefühle dahinter. Angst, von der Traurigkeit des KINDES überschwemmt zu werden. Habe ich das richtig verstanden?

P: (Pause) Also, ich kann's nicht genau sagen. Wahrscheinlich. Ich merke nur in dieser Situation, dass ich gefühlsmäßig da weniger …

T: Aggression?

P: Ja.

T: Okay. Und können Sie jetzt, bevor Sie das Zimmer verlassen, können Sie das dem KIND jetzt auch direkt sagen? *»Ich merke, wenn ich mit dir so rede, dass ich weniger Aggression dir gegenüber empfinde«*, oder in Ihren eigenen Worten das dem KIND sagen. Können Sie das dem KIND noch mal sagen, bevor Sie das Zimmer verlassen?

P: (Pause) *»Jetzt habe ich dir gegenüber weniger Aggressionen.«*

T: *»Jetzt hab ich dir gegenüber weniger Aggressionen.« … »Und ich habe dir gegenüber weniger Aggressionen, weil …?«*

P: *»Weil ich dir gesagt hab, weshalb ich mich nicht mit dir auseinandersetzen will.«*

In dieser Sitzung wird erreicht, dass die Patientin eine Blockade in der Annäherung ans KIND überwindet, die wichtige Erkenntnis gewinnt, dass hinter ihrem Hass aufs KIND eine Angst steckt, von den Emotionen der Traurigkeit und Einsamkeit des KINDES überschwemmt zu werden, und dass sie durch die direkte Mitteilung dieser Erkenntnis ans KIND Erleichterung, Entspannung und weniger Aggression empfindet. Das ist für diese Patientin ein kleiner, aber signifikanter Schritt. Der Therapeut ist mit dem Verlauf des Prozesses sehr zufrieden und schließt die Sitzung beim zweiten Durchgang ohne Abschlussfragen ab.

T: Okay. Und gibt es irgendeine Reaktion vom KIND, die Sie wahrnehmen?

P: (schweigt)

T: Oder irgendwie, diese Worte, wie die beim KIND ankommen, nehmen Sie da irgendetwas wahr?

P: (schüttelt den Kopf)

T: Okay. Und dann können Sie jetzt das Zimmer verlassen. Ist das richtig?

P: (nickt)

T: Jetzt können Sie die Augen wieder aufmachen.

T: Ja, Frau H., ich finde das schon interessant, Sie vielleicht auch ein bisschen, dass die Aggression nachlässt.

P: Mich hat's schon auch überrascht, dass die Aggressionen weniger geworden sind.

T: Das hat Sie überrascht?

P: Ja, und gleichzeitig merke ich aber auch, dass ich irgendwie nicht will, dass die Aggressionen weniger werden.

T: Und womit könnte das zu tun haben?

P: Wahrscheinlich mit der Angst.

T: Wenn man die Wahl hat: Aggression oder Angst? Ja, Aggression ist besser, oder? Man fühlt sich nicht so verletzbar, oder?

P: Mhm.

T: Ist das eine neue Einsicht für Sie?

P: (schweigt)

T: Ist das eine neue Einsicht für Sie?

P: Also, dass ich so generell im Leben, sag ich mal, häufig eher …, dass man mich schnell auf die Palme bringen kann, weil ich mich lieber aufrege, anstatt eher was anderes zu fühlen, das wusste ich, aber ich hätte nicht gedacht, dass hinter diesen Gefühlen zu dem INNEREN KIND eigentlich was anderes ist.

T: Das hätten Sie nicht gedacht? Das ist für Sie neu?

P: Ja.

T: Hm. Das ist, was Sie mitnehmen heute von unserem Gespräch?

P: (nickt)

T: Ja, was macht man denn damit?

P: (schweigt)

T: Schwer zu sagen, ne? Wenn Sie jetzt für den Rest des Lebens immer wütend und aggressiv anderen gegenüber bleiben würden, wäre das ein schönes Leben? Wären Sie damit zufrieden?

P: Wahrscheinlich eher nicht.

T: Bitte?

P: Wahrscheinlich eher nicht. Also teilweise, muss ich ehrlich sagen, bin ich damit zufrieden.

T: Weil Ihnen das einen Schutz gibt irgendwie?

P: Ja, aber oft ist es halt auch nicht ganz so förderlich, ne?

T: Also, was mir auch durch den Kopf geht, ist: Diese Befürchtung, von der Traurigkeit und von den Schmerzen überschwemmt zu werden … immer und ewig würde man ja nicht davon überschwemmt sein, wenn man die Ressourcen hätte, damit umzugehen. Haben Sie manchmal Angst, dass Sie die Ressourcen nicht hätten, damit umzugehen?

P: (schweigt)

T: Ist das möglich, dass Sie Ihre eigenen Fähigkeiten unterschätzen, damit umzugehen?

P: Weiß ich nicht.

T: Wissen Sie nicht? Die Traurigkeit und die Schmerzen. Was meinen Sie, in der Realität, wenn Sie sich darauf einlassen würden und die Schmerzen des KINDES zulassen und spüren würden, was meinen Sie, wie lange Sie in diesem Zustand bleiben würden? Also, wirklich für immer und ewig? Dass Sie niemals rauskommen würden? Meinen Sie das?

P: (runzelt die Stirn)

T: (lacht) Was heißt das denn?

P: Ich kann's echt nicht sagen.

T: Meinen Sie, dass es möglich ist, wirklich möglich, dass Sie für immer und ewig in diesem furchtbaren Traurigkeitszustand bleiben könnten? Wäre das möglich?

P: (nachdenklich)

T: Sie haben niemals so drüber nachgedacht, oder? Nur das befürchtet, oder?

P: Ja.

T: Aber vielleicht ist das auch wichtig, dass Sie mal darüber nachdenken, ob das wirklich möglich wäre. Was Sie befürchten – ich glaube nicht, dass irgendein Mensch fähig wäre, für immer und ewig in diesen Schmerzen und in dieser Traurigkeit, in diesem Zustand zu bleiben. Anders gesagt, ich glaube, was Sie befürchten, wäre überhaupt nicht möglich. Wie kommt das bei Ihnen an, wenn Sie das hören?

P: Na ja, es stimmt, was Sie sagen. Das ist schon klar.

T: Meinen Sie?

P: Ja.

T: Im Kopf ist das klar.

P: Ja (lacht).

T: Okay. Dann ist die letzte Frage: Wie viel Mut haben Sie? Denn das fordert Mut, diesen Schritt zu machen. Eine Annäherung an das KIND, das fordert Mut. Und Sie werden immer diese Spaltung zwischen Kopf und Gefühlen haben. Die Gefühle sagen: »NEIN! NICHT DRANGEHEN! Du kommst nie raus!« Aber der Kopf weiß es anders. Und Sie haben selber gesagt: »Solange ich nur bei meinen vordergründigen Gefühlen bleibe, komme ich in dem Heilungsprozess nicht voran.« Haben Sie selber gesagt, oder?

P: (nickt)

Gerade bei schwerer gestörten Patienten hat die Psychoedukation einen gewissen Stellenwert in der Nachbesprechung und Nachbehandlung einer IRRT-Sitzung, solange sie der Festigung und Unterstützung der neu gewonnenen Einsichten dient. Sie sollte aber in Zeitdauer und Intensität nicht übertrieben werden.

T: Okay, dann können Sie das ja vielleicht mitnehmen und darüber nachdenken, oder? Gibt's noch irgendeine Rückmeldung oder andere Reaktion von unserer Begegnung heute?

P: Also ich muss sagen, ich hab's mir schwieriger vorgestellt, mich drauf einzulassen, gerade, weil ich Sie ja auch nicht kenne. Das hat mich selbst überrascht, dass es so funktioniert hat.

T: Dass es wie funktioniert hat?

P: Dass ich mich so drauf einlassen konnte.

T: Okay, wie war denn das mit mir, einem Fremden? Wie war es mit mir? Wie war meine Begleitung für Sie?

P: Also ich fand's sehr angenehm, weil Sie sehr geduldig geblieben sind …

T: Mhm.

P: … ja, und ich glaube, es war gut, dass Sie immer wieder nachgefragt haben, weil ich sonst wahrscheinlich irgendwann nicht drangeblieben wäre, ich hätte dann wahrscheinlich gar nichts mehr gesagt.

T: Ich habe immer nachgefragt, wie meinen Sie das?

P: Also, Sie haben wiederholt in den Situationen und dann gefragt, was ich machen würde.

T: Aha.

P: Und ich glaube, das war ganz gut, weil, hätten Sie das nicht gemacht, dann hätte ich wahrscheinlich irgendwann …

T: Mhm, ich habe also im Konjunktiv die Frage gestellt, sozusagen, was Sie machen würden, wenn Sie könnten?

P: Ja.

Die Bedeutung der Routinefrage der Nachbesprechung »Wie war meine Begleitung für Sie?« erschließt sich hier anschaulich, weil die Patientin wichtige Rückmeldungen gibt, die verdeutlichen, wie sie den Prozess erlebt hat. Häufig wird aus der Beantwortung dieser Frage klar, dass die Patienten viel mehr wahrgenommen haben, als der Therapeut erwartet und bemerkt hatte.

T: Ja. Und dann unsere Gespräche außerhalb der Imagination. Wir haben auch ziemlich viel gesprochen hier und hatten so einen Austausch. Wie war das jetzt für Sie?

P: Hm (Pause) … also es war anstrengend für mich, weil ich merke, dass ich auf ganz viele Sachen irgendwie keine richtige Antwort habe.

T: Mhm.

P: Ja.

T: Es war anstrengend?

P: Also so, so fand ich's gut, und ich nehme auch viel mit.

T: Mhm.

P: Aber im Moment, muss ich sagen, bin ich noch ein bisschen verwirrt, aber ich glaube, das ist normal.

T: Das ist nicht normal, das ist für mich Musik in meinen Ohren (lacht).

P: (lacht) Dass ich verwirrt bin?

T: Ja, wenn Sie verwirrt sind, dann ist es möglich, dass Sie vielleicht manche Dinge infrage stellen, die Sie bis jetzt irgendwie ziemlich klar im Kopf gehabt haben, die vielleicht nicht so gesund sind. Also diese zugrunde liegenden Annahmen. Zum Beispiel, als Sie dann zum zweiten Mal die Augen zugemacht haben und mit dem KIND kurz gesprochen haben, das war für Sie irgendwie ein: »Aha! Wenn ich meine Befürchtungen dem KIND direkt sage, fühle ich mich mehr erleichtert und weniger aggressiv.« Das war für Sie eine Überraschung, glaube ich, oder?

P: Mhm.

T: Und ist das möglich, das auch im Alltag, wenn Sie ehrlicher sind mit sich selbst, mit dem, was hinter der Wut liegt, dann fühlen Sie sich ein bisschen mehr erleichtert. Also, vielleicht nur zugeben: »Ja, dahinter ist Angst.«

P: Mhm.

T: Und einfach nur zuzugeben. Das haben Sie heute gemacht. Da war eine Erleichterung dabei. »Hm, das ist aber interessant!«, oder?

P: Ja (lächelt).

T: Sie lächeln da. Was ist hinter diesem Lächeln?

P: (schweigt)

T: Das ist bei Ihnen angekommen, ne? Oder? Das hat Sie überrascht?

P: (nickt)

T: Ist es Ihnen möglich, dass man das auch schrittweise machen kann? Dass man nicht so einen großen Schritt macht wie: »Okay, jetzt gehe ich zum KIND ran und konfrontiere alle meine Befürchtungen«, sondern dass man das vielleicht in kurzen Schritten machen kann? Heute haben Sie so einen kleinen Schritt gemacht.

P: Mhm.

T: Und das fühlt sich gut an? Vielleicht können Sie in der Therapie auch so kleine Schritte machen, in diese Richtung. Könnte man vielleicht damit experimentieren?

P: Ja.

T: Ja, okay, ich glaube, Sie schwitzen immer noch, Sie sind erschöpft … Wollen Sie mir noch irgendeine Reaktion oder Rückmeldung mitteilen?

P: (schüttelt den Kopf)

T: Es ist auch wichtig, dass Sie essen (lacht).

P: (lacht)

T: Sie haben auch ein bisschen Humor, oder? Sie können auch lachen.

P: Ja, ich habe viel schwarzen Humor.

T: Das glaube ich.

Katamnese

Hilde hat von dieser Sitzung viel profitieren können, wie sie in Folgesitzungen betonte. Sie konnte ihr Selbstverletzungsverhalten eindeutig reduzieren, sie fühlte sich besser, ihre Wut nahm etwas ab, sowohl dem Kind gegenüber als auch auf der äusseren Bühne, aber gerade bei diesen schweren Essstörungen mit ausgeprägter Komorbidität kann man keine Wunder erwarten. Diese Sitzung war ein kleiner, aber wichtiger Schritt in eine gesunde Richtung.

8.7 Fallbeispiel Sigmund (M. S.)

»Es tut mir leid, dich in die Lebensunlust getrieben zu haben.«

(IRRT-Phase-3 bei Burn-out-Syndrom, Depression und Perfektionismus)

Sigmund ist ein 43-jähriger Patient, verheirateter Vater von zwei Kindern, selbständiger Steuerberater mit einer 80- bis 100-Stunden-Arbeitswoche bei sechs bis sieben Arbeitstagen pro Woche (was dem Therapeuten vor dieser Sitzung nicht bekannt war). Sigmund ist seit acht Wochen in stationärer Behandlung und leidet unter folgenden Symptomen: schwere depressive Episode, Burn-out-Syndrom, zwanghafte Persönlichkeitsstörung, Versagensängste, Perfektionismus und massive selbstabwertende Kognitionen.

Diese IRRT-Sitzung ist eine Live-Demonstration, die in einem Klinikkonferenzraum vor ca. 30 Kliniktherapeuten stattfindet (im Rahmen eines IRRT-Supervisionswochenendes). Die anwesenden Therapeuten sind dem Patienten bekannt bis auf den IRRT-Therapeuten (Workshopleiter/Supervisor). Fünf Minuten vor der IRRT-Sitzung haben Therapeut und Patient einander zum ersten Mal gesehen. Der Bezugstherapeut, der während der IRRT-Sitzung neben dem Patienten sitzt, hat am Vortag eine IRRT-Phase-3-Sitzung mit Sigmund gemacht, in der das INNERE KIND das HEUTIGE ICH ablehnte und nichts mit ihm zu tun haben wollte. Der Bezugstherapeut ist mit dieser IRRT-Sitzung unzufrieden, und der Patient ist über den Sitzungsverlauf traurig, enttäuscht und fühlt sich von seinem INNEREN KIND abgelehnt. Das Video von der Sitzung mit dem Bezugstherapeuten hat die Gruppe am Vortag als Teil der Supervision zusammen mit dem Workshopleiter/Supervisor (M. S.) angeschaut, analysiert und bearbeitet. Daraus entstand die Idee des Bezugstherapeuten, dass der Workshopleiter/Supervisor eine erneute IRRT-Phase-3-Sitzung mit Sigmund am nächsten Tag als Gruppen-Demonstration machen könnte. Der Patient ist bereit und begierig, es noch einmal zu versuchen.

Besonderheiten:

- Die Herausforderung für das AKTUELLE ICH in dieser Sitzung besteht darin zu erkennen, wie schlecht es in den letzten Jahren mit dem KIND umgegangen ist, daraus resultierende eigene Schuldgefühle zuzulassen und sich mit diesen Gefühlen dem KIND gegenüber authentisch zu öffnen.
- In dieser Phase-3-Sitzung gelingt es erst nach längerer Zeit durch die Beharrlichkeit des Therapeuten, den erheblichen Widerstand des Patienten zu überwinden.
- Eindrucksvoll ist auch die Weisheit des INNEREN KINDES, das das AKTUELLE ICH unerbittlich konfrontiert und beharrlich seine Ausflüchte und vermeidenden Be-

teuerungen entlarvt und es »bei der Stange hält«, indem es von ihm vor allem die Bereitschaft fordert, Veränderungen seines eigenen Verhaltens vorzunehmen.

- Aus dem Leiden des Patienten, das aus der Einsicht in sein schlechtes Verhalten dem Kind gegenüber resultiert, entwickelt sich eine hohe Motivation, gegen große innere Widerstände doch besser mit sich selbst umzugehen.

VORBESPRECHUNG

T: Und Sie kennen jetzt alle, fast alle (zeigt auf die Anwesenden im Raum)?

P: Ja (lächelt).

T: Das ist wie Ihre Familie? Fast, oder?

P: Nach acht Wochen schon.

T: Ja, Sie haben gestern Vormittag eine IRRT-Sitzung gemacht.

P: Ja, gestern um 10 Uhr.

T: Und wie war der Ablauf für Sie?

P: Ja, das war schon interessant mit dem Kind, dass ich es mal in den Arm nehmen wollte, aber das Kind sich von mir abgewendet hat. Ja, das war eine sehr traurige Situation für mich im Endeffekt.

T: Hm.

P: Eine enttäuschende Situation (Tränen in den Augen).

T: Und das war enttäuschend für Sie, weil …?

P: Weil es in der Vergangenheit eigentlich so war, dass ich als Erwachsener nicht an mein Kind ran wollte, und es war diesmal genau umgekehrt. Es war diesmal mehr so, ich wollte es gern umarmen, aber das Kind hat sich von mir abgewendet.

T: In der Vergangenheit wollten Sie als heutiges Ich nicht ans Kind heran?

P: Genau, in den gesamten Stundenübungen, und so bin ich nicht ans Kind …

T: Weswegen wollten Sie nicht an das Kind rangehen?

P: Ja, das war wie so eine Mauer, ich wollte es einfach nicht. Ich habe so meine Gefühle nicht zeigen wollen.

T: Und jetzt in dieser Situation gestern wollten Sie zum ersten Mal an das Kind rangehen?

P: Ja.

T: Und was meinen Sie, warum war das Kind dann so (hebt die Hand wie als Abwehr) …?

P: Ich weiß es nicht.

T: Könnte es sein, dass das Kind irgendwie dachte: *»Ja, was willst du denn von mir? Du hast mich so lange abgelehnt, und jetzt plötzlich willst du was von mir? Was soll das?«* (lacht)

P: Ich habe es auch kurz gedacht, aber dann … woher soll das das Kind wissen (lacht)?

T: Ja, das ist die INNERE BÜHNE. Das ist schon interessant, aber das wäre nicht auszuschließen, oder? Sie haben auch schon kurz mal daran gedacht, oder, dass das eine Möglichkeit wäre?

P: Ja.

T: Ja, und was halten Sie davon?

P: Das würde zumindest die Wahrnehmung, die ich gestern von mir selbst hatte, erklären.

T: Aus meiner Erfahrung ist das sehr denkbar. Und wenn das HEUTIGE ICH das KIND für längere Zeit abgelehnt hat und dann plötzlich wieder Zugang zum KIND hat, muss das KIND dann erst einmal 100 % überzeugt sein, dass es jetzt ernst gemeint ist, weil das KIND es so lange anders erlebt hat. Ich weiß nicht, ob das hier auch so ist, aber ich würde das nicht ausschließen.

P: (überlegt)

T: Nun, was geht Ihnen jetzt durch den Kopf?

P: Warum habe ich es die ganze Zeit abgelehnt?

T: Ja, das ist eine interessante Frage.

P: Also, ich habe das für mich so wahrgenommen, nachdem ich dann 20 mg von meinem Betablocker genommen habe, dass ich wie eine Art weichgekocht war und erstmals wieder Gefühle zeigen konnte.

T: Ja.

P: Und dann klappte das überhaupt erst mal, mit dem KIND so richtig Kontakt aufzunehmen.

T: Vielleicht wäre das auch wichtig, dass das KIND etwas von Ihnen erklärt bekommt, warum Sie das KIND so lange abgelehnt haben oder warum das für Sie schwierig war, an das KIND ranzugehen.

P: Genau, das verstehe ich aber nicht, die Frage habe ich mir den ganzen Nachmittag lang gestellt, warum und wieso habe ich das KIND in der Vergangenheit nicht gemocht?

T: (hebt die Schultern)

P: Es war eigentlich mein Ziel gestern, das KIND wirklich … es in den Arm zu nehmen.

T: Ich weiß, wir haben das Video angeschaut und haben es aus erster Hand gesehen.

P: (lächelt beschämt)

T: Ja, okay, aber ich glaube, Sie sind jetzt in einem guten Prozess drin. Ich glaube, das ist der erste und allerwichtigste Schritt, dass Sie als HEUTIGES ICH das jetzt anders machen wollen.

P: (nickt)

T: Ich meine, ansonsten kommt das nicht voran. Sie müssen das zuallererst so haben wollen, und Sie wollten das gestern sofort haben (schnipst mit den Fingern) … und so schnell geht das nicht.

P: (nickt)

T: Aber die Hauptsache ist, Sie wollen etwas anders machen, und Sie sind jetzt bereit und in der Lage. Das ist der erste und sehr wichtige Schritt. Wir gucken mal, wie es dann heute weiterläuft (lächelt).
P: (lächelt)
T: Okay? Sie wissen dann, wie es geht.

PHASE 3

T: Nun würde ich Sie darum bitten, die Augen zu schließen, wenn das geht, und dann ein Bild von Ihrem INNEREN KIND auf der INNEREN BÜHNE aufkommen zu lassen, mit dem Sie dann in Kontakt treten.
P: (schließt die Augen)
T: … Ein Bild von Ihrem INNEREN KIND auf der INNEREN BÜHNE aufkommen lassen, mit dem Sie jetzt in Kontakt treten … Haben Sie jetzt ein Bild von dem KIND?
P: Mhm (nickt).
T: Und wo befindet sich das KIND jetzt?
P: Es ist zu Hause, sitzt hinterm Haus in der Sonne.
T: Mhm. Ist das draußen?
P: Ist draußen, ja.
T: Und wie fühlt sich das KIND?
P: So aus der Ferne würde ich sagen, es schaut sehr traurig, es ist enttäuscht. Es schaut Richtung Fußballplatz und darf nicht, so wie ich das interpretieren würde, nicht dorthin zum Spielen.
T: Mhm. Ist traurig und enttäuscht. Wie alt ist das KIND?
P: Neun, zehn.
T: Neun, zehn? Okay. Und wo sind Sie jetzt als HEUTIGES ICH in diesem Bild?
P: Zehn, zwölf Meter von ihm weg.
T: Zehn, zwölf Meter von ihm weg. Und was möchten Sie jetzt als HEUTIGES ICH an dieser Stelle dem KIND sagen oder mit dem KIND machen?
P: Es eigentlich dazu motivieren, zum Fußballplatz, der gefühlt hundert Meter weg ist, zu gehen und mit seinen Freunden zu spielen, statt dort zu sitzen.
T: Können Sie sich vorstellen, jetzt näher an das KIND ranzugehen …
P: Ja, kann ich.
T: … und mit dem KIND direkt zu reden?
P: (nickt)
T: Und was wollen Sie ihm jetzt direkt sagen?
P: *»Geh doch da runter, spiel mit deinen Freunden!«*
T: Mhm. Und wie reagiert das KIND?
P: Ängstlich.
T: Ängstlich?

P: So wie »*Ich darf nicht*«.

T: Mhm, so wie »*ich darf nicht*«, geht Ihnen durch den Kopf. Wie weit sind Sie jetzt von dem KIND entfernt?

P: So ca. zwei Meter.

T: Zwei Meter? Und was sehen Sie jetzt, wenn Sie dem KIND noch mal wieder in die Augen schauen?

P: Ja, seine Augen sehen so traurig aus, aber ich würde sagen, irgendwie ängstlich – »*Nein, ich darf das nicht.*«

T: Mhm, und was möchten Sie als HEUTIGES ICH dem KIND sagen oder mit dem KIND tun?

P: Ihm einfach Freude schenken, dass es wieder lacht, dass es nicht so traurig schaut.

T: Okay. Können Sie ihm das jetzt direkt sagen?

P: »*Lach doch einfach mal. Die Sonne scheint, es ist schönes Wetter!*«

T: Mhm.

P: »*Lach doch einfach mal!*«

T: »*Lach doch einfach mal, die Sonne scheint, es ist schönes Wetter. Lach einfach mal!*« Und wie reagiert der JUNGE?

P: Er sagt: »*Nein, ich kann nicht!*«

T: Er sagt: »*Nein, ich kann nicht.*« Und er kann nicht, weil … ?

P: (Pause) Weil er, ja, weil er wohl oben bleiben muss und nicht da runtergehen kann.

T: Mhm (nickt). Und was möchten Sie ihm weiter sagen oder mit ihm machen?

P: »*Ach ja, was ist mit dir los, warum bist du traurig? Warum spielst du nicht mit deinen Freunden?*«

T: Und wie reagiert das KIND?

P: Es sagt: »*Ich darf nicht, ich muss gleich hier noch helfen.*«

T: Hm, hm.

P: »*Ich darf nicht.*«

Der Patient strebt offenbar an, den biographischen Charakter des INNEREN KINDES aufrechtzuerhalten und nicht zum METAPHORISCHEN KIND zu wechseln. Der Therapeut lässt sich nicht dazu verführen, auf diese biographische Ebene einzusteigen, sondern fokussiert weiter auf die direkte Auseinandersetzung des AKTUELLEN ICHS mit dem KIND, um die Entwicklung vom BIOGRAPHISCHEN zum METAPHORISCHEN KIND zu fördern.

T: Das KIND sagt wieder: »*Ich darf nicht.*« Wie weit sind Sie jetzt vom KIND entfernt?

P: Ganz nah, einen Meter fünfzig vielleicht. Ich stehe ihm eigentlich fast gegenüber.

T: Okay. Und was möchten Sie ihm als HEUTIGES ICH sagen oder mit ihm machen?

P: Ja, ihm diese Traurigkeit nehmen, ihm auch sagen: »*Sei glücklich*«, aber ich weiß auch nicht gleich, wie ich es ihm sagen soll.

T: Das haben Sie ihm schon ein paar Mal gesagt, und das hat nichts gebracht. Was können Sie ihm vielleicht sonst sagen oder sonst mit ihm machen?

P: (schweigt)

Der Patient äußert zu Beginn der Sitzung, er wolle mit seinem INNEREN KIND *in Kontakt kommen und dass das* KIND *mit ihm rede. Er fordert es aber jetzt auf, wegzugehen, um in der Sonne mit seinen Freunden zu spielen. Offensichtlich empfindet der Patient, das Problem liege beim* KIND, *und er delegiert seine eigene Zuständigkeit und Verantwortung als* AKTUELLES ICH *ans* KIND *selbst. Dem Therapeuten ist klar, dass das Problem beim* AKTUELLEN ICH *liegt, und er übt jetzt durch die Bemerkung* »Das haben Sie ihm schon ein paar Mal gesagt, und das hat nichts gebracht. Was können Sie ihm vielleicht sonst sagen oder sonst mit ihm machen?« *vermehrt Druck in Richtung auf eine Änderung des Verhaltens des* AKTUELLEN ICHS *aus.*

T: Oder was würden Sie sonst mit ihm machen wollen?

P: Ihm vielleicht helfen. »*Wie kann ich dir helfen?*«

T: »*Wie kann ich dir helfen?*« Und wie reagiert der JUNGE darauf?

P: Er sagt wieder: »*Ich muss doch gleich hier helfen, die Tiere noch zu versorgen und alles.*«

T: Hm.

P: Ich habe so das Gefühl, er will nicht, dass ihm geholfen wird.

T: Hm.

P: Er will es nicht.

T: Können Sie ihm das direkt sagen?

P: »*Willst du nicht, dass dir geholfen wird?*«

T: Hm. »*Willst du nicht, dass dir geholfen wird?*« Und wie reagiert er?

P: »*Du kannst mir nicht helfen.*«

T: Er sagt: »*Du kannst mir nicht helfen.*« … »*Und du kannst mir nicht helfen, weil …?*«

P: Ja. »*Warum kann ich dir nicht helfen?*«

T: Hm.

P: »*Ich muss hier gleich noch die Tiere versorgen. Ich muss hier bleiben.*«

T: Hm. Und wenn Sie ihn fragen: »*Wie kann ich dir helfen?*« – Was geht Ihnen als HEUTIGEM ICH durch den Kopf, wie Sie vielleicht dem KIND helfen könnten?

Auch an dieser Stelle merkt der Therapeut, dass das AKTUELLE ICH *dem* KIND *die Verantwortung zuschieben möchte, statt sie selber zu ergreifen. Mit dieser letzten Frage fokussiert der Therapeut auf die Verantwortung des* AKTUELLEN ICHS.

P: Für ihn die Arbeiten übernehmen und ihn dafür spielen lassen.

T: Können Sie ihm das direkt sagen?

P: »*Ich übernehme deine Arbeiten und du kannst spielen gehen.*«

T: *»Ich übernehme jetzt deine Arbeiten, du kannst spielen gehen.«* Wie reagiert der JUNGE darauf?

P: Ängstlich. *»Es geht nicht. Ich muss das machen.«*

T: Hm. *»Ich muss das machen«*, sagt er. Was möchten Sie ihm noch sagen oder mit ihm noch machen?

P: *»Warum bist du so ängstlich, warum? Lass mich doch die Arbeiten machen. Du kannst spielen. Du hast es dir verdient, du bist ein* KIND.*«*

T: Und wie reagiert das KIND?

P: Es sagt: *»Nein, ich muss es machen, sonst kriege ich Ärger.«*

Hier kommen offensichtlich biographische Aspekte ins Spiel (wahrscheinlich Ängste des KINDES vor den strengen, fordernden Eltern), und der Therapeut muss entscheiden, wie er den Rahmen der Imagination gestalten will. Wenn er auf die biographischen Aspekte einginge (z. B. mit Fragen wie »Ärger mit …?« *oder* »Ärger, weil …?«*), könnte sich ein weites biographisches Feld öffnen, welches aber den Prozess zwischen AKTUELLEM ICH und METAPHORISCHEM INNEREN KIND nicht unbedingt weiterbringen würde. Der Patient scheint hier weiterhin Schwierigkeiten zu haben, den Fortgang des Prozesses durch sein Verhalten als AKTUELLES ICH zu gestalten, und der Therapeut versucht, ihn durch die folgenden Fragen wiederum darauf zu fokussieren (s. Kap. 6.5.4 Die Faszinationsfalle).*

T: Und das, was Sie ihm bis jetzt gesagt haben, das ist eigentlich nicht angekommen oder angenommen, oder?

P: Mir kommt es so vor, als ob er einfach nicht will, dass man ihm hilft, dass er Angst hat, Hilfe zu bekommen.

T: Aber Sie wollen ihm helfen. Sie wollen für ihn da sein, ist das richtig?

P: Ja.

T: Und Sie haben …

P: (unterbricht) Ich würde ihn am liebsten in den Arm nehmen und sagen: *»Geh da runter, ich mache das«*, aber …

T: Sie würden ihn jetzt am liebsten in den Arm nehmen?

P: Er wahrt die Distanz, er ist immer noch so ein Stückchen weg.

T: Können Sie ihm das direkt sagen, dass Sie ihn jetzt gern in den Arm nehmen würden?

P: *»Ich möchte dich in den Arm nehmen, lass mich dich trösten. Ich helfe dir und übernehme das hier für dich.«*

T: *»Lass mich dich jetzt in den Arm nehmen und dich trösten.«* Wie reagiert er darauf?

P: Ich würde sagen, fragend.

T: Fragend?

P: Und aber auch, wie gesagt, die Angst. Man sieht immer noch so die Angst in den Augen. Es ist, als ob er mich wie einen Fremden ansieht.

T: Mhm. Er sieht Sie an wie einen Fremden, weil …?

Der Therapeut greift diese Aussage »Es ist, als ob er mich wie einen Fremden ansieht« sofort auf. Die Hypothese dabei ist, dass der JUNGE *das* HEUTIGE ICH *als Fremden ansieht, weil das* HEUTIGE ICH *den* JUNGEN *so lange ignoriert und vernachlässigt hat. Der Therapeut findet es sinnvoll, den Patienten bzw. das* HEUTIGE ICH *damit direkt zu konfrontieren.*

P: Ja, weil (schüttelt den Kopf) ... ich weiß es nicht, ich weiß es echt nicht.
T: Er sieht Sie als Fremden, weil ...?
P: So, ich habe so das Gefühl, weil er keinen an sich rankommen lassen möchte, dass er sich zurückgezogen hat in sich selbst, so eine Schutzmauer aufgebaut hat.
T: Und die hat er aufgebaut, weil ...?
P: Weil er wahrscheinlich in der Vergangenheit zu oft enttäuscht worden ist.
T: Aha. Können Sie ihm das direkt sagen?
P: *»Lass doch die Umarmung, lass es doch einfach zu! Ich helfe dir, ich stehe zu dir! Du bist gut, und du bist wertvoll.«*
T: Und wie reagiert der KLEINE?
P: So als ob er es nicht an sich rankommen lassen will. Er glaubt es nicht, er will es nicht glauben.

Das KIND *merkt ganz klar, dass dieser Ausdruck der Wertschätzung (»Du bist gut, und du bist wertvoll«) des* AKTUELLEN ICHS *seicht, oberflächlich und unauthentisch ist.*

T: Er will was nicht glauben?
P: Das, was ich ihm gesagt habe, dass er gut ist, dass er wertvoll ist.
T: Und er glaubt es Ihnen nicht, weil ...?
P: Er glaubt das nicht, er will es nicht glauben.
T: Er glaubt das nicht, weil ...?
P: Ja ... (schweigt).
T: Ist das jetzt neu, dass er das von Ihnen hört?
P: Das sieht so wie eine Abneigung aus, als ob er es nicht will.
T: Ist das jetzt für ihn neu, dass er das von Ihnen hört?
P: Ich glaube schon, ja.

Nach einer sehr langen Phase, in der der Patient weiterhin versucht hat, die Erkenntnis zu vermeiden, dass er selber als AKTUELLES ICH *die Distanz und Vernachlässigung des* KINDES *zu verantworten hat, beginnt er jetzt (endlich) mit diesem* »Ich glaube schon, ja«, *auf die konfrontierenden Fragen des Therapeuten einzugehen und seinen Widerstand aufzugeben.*

T: Ja? Bis jetzt, also bis gestern hat er das von Ihnen nicht gehört? Ist das richtig?
P: Ja.
T: Und er hat das von Ihnen bis jetzt nicht gehört, weil ...?

P: Ich weiß nicht warum. Weil ich es vielleicht nicht wahrhaben wollte.

T: Hm. Können Sie vielleicht das jetzt in Worte fassen und ihm etwas diesbezüglich sagen?

P: *»Ich weiß, ich habe dir in der Vergangenheit das nie so gesagt.«*

T: *»Ich weiß, ich habe dir in der Vergangenheit das nie so gesagt.«*

P: *»War zu dir selbst verletzend. Ich habe dich selbst schlecht gemacht«* (fängt an zu weinen).

T: Hm. Und wie kommt das beim KIND an, wenn Sie ihm das so direkt sagen?

P: (schweigt und weint)

T: Wie kommt das beim KIND an?

P: Ja, traurig.

T: Traurig?

P: Ich wäre selbst als Erwachsener enttäuscht, wenn ich das so sagen würde.

T: Hm. Und wie reagiert das KIND darauf, wenn Sie ihm das jetzt sagen?

P: *»Ja, du hast mich nur schlecht gemacht.«*

T: Aha.

P: *»Du hast nur über mich geschimpft, mich wertlos gemacht.«*

Das KIND als »Wahrheitsspiegel« und »therapeutischer Assistent« erfüllt seinen Auftrag und hält das HEUTIGE ICH bei der Stange!

T: *»Du hast nur über mich geschimpft, mich wertlos gemacht.«* Ja. Hm. Und wie reagieren Sie darauf?

P: Ich habe Schuldgefühle.

T: Können Sie das dem KIND direkt sagen?

P: *»Es tut mir leid, dass ich das in der Vergangenheit so mit dir gemacht habe.«*

T: *»Es tut mir leid, dass ich das in der Vergangenheit so mit dir gemacht habe«*, sagen Sie dem KIND?

P: *»Es tut mir leid, dass ich dich so niedergemacht habe, dass ich dich so unter Druck gesetzt habe, dich so angetrieben habe, ohne Ende.«*

T: *»... ohne Ende.«* Hm. Und wie kommt das beim KIND an?

P: Ich glaube, es versucht es langsam auch zu verstehen, dass es ein Fehler von mir war. Ich glaube es.

T: Und woran merken Sie, dass das KIND versucht zu verstehen, dass das von Ihnen ein Fehler war? Woran merken Sie das?

P: Der Ausdruck im Gesicht sieht etwas entspannter aus.

Erstmals im Leben ist dem Patienten hier bewusst geworden, wie er mit sich selbst umgeht, indem er auf der INNEREN BÜHNE erkennt, wie er in den letzten Jahren sein INNERES KIND behandelt hat. Sobald er das Leiden des KINDES wahrnimmt und versteht, beginnt er selbst zu leiden und bekommt massive (angebrachte!) Schuldgefühle. Ein-

drucksvoll ist, dass – sobald er sich dem KIND damit authentisch öffnet – sofort eine Entspannung und Annäherung beginnt, weil das KIND nämlich sieht, wie das AKTUELLE ICH leidet und (endlich) das AKTUELLE ICH ernst nehmen kann.

T: Hm, hm … etwas entspannter aus, der Ausdruck im Gesicht. Und wie möchten Sie darauf reagieren?

P: Ihm am liebsten erklären, wieso, weshalb, warum das in der Vergangenheit schiefgelaufen ist. Meine Schuldgefühle einfach entschulden, meine Aggressivität, meine Gewalt gegen das KIND. Diese Wertlosigkeit, die ich ihm vermittelt habe, diese Lebensunlust (schüttelt den Kopf).

T: Können Sie das dem KIND direkt sagen?

P: *»Es tut mir leid, in der Vergangenheit mit dir so hart umgegangen zu sein, dir die Freude am Leben genommen zu haben, dich immer nur schlecht gemacht zu haben, weil du dein Ziel nicht erreicht hast. Dein Ziel zu hoch gesteckt zu haben, dass du es nicht mehr erreichen konntest. Dass ich dich so unter Druck gesetzt habe, dass du einfach nicht mehr weißt, wie du es noch machen solltest, dich einfach in die Lebensunlust getrieben zu haben.«*

T: Und wie reagiert das KIND?

P: Ich glaube, es fühlt auch so eine Art Traurigkeit. Es fühlt sich, glaube ich, genauso wie ich. Es fragt sich, wie es für mich aussieht. *»Wieso hast du das gemacht mit mir? Wieso?«* (weint heftig, die Beine zittern unkontrolliert)

Das KIND fungiert hier weiter als »Assistent« des Therapeuten, indem es hier dem AKTUELLEN ICH die konfrontierenden Fragen stellt, die in üblichen Therapiesitzungen der Therapeut dem Patienten stellen würde, es nimmt also gewissermaßen dem Therapeuten die Arbeit ab. Der Therapeut verstärkt einfach die kritische Aussage, indem er sie wiederholt.

T: *»Wieso hast du das gemacht mit mir?«*, fragt das KIND. Und, wie reagieren Sie darauf?

P: Ich weiß es selbst nicht wieso?

T: Können Sie das dem KIND direkt sagen?

P: *»Ich kann dir leider nicht sagen, wieso ich das gemacht habe. Ich weiß es selbst nicht.«*

T: *»Ich kann dir nicht sagen, warum ich das gemacht habe. Ich kann dir aber sagen, dass ich jetzt erkennen kann, dass das ein großer Fehler war.«* Ist es das, was Sie …?

Mit dieser expliziten Formulierung dessen, was er implizit aus den Worten des Patienten gehört hat, kürzt der Therapeut den Prozess etwas ab.

P: Ja (weint).

T: Können Sie ihm das jetzt direkt sagen?

P: (schweigt und weint)

T: Können Sie ihm das jetzt noch einmal direkt sagen?

P: *»Mein Kleiner, es war ein großer Fehler in der Vergangenheit, so mit dir umzugehen.«*

T: *»Das war ein großer Fehler in der Vergangenheit, so mit dir umzugehen.«*

P: *»Es tut mir leid …«*

T: *»Es tut mir unendlich leid.«*

P: (schweigt)

T: Und wie reagiert das KIND?

P: Er sieht meine Tränen und fängt auch an zu heulen (weint).

T: Er sieht Ihre Tränen und fängt auch an zu heulen. Und er fängt an zu heulen, weil …?

P: Weil er genauso traurig ist wie ich. Weil er, glaube ich, auch langsam merkt, dass es mir innerlich wohl auch sehr leidtut, so mit ihm umgegangen zu sein.

T: Er merkt jetzt langsam, dass es Ihnen wirklich so leidtut, dass Sie das mit ihm gemacht haben. Und woran merken Sie das jetzt, woran sehen Sie, dass er das jetzt merkt?

P: Die Ängstlichkeit ist aus den Augen weg. Seine Augen sind auch sehr wässrig.

T: Die Ängstlichkeit ist weg, und …?

P: Ja, ich glaube, es ist keine Enttäuschung für ihn, er ist einfach auch zutiefst traurig darüber, wie es mir jetzt auch gerade geht, wie es ihm genauso geht.

T: Jetzt ist bei ihm nur Traurigkeit zu sehen?

P: Ja.

T: Enttäuschung ist weg, die Ängstlichkeit ist weg, nur Traurigkeit ist da. Und das ist bei Ihnen auch so?

P: Ja.

T: Sie sind jetzt beide da tief in der Traurigkeit?

P: (nickt)

Der Therapeut ist hier sehr zufrieden mit diesem eindrucksvollen Verlauf, kann sich innerlich entspannt zurücklehnen und ganz auf den weiteren Prozess vertrauen. Die wichtigsten Hürden sind genommen, der Rest wird sich von selbst ergeben. Es wäre ein großes Missverständnis bzw. Ausdruck eines Unverständnisses für den Prozess, wenn der Therapeut an dieser Stelle andere Hilfspersonen auf die INNERE BÜHNE einführen würde, um dem AKTUELLEN ICH und dem KIND aus der Trauer herauszuhelfen. Die Anwesenheit des Therapeuten als Hilfsperson auf der ÄUSSEREN BÜHNE ist hinreichend, indem er den Patienten fordert und fördert, den Bewältigungsprozess mit seinen eigenen Ressourcen zu gestalten.

T: Und was möchten Sie ihm sagen oder mit ihm tun?

P: Ihn einfach nur noch trösten. Ja, und ihm sagen, *»in Zukunft nicht mehr so«*.

T: Können Sie ihm das direkt sagen?

P: »*Lass mich dich trösten, lass mich dich unterstützen und lass uns versuchen, in Zukunft nicht mehr so miteinander umzugehen, bitte!*«

T: Hm. »*... bitte!*«

P: »*Lass uns einen Weg suchen, wie wir das zusammen meistern können.*«

T: Hm. »*Lass uns einen Weg suchen, wie wir das zusammen meistern können.*« Wie reagiert das KIND?

P: Es schaut, ja, ... es schaut so fragend. »*Ist es möglich, geht es?*«

T: Das KIND schaut fragend?

P: »*Geht so etwas?*«

T: »*Geht es?*«

P: »*Du hast mich die ganze Zeit so unter Druck gesetzt. Kannst du das wirklich ändern?*«

T: »*Kannst du das wirklich ändern?*«, ist die Frage jetzt vom KIND. Und wie möchten Sie darauf reagieren?

P: »*Ich werde es versuchen. Ich werde es versuchen, mit dir besser umzugehen, dich wirklich besser zu behandeln. Gib mir die Zeit dafür, es wird nicht sofort bewältigt sein.*«

T: »*Ich werde es versuchen.*«

P: »*Wir müssen es zusammen lernen.*«

T: »*Gib mir bitte die Zeit dafür.*«

P: (nickt)

T: Und wie reagiert das KIND?

P: Es sagt: »*Okay, lass es uns versuchen.*«

T: Das KIND sagt: »*Okay ...*«

P: »*Lass es uns versuchen.*«

T: »*Lass es uns versuchen.*« Was sehen Sie jetzt in den Augen des KINDES?

P: Es ist immer noch traurig. Ich hätte mir jetzt gewünscht, es in der typischen Erwartungshaltung eigentlich zu sehen.

T: Hm. Aber das KIND sagt Ihnen jetzt: »*Okay, lass es uns mal versuchen.*«

P: Es sieht so aus, als ob es das einfach so sagt und doch nicht daran glaubt.

T: ... und doch nicht daran glaubt? Er scheint aber doch nicht daran zu glauben, dass es möglich ist?

P: So, ja.

T: Okay.

P: Oder mehr, dass er nicht glaubt, dass ich es durchhalte.

T: Hm. Dass er nicht dran glaubt, dass Sie das durchhalten?

P: Dass ich das für eine kurze Zeit schaffe, dann wieder in mein altes Muster reinfalle.

T: Hm. Können Sie ihm das jetzt direkt sagen, was Sie von ihm spüren?

P: »*Ich glaube, du denkst von mir, dass ich es nur kurz schaffe, dann wieder ver-*

sage und wieder in mein altes Muster reinfalle und dich wieder antreibe. Ist es so?«

T: Und wie reagiert das KIND?

P: Es nickt.

T: Es nickt? Es ist genau so? Und wie möchten Sie darauf reagieren?

P: Ich würde am liebsten schreien und sagen: »*Nein, das wird nicht so! Nein, es wird nicht so! Wir müssen zusammen lernen, es hinzukriegen.*«

T: Können Sie das dem KIND noch mal direkt sagen?

P: »*Was du glaubst, nein, nein! Lass es uns zusammen versuchen, wir schaffen das! Wir müssen kämpfen, wir schaffen das! Wir haben so viel in den letzten Wochen geschafft. Dann schaffen wir auch das.*«

T: Hm, und wie reagiert das KIND?

P: Es zweifelt immer noch ein bisschen (weint).

T: Es zweifelt immer noch ein bisschen? Und wie ist das für Sie, zu sehen, dass er immer noch dran zweifelt?

P: Enttäuschend.

T: Enttäuschend?

P: Jetzt möchte ich ihn einfach in den Arm nehmen. »*Lass mich dich einfach in den Arm nehmen.*« (weint)

T: »*Lass mich dich einfach in den Arm nehmen. Lass mich bitte.*«

P: (weint heftig)

T: Wie reagiert das KIND?

P: »*Mach's doch.*«

T: »*Mach's doch*«, sagt das KIND.

P: (weint heftig)

T: Und wenn das KIND sagt, »*Mach's doch*«, wie reagieren Sie darauf?

P: Ich nehme es jetzt in den Arm.

T: Sie nehmen jetzt das KIND in den Arm?

P: (nickt und weint)

T: Und …? Sie nehmen jetzt das KIND in den Arm, und …?

P: Ich freue mich einfach nur, es in den Arm zu nehmen.

T: Können Sie das dem KIND direkt sagen?

P: »*Ich freue mich, dich in den Arm nehmen zu können. Ich freu mich so wahnsinnig. Es ist so schön. Wir schaffen das, wir schaffen das. Irgendwie schaffen wir das!*«

T: Hm. Wie reagiert das KIND?

P: Es sagt: »*Ja, wir versuchen es, wir schaffen es. Lass es uns versuchen.*«

T: Und wenn Sie das KIND in den Arm nehmen, wie reagiert das KIND darauf, von Ihnen in den Arm genommen zu werden?

P: Ich glaube, es ist einfach froh, Geborgenheit zu spüren. Da ist jemand, der mich wirklich in den Arm nimmt, der mich wirklich festhält.

T: Das KIND ist einfach froh, jetzt Geborgenheit spüren zu können, dass jemand für ihn da ist, der ihn in den Arm nimmt. Ist es das, was Sie sagen?

P: Ja.

T: Hm. Und wenn Sie das jetzt bei dem KIND merken, seine Reaktion, wie ist das für Sie, das zu sehen?

P: Das ist einfach ein wunderschönes Gefühl. Ein wunderschönes Gefühl.

T: Können Sie das dem KIND direkt sagen?

P: *»Es ist schön, dich in den Arm zu nehmen, dich einfach so zu umarmen. Dich aber auch lieb zu haben.«*

T: *»Es ist wunderschön, dich im Arm zu haben, dich so zu lieben.«* Und wie reagiert das KIND darauf?

P: *»Ja, es ist auch schön, geliebt zu werden.«* Es fängt auch an, einfach mal so zu strahlen und nicht mehr so traurig zu gucken.

T: Hm.

P: So, als ob eine Sonne aufgeht.

T: Beim KIND merken Sie das jetzt?

P: Ja. Es sieht wirklich so aus, als ob es ... die Mundwinkel gehen nach oben und sind nicht mehr, ja, so nach unten gezogen.

T: Hm.

P: Der KLEINE SIGMUND, er lacht, er lacht wirklich nur.

T: Er lacht jetzt, der KLEINE SIGMUND. Die Traurigkeit ist weg?

P: Ja.

T: Eine Ausstrahlung ist da? Hm, und wie kommt das bei Ihnen an, wenn Sie das sehen?

P: Es ist ein superschönes Gefühl.

T: Ein superschönes Gefühl. Können Sie das dem KLEINEN SIGMUND direkt sagen?

P: *»Es ist superschön, dich so in den Arm nehmen zu dürfen. Es ist wirklich, es ist unbeschreiblich schön.«*

T: Hm. *»Es ist unbeschreiblich schön, dich jetzt so in den Arm zu nehmen.«* Und das KIND, wie reagiert er darauf?

P: Er lacht jetzt.

T: Er lacht jetzt, und er lacht jetzt, weil ...?

P: Er schaut mich jetzt einfach an und sagt: *»Ja, es ist schön, es ist schön, in den Arm genommen zu werden.«*

T: Hm. Er guckt Sie jetzt an und sagt: *»Ja, es ist schön, in den Arm genommen zu werden.«* Und wie ist das für Sie jetzt, diese Botschaft vom KIND zu hören, zu bekommen? Wie ist das für Sie?

P: Das ist einfach, ja ... es ist einfach auch ein tolles Gefühl (atmet erleichtert auf), als ob ich meinen eigenen Sohn im Arm hätte.

T: Mhm.

P: Sein Lachen, es ist eine gewisse Wärme da, es ist angenehm.

T: Das ist genau das, was Sie am Anfang dieser Begegnung mit dem KIND erfahren wollten, oder?

P: Ja.

T: Und Sie haben Angst gehabt, dass es nicht erreichbar wäre, und jetzt ist es da. Ist das richtig? Das, was Sie am Anfang verlangt haben?

P: Ja, ja. Es ist nur so traurig für mich. Was habe ich meinem KIND angetan!

T: Hm.

P: Es ist schön, ihn im Arm zu haben, und dennoch bin ich selbst traurig – Was habe ich meinem eigenen KIND, was habe ich dem KLEINEN SIGMUND angetan?

T: Können Sie ihm das auch jetzt direkt sagen?

P: *»Es ist so schön, dich im Arm zu halten, dich zu umarmen, dich lachen zu sehen. Und dennoch ist es traurig für mich zu wissen, was ich dir alles angetan habe.«*

T: Hm. Und wie reagiert DER KLEINE?

P: *»Lass es uns versuchen, es besser zu machen.«*

T: *»Lass es uns versuchen, es besser zu machen«*, sagt er?

P: Ja, aber er lacht wenigstens.

T: Er lacht wenigstens. Was möchten Sie als HEUTIGES ICH dem JUNGEN noch sagen oder mit ihm noch machen?

P: *»Wir werden es nicht nur versuchen, wir werden es schaffen. Wir müssen uns anstrengen. Ja, wir müssen uns anstrengen, aber wir werden es schaffen.«*

T: *»Nicht nur versuchen, sondern wir werden es schaffen«*, sagen Sie ihm.

P: *»Ja! Wir schaffen es.«*

T: *»Wir schaffen es.«* Und wie reagiert der JUNGE?

P: Er glaubt es wohl noch nicht so ganz, dass wir das schaffen, aber er sagt: *»Ja, wir werden es versuchen.«*

T: Er glaubt das noch nicht ganz?

P: (schüttelt den Kopf) Er ist noch nicht ganz überzeugt, aber …

T: Er ist noch nicht ganz überzeugt, aber …?

P: Er ist in der Vergangenheit sicherlich zu oft von mir enttäuscht worden.

T: Hm. Können Sie ihm das direkt sagen, dass Sie seine Verzweiflung verstehen?

P: *»Ich verstehe, dass du es so nicht glauben kannst. Ich habe dich in der Vergangenheit zu oft enttäuscht.«*

T: Hm.

P: *»Wir haben noch mehr gemacht, noch höhere Ziele gesetzt. Aber gib uns beiden doch einfach die Chance, es jetzt besser zu machen. Wir wissen doch beide, dass es für uns nur so besser sein kann und nicht anders. Und sag mir doch einfach, wenn du meinst, du bist überfordert, sag es mir doch einfach, damit auch ich vielleicht spüren kann, dass ich es falsch mache oder wieder auf die schiefe Bahn gerate.«*

Hier wird deutlich, dass der Patient jetzt hoch motiviert ist, eine Beziehung mit dem INNEREN KIND einzugehen und aufrechtzuerhalten. Das ist ein gutes prognostisches Zeichen.

T: Hm. »*Sag mir bloß, wenn du überfordert bist, wenn du dich überfordert fühlst. Sag's mir einfach, ...*«

P: Ja.

T: »*... damit ich etwas machen kann.*«

P: Aber er sagt einfach: »*Ich habe es dir oft gesagt, und du bist trotzdem weitergegangen. Du bist immer weitergegangen.*«

T: Hm. »*Ich hab es dir oft gesagt, in der Vergangenheit.*«

P: Ja.

T: »*Aber du bist ...*«

P: »*Mach langsamer! Und du hast noch mehr gemacht und noch mehr angetrieben und warst noch enttäuschter, wenn wir es nicht geschafft haben.*«

T: Wie reagieren Sie darauf?

P: »*Es ist richtig, was du sagst, es ist richtig. Aber gib mir einfach die Chance, es jetzt zu ändern, jetzt und hier, hier und jetzt!*«

T: Mhm.

P: »*Hier und jetzt! Lass uns bitte neu anfangen.*«

T: »*Lass uns bitte neu anfangen im Hier und Jetzt.*«

P: Ja.

T: Und wie reagiert das KIND?

P: (schüttelt den Kopf) »*Gib mir die Chance*«, sag ich noch zu ihm. »*Gib mir die Chance.*«

T: »*Gib mir die Chance.*«

P: »*Ja, ich gebe sie dir, aber enttäusch mich nicht wieder.*«

T: »*Ich gebe sie dir, aber enttäusch mich nicht wieder*«, sagt das KIND.

P: Ja.

Das KIND ist unbestechlich und lässt sich nicht auf faule Kompromisse und oberflächliche Versprechungen ein. Die Weisheit des KINDES kann im IRRT-Prozess unverzerrt deutlich werden und zum Tragen kommen. An der Reaktion des KINDES können wir erkennen, wie ernst es das AKTUELLE ICH mit seinen Beteuerungen meint.

T: Was sehen Sie jetzt, wenn Sie dem KIND noch einmal direkt in die Augen schauen?

P: Es schaut glücklich, aber fordernd. So nach der Art: »*Dann mach es jetzt auch! Mach es bitte!*«

T: »*Dann mach es! Dann bist du dran, das zu machen*«, sozusagen, »*dann mach das!*«

P: Genau.

T: Und wie kommt das bei Ihnen an?

P: Es kommt in mir eine Angst hoch, einfach jetzt keinen Fehler mehr zu machen.

T: Mhm. Können Sie das dem KIND direkt sagen?

P: *»Ich habe Angst, dass ich wieder einen Fehler mache. Hilf mir bitte dabei, dagegen anzugehen, es nicht zu vermeiden, nicht zu unterdrücken, sondern dagegen anzugehen.«*

T: Mhm.

P: *»Und schweige nicht, schlucke es nicht in dich hinein, sondern sage es! Kämpfe nicht dagegen an!«*

T: Mhm ... und wie reagiert das KIND?

P: *»Ja, ich werde es dir sagen. Ich werde es dir sagen. Ich hoffe, du nimmst es auch auf.«*

T: *»Ich werde es dir sagen, und ich hoffe, dass du es auch aufnimmst.«* Wie reagieren Sie darauf?

P: *»Ja, ich nehme es, ich werde es auch versuchen, es so aufzunehmen.«*

T: Mhm.

P: *»Gegen die Angst anzukämpfen und nicht wieder in mein altes Muster zu fallen, dich nicht anzutreiben oder abzuwerten.«*

T: Wie reagiert der JUNGE?

P: *»Lass es uns machen. Wir schaffen das.«*

T: Jetzt sagt das KIND: *»Wir schaffen das.«*

P: *»Kämpfe gegen das, was du bisher gemacht hast.«*

T: Und wie reagieren Sie daraufhin?

P: Ich bin stolz, dass er mir die Chance gibt.

T: Mhm.

P: Diese eine Chance noch gibt. Und mich nicht fallen lässt.

T: Genau. Können Sie das dem KIND direkt sagen?

P: *»Ich bin stolz darauf, dass du mir diese eine Chance doch noch gibst. Und verdammt noch mal, ich werde dich nicht enttäuschen!«*

T: *»Und verdammt noch mal, ich werde dich nicht enttäuschen!«* Und das KIND? Wie reagiert es darauf?

P: *»Okay.«*

T: Gibt es noch irgendetwas, was Sie dem KIND sagen oder mit ihm machen wollen, bevor ...?

P: (unterbricht) Ich würde es am liebsten knutschen, umarmen, in die Luft heben.

T: Können Sie sich vorstellen, das jetzt zu tun?

P: Ja, ich mache es schon.

T: Sie machen das schon? Und was machen Sie ganz genau?

P: Ich umarme es, hebe es hoch und gebe ihm einen Kuss auf die Wange ... und sage ihm einfach, wie lieb ich es habe. *»Ich habe dich lieb, so wie du bist und nicht anders.«*

T: Hm.

P: (weint)

T: *»Ich habe dich so lieb, wie du bist.«* Und wie kommt das beim KIND an?

P: Es freut sich.

T: Es freut sich?

P: *»Da hat mich jemand lieb.«*

T: Mhm. Und das KIND lässt das zu?

P: Ja.

T: Das KIND nimmt das an?

P: Ja.

T: Hm. Und was für ein Gefühl ist das für Sie jetzt?

P: Ein schönes, wunderbares Gefühl. Mir geht gerade wie eine Sonne auf. Eine Sonne, die Wärme strahlt, Geborgenheit vermittelt.

T: Können Sie das dem KIND direkt sagen?

P: *»Deine Liebe, die du mir gibst, ist wie eine Sonne in mir. Eine Sonne, die aufgeht, die Wärme ausstrahlt, die ein Supergefühl der Geborgenheit gibt. Es ist einfach schön, dich im Arm zu haben.«*

T: Und wie reagiert das KIND darauf?

P: Es freut sich.

1. ABSCHLUSSFRAGE

T: Es freut sich. Gibt es noch irgendetwas, was Sie dem KIND sagen oder mit dem KIND machen möchten, bevor wir diese Begegnung für heute ausklingen lassen?

P: Nein (schüttelt den Kopf).

2. ABSCHLUSSFRAGE

T: Gibt es noch etwas, was das KIND von Ihnen braucht?

P: Es sieht nicht so aus, dass es noch etwas braucht.

3. ABSCHLUSSFRAGE

T: Hm. Gibt es noch etwas, was Sie sich von dem KIND wünschen?

P: Es sieht mir eher so vom KIND aus, ja, dass es jetzt wie eine Verbindlichkeit ansieht, *»Lass es uns jetzt auch machen.«*

T: Hm.

P: *»Lass uns damit beginnen, es so zu machen.«*

T: *»Lass uns damit beginnen, es so zu machen«*, sagt das KIND?

P: Ja.

4. ABSCHLUSSFRAGE

T: Gibt es noch irgendetwas, das das KIND Ihnen sagen oder vielleicht Ihnen geben möchte?

P: *»Es ist toll, dass du dich heute mir so geöffnet hast. Es ist toll, dass du es eingesehen hast, was du mit mir gemacht hast, dass du mich gequält hast.«*

T: Hm. *»... dass du das eingesehen hast.«*

P: *»Ich finde es toll, dass du dich auch entschuldigt hast. Und jetzt lass mich spielen.«*

5. ABSCHLUSSFRAGE

T: *»Und jetzt lass mich spielen.«* Gibt es noch irgendetwas, das zwischen euch in dieser Begegnung geschehen sollte, bevor wir das ausklingen lassen?

P: (schüttelt den Kopf) Nein, ich denke, nichts mehr.

6. ABSCHLUSSFRAGE

T: Mit welchem Bild möchten Sie jetzt diese Begegnung für heute ausklingen lassen?

P: Ich lasse das KIND runter, und das KIND geht freudestrahlend zu seinen Freunden und spielt mit denen Fußball auf dem Sportplatz.

T: Mhm. Und was für ein Gefühl ist das für Sie?

P: Ein schönes Gefühl.

T: Ja. Dann können Sie dieses Bild noch eine Weile wirken lassen und das in sich aufnehmen, wenn Sie möchten, und dann können Sie das Bild langsam verblassen lassen und in Ihrem eigenen Tempo wieder in den Raum zurückkommen. Und wenn es für Sie gut ist, können Sie die Augen wieder aufmachen.

NACHBESPRECHUNG

P: (holt tief Luft und lächelt etwas verschämt)

T: Na?

P: (wischt sich die Augen) Entschuldigung für die Tränen.

T: Ja. Sie sind vor vielen Therapeuten hier.

P: (nickt und lacht) Entschuldigung.

T: (lächelt) Sie müssen sich entschuldigen vor uns? Wie war das jetzt für Sie?

P: So teilweise erschreckend, weil die Ängste so hochgekommen sind.

T: Die Ängste sind hochgekommen?

P: Die Angst, wieder Fehler zu machen, es wieder falsch zu machen.

T: Mhm.

P: Meine innerliche Anspannung, die war extrem. Ich habe mein Bein nicht mehr unter Kontrolle gekriegt.

T: Mhm.

P: Die Angst … es ist so für mich die Angst, wieder zu versagen. Ich bin froh, dass ich es ihm gesagt habe, ja, aber … (seufzt) … es ist so ein massiver Druck in mir gerade.

T: Mhm.

P: Es war schön, sehr schön, es im Arm zu halten, auch mal einen lachenden SIGMUND zu sehen. Aber es ist auch verdammt viel Druck und Angst in mir.

T: Dass Sie wieder in das alte Muster reinrutschen?

P: Ihn zu enttäuschen, ja.

T: Hm. Aber Sie scheinen jetzt ziemlich hoch motiviert zu sein, dass Sie es jetzt besser machen.

P: Ja, klar.

T: Es war auch interessant, Sie haben echt gelitten in dieser Begegnung mit dem KIND. Und das KIND hat das auch wahrgenommen, glaube ich, oder?

P: Hat es (nickt).

T: Könnte es sein, als das KIND gesehen hat, wie Sie gelitten haben, dass das KIND dann vielleicht doch angefangen hat zu glauben, dass Sie das wirklich ernst meinen?

P: Das glaube ich schon, ja.

T: Ich hatte den Eindruck, das war irgendwie ein Wendepunkt, oder?

P: Ja.

T: So wie Sie gelitten haben. Das KIND hat das wahrgenommen.

P: Das KIND hat gesehen, wie ich geheult habe, wie ich am Wimmern war.

T: Genau, und das war vielleicht für das KIND wichtig. Das KIND hat jahrelang gelitten, als Sie das KIND total vernachlässigt oder misshandelt haben.

P: (nickt)

T: Und jetzt, wenn Sie sagen, ich will das anders machen, und das KIND gesehen hat, wie Sie gelitten haben … vielleicht war das für das KIND auch wichtig. Ein gutes, ein wichtiges Zeichen, dass Sie das ernst meinen?

P: Ich denke schon, dass es auch gesehen hat, dass es mir wirklich von Herzen leidtut, dass das auch nicht nur so dahergesagt ist, dass es einfach, dass es gespürt hat, dass es mir von innen heraus so leidtut, dieses KIND so misshandelt zu haben … ihm die Angst gemacht zu haben, immer so angetrieben, immer weiter, weiter, immer höher es angetrieben zu haben. Dass ich es immer wieder enttäuscht habe, weil es nicht zu schaffen war.

T: Ja, das war schon anders als am Anfang dieser Begegnung, wo Sie dem KIND gesagt haben: »*Hey, was ist mit dir? Warum bist du so traurig?*«

P: Ja.

T: Als wenn Sie ihm sagen würden: »*Stell dich nicht so an!*«

P: (nickt)

T: (abwimmelnde Bewegung mit der Hand) »*Was machst du denn da? Geh mal spielen!*«

P: Ja.

T: Das ist ein großer Unterschied, nicht? Wie Sie dann im Laufe der Sitzung …

P: Na ja, das war so eine Situation, wie sie früher oft vorgekommen ist.

T: Ja.

P: Der KLEINE SIGMUND durfte da nicht spielen, er musste die Scheiß-Tiere füttern oder Holz reintun.

T: Ja, aber ich hatte den Eindruck hier in dieser Sitzung, der KLEINE SIGMUND wollte hier etwas anderes von Ihnen hören, spüren, erfahren …

P: Ja.

T: Er wollte eine seelische Verbindung mit Ihnen haben.

P: (nickt)

T: Und erst ab dem Moment, wo Sie gelitten haben, wo Sie so heftig geweint haben, … wo Sie diese Schmerzen gespürt haben, erst dann konnte der KLEINE SIGMUND Sie überhaupt ernst nehmen.

Das hier noch einmal aufgegriffene Phänomen scheint eine allgemeine Gesetzlichkeit zu sein: Wenn das KIND vom HEUTIGEN ICH lange vernachlässigt wurde und das HEUTIGE ICH dieses Faktum erkennt und darunter offen und ehrlich dem KIND gegenüber leidet – und das KIND dieses Leiden wahrnimmt –, dann ist das KIND bereit, eine Annäherung zuzulassen.

P: Ja (nickt).

T: Vorher war daran nicht zu denken.

P: Ja, der hat es gesehen, es ist nicht so dahergesagt, wie es in der Vergangenheit war.

T: Ja.

P: Ja, wir machen weniger, und dann haben wir doch noch mehr gemacht.

T: Hm. Wie fühlen Sie sich jetzt?

P: Einerseits glücklich, aber wie gesagt, auch noch massive Angst, ihn wieder zu enttäuschen. Also, ich bin gerade in der Anspannung von 70 oder 80 … (seufzt), einfach zu versagen wieder.

T: Was meinen Sie denn, wie können Sie das verhindern, um ihn nicht wieder zu enttäuschen?

P: Ich weiß es nicht.

T: Was müssen Sie denn anders machen?

P: (schüttelt den Kopf)

T: Im Alltag … was müssen Sie denn anders machen?

P: Ich glaube, einfach alles anders machen (schüttelt zweifelnd den Kopf).

T: Zum Beispiel?

P: Mit dem Job, alles!

T: Mit dem Job?

P: (nickt und weint) Entschuldigung!

T: Ist der einfach zu stressig, Ihr Job, oder wie meinen Sie das?

P: Ich arbeite zu viel.

T: Aha.

P: Ich bin, ja, ich will perfekt sein, das Beste vom Besten.

T: Ein Perfektionist sind Sie?

P: Auch das, leider.

T: Und wenn Sie Perfektionist sind, was für eine Wirkung hat das dann aufs KIND?

P: Tja. Es muss alles richtig sein, du darfst keinen Fehler machen, ja das ist ein Druck, das KIND hat einen massiven Druck. Das geht kaputt darunter.

T: Und genau so einen Druck machen Sie jetzt auf sich?

P: Ja.

T: Ich muss das jetzt beim KIND perfekt machen, ich muss das jetzt richtig machen, ich habe so eine Angst zu versagen?

P: (nickt) Ja.

T: Dieser Druck ist jetzt vorhanden?

P: Ja.

T: Was Sie jetzt hier mit dem KIND gemacht haben, daraus kommt dieser Druck?

P: (nickt)

T: Und was sagt das KIND dazu? Oder was würde das KIND zu diesem Druck sagen, den Sie jetzt dem KIND gegenüber spüren?

P: (überlegt, schüttelt den Kopf) Ich glaube, es würde jetzt sagen: *»Du hast es mir versprochen, lass es uns versuchen zu ändern.«*

T: Mhm.

P: Ich habe es ihm versprochen. Ich bin mit ihm eben einen Vertrag eingegangen, einen bindenden Vertrag.

T: Was ist das Allerwichtigste hier, dass Sie das perfekt machen ohne Fehler oder dass Sie in Verbindung mit dem KIND bleiben?

P: Ich glaube eher, dass ich in Verbindung mit dem KIND bleibe.

T: Mhm.

P: Ich habe ja hier [in der Klinik] nun gelernt, dass Fehlermachen auch menschlich ist.

T: Aha.

P: Aber dennoch, es ist ein Druck in mir, der sagt: *»Du darfst das nicht.«*

T: Und wenn Sie in Verbindung mit dem KIND bleiben, was könnte das eventuell bringen?

P: Ich weiß es nicht.

T: Aber Sie haben irgendwie das Gefühl, mit dem KIND in Kontakt zu bleiben …

P: … ist wichtig, ja.

T: … ist wichtig?

P: Und ich habe es ihm ja auch versprochen, es ihm glaube ich auch gesagt, dass er es mir sagen soll, wenn ich …

T: Genau, wenn Sie etwas falsch machen.

P: Ja, aber es ist trotzdem eine Scheiß-Angst da.

T: Also, man geht davon aus, dass Sie auch Fehler machen werden. Sie sind menschlich, haben Sie gesagt, oder?

P: Ja.

T: Aber mit dem KIND in Kontakt bleiben …

P: Aber ich stehe nicht dazu, den Fehler zu machen. Ich merke richtig in mir, wie ich so eine Anspannung spüre.

T: Ja.

P: Ich weiß, ich darf Fehler machen, aber …

T: War etwas für Sie überraschend oder unerwartet in dieser Begegnung?

P: Ja, auf jeden Fall.

T: Was denn?

P: Ja, zu spüren oder zu äußern, was ich meinem KIND in der Vergangenheit angetan habe, und die Reaktion darauf.

T: Mhm.

P: Auch meine eigene Reaktion. Dass es mir eigentlich leidtut, dass ich ihn so angetrieben habe und ihn so unter Stress gesetzt habe, ihm die Angst bereitet habe und ängstlich gemacht habe.

T: Mhm.

P: Das Gefühl, andererseits ihm aber erklärt zu haben, dem KLEINEN, einfach zu sagen, ja ich habe es gemacht, dass es mir zugestanden ist, das zu sagen.

T: Am Anfang dieser Begegnung haben Sie versucht, das KIND irgendwie wie gestern zu erreichen, oder?

P: Ja, das habe ich.

T: Und das KIND hat wieder so gemacht (schiebt die linke Handfläche nach vorn zeigend von sich weg)?

P: Ja.

T: Hat wieder abgelehnt?

P: Ja, ganz genau so.

T: War das für Sie dann überraschend, dass irgendwann das KIND Ihnen ganz aufgeschlossen gegenüber war und Sie angenommen hat?

P: Das war sehr überraschend für mich, weil ich bisher eigentlich immer mich zuerst sah und dann die Distanz oder eine gewisse Mauer dazwischen hatte.

T: Mhm … Wie war meine Begleitung heute?

P: Sehr gut (schaut den Therapeuten ganz offen an).

T: Was empfanden Sie gut?

P: Ja, Sie haben darauf auch so beharrt, irgendwie einfach zu sagen, »*Jetzt mach das mal so*« … Ja, Sie haben mich einfach dahin begleitet, wie ich es auch anders lösen kann.

T: Hm.

P: Im Gegensatz, ich möchte jetzt den Herrn B. (Bezugstherapeut) nicht schlecht machen, um Gottes willen (schaut zu seinem behandelnden Therapeuten und lacht) … nein, Sie (zu M.S.) haben einen anderen Weg gesucht, mich dahin zu bringen.

T: Hm. Und dieser andere Weg war …?

P: Ja, den Weg, zuzugeben, was ich dem KIND angetan habe. Das Vertrauen zu dem KIND auf eine andere Art und Weise zu suchen, so kam es mir vor. Eine andere Art … ich kann das nicht so gut erklären, ich bin da selbst noch so ein bisschen … ich habe es noch nicht ganz verstanden. Wie habe ich das heute geschafft? Aber ich muss das KIND ja irgendwie auf meine Seite gebracht haben.

T: Sie haben das Gefühl, ich habe Sie ein bisschen gesteuert in diese Richtung?

P: Definitiv, ja!

T: Definitiv?

P: Ich selbst wäre nicht auf die Idee so gekommen.

T: Mhm. Aber ich habe den Eindruck, dass Sie froh sind …

P: Ich bin glücklich. Glauben Sie mir, ich bin glücklich, ja.

T: … dass das für Sie sehr wichtig war und für den Zugang zum KIND wichtig war.

P: Ja.

T: Ja. Haben Sie andere Bemerkungen, Empfindungen, Erkenntnisse?

P: Ja, es war … ja, diese Empfindung, dass es mir so leidgetan hat. Was habe ich damit getan? Ich habe in der Vergangenheit nie diese Gefühle zugelassen, und das ist jetzt auch eine Erfahrung für mich, eine neue Erfahrung, überhaupt einmal Gefühle zuzulassen. Damit muss ich auch noch umgehen lernen.

T: Und was haben Sie gelernt und was nehmen Sie mit?

P: Ja, dass ich auf jeden Fall versuchen muss und versuchen werde …

T: … versuchen muss oder versuchen will?

P: … und versuchen will.

T: Sie müssen nicht, aber ich glaube, Wollen ist das, was wichtig ist, oder?

P: Ja, ich will es, ich will es definitiv.

T: Und für den Alltag, was bedeutet das dann für Sie?

P: Das heißt für mich Veränderung, ganz klar.

T: Das können Sie vielleicht auch in der Therapie mit Ihrem Therapeuten weiter besprechen, ganz konkret, was das bedeutet, …

P: (nickt)

T: … welche Veränderungen da zu machen sind.

P: Das ist für mich noch die große Frage: Wo fange ich an und wo höre ich auf oder was muss ich jetzt wie machen? Das ist ganz klar noch eine Frage für mich, ja.

T: Mhm. Aber Sie haben schon einige Ideen, wie das … ?

P: Ja, ich werde mich definitiv im Job entweder stark zurücknehmen müssen und keine 16 Stunden mehr arbeiten, weil ich …

T: (unterbricht erstaunt) 16 Stunden?! Am Tag?!

P: Ja.

T: 5 Tage in der Woche?

P: Nein, 6, manchmal 7.

T: (schaut sehr erstaunt) Entschuldigung (greift sich ans Herz) … ich muss noch einmal durchatmen hier (lacht).

P: (schaut verschämt)

T: Was machen Sie denn?

P: Steuerberater.

T: Steuerberater, Ihre eigene Praxis?

P: Ja, ich habe nie den Mut gehabt, meinen Mitarbeitern den Urlaub zu versagen, und dann habe ich einfach doch noch eine Nachtschicht eingelegt und mich damit selbst gequält.

T: Das habe ich befürchtet. Ihre eigene Praxis, dann ist das ohne Grenzen.

P: Ja (nickt).

T: Hm. Da verdienen Sie ganz gut dabei, aber was sind die Kosten?

P: Tja, mein Leben.

T: Und jetzt sind Sie hier, in der Klinik.

P: Ich habe eines gelernt dabei, das kann ich, glaube ich, so ganz offen sagen, es ist vielleicht schön, Geld zu verdienen, aber es ersetzt nicht das Gefühl, geliebt zu werden, glücklich zu sein und zufrieden zu sein. Das kann ich definitiv mittlerweile sagen.

T: Hm.

P: Geld ist eine Nebensache und nicht das Wichtigste im Leben. Das habe ich schon gelernt.

T: Das haben Sie jetzt im Kopf gelernt?

P: Ja.

T: Und wenn Sie das dann im Alltag in der Praxis durchsetzen, dann glauben wir, dass Sie das glauben (lacht).

P: (nickt und lächelt)

T: Aber bis Sie das umsetzen, werden wir immer noch mit *»Na, das werden wir sehen«* reagieren, genau wie das Kind reagiert.

P: Geben Sie mir sechs Monate Zeit, und ich beweise es Ihnen (alle im Raum lachen).

T: Sechs Monate (zeigt dabei zum behandelnden Therapeuten)!

P: Ich glaube schon, dass ich das hinbekomme (lächelt und nickt).

T: Ja.

P: Ich habe hier so viel gelernt in den letzten acht Wochen. So viel über mich selbst erfahren … ich glaube das schon.

T: (nickt und deutet auf den behandelnden Therapeuten) *»Was sagst du dazu, J.?«*

BT: (führt die gemachten Erfolge aus und betont dabei, dass der Patient weiterhin therapeutische Hilfe in Anspruch nehmen sollte)

P: Ja, das ist das Problem, einen vernünftigen Kollegen von Ihnen zu finden zurzeit. [bezieht sich auf die ambulante Therapeutensuche nach dem Klinikaufenthalt]

T: Das ist aber eine große Herausforderung für Sie, denke ich. Sie sind Arbeitgeber und Arbeitnehmer gleichzeitig.

P: Ja.

T: Es ist niemand über Ihnen, der diese Grenzen setzt.

P: (nickt und schmunzelt) Doch, meine Ehefrau (alle im Raum lachen).

T: Ich habe zuerst gedacht, Sie würden sagen *meine ehemalige Ehefrau* (beide lachen).

P: Ja, ja.

T: *Meine Ehefrau* – Gott sei Dank! Ja, ist gut, dass Sie die Ehefrau haben. Und was sagt sie dazu?

P: Nun, sie findet es sehr toll, wie ich mich schon verändert habe. Vor acht Wochen war ich ja nun, ich zitiere mal die Worte von Herrn B., »ein Tausend-Tonnen-Tanker, der nicht mehr weiß, wie er bremsen soll«. Und heute, muss ich sagen, der Tausend-Tonnen-Tanker ist voll gebremst.

T: Okay.

P: Und ja, ich bin schon ruhiger geworden. Ich finde schon, dass ich sehr viel ruhiger geworden bin.

T: Und das KIND, der KLEINE SIGMUND, das ist bewiesen heute, wie wichtig der für Sie ist.

P: Ja.

T: Das ist sehr wichtig für Ihre Gesundheit, für Ihre seelische Gesundheit.

P: Auch für die körperliche.

T: Und für die körperliche Gesundheit. Gut, haben Sie sonst noch irgendwelche Fragen oder Bemerkungen oder …

P: Nein (schüttelt den Kopf).

T: Okay, dann sind wir durch. Sie haben es überlebt, gut überlebt (lacht).

P: So sieht es aus (lacht).

Katamnese

Diese für den Patienten sehr beeindruckende Sitzung stellte eine wichtige Ergänzung der bisherigen stationären Behandlung dar. Der zehnwöchige stationäre Aufenthalt sei für ihn ein Schuss vor den Bug gewesen, der ihn habe erkennen lassen, wie ernst es um ihn stehe. Aus dieser IRRT-Sitzung entstand eine hohe Motivation, eine enge und dauerhafte Beziehung zu seinem INNEREN KIND zu etablieren, was ihm half, tatsächliche Änderungen auf der ÄUSSEREN BÜHNE vorzunehmen, die sich wiederum positiv auf sein Verhältnis zum INNEREN KIND auf der INNEREN BÜHNE auswirkten. Sechs Monate nach dieser Sitzung berichtet er, dass er sein Arbeitspensum drastisch reduziert habe, viel mehr Zeit mit seiner Familie verbringe und es ihm seelisch wie körperlich erheblich besser gehe. Er könne sich mittlerweile als glücklichen Menschen bezeichnen.

8.8 Fallbeispiel Carl Gustav[31] (J. W.)

»Das Schlammloch«

(IRRT-Phase-3 bei akuter Suizidalität, Depression, PTBS nach Herzinfarkt)

Carl Gustav ist 49 Jahre alt und erlitt vor zwei Jahren einen Herzinfarkt, als dessen Folge er eine Posttraumatische Belastungsstörung entwickelte, die symptomatisch so ausgeprägt ist, dass er sogar längerfristig erwerbsunfähig geworden ist. In bereits mehreren IRRT-Phase-1, 2, 3-Sitzungen zeigte sich, dass er im Moment der Todesangst, ja Todesgewissheit emotional »stecken geblieben« ist und jeweils große Schwierigkeiten hatte, sich dem DAMALIGEN ICH im Moment der Todesgewissheit anzunähern und die »Informationsbrücke« zu erstellen, d.h. als HEUTIGES ICH dem DAMALIGEN ICH deutlich zu machen, dass es überleben wird.

Vor dieser Sitzung gab es eine Belastung in der Partnerschaft für den Patienten, die ihn so aus der Bahn warf, dass er suizidal wurde und sich notfallmäßig bei seinem Therapeuten meldete, der die Gelegenheit sofort ergriff und spontan mit dem Patienten eine reine IRRT-Phase-3-Sitzung durchführte. Es war die erste Phase-3-Sitzung mit diesem Patienten (und die erste IRRT-Phase-3-Sitzung für den Therapeuten mit einem suizidalen Patienten).

Besonderheiten:

- Aus dem Transkript wird nicht deutlich, dass Patient und Therapeut sehr langsam sprechen und sehr lange Pausen entstehen. Der Ablauf ist hingegen so dicht, dass sich der Prozess in wenigen, aber großen Schritten entwickelt und am Ende der Sitzung die Suizidalität aufgehoben ist.
- Es gelingt dem Patienten trotz hoffnungsloser Verzweiflung relativ schnell, eine Verbindung zum INNEREN KIND aufzubauen. Das KIND zeigt sofort Ressourcen in Sinn einer spontanen Hilfsbereitschaft (es hilft dem HEUTIGEN ICH aus dem Schlammloch), wodurch eine intensive Verbindung zwischen HEUTIGEM ICH und KIND entsteht, sodass sich die Hoffnungslosigkeit und die Suizidalität spontan auflösen können.
- Der Therapeut ist Jungianer und integriert die IRRT in seinen therapeutischen Ansatz.

[31] Dieses Fallbeispiel wurde uns dankenswerterweise von Jörg Wanner, Psychiater aus Basel (Schweiz), zur Verfügung gestellt.

T: Es geht heute um eine fiktive Begegnung auf Ihrer INNEREN BÜHNE zwischen Ihrem HEUTIGEN AKTUELLEN ICH, dem HEUTIGEN CARL GUSTAV, mit Ihrem INNEREN KIND. Wenn Sie parat sind, können Sie vor Ihrem inneren Auge ein Bild entstehen lassen von Ihrem INNEREN KIND. Und wenn Sie ein solches Bild haben, können Sie vielleicht beschreiben, was für ein Bild entsteht.

P: (Pause) Ich sehe, wie er spielt …

T: Ein spielendes KIND …

P: … das glücklich ist, ausgelassen.

T: Wie alt ist es etwa?

P: Sieben, acht, neun etwa. Gedankenverloren, gut, denkt an nichts Schlimmes, ist glücklich.

T: Wie weit sind Sie entfernt vom KLEINEN, SPIELENDEN CARL GUSTAV?

P: Aus meiner heutigen Sicht ist das Bild nicht schön. Ich bin in einigen Metern Entfernung in einer zähen Masse, in einem Schlammloch. Ich kann mich kaum bewegen. Ich versuche herauszukommen, damit ich nicht untergehe. Gleichzeitig sehe ich, wie der KLEINE CARL GUSTAV daneben spielt, aber er sieht mich nicht.

T: Der KLEINE CARL GUSTAV sieht Sie nicht?

P: Nein.

T: Was möchten Sie jetzt als HEUTIGER CARL GUSTAV ihm sagen oder mit ihm machen?

P: Hm. Ich bin so im Kampf, ich weiß gar nicht. Ich habe das Gefühl, es ist irgendwie ein Todeskampf, dass ich ersticke.

T: Es fällt Ihnen schwer, Kontakt aufzunehmen mit dem KLEINEN CARL GUSTAV, weil Sie selber noch in einer solch schwierigen Situation sind, im Schlamm stecken?

P: Irgendwie so. Ich sehe jetzt eine Reaktion oder ein Bild. Dass ich die rechte Hand ausstrecke.

T: Sie strecken die rechte Hand aus?

P: … und rufe: »*Hilf mir!*« (fängt an zu weinen)

T: Hört Sie der KLEINE CARL GUSTAV?

P: Ja. Er schaut mich ganz erschrocken an. Die Situation macht ihm Angst.

T: Er schaut erschrocken, und die Situation macht ihm Angst?

P: Aber trotzdem kommt er mir näher, …

T: Er kommt auf Sie zu …

P: … nimmt meinen Arm und fängt an zu ziehen.

T: Nimmt Ihren Arm und beginnt zu ziehen? Wie ist das für Sie als HEUTIGER CARL GUSTAV?

P: Ich sage zu ihm: »*Ziehe fester! Du kannst mich herausziehen, du schaffst das!*«

T: *»Ziehe fester! Du kannst mich da herausziehen!«* Wie reagiert der KLEINE?
P: *»Ja, komm, hilf mit, das geht.«*
T: *»Komm, hilf mit, das geht.«* (längere Pause) Was passiert jetzt weiter?

Sofort beim Kontaktaufbau mit dem KIND werden erstaunliche Ressourcen in Form von Hilfsbereitschaft, Zupacken, Zuversicht, Kooperationsfähigkeit und Kompetenz deutlich. Offenbar war er von seiner Hoffnungslosigkeit so überschwemmt, dass er keinen Zugang mehr zu diesen Ressourcen spürte. In dieser imaginativen Begegnung mit dem INNEREN KIND werden die Ressourcen aber unmittelbar wieder zugänglich.

P: Ich bin bis zum Oberkörper draußen.
T: Sie sind bis zum Oberkörper draußen.
P: Ich kann jetzt auch mit der linken Hand mithelfen.
T: Sie können auch mit der linken Hand mithelfen.
P: Und irgendwie zusammen strample ich mich heraus.
T: Gemeinsam können Sie sich herausstrampeln.
P: Ich sehe plötzlich ein komisches Bild: Ich bin nicht mehr in derselben Gestalt, sondern ich liege dort wie ein Fötus, gar nicht fertig entwickelt.
T: Sie liegen dort wie ein Fötus, der noch gar nicht fertig entwickelt ist?
P: So unbeholfen. Aber irgendwie fühle ich mich auch beschützt.
T: Einerseits unbeholfen, aber gleichzeitig auch geschützt. Wie reagiert der KLEINE CARL GUSTAV darauf?
P: Er ist gar nicht erschrocken, sondern streichelt mich und sagt: *»Es wird alles gut.«*
T: Er streichelt Sie und sagt: *»Es wird alles gut.«*
P: (Pause) Ja.

Zwar könnte man diskutieren, ob die erste Abschlussfrage hier nicht etwas zu schnell gestellt wird, aber Tatsache ist, dass die wesentlichen Schritte im Heilungsprozess vollzogen sind.

1. ABSCHLUSSFRAGE

T: Gibt es jetzt noch etwas, das Sie dem KLEINEN CARL GUSTAV sagen oder mit ihm machen möchten, bevor wir diese Begegnung für heute ausklingen lassen?
P: *»Danke schön, dass du mir herausgeholfen hast.«*
T: *»Danke schön, dass du mir herausgeholfen hast.«*
P: *»... und dass ich nochmals neu starten darf.«*
T: *»... und dass ich nochmals neu starten darf.«* Wie reagiert der KLEINE CARL GUSTAV darauf?
P: Der lächelt.

2. ABSCHLUSSFRAGE

T: Gibt es noch etwas, das der KLEINE CARL GUSTAV von Ihnen braucht?

P: Nein, er ist glücklich, dass wir das geschafft haben.

T: Er ist glücklich, dass Sie das zusammen geschafft haben?

P: Ja (lächelt).

3. ABSCHLUSSFRAGE

T: Wünschen Sie sich noch etwas vom KLEINEN CARL GUSTAV?

P: Ich möchte ihm die Hand geben, dass wir zusammen durch das Leben gehen können.

T: Können Sie das gerade so machen? Ihm das direkt sagen und das so machen?

P: *»Komm, wir geben uns die Hände und lassen uns nicht mehr los. So schaffen wir es, durchs Leben zu gehen.«*

T: *»Komm, wir geben uns die Hände und lassen uns nicht mehr los. So schaffen wir es, durchs Leben zu gehen.«* Wie reagiert der KLEINE CARL GUSTAV darauf?

P: Der schaut mir in die Augen und lächelt glücklich.

4. ABSCHLUSSFRAGE

T: Möchte der KLEINE Ihnen noch etwas sagen oder geben?

P: Nein.

5. ABSCHLUSSFRAGE

T: Gibt es noch etwas, das in der Szene passieren soll, bevor wir diese Begegnung ausklingen lassen?

P: Ich möchte das Schlammloch verschwinden lassen.

T: Können Sie sich vorstellen, wie Sie das machen?

P: Ja, das Schlammloch ist jetzt weg.

Auch diese völlig unkomplizierte und unmittelbare Erledigung des Wunsches, das Schlammloch verschwinden zu lassen, deutet auf eine hervorragende Ressourcenlage hin.

6. ABSCHLUSSFRAGE

T: Mit welchem Bild möchten Sie die Begegnung jetzt für heute ausklingen lassen?

P: Mit dem Schlussbild, wo wir uns die Hände geben.

T: Dann können Sie das Bild noch eine Weile auf sich wirken lassen und in sich aufnehmen. Und wenn Sie so weit sind, können Sie das Bild langsam verblassen lassen, wieder hier in den Alltag zurückkehren und die Augen öffnen.

P: (lange Pause)

NACHBESPRECHUNG

T: Wie war das für Sie?

P: Hm. Die Bilder waren wieder sehr präsent. Es waren unvorhersehbare Bilder.

T: Fast für Sie selber überraschend, in diesem Sinn?

P: Aus dem Loch, aus dem er mich herausgezogen hat, war ich plötzlich ein Fötus, so groß, wie ich jetzt bin.

T: Ein Fötus in der heutigen Größe?

P: Im zweiten oder dritten Monat, noch gar nicht alles richtig da. Aber irgendwie zufrieden, gar nicht … keine Angst. Aus der Sicht des KLEINEN CARL GUSTAV eine Selbstverständlichkeit, dass der Fötus so da ist. Das ist okay. Wieso ich (HEUTIGER CARL GUSTAV) sprechen kann, ist mir ein Rätsel. Ich weiß nicht, wie das gehen sollte.

T: In welchem Sinn, meinen Sie, sprechen als Fötus?

P: Wie ich so klare Gedanken haben kann. Irgendwie ist das nicht möglich, aber es ist gegangen, ich konnte das.

T: Auf der INNEREN BÜHNE ist das möglich.

P: Die Hilfsbereitschaft, die gegenseitige … Am Anfang hat der KLEINE CARL GUSTAV zuerst mir das Leben gerettet. Ich versuchte, ihm etwas zurückzugeben. Wir können nochmals starten zusammen auf alle Fälle, uns unterstützen.

T: Gibt es noch etwas, das für Sie unerwartet, überraschend oder interessant war? Ein interessanter Aspekt?

P: Das Ganze ist irgendwie überraschend.

T: Wie geht es Ihnen denn jetzt? Wie fühlen Sie sich jetzt?

P: Wie eine kleine Schildkröte oder wie ein kleines Krokodil, das sich stunden- oder tagelang durch die Eierschale gekämpft hat, dass es herauskommen kann.

T: Das ist ein schönes Bild.

P: Meine Arme sind so, als ob ich die ganze Zeit gezogen hätte. Du versuchst herauszukommen, dich zu befreien.

T: Wissen Sie, was mir die ganze Zeit durch den Kopf gegangen ist? Das ist doch eigentlich eine Geburt, die Sie da beschrieben haben, aus dem Geburtskanal heraus.

In der Nachbesprechung kann und soll der Therapeut auch seine Eindrücke, Empfindungen und Hypothesen mitteilen, vor allem wenn diese den Einordnungs-/Verarbeitungsprozess fördern.

P: Als ich dort war (auf der Wiese), war ich noch gar nicht fertig.

T: Gut, der Mensch ist auch noch nicht fertig, wenn er auf die Welt kommt (lacht).

P: Ja, aber als ich dort herauskomme und er zieht und ich helfe da so mit, bis ich dort liege. Es sah aus wie eine Wiese. Plötzlich liege ich dort, und ich bin gar nicht mehr körperlich ich selber. Das ist schon sehr, sehr speziell. Der Kampf, und wir schaffen das. Ja, das passt dazu. Es ist bei einer Geburt so. Ich bin überzeugt, da denkt das Kind: *»Ich muss jetzt da raus«*, und die Mutter denkt: *»Ja, das geht.«* Nehme ich jetzt einmal an, oder? *»Das muss gehen.«*

T: Oder wenn man sich denkt, ein Kind im Geburtskanal, das muss ja furchtbar einengend sein.

P: Praktisch ist ja null Platz dort.

T: Also, das finde ich jetzt sehr eindrücklich.

P: Ich weiß aber auch nicht, wieso die Bilder gekommen sind, muss ich auch sagen.

T: Sie kommen halt einfach.

P: Und wie so oft sind die Bilder so real. Die Bilder kommen und bauen sich auf, nicht wie ein Film, sondern eher wie eine Power-Point-Präsentation. Nicht »tack«, sondern es kommt langsam und geht weiter ins nächste Bild. Ein wenig wie ein ganz alter Film mit Einzelbildern, mit Untertiteln.

T: Als die Bilder laufen lernten.

P: Aber doch immer ganz satt und realistisch und bewusst. Du siehst es total gut, das Bild, und nachher geht es.

T: Ja, was nehmen Sie mit in den Alltag?

P: Dass sich das Kämpfen lohnen kann.

T: Wissen Sie, was mir für ein Satz in den Sinn kommt? »Hab Vertrauen!«

P: Es kommt Hilfe, oder es wird dir geholfen. Du kannst dir auch selber helfen.

T: Ich finde das wirklich sehr stark und vertrauensvoll, das Bild mit dem KLEINEN CARL GUSTAV, wie er Sie gezogen hat und Sie sich dann gemeinsam, ich sage jetzt mal, aus dem Geburtskanal herausgeschafft haben.

P: Dass der KLEINE CARL GUSTAV den ersten Druck geben konnte. Prinzipiell ist das ja unmöglich, dass ein Siebenjähriger die körperliche Kraft aufbringen kann, um das zu bewerkstelligen.

T: Oftmals kommen die wichtigen Impulse vom INNEREN KIND, sage ich jetzt einmal, vom INNEREN, KLEINEN CARL GUSTAV. Das ist oft so.

P: Dass die geistige Kraft so stark ist ...

T: Ich meine, psychologisch könnte man auch sagen, der KLEINE CARL GUSTAV hat viel mit dem Selbst zu tun, also mit einer größeren Instanz, obwohl das aus der Ich-Perspektive ja der Kleine ist. Aber psychologisch ist er oft der Große.

P: Mhm.

T: Das Selbst, das ja auch viel zu tun hat mit dem Göttlichen.

Die Psychotherapie ist in großen Teilen jungianisch orientiert, und Therapeut und Patient sind gewöhnt, in jungianischen Kategorien zu diskutieren.

P: Mhm. Ich habe auch einmal mit meinem Sohn über das gesprochen. Ich weiß nicht, ob er es ganz begriffen hat, aber er hat auf alle Fälle wahrgenommen, dass es noch etwas anderes gibt. Das, was im Hintergrund schafft, aber eigentlich der Chef ist, und nicht das, was sich im Vordergrund offensichtlich präsentiert.

T: Mhm.

P: Mich dünkt, er hat es noch recht interessant gefunden. Er hat ein paar Mal nachgefragt auf alle Fälle.

T: Man könnte jetzt auch da sagen: Sein Ich hat es vielleicht nicht richtig verstanden, aber das Selbst im Hintergrund hat schon begriffen, worum es geht.

P: …, dass über sie beide gesprochen wird. Das ist kein einfaches Thema, das ist ja klar.

T: Nein.

P: Und es kommt auch nicht darauf an, wie alt man ist, wenn man über diese Dinge spricht. Es ist immer schwierig, ob Kind oder Erwachsener ist egal.

T: Okay, noch die obligate letzte Frage: Wie haben Sie meine Begleitung erlebt?

P: Es war gut, Ihre Stimme und die Fragen, die Sie gestellt haben.

Katamnese – eine jungianische Perspektive

Carl Gustavs Suizidalität war nach dieser Sitzung dauerhaft verschwunden.

Etwa drei Wochen nach dieser Imagination erzählte Carl Gustav folgenden Traum:

Ich lebe auf einer mittelalterlichen Siedlung, einer Mischung zwischen Gutshof und Schloss mit Park. Ich will reiten, sehe ein Pferd und denke, damit muss ich reiten. Es ist ein außergewöhnlich hübsches, hellbeiges Pferd, was die anderen Reiter im Traum auch realisieren. Ich reite auf diesem Pferd und spüre eine Liebe und Verbundenheit mit ihm. Es ist das Gefühl da, dass das Pferd mich tragen will. Es geht zuerst durch Auenwälder, und wir kommen dann in eine Stadt, die eine Mischung ist zwischen Hamburg, Amsterdam und Venedig. Wir gehen dann zusammen ins Wasser und schwimmen. Wir können zusammen sprechen. Nach einer Weile sagt das Pferd zu mir: »Ich bin erschöpft und möchte an Land.« Beim Aussteigen kommen wir ins Untergeschoss eines Hauses mit 16 Stockwerken. Wir finden den Ausgang dieses Hauses. Wir gehen durch die Stadt und gelangen dann wieder in die Auenwälder. Dann taucht die Siedlung auf, wo wir zu Hause sind.

Der Therapeut interpretiert den Traum folgendermaßen:

Das Eindrücklichste an diesem Traum ist die Verbindung von Carl Gustav mit seinem Pferd, mit seiner tragenden, instinktiven Lebensgrundlage. Er reitet nicht einfach auf dem Pferd, sondern sie sprechen sogar miteinander, und insbesondere hört er auf die Bedürfnisse des Pferdes. Das ist insofern besonders bedeutsam, weil Carl Gustav jahrelang sich selber unerbittlich ausgebeutet hat, bis es zu einem Herzinfarkt gekommen ist mit einer sehr traumatischen Reanimation mit Todesgewissheit und als Folge davon zu einer schweren Posttraumatischen Belastungsstörung, deren Symptome wesentlich gebessert, wenn auch noch nicht ganz remittiert sind. Die Analogie zwischen HEUTIGEM ICH *und* INNEREM KIND *respektive dem Pferd ist offensichtlich. Im Traum hat die Seele von Carl Gustav anstelle des* INNEREN KINDES *die Metapher des Pferdes kreiert, was natürlich perfekt zu seiner Situation passt. Und insbesondere der Beziehungsaspekt zwischen* HEUTIGEM ICH *und dem Pferd ist sehr berührend dargestellt. Der Traum zeichnet gewissermaßen die weitere Entwicklung vor.*

Dieser Traum ist umso bemerkenswerter, als Carl Gustav bis zu dieser Sitzung nur über Angstträume, meist im Zusammenhang mit der Arbeit, und zum Teil über schreckliche Albträume mit folterartigen Szenen berichtet hatte. Die Albträume waren übrigens verschwunden nach einmaliger Bearbeitung derselben mit IRRT-Phase-1, 2, 3.

Auf der ÄUSSEREN BÜHNE gab es die folgenden Veränderungen. Carl Gustav verließ seinen Rückzugsort im Gartenhaus, wo er viel Zeit verbrachte, weil er die Nähe zu Frau und Kind nicht aushielt, und er hat sein Büro wieder im Haus eingerichtet. Gleichzeitig hat er den erheblichen Alkoholkonsum eingestellt. Seine Selbstwahrnehmung wurde deutlich differenzierter. Interessanterweise hat er auch aufgehört, Todesanzeigen zu lesen, was er vorher regelmäßig machte.

Die abschließenden Bemerkungen des Therapeuten:

Trotz weiter bestehender körperlicher Folgen des Herzinfarkts und noch Restsymptomen der PTBS konnte Carl Gustav mit dieser Sitzung einen großen Schritt nach vorn erzielen, sie stellt einen Meilenstein in der Therapie dar. Am Schluss der Imagination »Schlammloch« ist das HEUTIGE ICH *in einem embryonalen Zustand, wie neu geboren. Die Imagination hat ja auch Analogien zu einem Geburtsvorgang. Das Bild des* HEUTIGEN ICHS *als Säugling legt aber auch nahe, dass es noch einen weiten Weg vor sich hat, bis es erwachsen ist. Carl Gustav entwickelt sich in kleinen Schritten weiter, was sowohl auf der* ÄUSSEREN *wie auch auf der* INNEREN BÜHNE *sichtbar ist. Carl Gustavs Träume liefern dabei hilfreiche Informationen aus der Sicht des Unbewussten, oder in der IRRT-Terminologie ausgedrückt, des* INNEREN KINDES*. Die Träume sind* *meines Erachtens eine wichtige Ergänzung, um eine vollständigere Sicht von Carl Gustavs Situation zu bekommen. Wir haben dann drei sich ergänzende Sichtweisen. Wir haben die Sicht des* HEUTIGEN ICHS *(die Ich-Perspektive), das, was dem Patienten bewusst zugänglich ist. Dann haben wir in Form von Träumen die Sichtweise des Unbewussten, also die Perspektive, wie das Unbewusste, oder in der IRRT-Terminologie, das* INNERE KIND *die Situation sieht. In der Imagination treffen die beiden Perspektiven aufeinander und müssen lernen, miteinander in Beziehung zu treten, was ja das wesentliche Ziel der Therapie ist.*

8.9 Fallbeispiel Alfred (M. S.)

»Ich fühle mich so unendlich leer.« ... »Wenn ich dich spüre, wenn ich mit dir verbunden bin, dann bin ich nicht mehr allein.«

(IRRT-Phase-3 bei narzisstischer Persönlichkeitsstruktur, Verlassenheitsschema und Depression)

Alfred ist 55 Jahre alt und in einer stationären psychosomatischen Klinikbehandlung. Nach dem Tod eines Freundes dekompensierte Alfred mit einer Affektlabilität, Aggressionen, Sinnlosigkeitsgefühlen und Depressionen. Seit mehreren Jahren leidet er an den Folgen einer langjährigen Prostatakrebsbehandlung, wobei ihn vor allem Situationen belasten, in denen verdächtige Symptome, die auf einen Rückfall oder eine Metastasierung hinweisen könnten, abgeklärt werden müssen, bisher aber ohne bestätigten Verdacht. In der Klinik wurde neben rezidivierenden Depressionen auch eine narzisstische Persönlichkeit diagnostiziert.

Zur Lebensgeschichte ist erwähnenswert, dass er als Nachkriegskind aufwuchs. Beide Eltern und auch die Großeltern waren im Zweiten Weltkrieg traumatisiert worden. Er selbst wurde preußisch streng und protestantisch erzogen und erlebte wohl recht viel emotionale Vernachlässigung in seiner Kindheit. Beruflich war er erfolgreich (Abitur, kaufmännische und Ingenieur-Ausbildung, gute Anstellungen), verheiratet, zwei Kinder.

Es werden hier drei IRRT-Phase-3-Sitzungen mit Alfred vorgestellt, die im Abstand von drei bzw. siebzehn Monaten von M. S. im Beisein der Bezugstherapeutin in der Klinik durchgeführt wurden.

Besonderheiten:

1. Sitzung

- Patienten mit einer narzisstischen Persönlichkeitsstruktur oder -störung leiden an einem tief sitzenden Verlassenheitsschema, das sie in der Regel besser verbergen können als z. B. Borderline-Patienten. In dieser Sitzung getraut sich der Patient aber, durch die direkte Begegnung mit dem etwa 10-jährigen INNEREN KIND, an diese Verlassenheitsgefühle und die innere Leere heranzukommen (was emotional sehr heftig verläuft).
- In der Folge – unter Aufrechterhaltung der direkten Begegnung mit dem KIND – gelingt es auch, eine Auflösung dieser Gefühle von Einsamkeit und Leere zu bewerkstelligen. Das zunächst distanzierte KIND erkennt immer mehr das Leiden des AKTUELLEN ICHS, reagiert darauf fürsorglich und empathisch und lässt dem AKTUELLEN ICH zuletzt Trost, Liebe und Verbundenheit zukommen, was ebenfalls wieder emotional sehr heftig verläuft.

2. Sitzung

- Nachdem der Patient als Wirkung der ersten Sitzung sehr viel weicher im Mitmenschlichen und sehr viel besser im Kontakt mit sich selbst geworden ist, kann in dieser zweiten Sitzung ein weiterer Schritt vollzogen werden. Das KIND ist deutlich jünger als in der ersten Sitzung, etwa drei bis vier Jahre alt, und die zentrale Emotion ist eine tiefe Trauer.
- Anfangs besteht eine starke Vermeidungstendenz, sich dem KIND anzunähern. Im Kontakt mit dem KIND wird der Patient dann heftig von dessen Trauergefühlen überschwemmt, erlebt diese in der Aufrechterhaltung des Kontakts zum KIND aber gegen Ende der Sitzung nicht mehr als schmerzhaft.

3. Sitzung

- Diese Sitzung verläuft erstaunlicherweise so, wie sie bei seelisch gesunden Menschen, die eine unkomplizierte Beziehung zum INNEREN KIND haben, zu erwarten wäre. Die Hindernisse sind unbedeutend und lassen sich schnell überwinden. Am Ende entsteht eine herzliche, vertraute, ganz natürliche Beziehung zwischen HEUTIGEM ICH und KIND. Bemerkenswert ist, dass solch ein Verlauf mit nur sehr wenigen IRRT-Sitzungen überhaupt erreicht werden kann.

1. Sitzung

VORBESPRECHUNG

Die Bezugstherapeutin des Patienten in der Klinik hat mit ihm bereits eine Woche vor dieser Sitzung eine IRRT-Phase-3-Sitzung durchgeführt, in welcher das AKTUELLE ICH vom KIND stark abgelehnt worden ist. Nach einem kurzen Kennenlernen und einer kurzen Erwähnung dieser ersten IRRT-Sitzung wird direkt in Phase 3 eingestiegen.

PHASE 3

T: Na gut, wie Sie wissen, geht es nicht um eine reale Szene aus der Vergangenheit, sondern um eine fiktive Begegnung auf der INNEREN BÜHNE zwischen Ihnen als HEUTIGEM ICH und Ihrem INNEREN KIND, so wie beim letzten Mal. Also, wenn Sie bereit sind, können Sie die Augen schließen, wenn das geht.

P: (schließt die Augen)

T: Und einfach dann ein Bild von Ihrem INNEREN KIND aufkommen lassen … ein Bild von dem INNEREN KIND aufkommen lassen.

P: (lange Pause, lächelt, schnauft)

T: Gibt es jetzt langsam ein Bild von dem KIND?

P: Mhm.

T: Wo befindet sich jetzt das KIND?
P: Das sitzt auf einem Fahrrad.
T: Das KIND sitzt auf dem Fahrrad?
P: Mhm.
T: Und was macht das KIND?
P: Fährt wie ein Henker.
T: Okay. Und wie fühlt sich das KIND?
P: Glücklich.
T: Glücklich?
P: Glücklich, frei.
T: Glücklich, frei. Und wie alt ist das KIND?
P: Acht, neun.
T: Acht oder neun?
P: Vielleicht auch zehn.
T: Okay, und wo sind Sie jetzt als HEUTIGES ICH in diesem Bild mit dem KIND?
P: Ich stehe da an der Straße.
T: Sie stehen an der Straße?
P: (nickt)
T: Und wie weit vom KIND entfernt?
P: Ja, es fährt rasend schnell auf mich zu. Es kommt mit einem Affentempo auf mich zugerast.
T: Das KIND kommt jetzt auf Sie zugerast, auf dem Fahrrad?
P: Völlig unkontrollierte Schussfahrt.
T: Unkontrolliert? Okay, und wie weit ist das KIND in diesem Moment von Ihnen entfernt?
P: Es ist kurz, kurz … kommt jetzt gleich.
T: Okay. Und was möchten Sie jetzt als HEUTIGES ICH dem KIND sagen oder mit dem KIND tun?
P: *»Fahr langsamer!«*
T: *»Fahr langsamer«*, sagen Sie.
P: *»Vorsichtiger!«*
T: *»Fahr langsamer, vorsichtiger«*, sagen Sie dem KIND?
P: Mhm.
T: Und wie reagiert das KIND?
P: Gar nicht. Es schießt einfach vorbei.
T: Das KIND schießt einfach vorbei?
P: Völlig unkontrolliert. Nimmt wieder Anlauf.
T: Das KIND schießt jetzt einfach vorbei?
P: Mhm.
T: Und …?
P: Das fährt da so den Hang hoch.

T: Mhm.
P: Links rum.
T: Mhm.
P: Jetzt kommt es wieder runter. So im Kreis herum irgendwie.
T: Aha. Jetzt kommt es wieder runter, auf Sie zu wieder?
P: Mhm. Immer schneller irgendwie.
T: Aha.
P: Ich kann das gar nicht … das stoppt gar nicht. Es ist wie, fast wie von Sinnen. Es ist wie überhaupt nicht zu bändigen.
T: Mhm. Das KIND fährt jetzt immer schneller?
P: Mhm.
T: Und wo ist jetzt das KIND?
P: Fährt irgendwie dauernd im Kreis rum und lacht.
T: Das KIND lacht?
P: Mhm.
T: Mhm, und Sie stehen da an der Straße?
P: Und gucke zu und kann nichts machen, ich kann es nicht anhalten. Das wird irgendwann, irgendwann knallt es. Das geht irgendwann schief. Das merke ich. Das geht irgendwann völlig schief!
T: Das geht irgendwann mal völlig schief mit dem Fahrradfahren?
P: Mhm.
T: Sie spüren, das KIND wird weitermachen, bis irgendetwas schiefgeht.
P: Bis es irgendwo gegenfährt, umfällt, runterfällt, keine Ahnung.
T: Aha. Können Sie das vielleicht dem KIND direkt sagen?
P: Ich müsste schreien, damit es mich überhaupt hört.
T: Wie weit ist das KIND jetzt von Ihnen entfernt?
P: Es ist gerade wieder am Wegfahren.
T: Mhm.
P: Das ist ganz schön weit, das ist vielleicht 20, 30 Meter. Es guckt ja nie. Ich muss rufen, wenn es vorbeifährt.
T: Mhm. Nimmt das KIND Sie wahr?
P: Überhaupt nicht.
T: Überhaupt nicht?
P: Es fährt einfach da immer an mir vorbei in einem Affentempo.
T: Mmh. Das KIND fährt weiter auf dem Fahrrad?
P: Mhm.
T: Hin und her in diesem großen Kreis?
P: Ja. Das ist so an so einem Hang. Wenn es oben ist, fährt es den Hang runter, kommt wieder runter (beschreibt mit seiner Hand einen Kreis).
T: Hm.
P: Immer so gegen den Uhrzeigersinn.

T: Hm. Und Sie stehen da, und Sie gucken zu, und wie fühlen Sie sich jetzt als HEUTIGES ICH?

P: Nicht zugehörig, als ob ich nicht dazugehöre.

T: Als ob Sie nicht dazugehören?

P: Mhm. So fremd.

T: So fremd. Hm.

P: Das ignoriert mich, und es sieht mich einfach nicht.

T: Das KIND ignoriert Sie, sieht Sie gar nicht?

P: Nein, das ignoriert mich nicht, es sieht mich einfach nicht. Es nimmt einfach irgendwie gar nichts um sich rum wahr, weil es so mit sich beschäftigt ist mit dem Fahrradfahren, immer schneller und immer schneller.

T: Hm.

P: Je schneller, desto besser, und je schneller, desto lauter lacht es.

T: Hm. Und in diesem Moment, wo befindet sich jetzt das KIND in diesem Kreis?

P: Es ist gerade wieder vorbeigehuscht.

T: Wieder vorbei.

P: Jetzt kommt er wieder.

T: Und was würden Sie gerne dem KIND sagen, wenn Sie direkt mit dem KIND reden könnten?

P: Es soll mal langsamer machen, es gibt irgendwann einen Riesenknall.

T: Langsamer fahren, sonst gibt es irgendwann mal einen Riesenknall.

P: (nickt) Mhm, ich habe Angst, Angst um das KIND.

T: Sie haben Angst jetzt um das KIND?

P: (nickt) Immer mehr.

T: Die Angst steigt?

P: (nickt, atmet schwer)

T: Und Sie haben Angst vor …?

P: Dass dem KIND was passiert.

T: Dass dem KIND etwas passiert.

P: (atmet tief, beginnt zu weinen)

T: Wäre es möglich, das dem KIND direkt zu sagen?

P: *»Langsam, fahr langsam!«*

T: *»Langsam, fahr langsam!«*

P: (stöhnt) Ich hab so Angst.

T: Hm. Sie haben so eine Riesenangst.

P: (nickt)

T: *»Langsam fahren! Bitte langsam fahren!«*

P: (nickt) Ja … (stöhnt)

T: Und das KIND? Was macht das KIND?

P: (verzweifelt) Das hört nicht! (weint)

T: Das hört nicht.

P: (schluchzt) Das hört einfach nicht zu!

T: Hm.

P: Ich weiß nicht, was ich machen soll.

T: Sie stehen da so hilflos. Sie wissen gar nicht, was Sie machen sollen. Sie wissen, wenn das KIND so weitermacht, dann wird das irgendwann mal einen richtigen Knall geben.

P: (weint, schluchzt) Das fährt irgendwann gegen die Mauer. Das fährt irgendwann gegen ich weiß nicht wo, aber das geht nicht gut.

T: Hm.

P: Es hört nicht, es fährt einfach.

T: Das KIND hört nicht. Das KIND fährt einfach weiter und weiter und schneller.

P: (nickt, stöhnt)

T: Hm.

P: Es freut sich, es lacht.

T: Das KIND freut sich und lacht.

P: Es ist irgendwie so völlig bei sich, so völlig von Sinnen, habe ich das Gefühl.

T: Hm. Das KIND ist völlig bei sich?

P: Völlig ungebändigt.

T: Hm.

P: (stöhnt)

T: Und wo ist das KIND jetzt in diesem Moment?

P: (zuckt mit den Schultern)

T: Wie weit von Ihnen entfernt ist das KIND?

P: Das Fahrrad steht.

T: Das Fahrrad steht? Aha. Und ...?

P: Es guckt mich an.

T: Das KIND guckt Sie an?

P: (nickt)

T: Und was sehen Sie in seinem Blick?

P: Verwunderung.

T: Verwunderung? Mhm.

P: Irgendwie wundert es sich, dass ich da stehe.

T: Das KIND wundert sich, dass Sie da stehen?

P: (nickt)

T: Hm. Und wie weit ist das KIND jetzt von Ihnen entfernt?

P: Ein, zwei Meter.

T: Ein, zwei Meter?

P: Drei vielleicht.

T: Und wie reagieren Sie auf das, was Sie jetzt ...?

P: Irgendwie erleichtert, weil es stehen geblieben ist.

T: Erleichtert, dass es stehen geblieben ist?

P: Aber gleichzeitig verwundert.

T: Gleichzeitig verwundert? Können Sie das vielleicht dem KIND direkt sagen, dass Sie jetzt erleichtert sind, dass das KIND da steht?

P: *»Es geht mir besser, wenn du jetzt da stehst.«*

T: *»Es geht mir besser, wenn du jetzt da stehst.«*

P: (nickt)

T: Wie reagiert das KIND darauf?

P: Das grinst.

T: Das KIND grinst.

P: (zuckt mit den Schultern) Es grinst.

T: Das KIND grinst einfach.

P: Es grinst und lacht.

T: Es grinst und lacht?

P: Es lacht, grinst und lacht.

T: Hm.

P: Ist glücklich.

T: Ist glücklich? Hm. Und wie kommt das bei Ihnen an?

P: Ich verstehe es nicht.

T: Sie verstehen es nicht? Und was verstehen Sie nicht?

P: Gar nichts.

T: Sie verstehen das KIND gar nicht?

P: Ich verstehe die ganze Situation nicht. Ich verstehe mich nicht.

Wenn solch eine ausgeprägte Verständnislosigkeit beim Patienten deutlich wird, ist das lediglich Ausdruck der Distanz zum KIND. Für den Therapeuten wie für den Patienten geht es überhaupt nicht darum zu verstehen, was der Ablauf inhaltlich genau bedeutet, sondern es geht darum, dass der Prozess aufrechterhalten wird und dass die offene Kommunikation zwischen AKTUELLEM ICH und KIND auf der primären Erlebnisebene weiterläuft, ***es geht also in dieser Phase viel mehr um die Form als um den Inhalt.***

T: Mhm.

P: Ich verstehe das irgendwie alles nicht.

T: Sie verstehen gar nichts, die ganze Situation verstehen Sie nicht?

P: Überhaupt nicht.

T: Sie verstehen sich auch nicht?

P: Nein.

T: Können Sie das dem KIND direkt sagen?

P: Ich … (stöhnt) ich … *»Ich verstehe das alles nicht. Ich verstehe das alles nicht«* (weint heftig).

T: *»Ich verstehe das alles nicht.«*

P: (schluchzt stark, weint unkontrolliert etwa eine Minute lang!)

T: Und wie reagiert das KIND jetzt? Sie verstehen das KIND nicht.

P: (schluchzt weiter) … Ich verstehe es nicht. Es versteht mich ganz einfach nicht.

T: Das KIND versteht Sie nicht?

P: Nein (schnäuzt sich die Nase).

T: Sie verstehen das KIND nicht, das KIND versteht Sie nicht?

P: (weint, schüttelt den Kopf)

T: Können Sie das dem KIND direkt sagen, was bei Ihnen jetzt läuft?

P: (weint, atmet tief) …

T: (wartet schweigend ab)

P: *»Ich kann dich nicht verstehen. Ich verstehe einfach nicht, warum du so bist, wie du bist.«*

T: *»Ich verstehe dich einfach nicht.«*

P: (weint heftig, schluchzt) Oh Gott!

T: Hm. Und wie kommt das beim KIND an, wenn Sie das dem KIND direkt sagen?

P: (weint) Das KIND ist verwundert.

T: Das KIND ist verwundert? Und das KIND ist verwundert, weil …?

P: (schluchzt) Weil ich doch der Große bin (weint wieder heftig). Ich bin doch der Große. Ich verstehe nicht, dass ich es nicht verstehe. Der KLEINE muss doch nichts verstehen.

T: Mhm.

P: Der braucht doch nicht verstehen.

T: Das KIND braucht das auch nicht zu verstehen?

P: Nein.

T: Und wie reagiert jetzt das KIND auf Sie direkt, auf Ihre …?

P: Verwundert, völlig verwundert. Es guckt mich mit großen Augen an.

T: Das KIND guckt Sie mit großen Augen an, völlig verwundert.

P: Es ist irgendwie sprachlos, ganz sprachlos.

T: Sprachlos? Sprachlos und verwundert, weil …?

P: Weil ich so bin, wie ich bin.

T: Weil Sie so sind, wie Sie sind? Das KIND ist …

P: Weil ich so unverständlich bin, so verständnislos.

T: Weil Sie so verständnislos sind?

P: (nickt) Ja.

T: Das KIND versteht Sie gar nicht. Ist es das, was Sie meinen?

P: Das versteht mich nicht und versteht nicht, warum ich es nicht verstehe.

T: Hm.

P: Aber müsste ich doch eigentlich, weil ich doch der Große bin. Der KLEINE, was soll der KLEINE mich verstehen?

T: Und was möchten Sie jetzt als HEUTIGES ICH dem KIND sagen oder mit dem KIND tun?

P: (schluchzt, weint) Ich … ich würde … ich würde es gern begreifen … ich würde es gern verstehen.

T: Ich würde es gern begreifen, es verstehen?

P: Es gehört doch zu, es gehört doch zu mir! Gott! (schluchzt, weint wieder heftig)

T: Hm.

P: (schluchzt)

T: Sie würden gerne das KIND verstehen und begreifen. Ist es das, was Sie meinen?

P: (nickt, weint) Das ist doch ein Teil von mir.

T: Das KIND ist ein Teil von Ihnen?

P: Das gehört doch zu mir, aber ich komme damit nicht klar.

T: Ist ein Teil von Ihnen, das gehört zu Ihnen?

P: Ich kann damit irgendwie nicht umgehen.

T: Sie können damit nicht umgehen, weil Sie es gar nicht verstehen?

P: (schüttelt den Kopf, nimmt sich mehrere Taschentücher und schnäuzt sich)

T: Und das ist für Sie sehr, sehr belastend, das nicht verstehen zu können?

P: (nickt) Ich schäme mich dafür.

T: Sie schämen sich dafür?

P: Ich schäme mich dafür, dass ich das nicht kann. Ich kriege doch sonst alles hin (stöhnt). Verflixt, ich kriege doch sonst alles hin!

T: Also, was Sie dem KIND dann vielleicht sagen möchten, ist: *»Ich möchte dich verstehen. Ich verstehe dich gar nicht. Du bist ein Teil von mir. Ich begreife dich nicht. Ich verstehe dich nicht. Und das ist für mich sehr belastend, weil du ein Teil von mir bist, und du gehörst zu mir.«* Ist das richtig?

P: (stöhnt, atmet tief)

T: Ist es das, was Sie jetzt dem KIND sagen wollen?

P: Ich schäme mich so.

T: *»Und ich schäme mich auch.«*

P: Ich schäme mich so.

T: Und Sie schämen sich, weil …?

P: Weil ich es nicht verstehe, weil ich es nicht zulassen kann. Weil ich es nicht an mich ranlassen kann. Weil ich trotzdem weiß, dass es dazugehört.

T: Hm.

P: Weil ich so eine Angst davor habe. Ich habe Angst. Ich habe Angst vor dem KLEINEN.

T: Sie haben Angst vor dem KLEINEN? Können Sie das dem KIND direkt sagen?

P: *»Ich habe so Angst. Ich habe so Angst vor diesem überbordenden Leben.«*

T: Hm.

P: Oh, ich habe Angst vor dem Leben, verdammte Scheiße (weint)!

T: Ich habe so eine Angst.

P: (weint heftig)

T: So eine Riesenangst.

P: Ich habe eine Wahnsinnsangst.
T: Und wie reagiert das KIND darauf?
P: (schluchzt) Es versteht es nicht. Es kann es gar nicht verstehen. Es hat nämlich keine Angst davor.
T: Das KIND kann das gar nicht verstehen?
P: (schluchzt)
T: Was sehen Sie jetzt, wenn Sie dem KIND direkt ins Gesicht schauen?
P: (atmet schwer)
T: Wenn Sie dem KIND direkt in die Augen schauen, was sehen Sie da?
P: Ich weiß gar nicht, wie ich das beschreiben soll.
T: Sie wissen nicht, wie Sie das beschreiben können?
P: Es ist so eine …
T: Das ist so eine …?
P: Das ist so eine Mischung aus …
T: Eine Mischung aus …?
P: Aus irgendwie so einem freundlichen Grinsen und völligem Unverständnis.
T: Eine Mischung zwischen Grinsen und …?
P: Nicht verstehen.
T: … und nicht verstehen.
P: Ja, es ist ein freundliches Grinsen, ein freundliches Grinsen.
T: Ein freundliches Grinsen?
P: Aber irgendwie so puh! … irgendwie versteht es das nicht.
T: Das KIND versteht es nicht?
P: (schüttelt den Kopf)
T: Ein freundliches Grinsen, aber es versteht es nicht. Und was möchten Sie als HEUTIGES ICH …?
P: (schnäuzt sich die Nase)
T: Was möchten Sie jetzt als HEUTIGES ICH weiter dem KIND sagen oder mit dem KIND machen?
P: Dass ich es gerne annehmen würde, so wie es ist. Weil ich es doch brauche. Ich brauche es doch.
T: (reicht eine neue Packung Taschentücher) Sie brauchen das KIND?
P: (nickt) Weil, ohne das bin ich nicht, bin ich nicht ganz.
T: Können Sie das dem KIND direkt sagen, dass Sie das KIND brauchen?
P: (weint heftig, gestikuliert, ringt nach Worten) Oh Gott!
T: »*Ich brauche dich*«, sagen Sie dem KIND?
P: (atmet schwer) …
T: Was wollen Sie dem KIND sagen?
P: Puh! … »*Ich brauche dich*« (ganz leise).
T: »*Ich brauche dich.*«
P: »*Ich brauche dich ganz einfach.*«

Dadurch, dass das AKTUELLE ICH *hier erkennen, zulassen und ausdrücken kann, dass es das* KIND *braucht, ist der erste Grundstein für eine Überwindung der Verlassenheit und Leere bereits gelegt.*

T: Und wie reagiert das KIND, wenn Sie dem KIND sagen: »*Ich brauche dich*«?
P: Das guckt mich mit großen Augen an.
T: Das KIND guckt Sie mit großen Augen an. Und das KIND guckt Sie mit großen Augen an, weil …?
P: Weil es nicht weiß, was es machen soll.
T: Weil das KIND nicht weiß, was es machen soll?
P: (nickt)
T: Mhm. Und wie fühlen Sie sich jetzt in diesem Moment, Sie als HEUTIGES ICH?
P: Hilflos.
T: Hilflos?
P: Unheimlich hilflos.
T: Können Sie das jetzt dem KIND direkt sagen?
P: (atmet schwer) … (ganz leise) »*Ich … ich bin so unendlich hilflos.*«
T: »*Ich bin so hilflos.*«
P: »*Ich fühle mich so hilflos.*«
T: »*Ich fühle mich so hilflos.*«
P: »*Du bist einfach so stark.*«
T: »*Und ich fühle mich hilflos, weil …?*«
P: Weil er so stark ist. Er ist energiegeladen.
T: Weil das KIND so stark ist?
P: Es ist so energiegeladen. Das ist so eine …
T: So eine Energie ist da. Das KIND ist so stark, und Sie fühlen sich …?

Hier scheinen Ressourcen des KINDES *deutlich zu werden.*

P: Ich fühle mich dagegen so …
T: Hilflos?
P: Hilflos und schwach.
T: Hilflos und schwach?
P: (nickt) Ich weiß gar nicht, was ich dem entgegenstellen soll.
T: Und wenn Sie das jetzt dem KIND direkt sagen: »*Ich fühle mich so hilflos und schwach, und du bist so stark*«, wie reagiert das KIND darauf?
P: (weint) Es steht einfach nur da und lächelt.
T: Das KIND steht da und …?
P: Lächelt.
T: Und lächelt?
P: Es lächelt einfach nur. Ich weiß gar nicht, wie das kommt.

T: Das Kind steht einfach da und lächelt?

P: (nickt, weint)

T: Und wie kommt das bei Ihnen an?

P: Ich verstehe nicht, warum.

T: Sie verstehen nicht, warum?

P: (weint) Puh! …

T: *»Du stehst da und lächelst. Ich verstehe nicht, warum.«*

P: (nickt)

T: Können Sie das dem Kind direkt sagen?

P: *»Ich versteh nicht, warum du einfach nur lächelst.«*

T: *»Ich versteh nicht, warum du einfach nur lächelst.«* Und wie reagiert das Kind darauf?

P: *»Was soll ich denn sonst machen?«*

T: *»Was soll ich sonst machen?«*

P: (weint und lacht gleichzeitig)

T: Hm … Und wie weit ist das Kind jetzt von Ihnen entfernt?

P: Irgendwie ganz nah.

T: Ganz nah?

P: (nickt) Irgendwie ganz nah (schnäuzt sich wieder).

T: Hm … Und das Kind steht da und lächelt. Und wenn Sie das Kind fragen, weshalb es da steht und lächelt, sagt das Kind: *»Was soll ich sonst machen?«*

P: (nickt, weint)

T: Hm. Und wie kommt das bei Ihnen an, wenn das Kind sagt: *»Was soll ich denn sonst machen?«*

P: (zuckt mit den Schultern) Ich weiß nicht. Was soll ich darunter verstehen? Ich weiß nicht, was ich darunter verstehen soll.

T: Hm. Sie verstehen das auch nicht?

P: Nein, ich verstehe das nicht.

T: Sie verstehen das nicht?

P: Warum es einfach nur lächelt und nicht weiß, warum es …

T: Sie verstehen das Kind nicht, das Kind versteht Sie nicht. Ist es das, was Sie empfinden?

P: Nein, es ist … das Kind ist irgendwie, dem ist das irgendwie egal, dass ich es nicht verstehe. Dem geht es einfach nur gut (schüttelt den Kopf).

T: Es ist dem Kind egal, ob Sie es verstehen oder nicht, sagen Sie? Ihm geht es gut?

P: Dem Kleinen ist es im Prinzip egal, ob es der Große versteht.

T: Aha.

P: Dem geht es einfach nur gut (lacht). Das ist doch ein Witz.

T: Hm.

P: (schüttelt den Kopf) Ich weiß gar nicht, was ich damit anfangen soll.

T: Sie wissen nicht, womit Sie anfangen sollen?

P: Nein, ich weiß nicht, was ich damit anfangen soll.

T: Was Sie damit anfangen sollen, ja?

P: Ich stehe irgendwie da wie bestellt und nicht abgeholt.

T: Also, Sie möchten das KIND verstehen?

P: Ich möchte die ganze Situation verstehen.

T: Sie möchten die Situation verstehen, aber es ist genau die Situation, die Sie nicht verstehen. Sie kapieren gar nichts?

P: Ich bin so hilflos, völlig.

T: Mhm ... und wenn Sie das nicht verstehen, die Situation nicht verstehen, das KIND nicht verstehen, was für ein Gefühl ist das?

P: Hilflos.

T: Das ist ein Gefühl von Hilflosigkeit?

P: Ich komm mir dann so blöd vor.

T: Hm.

P: Was soll ich denn machen?

T: Sie wissen nicht, was Sie machen sollen?

P: (seufzt)

T: Was möchten Sie jetzt an dieser Stelle dem KIND noch sagen, mit dem KIND noch machen?

P: *»Ich fühle mich so allein.«*

T: *»Ich fühle mich so allein«*, sagen Sie dem KIND. Und wie reagiert das KIND darauf?

P: *»Wieso?«* (weint heftig)

T: *»Wieso?«* fragt das KIND.

P: (schluchzt) *»Wieso?«*

T: *»Wieso fühlst du dich so allein?«* Und wie reagieren Sie darauf?

P: (schluchzt stark und lange, weint heftig für ca. zwei Minuten)

> *Hier wird jetzt im direkten Kontakt mit dem KIND das massive Verlassenheitsschema sehr deutlich, weil im direkten Kontakt die Vermeidungsstrategien durchbrochen und die mit der Verlassenheit assoziierten Gefühle aktiviert werden.*

T: *»Ich fühle mich so allein«*, sagen Sie jetzt dem Kind. Und das Kind fragt: *»Wieso?«*

P: (schluchzt stark, weint heftig)

T: Und wenn das KIND fragt: *»Wieso fühlst du dich so allein?«* Wie antworten Sie darauf?

P: (weint) Das weiß ich nicht.

T: Sie wissen das nicht?

P: (weint)

T: Können Sie mal versuchen, diese Gefühle des Alleinseins, vielleicht Verlassenheitsgefühle, können Sie versuchen, diese Gefühle in Worte zu fassen?

P: Ich fühle mich so leer.
T: Ich fühle mich so leer.
P: Ich fühle mich so unendlich leer.
T: Ich fühle mich so unendlich leer.
P: So unendlich müde.
T: Hm, so unendlich müde, leer.
P: (seufzt)
T: Können Sie das jetzt dem KIND auch direkt sagen?
P: *»Ich habe eine Scheißangst.«*
T: *»Ich habe eine Scheißangst.«*
P: *»Angst vor dieser Leere.«*
T: *»Angst vor dieser Leere.«*
P: (nickt)
T: *»Es ist eine Leere da, und ich habe eine Scheißangst vor dieser Leere.«* Das sagen Sie jetzt dem KIND?
P: (nickt)
T: Und wie reagiert das KIND darauf, wenn es das von Ihnen hört?
P: (weint, schluchzt) Es nimmt mich bei der Hand (schluchzt heftig).
T: Das KIND nimmt Sie bei der Hand?
P: (nickt, weint heftig, schluchzt)
T: Das KIND nimmt Sie bei der Hand und …?
P: Das will mich trösten. Das ist doch Wahnsinn!

Wenn es – so wie hier – dem AKTUELLEN ICH gelingt, dem KIND gegenüber ganz offen sein Leiden und seine tiefen seelischen Schmerzen zum Ausdruck zu bringen, ist es in der IRRT eine typische Reaktion, dass das KIND sofort und spontan Trost, Beistand, Verbundenheit und Fürsorge spendet, dass also mächtige Ressourcen des KINDES auftauchen und zum Einsatz gebracht werden.
In der Begegnung mit dem KIND in der IRRT-Sitzung vor einer Woche hatte sich das AKTUELLE ICH zwar beim KIND entschuldigt, hatte aber nicht sein Leiden und seine Schmerzen empfinden und zum Ausdruck bringen können, was beim KIND offenbar als zu oberflächlich und zu wenig authentisch ankam, sodass es den Annäherungsversuch des AKTUELLEN ICHS nicht annehmen konnte und sich abwandte.

T: Das KIND nimmt Sie bei der Hand und versucht, Sie zu trösten?
P: (schluchzt, weint) Ja.
T: Und wie kommt das bei Ihnen an?
P: (schluchzt, weint heftig) Das ist so auf der einen Seite irgendwie schön, aber das macht mich so traurig (schluchzt). Das macht mich traurig, weil das irgendwie so verkehrt ist.
T: Das macht Sie traurig, weil das so verkehrt ist?

P: (nickt) Irgendwie ist das verkehrt.

T: Und das ist verkehrt inwiefern?

P: (weint) Weil, ich bin der Große. Ich muss doch den KLEINEN trösten und nicht umgedreht. Das ist doch eine verkehrte Welt!

Der Patient verwechselt hier offenbar ein parentifiziertes biographisches Kind mit einem ressourcenreichen METAPHORISCHEN KIND.

T: Ich bin der Große, ich sollte ihn trösten?

P: (nickt) Genau.

T: Es ist verkehrt, er tröstet mich?

P: Ja (schluchzt, weint).

T: Er nimmt jetzt Ihre Hand, er kommt auf Sie zu, er tröstet Sie?

P: (weint) Es ist, als ob er die … als ob er irgendwie die Arme um mich legt.

T: Er legt jetzt seine Arme …?

P: Als wenn sich irgendwie der Kopf gegen meinen Bauch drückt.

T: Aha. Er legt seine Arme um Sie. Er tröstet Sie weiter. Und was für ein Gefühl ist das, jetzt von diesem JUNGEN getröstet zu werden und zu spüren und zu sehen, dass er auf Sie zukommt und Sie tröstet? Was für ein Gefühl ist das?

P: Das ist beruhigend.

T: Das ist beruhigend? Und es ist beruhigend, weil …?

P: Weil ich das zulasse, weil ich das zulassen kann.

T: Sie lassen das zu?

P: Es ist für mich beruhigend.

T: Es ist für Sie beruhigend, wenn Sie das zulassen. Und Sie lassen das jetzt zu?

P: Das fühlt sich gut an.

T: Das fühlt sich gut an?

Jetzt kann das AKTUELLE ICH die Ressource des KINDES zulassen, es jetzt als METAPHORISCHES KIND akzeptieren, und der Patient fühlt sich nicht mehr hilflos, sondern beruhigt sich sofort, fühlt sich gut und empfindet Kraft.

P: (richtet sich auf im Stuhl, atmet tief durch)

T: Und wie reagieren Sie darauf?

P: (atmet tief)

T: Auf das, was Sie jetzt von dem JUNGEN bekommen?

P: (atmet tief)

T: Wie reagieren Sie darauf?

P: (atmet tief) Das gibt mir eine unendliche Kraft.

T: Das gibt Ihnen Kraft?

P: (atmet tief)

T: Können Sie das vielleicht dem KIND direkt sagen?
P: (atmet tief durch) »*Du gibst mir Kraft.*«
T: »*Du gibst mir Kraft.*«
P: (atmet weiter tief durch)
T: »*Du gibst mir Kraft.*«
P: (atmet tief)
T: »*Und du gibst mir Kraft, weil …?*«
P: »*Weil du eine solche Energie hast*« (atmet tief).
T: Hm. Und wie ist das jetzt mit diesen Gefühlen von vorhin, allein zu sein?

Diese Frage des Therapeuten ist an dieser Stelle sehr wichtig! Es ist gut und befreiend, wenn der Patient durch die erfolgreiche Annäherung ans KIND eine Erleichterung empfindet, es ist aber noch besser, wenn er auch genau versteht, warum dieser Effekt eingetreten ist: Durch die tiefe seelische Verbundenheit mit dem KIND lösen sich die Gefühle von Leere und Verlassenheit auf, und zwar sofort! Auf die Verdeutlichung dieses Zusammenhangs zielt die Frage des Therapeuten an dieser Stelle ab. Die tiefste Verankerung ergibt sich dann (s. weiter unten), wenn das AKTUELLE ICH diese Erkenntnis auch noch dem KIND direkt mitteilt.

P: Das ist irgendwie weg.
T: Das ist jetzt weg?
P: (nickt) Das ist irgendwie völlig weg.
T: Das ist jetzt völlig weg, diese Gefühle, allein zu sein?
P: (nickt)
T: Wenn Sie eine Verbundenheit mit dem KIND spüren und haben, dann sind die Verlassenheitsgefühle weg?
P: (nickt)
T: Gefühle, allein zu sein, die sind weg?
P: (nickt)
T: Können Sie das vielleicht auch dem KIND direkt sagen?
P: »*Wenn ich dich spüre, wenn ich mit dir verbunden bin, dann bin ich nicht mehr allein.*«
T: »*Wenn ich dich spüre, wenn ich mit dir verbunden bin, dann bin ich nicht mehr allein.*«
P: Ich fühle mich so stark.
T: Hm.
P: Das ist ein Wahnsinn!
T: Hm.
P: »*So wahnsinnig stark mit dir.*«
T: Wahnsinnig stark?
P: (nickt) »*Wahnsinnig stark mit dir.*«

T: Hm, »*und ich bin wahnsinnig stark mit dir*«?

P: (nickt)

T: Und wie kommt das beim KIND an, wenn Sie das dem KIND direkt sagen?

P: Ich glaube, das hört es gerne.

T: Sie glauben, das KIND hört das gerne?

P: Ja, ich glaube, dem geht es gut damit.

T: Und woran merken Sie das?

P: Es strahlt.

T: Das KIND strahlt?

P: (nickt, lächelt) Es strahlt.

T: Hm. Das KIND strahlt. Das KIND hört das gerne.

P: Das rührt mich an.

T: Hm. Also wenn das KIND bei mir ist, wenn ich eine Verbundenheit mit dem KIND spüre, dann fühle ich mich nicht mehr allein, nicht mehr verlassen?

P: (schüttelt bestätigend den Kopf)

T: Dann spüre ich eine Lebenskraft.

P: (nickt) Ja.

T: Spüre ich eine Energie.

P: (nickt) Eine wahnsinnige Energie.

T: Und dann fühle ich mich stark.

P: (nickt)

T: Wahnsinnig stark.

P: Unendlich stark.

T: Und das ist ein ganz, ganz anderes Gefühl.

P: (nickt)

T: Wenn ich mit dem KIND diese Verbundenheit spüre.

P: (nickt) Ja.

T: Aber wenn ich diese Verbundenheit mit dem KIND *nicht* spüre, dann ist eine tiefe Leere da?

P: (nickt) Ja.

T: Dann fühle ich mich verlassen, und allein?

P: (nickt) Ja.

T: Und wenn Sie das dem KIND jetzt direkt sagen, reagiert das KIND positiv? Das kommt beim KIND gut an?

P: (nickt)

T: Und das KIND strahlt jetzt?

P: (nickt) Ja (atmet tief).

T: Und wenn Sie jetzt das KIND so strahlen sehen, wie ist das für Sie? Wie kommt das bei Ihnen an?

P: Das ist schön.

T: Das ist schön?

P: (nickt) Das ist schön.

T: Können Sie das dem KIND direkt sagen?

P: *»Es ist schön, so mit dir verbunden zu sein, dich strahlen zu sehen, die Kraft zu spüren.«*

T: *»Es ist schön, so mit dir verbunden zu sein, dich strahlen zu sehen, die Kraft zu spüren«?*

P: (nickt)

T: Und wie reagiert das KIND?

P: Das freut sich.

T: Das KIND freut sich.

P: (nickt, lächelt)

T: Hm.

P: (lacht)

T: Und wie ist das für Sie jetzt?

P: Da muss ich lachen.

T: Sie müssen lachen?

P: (lacht)

T: Hm.

P: (lacht laut und lange)

T: ... Hm.

P: (wischt Tränen ab) ...

T: Und Sie müssen jetzt lachen, weil ...?

P: Ich weiß nicht. Einfach so.

T: Einfach so?

P: Ja (lacht).

1. ABSCHLUSSFRAGE

T: Gibt es sonst noch etwas, das Sie dem KIND sagen oder mit dem KIND machen möchten, bevor wir diese Begegnung für heute ausklingen lassen?

P: Ich würde es gerne so bei mir behalten.

T: Sie würden das KIND so gerne bei sich behalten?

P: Ich würde es so, wie es ist, gerne bei mir behalten.

T: Hm. Können Sie das dem KIND direkt sagen?

P: *»Ich würde dich gerne so bei mir behalten, so, wie es jetzt ist.«*

T: *»Ich würde dich gerne so bei mir behalten, so, wie es jetzt ist.«*

P: (nickt)

T: Und wie reagiert das KIND?

P: (zuckt mit den Schultern) Guckt mich lächelnd an.

T: Guckt Sie lächelnd an?

P: Ist fröhlich.

T: Und ist fröhlich?

P: *»Mach doch.«* (fängt unkontrollierbar an zu lachen) … *»Mach doch.«* (lacht)

T: *»Mach doch, mach doch.«*

P: (lacht laut und lange, unkontrollierbar, etwa zwei Minuten)

T: Und was für ein Gefühl ist das jetzt?

P: (Gestikuliert, lacht lange und laut) Etwas wie Freude …? (lacht laut)

T: Ein ganz anderes Gefühl.

P: (lacht) Entschuldigung! (lacht) Gott! (lacht laut und lang) … puh! … Gott oh Gott, nee! (lacht, schüttelt den Kopf) puh! … puh! …

So wie am Anfang der Begegnung mit dem INNEREN KIND das Leiden in Form von heftigem Weinen unkontrollierbar zum Ausdruck kam, kommt hier am Ende der Begegnung die Befreiung – durch die Verbundenheit mit dem KIND – ebenfalls spontan und unkontrollierbar in Form von minutenlangem Lachen zum Ausdruck.

T: Hm, heftig, ne?

P: (nickt) Schon arg extrem, das ist von einem ins andere. Puh! …

T: Von einem Extrem ins andere?

P: (öffnet die Augen) Aber hallo!

2. ABSCHLUSSFRAGE

T: Gibt es noch etwas, das das KIND vielleicht von Ihnen braucht?

P: Vielleicht einfach mehr Aufmerksamkeit, ich weiß es nicht.

T: Vielleicht mehr Aufmerksamkeit? Hm. Von Ihnen vielleicht mehr Aufmerksamkeit?

P: Ja (schließt die Augen wieder).

T: Hm. Möchten Sie vielleicht dem KIND direkt sagen, was Sie ahnen oder spüren, dass das KIND vielleicht von Ihnen braucht?

P: (atmet tief) *»Ich glaube, du brauchst mehr Aufmerksamkeit.«*

T: *»Ich glaube, du brauchst mehr Aufmerksamkeit«?*

P: *»Du willst mehr wahrgenommen werden.«*

T: Mehr wahrgenommen werden. Und wie reagiert das KIND?

P: Das lacht.

T: Das KIND lacht?

P: Ja.

3. ABSCHLUSSFRAGE

T: Gibt es noch etwas, das Sie sich von dem KIND wünschen?

P: Dass es da ist, dass es da bleibt.

T: Hm, dass das KIND da ist und da bleibt?
P: Ja.
T: Können Sie das dem KIND direkt sagen?
P: *»Ich wünsche, dass du da bist und da bleibst.«*
T: *»Ich wünsche, dass du da bist und da bleibst.«* Und wie reagiert das KIND?
P: Lacht.
T: Das KIND lacht?
P: Ja.
T: Hm.
P: Lacht und grinst irgendwie verschmitzt.
T: Das KIND lacht und grinst irgendwie verschmitzt?
P: (atmet tief)

4. ABSCHLUSSFRAGE

T: Gibt es noch etwas, das das KIND Ihnen sagen möchte oder Ihnen vielleicht geben möchte?
P: Ich weiß nicht.
T: Hm.
P: Kann ich nicht sagen.
T: Hm.
P: Das weiß ich nicht.
T: Okay, das wissen Sie nicht.

5. ABSCHLUSSFRAGE

T: Gibt es noch etwas, das zwischen Ihnen und dem KIND geschehen sollte, bevor wir dies hier jetzt ausklingen lassen?
P: Ich möchte einfach, dass es weiß, wenn das so völlig grenzenlos ist, dass mir das Angst macht.
T: Sie möchten, dass das KIND weiß, dass, wenn es so grenzenlos vorgeht, dass Ihnen das Angst macht?
P: Dass ich dann Angst bekomme, dass irgendwas passiert.
T: Dass Sie wirklich Angst bekommen, dass etwas passiert.
P: Dass etwas passiert, was nicht gut ist.
T: Können Sie das vielleicht dem KIND direkt sagen?
P: (nickt) *»Wenn du so völlig grenzenlos bist, habe ich Angst, dass was passiert, was nicht gut ist.«*
T: *»Wenn du so grenzenlos reagierst, dann habe ich Angst, dass etwas Schlimmes passiert.«* Und wie kommt das beim KIND an, wenn Sie ihm das direkt sagen?
P: Irgendwie wollte es erst mit der Schulter zucken.

T: Es zuckt mit den Schultern?
P: Nein, es wollte erst, aber irgendwie hat es jetzt, guckt es jetzt ganz nachdenklich.
T: Aha, jetzt guckt es nachdenklich?
P: Mhm.
T: Zuckt nicht mit den Schultern, sondern guckt nachdenklich?
P: Mhm.
T: Aha.
P: (lacht)
T: Es scheint bei ihm etwas angekommen zu sein, vielleicht?
P: Vielleicht.

6. ABSCHLUSSFRAGE

T: Und mit welchem Bild möchten Sie diese Szene, diese Begegnung jetzt für heute ausklingen lassen?
P: (Pause) Ich möchte, dass es so bleibt, dass der KLEINE mich umarmt und ich ihn, dass wir uns beide gegenseitig umarmen, im Arm halten.
T: Dass Sie sich gegenseitig umarmen?
P: (nickt)
T: Und dass es so bleibt?
P: (nickt)
T: Hm. Können Sie sich vorstellen, dass das jetzt passiert? Sie umarmen sich gegenseitig?
P: Ja.
T: Ja? Und was für ein Gefühl ist das?
P: Ein gutes Gefühl.
T: Das ist ein gutes Gefühl?
P: Das ist ein sehr gutes Gefühl.
T: Und wie fühlt sich das KIND im Moment dabei?
P: Auch sehr ruhig.
T: Auch sehr ruhig? Sie sind sehr ruhig geworden, das KIND ist ruhig. Und das ist ein sehr schönes Gefühl, in dieser Umarmung mit dem KIND zu sein.
P: (nickt) Ja.
T: Dann können Sie dieses Bild noch eine Weile wirken lassen … Sie können es in sich aufnehmen und verankern, wenn Sie möchten … und dann, wenn es Ihnen recht ist, können Sie das Bild langsam verblassen lassen und in Ihrem eigenen Tempo wieder hier in den Raum zurückkommen … und wenn es für Sie gut ist, können Sie die Augen dann auch wieder aufmachen.

P: (streckt sich, öffnet die Augen) Puh! … Wow!
T: Sind Sie noch da?
P: Ja (atmet tief) … puh …
T: Wie war das jetzt für Sie?
P: Anstrengend! Aber gut, ungewöhnlich, völlig überraschend.
T: Anstrengend, aber gut, überraschend, völlig ungewöhnlich?
P: Ja, ganz anders schon wieder (lacht).
T: Fangen wir an mit anstrengend. Was war für Sie anstrengend?
P: Ich weiß nicht, ich fühl mich irgendwie völlig … puh! …
T: Sie sehen erschöpft aus.
P: Ja, genau so fühle ich mich auch. Ich habe das Gefühl, so wie gestern Nachmittag, als ich da auf den Berg hoch bin und wieder runter, zwei, zweieinhalb Stunden, danach war ich k. o. Ich glaube, so fühle ich mich grad.
T: Genauso erschöpft jetzt wie gestern?
P: Nach der körperlichen Anstrengung, ja.
T: Als Sie zweieinhalb Stunden auf dem Berg waren?
P: Das war für mich extrem anstrengend, weil ich erst hier wieder angefangen habe, so was wie Ausdauertraining zu machen vor ein paar Wochen.
T: Mhm. Und Sie haben vorhin gesagt: *Es war anstrengend, aber gut.* Was empfanden Sie denn gut?
P: Weil ich irgendwie das Gefühl habe, dass sich irgendetwas … weiß nicht, wie ich das erklären soll.
T: Es hat sich etwas bewegt, oder?
P: Als ob irgendwie ein Knoten geplatzt ist.
T: Ein Knoten geplatzt?
P: Vielleicht, ich weiß nicht.
T: Aber das fühlt sich so an?
P: Ich glaube, als ob ich wieder an was rangekommen bin, was ich irgendwann vor einigen Jahren in die Ecke gestellt habe. Hm, jetzt bin ich wieder bei dem Anfangsbild.
T: Sie haben gesagt, es war auch sehr überraschend. Was hat Sie überrascht?
P: Na, weil es so anders war wieder.
T: Mhm.
P: Weil es irgendwie … der ganze Ablauf so anders war. Das ist ja so – ich weiß nicht, wie ich es sagen soll – unkontrolliert.
T: Unkontrolliert?
P: Unkontrolliert, das ist genau das richtige Wort, ja.
T: Ja, aber das KIND ist dann irgendwann mal auf Sie zugekommen.
P: Ja. Das hat es das letzte Mal nicht getan.

T: Nein? Was war anders diesmal?

P: Das ist von sich aus gekommen. Ohne dass ich gesagt habe, dass es kommen soll, ohne dass ich es aufgefordert habe.

T: Ja.

P: Was mich völlig konsterniert, dass im Prinzip die Rollen vertauscht sind.

T: Hm. Die Rollen sind ganz vertauscht?

P: Ja, im Prinzip. Der KLEINE ist der Starke und der GROSSE ist der Schwache.

T: Das KIND ist dann diesmal auf Sie zugekommen. Erst mal hat das KIND da gestanden und geguckt und gelächelt, mit großen Augen.

P: (nickt)

T: Lange Zeit.

P: Mhm.

T: Und dann irgendwann mal ist das KIND auf Sie zugekommen. Sie haben das KIND nicht drum gebeten. Das KIND hat das einfach gemacht?

P: Ja.

T: Wenn ich das richtig verstehe, letzte Woche, in dieser anderen IRRT-Sitzung, haben Sie versucht, sich beim KIND zu entschuldigen, und das KIND hat Sie ausgelacht und hat das gar nicht …

P: Nicht akzeptiert.

T: Und das KIND hat letzte Woche Ihre Entschuldigung vielleicht nicht akzeptiert, weil …? Was meinen Sie, weshalb das KIND das nicht akzeptiert hat?

P: Boah, keine Ahnung.

T: Ich hatte den Eindruck, das KIND hat das irgendwie nicht akzeptiert, weil das KIND das nicht richtig geglaubt hat, dass es hundert Prozent ernst gemeint war.

P: Okay.

T: Ich weiß nicht, ob das stimmt, aber ich hatte irgendwie den Eindruck.

P: Kann sein.

T: Aber heute war es anders. Sie haben sich nicht entschuldigt. Sie haben richtig gelitten. So kam es bei mir an. Sie haben richtig gelitten!

P: (schnauft) Ja.

T: Wenn das nicht Leiden ist, dann weiß ich nicht, was Leiden ist!

P: (lächelt)

T: Und das KIND, ist das möglich, dass das KIND dann Ihr Leiden irgendwie wahrgenommen hat? Ist das möglich, dass das KIND vielleicht gemerkt hat – *Ah, es bewegt sich etwas? Ganz tief, ganz tief in seiner Seele, es bewegt sich was.* Und dann war das KIND auch bewegt dadurch. Könnte es sein, dass dadurch, dass Sie so gelitten haben, die Tür dann offen war für das KIND?

P: Das hört sich für mich schlüssig an.

T: Das hört sich für Sie schlüssig an?

P: Ja.

T: Hm … Ja, Sie haben gesagt, *das KIND, das ist ein Teil von mir, das gehört zu mir, und ich möchte das auch verstehen.* Und das war so schwierig für Sie, diesen Anteil von Ihnen nicht zu verstehen.

P: Ja. Das KIND ist einfach lebendig. Das ist lebendig, das ist gefühlsbetont.

T: Lebendig?

P: Es hat irgendwelche Ideen.

T: Also Lebensfreude, Lebenskraft?

P: Ja.

T: Da ist auch viel Kraft da?

P: Ja.

T: Meine Güte, die Kraft da, die Energie!

P: Der erwachsene Anteil, der ist sehr rational, extrem rational.

T: Rational?

P: Der steht da völlig …

T: Sie sind fast von einem Extrem ins andere?

P: Ja. Der GROSSE kann mit den Gefühlen gar nichts richtig anfangen, die machen ihm Angst.

T: Hm. Aber dann am Ende war eine Annäherung da.

P: Ja, das war faszinierend. Fand ich faszinierend, ja.

T: Eine Annäherung, und beide scheinen sich gegenseitig irgendwie zu akzeptieren.

P: (nickt)

T: Es ist wirklich etwas passiert da am Ende … Eine Akzeptanz einander gegenüber irgendwie.

P: (nickt)

T: Wie war meine Begleitung heute?

P: (seufzt) Hm, wie war Ihre Begleitung? Wie soll ich das jetzt formulieren? Ich muss gestehen, ich habe weniger von Ihnen wahrgenommen als von der Frau B. letzte Woche.

T: Mhm.

P: Warum? (zuckt mit den Schultern) Vielleicht einfach, weil ich viel oder viel mehr mit mir beschäftigt war.

T: Sie waren so tief drin?

P: Keine Ahnung.

T: Und so tief drin, dass Sie mich vielleicht kaum wahrgenommen haben.

P: Ja, das ist möglich.

T: Und was könnten Sie denn von dem, was da heute passiert ist, im Alltag umsetzen?

P: Das ist genau die Frage, die sich mir jetzt nämlich stellt. Was mache ich jetzt mit dieser großen Erkenntnis und mit dieser Erfahrung, die ich ja hier gemacht habe? Wie geht man damit jetzt um?

T: Ja, wie wäre es, wenn Sie zum Beispiel regelmäßig, vielleicht täglich, kurz mal auf der INNEREN BÜHNE nachschauen würden, wie es dem KIND geht? Und wo Sie sich jetzt in Bezug auf das KIND befinden?

P: So, im Prinzip, wenn ich das so richtig verstehe, so was in der Art, wie wir das heute wieder gemacht haben ... im stillen Kämmerlein so quasi für sich selbst?

T: Mhm. Also vielleicht eine Art Meditationszeit. Vielleicht zehn Minuten jeden Tag in aller Ruhe einfach reinschauen, Augen zu, reinschauen, so wie wir das hier gemacht haben, zu gucken, wo sich das KIND befindet, wie es dem KIND geht, was das KIND macht. Vielleicht wie alt das KIND ist. Das kann auch immer anders sein.

P: Hm.

T: Und dann, ob es möglich wäre, dass Sie Kontakt mit dem KIND aufnehmen.

P: (nickt)

T: Ich habe den Eindruck von dem, was wir heute erlebt haben, dass diese Verbundenheit mit dem KIND für Sie sehr, sehr wichtig ist. Dann fühlen Sie sich nicht mehr allein. Und das war so interessant: diese Leere, dieses Alleinsein, die Sie gespürt haben, darauf hat das KIND reagiert und kam auf Sie zu. Und was sich dann weiterentwickelt hat, durch diese Annäherung an das KIND, diese Verbundenheit – dann haben Sie gespürt, dass diese Gefühle des Alleinseins und der Leere weg waren. Die waren ganz weg, haben Sie gesagt.

P: Mhm.

T: Und vielleicht könnten Sie ja jedesmal, wenn Sie eine Begegnung mit dem INNEREN KIND hatten, eine kurze Zusammenfassung schreiben oder auf einem Aufnahmegerät diktieren, sodass Sie das dann hier mit Ihrer Therapeutin weiter diskutieren können?

P: (nickt)

T: Ja, gibt es sonst andere Reaktionen, Erkenntnisse?

P: Im Moment ehrlich gesagt nicht, im Moment bin ich einfach nur platt (lacht).

T: Okay, Sie sind platt, Sie sind erschöpft, und wir sind durch.

P: Wunderbar.

Katamnese

Der Patient sah sich das Video dieser Sitzung mehrmals zusammen mit seiner Bezugstherapeutin an. Er war sehr bewegt und betroffen und konnte in der Folge viel näher an seine Gefühle kommen, was er als erleichternd erlebte und was ihn sehr viel weicher im Umgang mit seinen Mitmenschen machte. Er kam zunehmend an Themen seiner Kindheit heran, vor allem sein Verlassenheitsschema und das Gefühl der inneren Leere sowie keine Wurzeln zu haben. Diese erste IRRT-Phase-3-Sitzung und deren Nachbereitung ebneten offenbar den Weg, sich in der zweiten Sitzung auf tiefere Gefühle (Trauer) einlassen zu können.

Sitzung 2 (3 Monate später)

PHASE 3

T: Gut, also dann machen wir heute noch mal eine fiktive Begegnung zwischen Ihnen als HEUTIGEM ICH und Ihrem INNEREN KIND, so wie beim letzten Mal.
P: Mhm.
T: So, wenn Sie bereit sind, dann können Sie die Augen schließen …
P: (schließt die Augen)
T: … und ein Bild von Ihrem INNEREN KIND aufkommen lassen, mit dem Sie dann als HEUTIGES ICH in Kontakt treten … ein Bild von dem INNEREN KIND aufkommen lassen … Was nehmen Sie jetzt wahr auf der INNEREN BÜHNE?
P: (schweigt)
T: Haben Sie jetzt langsam ein Bild von sich als KIND? Von dem INNEREN KIND?
P: (nickt) Da steht ein KLEINER JUNGE.
T: Da steht ein KLEINER JUNGE?
P: (nickt)
T: Wo steht der KLEINE JUNGE?
P: Es könnte eine Wiese sein.
T: Es könnte auf einer Wiese sein?
P: (nickt)
T: Und was macht der KLEINE JUNGE?
P: Der steht da irgendwie ganz allein.
T: Der steht da ganz allein. Wie fühlt der sich?
P: Allein.
T: Der fühlt sich allein. Wie alt ist der JUNGE?
P: (wiegt den Kopf) Drei, vier.
T: Drei, vier. Und wo sind Sie jetzt als HEUTIGES ICH in diesem Bild mit diesem KLEINEN JUNGEN?
P: Weit weg.
T: Weit weg? Und ungefähr wie weit weg sind Sie?
P: Das kann ich nicht genau sagen.
T: Wie viel Meter ungefähr?
P: Ein-, zweihundert …
T: Hundert, zweihundert Meter?
P: Aber irgendwie nicht auf der Wiese, ich schwebe irgendwie da drumrum.
T: Er ist auf der Wiese, und Sie schweben, schweben so oben rum. Und können Sie sich vorstellen jetzt, dass Sie als HEUTIGES ICH näher ans KIND herankommen?

Diese große Entfernung vom KIND ist reines Vermeidungsverhalten, vermutlich weil das AKTUELLE ICH sich mit den Gefühlen des KINDES nicht auseinandersetzen möchte. Der Therapeut weiß, dass es meist nur eine Frage der Zeit ist, bis die Annäherung gelingen wird, wenn er weiterhin konsequent darauf hinarbeitet. Wichtig ist, dass es in dieser Phase nur um die Annäherung geht, nicht um andere Dinge.

P: … Ich müsste irgendwie auf den Boden kommen. Ich bin nicht auf dem Boden.
T: Sie sind nicht auf dem Boden? Sie müssen auf den Boden kommen, sagen Sie?
P: Mhm.
T: Können Sie sich vorstellen jetzt, dass Sie von oben nach unten auf den Boden kommen?
P: (schweigt)
T: … und näher zum KIND hingehen?
P: Irgendwie habe ich das Gefühl, jetzt sitze ich auf einem Baum.
T: Sie haben das Gefühl, Sie sitzen auf einem Baum?
P: Auf den Ästen. Aber ich komme da nicht runter.
T: Sie kommen nicht runter?
P: Ich kann da irgendwie nicht runterklettern.
T: Wie hoch sind Sie jetzt auf diesem Baum?
P: Weiß nicht. Zwei, drei, vier Meter.
T: Okay. Und was hindert Sie dran, runterzukommen und auf der Erde zu sein?
P: Ich … Angst.
T: Sie haben Angst?
P: Ich habe Angst, da runterzufallen, wenn ich da jetzt runterklettere.
T: Sie haben Angst, runterzuklettern oder unten zu sein?
P: Runterzuspringen oder runterzuklettern. Ich kann nicht klettern.
T: Mhm.
P: Zum Springen ist es zu hoch.
T: Also, wie kriegen Sie das denn hin …
P: Das weiß ich nicht.
T: … runterzukommen?

Für den Therapeuten ist es so klar, dass der Patient hier einfach ein bisschen Theater veranstaltet, dass er fast ein wenig amüsiert die offene Frage stellt: »Wie kriegen Sie das denn hin runterzukommen?« Der Patient selbst formuliert ja etwas später: »Das ist albern.« (s. u.) Die innere Einstellung des Therapeuten (Zuversicht) spielt in solchen Phasen, in denen der Patient noch vermeidet, aber schon merkt, dass er praktisch keine Wahl hat und sich der Konfrontation stellen muss, eine wichtige Rolle.

P: Ich … ich müsste mich irgendwie an dem Stamm festhalten können.
T: Okay. Können Sie sich vorstellen, das dann irgendwie zu machen?

P: Das müsste eigentlich gehen, aber ich trau mich nicht.
T: Hm. Sie trauen sich nicht?
P: (schüttelt den Kopf)
T: Sie trauen sich nicht, weil …?
P: Weil ich runterfallen könnte.
T: Sie könnten runterfallen?
P: Das ist albern irgendwie. Das ist albern.
T: Nicht vergessen, das ist eine Vorstellung.
P: Ja.
T: Und in der Vorstellung ist alles möglich.
P: Ja. Ich versuche grad, mir zu überlegen, wie ich da runterkomme.
T: Okay. Sie versuchen jetzt, sich zu überlegen, wie Sie da runterkommen?
P: Mhm.
T: Und was geht Ihnen denn jetzt durch den Kopf diesbezüglich?
P: Dass ich das eigentlich hinkriegen müsste.
T: Okay, dass Sie das hinkriegen müssten. Wie hoch sind Sie jetzt ungefähr?
P: Das ist eigentlich gar nicht mehr so hoch. Das ist eigentlich …
T: Wie viel Meter?
P: Ein, zwei Meter höchstens.
T: Ein, zwei Meter? Nicht mehr so hoch.
P: Mhm, aber trotzdem habe ich Angst zu fallen.
T: Trotzdem haben Sie Angst zu fallen?
P: (nickt)
T: Und was ist jetzt der nächste Schritt beim Runterkommen?
P: Festhalten, festklammern, am Stamm festhalten. Festklammern, ganz langsam runterrutschen.
T: Am Stamm festklammern, festhalten und langsam runterkommen?
P: Ganz fest, ganz festhalten, ganz ganz …
T: Ganz festhalten …
P: (atmet tief aus)
T: Und …?
P: Ich habe das Gefühl, jetzt stehe ich neben dem Stamm und habe ein ganz wackliges Bein.
T: Mhm.
P: Ich bin ganz aufgeregt.
T: Sie sind aufgeregt. Sie haben das Gefühl, Sie stehen jetzt neben dem Stamm?
P: Ja.
T: Sind Sie jetzt auf der Erde?
P: Ja.
T: Aha.
P: Aber irgendwie traue ich dem Ganzen nicht.

T: Und wie weit ist jetzt das KIND von Ihnen entfernt?

P: Zehn Meter vielleicht.

T: Zehn Meter, okay. Nimmt das KIND Sie wahr?

P: Nein, das guckt ganz woanders hin. Das ist ganz interessiert, aber an ganz was anderem.

T: Okay. Können Sie jetzt näher zum KIND hingehen?

P: Ich habe irgendwie Angst, von dem Stamm wegzugehen. Ich habe irgendwie Angst, dass mir die Beine versagen.

Die Kreativität des Vermeidungsverhaltens der Patienten ist manchmal faszinierend. Der Therapeut lässt sich einfach nicht ablenken und »bleibt dran«.

T: Sie haben Angst, vom Stamm wegzugehen?

P: Mhm.

T: Angst, dass die Beine …?

P: Ich brauche was, wo ich mich festhalten kann. Ich muss mich irgendwo festhalten können.

T: … an etwas festhalten müssen?

P: Ja.

T: Hm. Sie haben Angst, einfach allein so zu laufen, ohne Unterstützung?

P: Mhm. Ich traue dem Boden nicht.

T: Sie trauen dem Boden nicht?

P: Mhm.

T: Sie sind etwa zehn Meter noch vom KIND entfernt?

P: Mhm.

T: Können Sie das vielleicht bis fünf Meter hinkriegen?

P: (atmet tief aus)

T: Irgendwie bis fünf Meter?

P: Das ist anstrengend.

T: Das ist anstrengend?

P: Das kostet sehr viel Kraft.

T: Hm. Das kostet sehr viel Kraft. Und …?

P: Ich habe das Gefühl, ich … stakse da so wie ein Storch durch den Salat.

T: Mhm.

P: Das ist gar kein normales Laufen, das ist so … boah! …

T: Und wo sind Sie jetzt?

P: Ich komme näher.

T: Sie kommen näher? Wie weit sind Sie jetzt vom KIND entfernt?

P: Ein, zwei Meter vielleicht noch.

T: Ein, zwei Meter vielleicht, okay. Und wie reagiert das KIND jetzt auf Ihre Anwesenheit?

P: Das nimmt mich gar nicht wahr.

T: Das KIND nimmt Sie noch gar nicht wahr?

P: Das nimmt mich nicht wahr. Das guckt ganz woandershin. Irgendwas … das ist ganz fasziniert, gefesselt von irgendwas.

T: Mhm.

P: Aber ich sehe das nicht. Ich kann das nicht wahrnehmen, was es sieht.

Der Therapeut tappt hier nicht in die Faszinationsfalle (s. Kap. 6.5.4) und »bleibt dran«. Er fragt z. B. nicht: »Wie könnten Sie jetzt herausfinden, was die Aufmerksamkeit des KINDES so fesselt?«

T: Wenn Sie jetzt dem KIND direkt in die Augen schauen, was sehen Sie da?

P: Ich bin hinter dem KIND. Ich sehe es von hinten.

T: Sie sind hinter dem KIND, Sie können die Augen des KINDES nicht sehen?

P: Das guckt in eine ganz andere Richtung.

T: Wenn Sie die Augen des KINDES sehen *könnten*, was *würden* Sie da sehen?

P: … Trauer.

T: Trauer?

P: (nickt, beginnt heftig zu weinen!)

Mit dieser einfachen Intervention im Konjunktiv wird die Vermeidung endlich überwunden, die »Schleusen öffnen sich«, und es wird klar, wovor sich das AKTUELLE ICH die ganze Zeit schützen wollte: vor den schmerzhaften Gefühlen der Trauer des KINDES.

T: Hm. Sie sehen Trauer in den Augen?

P: (nickt, weint weiter) Das KIND ist ganz traurig.

T: Das KIND ist ganz traurig?

P: (nickt)

T: Und das KIND ist ganz traurig, weil …?

P: (weint heftig) Weil es da so allein rumsteht.

T: Weil es da so allein rumsteht. Und was möchten Sie jetzt dem KIND sagen oder mit dem KIND tun?

P: Ich weiß gar nicht, was ich sagen soll. Ich bin ganz …

T: Sie wissen nicht, was Sie sagen sollen?

P: Das macht mich auch traurig … das macht mich auch traurig, das zu sehen.

T: Das macht Sie auch traurig, das zu sehen?

P: (nickt)

T: Können Sie das vielleicht jetzt dem KIND direkt sagen?

P: Ich habe Angst, das KIND zu erschrecken.

T: (reicht ein Taschentuch)

P: Ich habe Angst, das KIND zu erschrecken. Das ist so …

T: Sie haben jetzt Angst, das KIND zu erschrecken? Können Sie das vielleicht dem KIND direkt sagen?

P: Ich … ich … traue mich nicht.

T: Sie trauen sich nicht?

P: Nein.

T: Und Sie trauen sich nicht, weil …?

P: Weil ich Angst habe, dass ich dem KIND Angst mache.

T: Weil Sie Angst haben, dem KIND Angst zu machen?

P: Ja, weil ich Angst habe, dass ich dem KIND Angst mache.

T: Mhm.

P: Das ist so klein und so gar nicht da.

T: Mhm … Können Sie das dem KIND direkt sagen? Dass Sie Angst haben, es zu erschrecken?

P: (stöhnt)

T: Jetzt einfach dem KIND sagen, wovor Sie Angst haben.

P: *»Ich habe Angst, dass ich dich erschrecke.«*

T: *»Ich habe Angst, dass ich dich erschrecke.«*

P: Ja.

T: Und wie reagiert das KIND?

P: Guckt mich an.

T: Guckt Sie an?

P: Es ist ganz irritiert.

T: Es sieht ganz irritiert aus?

P: (nickt) Sieht ganz irritiert aus.

T: Mhm. Das KIND ist ganz irritiert, weil …?

P: Dass ich da bin.

T: Hm. Das KIND ist irritiert, weil Sie da sind?

P: Ja.

T: Mhm.

P: Das ist ganz seltsam. Das ist so eine Mischung aus Traurigkeit und Verwunderung.

T: Eine Mischung aus Traurigkeit und Verwunderung?

P: (nickt) Ja.

T: Bei Ihnen oder beim KIND?

P: Beim KIND.

T: Beim KIND. Können Sie jetzt dem KIND direkt sagen, was Sie gerade bei ihm wahrnehmen?

P: *»Du bist so traurig.«*

T: *»Du bist so traurig«*?

P: (weint heftig) *»Du bist so unendlich traurig. So viel Trauer!«*

T: Es ist sehr viel Trauer da?

P: (nickt, weint)

T: Das sehen Sie in dem Gesicht des KINDES?

P: (nickt, weint) Ja.

T: Mhm. Wie kommt das bei Ihnen an, wenn Sie das sehen?

P: Das macht mich so traurig.

T: Das macht Sie traurig?

P: (nickt, weint)

T: Können Sie das jetzt dem KIND direkt sagen?

P: (weint) »*Das macht mich so traurig. Das tut mir weh.*«

T: »*Das macht mich so traurig.*«

P: (weint) »*Das tut alles so weh, das zu sehen.*«

T: »*Das tut so weh, das zu sehen.*« Das sagen Sie jetzt dem KIND?

P: (nickt, weint)

Es ist einerseits typisch, dass das HEUTIGE ICH Angst hat, von den Gefühlen des KINDES überschwemmt zu werden (»Gefühls-Tsunami«) und deswegen die Annäherung und die Empathie vermeidet. Genauso typisch ist es, dass diese Befürchtung sich nicht bewahrheitet, wenn der Kontakt und das Mitgefühl dann doch zugelassen werden. Zwar gibt es eine heftige Gemütsbewegung, aber der Gefühls-Tsunami wird erstens viel besser toleriert als gedacht und dauert zweitens nicht länger als einige Minuten.

T: Und wie reagiert das KIND?

P: (schluchzt) Das guckt ganz verdutzt und überrascht und weiß gar nicht, was es machen soll.

T: Es guckt überrascht, verdutzt, weiß nicht, was es machen soll?

P: (schüttelt den Kopf, weint) Mhm.

T: Und wie weit sind Sie jetzt vom KIND entfernt?

P: (weint) Ganz nah.

T: Ganz nah. Und was möchten Sie jetzt dem KIND weiter sagen oder mit dem KIND machen?

P: Ich würde es am liebsten in den Arm nehmen.

T: Am liebsten in den Arm nehmen?

P: Trösten.

T: Und trösten?

P: Dabei bin ich doch selber so traurig.

T: Obwohl Sie selber so traurig sind. Können Sie das dem KIND direkt sagen?

P: (stöhnt) »*Das macht mich so traurig, dich so traurig zu sehen.*«

T: Mhm. Sie haben gesagt, Sie möchten das KIND in den Arm nehmen?

P: (nickt)

T: Können Sie das auch jetzt dem KIND direkt sagen?

P: »*Ich möchte dich gern in den Arm nehmen.*«

T: *»Ich möchte dich gern in den Arm …«*

P: *»Ich möchte dich gern trösten, aber ich weiß nicht wie. Ich bin ja selber so traurig.«*

T: *»Ich möchte dich trösten …«*

P: (nickt)

T: *»… aber ich weiß nicht wie, …«*

P: (schüttelt den Kopf, weint)

T: *»… weil ich selber so traurig bin.«*

P: (nickt, weint)

T: Und wie kommt das bei dem KIND an, wenn Sie ihm das so direkt sagen?

P: (weint) Es ist völlig verwundert, völlig erstaunt.

T: Völlig verwundert, erstaunt?

P: Ich habe das Gefühl, das weiß gar nicht, was es sagen soll.

T: Mhm.

P: Irgendwie hat es, glaube ich, vergessen, worauf es die ganze Zeit geguckt hat. Es guckt gar nicht mehr woandershin. Es guckt mich mit großen Augen an.

T: Also Sie möchten das KIND in den Arm nehmen, Sie haben das dem KIND gesagt, was Sie gerne machen würden, und das KIND sieht verwundert und verdutzt aus?

P: (nickt)

T: Und was möchten Sie jetzt weiter machen oder dem KIND sagen?

P: Es einfach umarmen, festhalten.

T: Und wie machen Sie das genau?

P: (stöhnt) In die Hocke gehen.

T: Sie gehen in die Hocke und …?

P: Mache die Arme auf (schluchzt).

T: Und Sie machen die Arme auf?

P: (schluchzt)

T: Und Sie machen die Arme auf. Und wie reagiert das KIND?

P: (schluchzt) Das lässt sich in den Arm nehmen und umarmt mich auch.

T: Das KIND lässt sich in den Arm nehmen?

P: (nickt, schluchzt) Und umarmt mich auch.

T: Und umarmt Sie auch.

P: Das tut so weh! Es ist so gut, und es tut trotzdem so weh!

T: Das tut so gut, aber es tut so weh. Und was tut so weh?

P: Diese Traurigkeit.

T: Die Traurigkeit?

P: (nickt, weint)

T: Wenn Sie das KIND jetzt in den Arm nehmen, dann spüren Sie die Traurigkeit des KINDES?

P: (nickt, weint)

T: Ist es das, was Sie sagen? Und das tut weh?

P: Und meine Traurigkeit auch.
T: Und Ihre Traurigkeit auch.
P: (weint) So viel, so viel …
T: Mhm. Sie kommen in Kontakt mit Ihrer Traurigkeit und der Traurigkeit des KINDES, …
P: (nickt, weint)
T: … wenn Sie das KIND jetzt umarmen?
P: (weint) Ja.
T: Hm. Sie haben gesagt, es tut gut, und es tut weh. Was tut gut dabei?
P: Das KIND so in den Arm zu nehmen.
T: Das KIND in den Arm zu nehmen, zu umarmen, das tut gut?
P: Ja, und auch selber umarmt zu werden.
T: Und selber in den Arm genommen zu werden, das tut auch gut?
P: Ja.
T: Können Sie das dem KIND direkt sagen?
P: Puh … *»Es ist gut, dass du da bist.«*
T: *»Gut, dass du da bist«*, sagen Sie dem KIND?
P: (nickt, schluchzt)
T: *»Gut, dass du da bist.«*
P: (weint) *»Es ist gut, dass du da bist.«*
T: *»Und gut, dass du da bist, weil …?«*
P: (weint) *»Weil ich dich brauche.«*
T: *»Weil ich dich brauche.«*
P: (nickt, schluchzt)
T: *»Und ich brauche dich, weil …?«*
P: (schluchzt) *»Weil du zu mir gehörst.«*
T: *»Du gehörst zu mir.«*
P: (nickt)
T: *»Ich brauche dich.«*
P: (weint)
T: Und wie kommt das beim KIND an?
P: (putzt sich die Nase)
T: Wie kommt das beim KIND an?
P: (atmet schwer) Das wird ruhiger.
T: Das KIND wird ruhiger?
P: Ja.
T: Das KIND wird ruhiger, weil …?
P: Vielleicht … (atmet schwer) Weiß nicht, vielleicht, weil es sich geborgen fühlt.
T: Vielleicht, weil es sich geborgen fühlt?
P: Weil es sich geborgen fühlt.
T: Und wie ist das für Sie jetzt als HEUTIGES ICH? Was für ein Gefühl ist das für Sie?

P: Das tut mir auch gut.
T: Das tut Ihnen auch gut?
P: Das Gefühl, dass ich Geborgenheit geben kann.
T: Das Gefühl, dass Sie Geborgenheit geben können?
P: Ja.
T: Das tut Ihnen gut?
P: (nickt) Beruhigt mich.
T: Hm. Können Sie das dem KIND direkt sagen?
P: (atmet schwer) *»Es ist gut, dass du dich bei mir geborgen fühlen kannst. Das tut mir gut. Es tut mir gut, dass es dir gut geht.«*
T: *»Es tut mir gut, dass es dir gut geht.«*
P: Ja.
T: Hm. Und wie kommt das beim KIND an?
P: Das KIND ist ruhig.
T: Das Kind ist ruhig?
P: Ganz ruhig.
T: Umarmen Sie sich noch?
P: Ja.
T: Sie und das KIND?
P: Ja, ganz fest.
T: Ganz fest, diese Umarmung?
P: Ja. Ganz fest.
T: Und ein Gefühl von Geborgenheit haben Sie und hat das KIND?
P: (nickt)
T: Hm. Wenn Sie dem KIND jetzt noch mal wieder in die Augen schauen, was sehen Sie da?
P: Ruhe.
T: Ruhe?
P: Ruhe und ein bisschen Unsicherheit.
T: Ein bisschen Unsicherheit, aber jetzt Ruhe?
P: Aber im Wesentlichen Ruhe.
T: Was möchten Sie jetzt dem KIND noch sagen oder mit dem KIND noch machen?
P: Festhalten. Einfach festhalten.
T: Einfach festhalten, das KIND weiter festhalten?
P: (nickt)
T: Können Sie vielleicht das auch jetzt dem KIND direkt sagen?
P: *»Ich möchte dich noch eine Weile festhalten, hier bei mir haben.«*
T: *»Noch eine Weile festhalten und bei mir haben«*, sagen Sie jetzt dem KIND?
P: (nickt) Ja.
T: Und wie reagiert das KIND?

P: Es drückt sich an mich. Es schmiegt sich an mich.
T: Drückt sich an Sie?
P: Es schmiegt sich an mich. Ich halte es ganz fest.
T: Schmiegt sich an Sie, ganz fest, reagiert ganz positiv.
P: Ja.
T: Hm. Und was für ein Gefühl ist das für Sie?
P: Gut.
T: Gut?
P: Sehr gut. Ich fühle mich irgendwie ganz.
T: Sie fühlen sich jetzt ganz?
P: Ja.
T: Können Sie das dem KIND auch sagen?
P: *»Ich fühle mich ganz.«*
T: *»Ich fühle mich ganz, wenn ich mit dir so zusammen bin.«*
P: Ja.
T: Ist es das, was Sie meinen?
P: (nickt) Ja.
T: *»Ich fühle mich ganz, wenn ich mit dir so zusammen bin.«*
P: (nickt)
T: *»Und wenn ich nicht mit dir zusammen bin, dann ...?«*
P: Dann fehlt was.
T: Dann fehlt was?
P: Dann fehlt was.
T: Und was ist das, das fehlt? Wenn ihr nicht zusammen seid?
P: Weiß nicht genau. Vielleicht die Traurigkeit.
T: Die Traurigkeit?
P: Vielleicht die Traurigkeit.
T: Was ist jetzt in diesem Moment mit der Traurigkeit?
P: Die ist irgendwie da, aber die tut nicht weh.
T: Die ist da, aber die tut irgendwie nicht weh, wenn Sie und das KIND zusammen sind?

Der Patient möchte die Trauer des KINDES vermeiden, muss dafür aber die Distanz in Kauf nehmen. Sobald er bereit ist, die Trauer des KINDES und seine eigene Trauer darüber wahrzunehmen und zuzulassen, und eine Verbundenheit mit dem KIND entsteht, ist die Trauer noch vorhanden, aber sie ist nicht mehr schmerzhaft.

P: Mhm.
T: Die Traurigkeit ist da, aber es tut nicht weh?
P: (schüttelt den Kopf) Das ist, als ob die jetzt dazugehört. Das ist nicht negativ, das ist jetzt gut irgendwie.

T: Also, Sie erfahren hier bei dieser Begegnung mit dem KIND, dass, wenn Sie und das KIND zusammen sind, es nicht mehr weh tut?

P: Nee.

T: Die Traurigkeit ist noch da, aber es tut nicht weh?

P: Nee. Alles gut.

T: Können Sie vielleicht das jetzt auch dem KIND direkt sagen?

P: *»Wenn ich dich jetzt so im Arm halte, tut diese Traurigkeit nicht mehr weh.«*

T: Hm. Wie reagiert das KIND jetzt?

P: Das lächelt.

T: Das KIND lächelt?

P: Das ist ein glückliches Lächeln.

T: Und das KIND lächelt, weil …?

P: Weil es nicht mehr allein ist.

T: Weil es nicht mehr allein ist?

P: Ja.

T: Das KIND war ganz, ganz traurig am Anfang dieser Begegnung, und Sie waren ganz, ganz weit weg.

P: Ja.

T: Hundert Meter weg.

P: Mindestens.

T: Mindestens. Sie haben Angst gehabt, sich dem KIND anzunähern?

P: Ja.

T: Große Angst gehabt, aber Sie haben das trotzdem gemacht.

P: Ja.

T: Und als Sie dann zum ersten Mal Kontakt jetzt mit dem KIND gehabt haben, war eine riesige Trauer da?

P: Ja.

T: Das haben Sie und das KIND gespürt.

P: (nickt)

T: Aber Sie sind da geblieben beim KIND.

P: Ja.

T: Und bei dieser Umarmung, und plötzlich fühlte es sich anders an?

P: (nickt) Ganz anders.

T: Zunächst waren die Schmerzen noch da, die Traurigkeit war noch da, aber dann irgendwann waren die Schmerzen nicht mehr da. Ist das richtig?

P: (nickt) Genau so, ja.

T: Hm. Und jetzt seid ihr da zusammen in dieser Umarmung?

P: (nickt)

T: Sie fühlen sich ganz, haben Sie gesagt?

P: Ja, ich kann es nicht besser beschreiben, als ob was da wäre, was gefehlt hat.

T: Hm. Sie haben auch gesagt, Sie brauchen das KIND?

P: Mhm.

T: So wie das KIND Sie braucht?

P: Das ist so, ja.

T: Können Sie vielleicht das auch jetzt dem KIND direkt sagen?

Manchmal ist es nicht erst in der Nachbesprechung, sondern auch schon während der Imagination sinnvoll, eine zusammenfassende Beschreibung des abgelaufenen Prozesses spiegelnd und fragend-bestätigend zu formulieren. Vor allem wenn so massive Emotionen auftreten, kann durch die kognitive Einordnung der Integrationsprozess wirksamer gefördert werden. Wenn dann das AKTUELLE ICH diese Zusammenfassung auch noch dem KIND gegenüber verbalisieren kann, ist der Effekt optimal.

P: (nickt) *»Ich brauche dich so, wie du mich brauchst.«*

T: *»Ich brauche dich so, wie du mich brauchst.«*

P: *»Wir brauchen uns gegenseitig.«*

T: *»Wir brauchen uns gegenseitig.«* Und wie kommt das beim KIND an?

P: Ja, das ist bestätigend.

T: Bestätigend?

P: Ja, es nickt.

T: Es nickt? Was sehen Sie jetzt, wenn Sie dem KIND noch mal wieder in die Augen schauen?

P: Ruhe.

T: Ruhe. Und die Trauer?

P: Die ist noch ein bisschen da, ja.

T: Noch ein bisschen da, aber jetzt sehen Sie Ruhe?

P: Viel Ruhe.

T: Viel Ruhe. Und Sie spüren das im Körper?

P: Ja.

T: Und im Körper des KINDES?

P: Das ist so wie bei mir.

T: Wie bei Ihnen?

P: Ja, ganz ruhig.

T: Sie sind auch jetzt ganz ruhig?

P: (nickt)

T: Hm. Und Sie sind jetzt ganz ruhig, weil ...?

P: Weil das KIND so ruhig ist und weil die Trauer nicht mehr so wehtut.

T: Mhm. Die Trauer tut nicht mehr so weh?

P: Weil diese Angst, dahin zu kommen, nicht mehr da ist.

T: Und die Angst, dahin zu kommen, ist nicht mehr da. Mhm. Wovor haben Sie Angst gehabt da?

P: Dass der Boden mich nicht trägt.

T: Aha, dass der Boden Sie nicht trägt?
P: (nickt)
T: Aber jetzt fühlen Sie sich fest und sicher auf dem Boden?
P: Ja. Ich habe keine Angst mehr.
T: Sie haben keine Angst mehr?
P: Ja.

1. ABSCHLUSSFRAGE

T: Gibt es sonst noch etwas, das Sie als HEUTIGES ICH dem KIND sagen oder mit dem KIND machen möchten, bevor wir diese Begegnung für heute ausklingen lassen?
P: Ich frage mich, was diese Unsicherheit ist. Da ist so ein ganz kleiner Funke Unsicherheit.
T: Sie fragen sich, was diese Unsicherheit ist?
P: Und ich weiß nicht, woher die kommt.
T: Ah, woher die kommt. Können Sie vielleicht das dem …
P: Aber ich glaube, der KLEINE weiß das auch nicht.

2. ABSCHLUSSFRAGE

T: Braucht das KIND noch etwas von Ihnen?
P: (schüttelt den Kopf) Nee, ich glaube im Moment nicht. Das ist ruhig, das ist ganz ruhig.
T: Das ist ganz ruhig?
P: Mhm.

3. ABSCHLUSSFRAGE

T: Gibt es noch etwas, das Sie sich von dem KLEINEN wünschen?
P: Dass er dableibt.
T: Können Sie das dem KIND direkt sagen?
P: *»Ich möchte, dass du dableibst.«*
T: *»Ich möchte, dass du dableibst.«*
P: Mhm.
T: Und wie reagiert das KIND?
P: Drückt fester. Drückt viel fester.
T: Drückt fest. Drückt noch viel fester.
P: Mhm. Das ist ein Klammern.
T: Mhm. Das KIND möchte das auch?
P: Sieht so aus, ja.

T: Dass Sie dableiben, dass Sie zusammenbleiben?

P: Das findet es gut, ja. So fühlt sich das an.

4. ABSCHLUSSFRAGE

T: Gibt es sonst noch etwas, das das KIND Ihnen sagen möchte oder Ihnen vielleicht geben möchte?

P: Ich glaube nicht.

T: Sie glauben nicht?

P: (schüttelt den Kopf)

5. ABSCHLUSSFRAGE

T: Gibt es sonst noch etwas, das in dieser Begegnung geschehen sollte, bevor wir sie ausklingen lassen?

P: Ich wüsste im Moment nicht was. Ich glaube, das ist gut so, wie es jetzt ist.

6. ABSCHLUSSFRAGE

T: Und mit welchem Bild möchten Sie jetzt diese Begegnung für heute ausklingen lassen?

P: Mit dieser Umarmung.

T: Mit dieser Umarmung?

P: Mhm. Schön.

T: Sie sind immer noch in dieser Umarmung mit dem KIND?

P: Ja. Das fühlt sich gut an.

T: Das fühlt sich gut an? Geborgenheit, haben Sie gesagt vorhin.

P: Mhm.

T: Fühlt sich gut an, fühlt sich geborgen an.

P: Ja, der KLEINE fühlt sich geborgen.

T: Der KLEINE fühlt sich geborgen.

P: Und das ist schön, wenn man Geborgenheit geben kann.

T: Schön, dass Sie dem KIND Geborgenheit geben können?

P: Mhm.

T: Die Angst ist jetzt nicht mehr da?

P: Nein (schüttelt den Kopf).

T: Und die Trauer?

P: Na ja, die ist irgendwie …

T: Irgendwie noch da, aber die drückt nicht so?

P: Die tut nicht weh, nee.

T: Die tut nicht mehr weh?

P: Tut nicht weh. Ist halt da.

T: Hm.

P: Ganz leise, ganz sanft.

T: Ganz leise, ganz sanft.

P: Mhm.

T: Und dann können Sie jetzt dieses Bild noch eine Weile wirken lassen, …

P: (lächelt anhaltend und strahlend)

T: … Sie können es in sich aufnehmen und verankern, wenn Sie möchten …

P: (lächelt noch stärker)

T: Ein schönes Bild, ne?

Das sehr auffällige Lächeln des Patienten verblüfft den Therapeuten etwas und lässt ihn zögern, die Abschlussformulierungen zu Ende zu sprechen. Offenbar ist etwas Signifikantes in der Abschlussszene aufgetaucht, und der Therapeut möchte diesem Aspekt Raum geben, obwohl er noch nicht weiß, um was es sich überhaupt handelt.

P: Vor allen Dingen, der Andere ist auch da.

T: Der Andere ist auch da? Und jetzt genießt ihr das zusammen?

P: (lächelt anhaltend und strahlend)

T: Und das ist so schön?

P: Vor allen Dingen ist der immer noch rotzfrech.

T: Hm?

P: (lacht) »*Geht doch!*«

T: »*Geht doch*«?

P: (lacht)

T: Das sagt er?

P: (nickt)

T: Immer noch ein bisschen frech?

P: Mhm (lacht).

T: Und das gefällt Ihnen, das zu sehen?

P: Ja, klar. Es ist gut, ein gutes Gefühl, ein sehr gutes Gefühl. Die sind alle beide da.

T: Können Sie das dem Kind direkt sagen, dass es bei Ihnen gut ankommt, auch wenn er frech ist?

P: Ja klar, aber das weiß der, das weiß er! (lacht) Ich finde es gut. Irgendwie umarmen wir uns jetzt grade zu dritt.

T: Hm?

P: Wow!

T: Sie umarmen sich zu dritt?

P: Mhm.

T: Wer ist die dritte Person?

P: Na ja, der Rotzlöffel vom letzten Mal.

T: Aha. Der WILDE JUNGE AUF DEM FAHRRAD vom letzten Mal?

Als der Patient vom »Anderen« sprach, dachte der Therapeut zunächst, er habe den VIERJÄHRIGEN gemeint. Erst hier fällt ihm auf, dass plötzlich drei Protagonisten auf der INNEREN BÜHNE präsent sind und positiv miteinander interagieren, was ein sehr integratives Abschlussbild zu sein scheint.

P: Mhm. Der ist jetzt auch da.

T: Er ist jetzt auch da?

P: Die sind beide da.

T: Ihr seid jetzt zu dritt?

P: Ja.

T: Der ZEHNJÄHRIGE vom letzten Mal, der DREI-, VIERJÄHRIGE und Sie?

P: Mhm. Verrückt!

T: Aha. Und der JUNGE vom letzten Mal, ist der auch in dieser Umarmung?

P: Mhm. Ja, klar. Der hat frech gegrinst und hat gesagt: »*Geht doch!*«

T: ... frech gegrinst und gesagt: »*Geht doch!*« Aha.

P: (lächelt, schüttelt den Kopf)

T: Und wenn Sie jetzt das Gesicht des ZEHNJÄHRIGEN JUNGEN anschauen, was sehen Sie da?

P: Hm, das ist ein spitzbübisches Grinsen.

T: Aha. Und wie ist das zwischen dem ZEHNJÄHRIGEN und dem VIERJÄHRIGEN?

P: Gut.

T: Gut? Was merken Sie da? Was spüren Sie da?

P: Die gehören zusammen.

T: Die gehören zusammen?

P: Mhm.

T: Und die gehören zu Ihnen?

P: Mhm. Wir gehören alle drei zusammen.

T: Aha. Die sind wichtige Anteile von Ihnen. Ist es das, was Sie meinen?

P: Ja, genau (lächelt). Wahnsinn ...

T: Sie haben vorhin gesagt, es ist wichtig, auch in Kontakt zu bleiben mit dem Anderen. Ist das richtig?

P: Ja. Das tut gut, in Kontakt zu sein.

T: Gibt es noch etwas, das Sie dem JUNGEN vom letzten Mal, dem ZEHNJÄHRIGEN JUNGEN sagen oder mit ihm machen möchten?

P: Nein, es ist gut so, wie es jetzt ist.

T: Es ist gut so, wie es jetzt ist? Also, in diesem Bild seid ihr jetzt zu dritt, und was passiert in diesem Bild?

P: Ja, wir umarmen uns gegenseitig, wir als Gruppe.

T: Ihr drei, ihr umarmt euch gegenseitig?
P: Da ist eine wahnsinnige Kraft da.
T: Eine wahnsinnige Kraft ist da?
P: (nickt)
T: Und das spüren Sie jetzt?
P: Ja, da ist … puh! …
T: Und diese Kraft war vorher nicht da?
P: Nee.
T: Als Sie so ängstlich waren, als Sie so oben in diesem Baum waren und Angst hatten, runterzukommen, da waren Sie nicht im Kontakt mit dem ZEHNJÄHRIGEN und dem VIERJÄHRIGEN?
P: Nein, da war ich allein.
T: Da waren Sie allein?
P: (nickt)
T: Aber das war Ihre Entscheidung, allein zu sein, oder?
P: (lacht) Weiß nicht …
T: Weil Sie Angst gehabt haben, runterzukommen?
P: Vielleicht … Ja, kann sein.

Der Therapeut sondiert hier am Ende der Imagination, wie weit der Patient noch in der Lage ist, den Prozess zu verstehen, den er gerade durchgemacht hat. Hat er wahrgenommen, dass seine Angst vor der Trauer des KINDES übertrieben war? Hat er erkennen können, dass er eigentlich frei in seiner Entscheidung zu Nähe oder Distanz zum KIND ist und dass er nicht abhängig von irgendwelchen Gefühlsreaktionen ist? Hier merkt der Therapeut, dass der Patient erschöpft ist und nicht mehr ganz mitkommt. Deswegen schließt er die Imagination ab.

T: Hm. Gibt es noch irgendetwas, das Sie den ZWEIEN sagen möchten, mit ihnen machen möchten in dieser Umarmung, bevor wir die Szene ausklingen lassen?
P: Einfach genießen.
T: Einfach genießen?
P: Mhm.
T: Einfach schön genießen?
P: (nickt) Ja.
T: Dann können Sie dieses Bild noch eine Weile wirken lassen … Sie können es in sich aufnehmen und verankern, wenn Sie möchten … und wenn Sie so weit sind, können Sie jetzt das Bild langsam verblassen lassen und in Ihrem eigenen Tempo wieder hier in den Raum zurückkommen. Und wenn es für Sie gut ist, können Sie dann die Augen wieder öffnen.

P: (öffnet die Augen, nimmt sich Tücher) Puh! … (schnäuzt sich) Puh! … Wow!
T: Wie war das jetzt für Sie?
P: Anstrengend.
T: Anstrengend?
P: (nickt)
T: Schon wieder anstrengend?
P: Sie kosten mich Kraft, Herr S.!
T: (lacht) Dafür bin ich da. Das ist meine Rolle, mein Auftrag. Was war denn für Sie anstrengend?
P: Das Runterklettern war anstrengend.
T: Das Runterklettern war anstrengend?
P: Puh … Das war der erste Teil, und dann … ich weiß nicht, wie ich das beschreiben soll. Ich hatte das Gefühl, ich laufe … also, als ob meine Beine aus Gummi sind und als ob ich dem Boden nicht trauen kann. Ich muss erst gucken, wo ich hintrete, ob das auch wirklich hält.
T: Eieiei … So viel Angst?
P: (nickt) Misstrauen …
T: Um nichts, oder?
P: (nickt)
[…]

Weiterer Sitzungsverlauf und Abschluss

Der Patient ist sehr erschöpft und schildert im weiteren Verlauf der Nachbesprechung keine neuen Aspekte. Der Therapeut versucht noch, einige Erkenntnisse aus diesem Ablauf mit dem Patienten zusammen zu erarbeiten, merkt dann aber bald, dass die mentale Aufnahmekapazität des Patienten begrenzt ist, und belässt es dann dabei.

Katamnese

Der Patient sah sich auch das Video dieser Sitzung zusammen mit seiner Bezugstherapeutin an, was sich wiederum als sehr sinnvoll erwies. Seine offensichtliche Veränderung in Richtung auf mehr Authentizität wurde nicht nur von ihm selber und seiner Therapeutin, sondern auch deutlich von seinen Mitpatienten wahrgenommen, da er sich nicht mehr in der für ihn typischen narzisstischen Manier präsentierte, sondern freundlich, offen und mitfühlend auf seine Mitmenschen reagierte.

Sitzung 3 (17 Monate später)

Eineinhalb Jahre später traf der Therapeut diesen Patienten anlässlich eines Besuchs in der Klinik zufällig an (Alfred war erneut zu einem stationären Aufenthalt dort). Nach anfänglichem Zögern willigte Alfred ein, auf das Angebot des Therapeuten einzugehen, noch einmal eine IRRT-Phase-3-Sitzung mit ihm durchzuführen.

Zu Beginn der Sitzung baut das KIND an einem Bach einen Staudamm. Das HEUTIGE ICH ist etwa zehn Meter entfernt und will das KIND in seinem vertieften Spiel nicht stören. Unter Aufrechterhaltung des sokratischen Drucks des Therapeuten erfolgen dann eine Annäherung und die offene, authentische Mitteilung an das KIND, er wolle gern Kontakt zum KIND haben, habe aber Angst, es zu stören. Das KIND reagiert zum Erstaunen des Patienten mit Verwunderung, zeigt sich völlig unbefangen und umarmt das HEUTIGE ICH spontan. Beim HEUTIGEN ICH entstehen Erleichterung, Freude, ja sogar Begeisterung über diese positive Entwicklung des Kontakts. Das Empfinden des HEUTIGEN ICHS, die Aktivität müsse aber doch eigentlich von ihm und nicht vom KIND ausgehen (fälschlicher Verdacht der Parentifizierung), wird vom KIND mit Lachen und einem schelmischen Grinsen vom Tisch gefegt, sodass das HEUTIGE ICH wiederum das KIND in den Arm nehmen kann.

[…]

3. ABSCHLUSSFRAGE

T: Und gibt es noch etwas, das Sie sich von dem KIND wünschen?
P: *»Ich würde mir wünschen, dich öfter zu treffen.«*
T: Und wie reagiert das KIND?
P: *»Mach doch!«*
T: *»Mach doch!«* sagt das KIND. Das KIND scheint offen zu sein, dass Sie es zu jeder Zeit besuchen dürfen. Und das KIND würde sich freuen, wenn Sie das machen? Ist das die Botschaft?
P: Ja, so kommt es an!
T: Und wie reagieren Sie als HEUTIGES ICH darauf?
P: Ich finde es gut und bin ein wenig traurig, dass ich es in der Vergangenheit so wenig gemacht habe.
T: Und können Sie das dem KIND noch mal direkt sagen?
P: *»Ich bin ein wenig traurig, dass ich das früher nicht öfter gemacht habe.«*
T: *»Ich bin ein wenig traurig, dass ich das früher nicht öfter gemacht habe.«* Und wie reagiert das KIND?
P: *»Selbst schuld.«*
T: *»Du bist selber schuld.«* Und wie kommt das bei Ihnen an?
P: (wiegt den Kopf) Tut weh, aber das KIND hat recht.

T: Es tut weh, aber das KIND hat recht. Können Sie auch das direkt dem KIND sagen?
P: *»Es tut weh, aber du hast recht.«*
T: *»Es tut weh, aber du hast recht.«*

4. ABSCHLUSSFRAGE

T: Gibt es sonst etwas, was das KIND Ihnen sagen oder Ihnen geben möchte, bevor wir diese Begegnung für heute ausklingen lassen?
P: *»Mach dir jetzt nicht so 'nen Kopf!«*
T: *»Mach dir jetzt keinen Kopf«*, sagt das KIND?
P: Mhm.
T: Und was meint das KIND damit?
P: Der GROSSE denkt zu viel.
T: Der GROSSE denkt zu viel? *Sie*, der GROSSE, denken zu viel?
P: Mhm.
T: Und wie kommt das bei Ihnen an?
P: Er hat recht.
T: Das KIND hat recht. Und wie reagieren Sie darauf?
P: Ein bisschen ratlos.
T: Ein bisschen ratlos? Können Sie das dem KIND direkt sagen?
P: Der KLEINE will weiterspielen.
T: Und woran merken Sie das?
P: Er lädt mich ein zum Mitspielen, und das fühlt sich gut an.
[...]

Die beiden spielen dann weiter zusammen, bauen den Staudamm im Bach, was auch das Abschlussbild darstellt. Alfred ist nach dieser Sitzung freudig überrascht, total erleichtert und strahlt einen tiefen Frieden und eine ruhige Gelassenheit aus.

Katamnese

Diese Sitzung fand erst kurz vor Redaktionsschluss des Buches statt, sodass noch keine katamnestischen Informationen vorliegen. Aber nur schon aus dem Verlauf dieser Sitzung kann grundsätzlich eine positive Prognose gestellt werden.

8.10 Fallbeispiel Melanie[32] (P. H.)

»Ich habe mich wirklich als kleines Mädchen gesehen ... und diese Ausstrahlung und dieses Glück in meinen Augen, das kannte ich gar nicht mehr.«

(IRRT-Phase-3 zur reinen Diagnostik bei einer Jugendlichen)

Die 17-jährige Patientin erlitt im Verlauf von knapp zwei Jahren eine tragische Reihe von Verlusterlebnissen. Ihr geliebter Vater starb bei einem Motorradunfall, der jüngere Pflegebruder starb bei einem Badeunfall, nach ungeplanter Schwangerschaft und Entscheidung für sowie Freude auf das Kind erlitt sie eine Fehlgeburt, etwa ein Jahr später noch einmal eine Fehlgeburt, und ihre beste Freundin beging Suizid. Melanie leidet unter einer gemischten Symptomatik mit Schlafstörungen, Ängsten, Depressionen, Flashbacks, Gefühlstaubheit, Konzentrationsstörungen und Schmerzen unterschiedlicher Lokalisation. Die Therapeutin hat die Behandlung vor Weihnachten begonnen und plant die Trauerbehandlung mit IRRT. Sie plant aber auch noch einen siebenwöchigen Urlaub und will mit den diagnostischen Informationen aus dieser Phase-3-Sitzung beurteilen können, ob sie der Patientin eine so lange Unterbrechung der Therapie zumuten könne.

Besonderheiten:

- Diese Phase-3-Sitzung dient in erster Linie diagnostischen Zwecken, insbesondere zur Ressourcenlage, einerseits um beurteilen zu können, ob die Patientin überhaupt in der Lage zu einer IRRT-Trauerbehandlung wäre, andererseits um beurteilen zu können, ob sie eine längere Wartezeit bis zum eigentlichen Beginn dieser IRRT-Trauerbehandlung durchstehen könne. Diese diagnostischen Informationen können gewonnen werden.
- Es gibt auch einen (nicht gezielt geplanten) erfreulichen therapeutischen Effekt dieser Sitzung. Bei der Patientin werden nämlich durch die Begegnung mit ihrem INNEREN KIND ihre seelischen Ressourcen nicht nur deutlich, sondern sie findet durch das in der Imagination Erlebte auch Wege, diese im Alltag zu nutzen.

VORBESPRECHUNG

Die Patientin ist erkältet und berichtet noch über die zweite, erst kürzlich erlittene Fehlgeburt. Sie erklärt sich aber nach kurzer Schilderung, worum es in einer IRRT-Phase-3-Sitzung geht, bereit, diese durchzuführen.

---

[32] Dieses Fallbeispiel wurde uns dankenswerterweise von Petra Hartmann, Kinder- und Jugendtherapeutin aus Minden, zur Verfügung gestellt.

T: Gut. Also, wie schon eben kurz vorab beschrieben, handelt es sich hier nicht um eine reale Szene aus der Vergangenheit, sondern um eine fiktive Begegnung mit dir selbst auf deiner INNEREN BÜHNE.

P: Mhm.

T: Die Bühne befindet sich sozusagen in deinem inneren Erleben, und zwar zwischen dir als HEUTIGER MELANIE und deinem INNEREN KIND.

P: Ja.

T: Wenn du bereit bist zu starten, kannst du einfach die Augen schließen und vor deinem inneren Auge spontan ein Bild von deinem INNEREN KIND aufkommen lassen, sodass du dann als HEUTIGES ICH mit dem KIND in Kontakt treten kannst.

P: Mhm (schließt die Augen).

T: Und wenn du dieses Bild aufkommen lässt von dir als KIND … wo ist das KIND?

P: Draußen.

T: Draußen?

P: Auf einer großen Wiese.

T: Mhm. Was macht das KIND?

P: Spielen.

T: Mhm. Wie fühlt sich das KIND?

P: Glücklich.

T: Glücklich. Mhm. Und wie alt ist das KIND?

P: Drei.

T: Drei. Und wo bist du als HEUTIGES ICH jetzt in diesem Bild mit dem KIND?

P: Wie meinst du das?

T: Wenn du dir vorstellst, du kommst in Kontakt mit diesem KIND, und zwar als HEUTIGES ICH.

P: Mhm.

T: Du als HEUTIGE 17-JÄHRIGE MELANIE. Wo in diesem Bild bist du jetzt als HEUTIGES ICH?

P: Neben ihr auf der Wiese.

T: Neben ihr auf der Wiese. Mhm. Und was möchtest du als HEUTIGES ICH dem KIND jetzt sagen oder mit ihm machen?

P: Dass es die glückliche Zeit genießen soll und, ähm, ja, mich mit ihr beschäftigen.

T: Mhm. Kannst du ihr das mal direkt sagen? So als würdest du jetzt mit ihr reden?

P: *»Genieße dein glückliches Leben. Wer weiß, wie lange das noch so bleibt.«*

T: Mhm. *»Genieße dein glückliches Leben. Wer weiß, wie lange das noch so bleibt.«* Und wie reagiert das KIND darauf?

P: Das grinst.

T: Das grinst?

P: Ja (lächelt).

T: Und das grinst, weil ...?

P: Weil es froh ist, dass es noch die ganze glückliche Zeit vor sich hat.

T: Weil es froh ist, dass es noch die ganze glückliche Zeit vor sich hat. Mhm. Und wenn du jetzt dem KIND mal in die Augen schaust, was siehst du da?

P: Hm ... Glück, Spaß und Freude.

T: Mhm.

P: Liebe ...

T: Glück, Spaß, Freude und Liebe.

P: Hoffnung.

T: Und Hoffnung? Und wenn du das in den Augen dieses KINDES siehst, was möchtest du der KLEINEN dann weiter sagen oder mit ihr machen?

P: Ihr helfen, dass sie diese Gefühle, so lange es geht, noch behalten kann.

T: Mhm. Kannst du ihr das mal direkt sagen, was du möchtest?

An dieser Stelle ist es der Therapeutin noch nicht ganz klar, ob dieser positive Verlauf darauf hinweist, dass starke Ressourcen vorhanden sind, oder ob es sich um eine Idylle (s. Kap. 7.2.1 Punkt 3) handelt. Die Therapeutin lässt den Prozess einfach weiterlaufen und hält die Augen offen, achtet vor allem auf Signale des KINDES.

P: *»Ich möchte dir helfen, dass du deine glücklichen Gefühle noch ein bisschen länger behalten kannst.«*

T: Mhm. *»Ich möchte dir helfen, dass du deine glücklichen Gefühle noch ein bisschen länger behalten kannst.«* Und wie reagiert das KIND darauf?

P: Es freut sich.

T: Das freut sich? Mhm. Woran merkst du das?

P: Es fängt an zu lächeln und fängt an zu tanzen.

T: Fängt an zu tanzen?

P: Mhm.

T: Und wenn du das siehst, dass sie zu tanzen anfängt, die KLEINE, was möchtest du ihr dann weiter sagen oder mit ihr machen?

P: Hm, mit ihr mittanzen.

T: Mit ihr mittanzen?

P: Ja.

T: Kannst du ihr das mal direkt sagen, was du möchtest?

P: *»Ich möchte mit dir mittanzen.«*

T: *»Ich möchte mit dir mittanzen.«* Wie reagiert sie darauf?

P: Nimmt mich an den Händen und tanzt mit mir.

T: Nimmt dich an den Händen und tanzt mit dir? Mhm. Und wie kommt das bei dir an?

P: Das macht mich glücklich.

T: Das macht dich glücklich? Mhm. Kannst du das der KLEINEN mal direkt mitteilen?

P: *»Das, was du mit mir machst, macht mich glücklich.«*

T: *»Das, was du mit mir machst, macht mich glücklich.«* Und wie reagiert die KLEINE darauf?

P: Sie lacht.

T: Sie lacht? Sagt sie auch irgendwas?

P: Nein.

T: Und sie sagt nichts, weil …?

P: Sie traut sich nicht.

T: Sie traut sich nicht? Und sie …

P: Sie ist schüchtern.

T: Sie ist so schüchtern?

P: Ja.

T: Und wenn du das merkst, dass sie sich nicht traut, weil sie so schüchtern ist, was möchtest du ihr dann sagen oder mit ihr machen?

P: Ich möchte ihr sagen, dass sie nicht schüchtern sein braucht und dass ich ihr Freund bin.

T: Kannst du ihr das direkt sagen?

P: *»Du brauchst nicht schüchtern sein. Ich bin dein Freund.«*

T: *»Du brauchst nicht schüchtern sein. Ich bin dein Freund.«* Und wie reagiert sie darauf?

P: Sie lächelt und nimmt mich in den Arm.

Diese Reaktion des KINDES ist ein positiver Hinweis auf die Echtheit des Freundschaftsangebotes des AKTUELLEN ICHS. Im Falle einer Idylle wäre die Reaktion des KINDES sehr viel verhaltener, oberflächlicher, zögernder und abweisender.

T: Sie lächelt und nimmt dich in den Arm? Und wie fühlt sich das für dich an?

P: Schön.

T: Schön? Kannst du ihr das direkt sagen?

P: *»Es fühlt sich schön an, wie du mich umarmst.«*

T: *»Es fühlt sich schön an, wie du mich umarmst.«* Und wie reagiert sie darauf?

P: Sie sagt: *»Ich hab dich lieb.«*

T: *»Ich hab dich lieb«*, sagt sie. Mhm. Und wie ist das für dich, das so zu hören?

P: Das ist ein schönes Gefühl.

T: Kannst du ihr das direkt mitteilen?

P: *»Es fühlt sich schön an, dass du mich lieb hast.«*

T: Mhm. Und was möchtest du der KLEINEN weiter sagen oder mit ihr machen?

P: Sie soll sich für niemanden verändern und bleiben, wie sie ist.

T: Mhm. Kannst du ihr das direkt sagen?

P: *»Bleib, wie du bist, und verändere dich für keinen anderen Menschen.«*

T: *»Bleib, wie du bist, und verändere dich für keinen anderen Menschen.«* Und wie reagiert das KIND darauf?

P: Sie guckt mich an.

T: Mhm.

P: Sie sagt: *»Ich bin, wie ich bin.«*

T: *»Ich bin, wie ich bin.«* Und wie kommt das bei dir an?

P: Das fühlt sich gut an.

T: Weil ...?

P: ... weil ich das nicht mag, wenn sich Menschen für Andere verändern.

T: Kannst du ihr das mitteilen?

P: *»Das ist schön, dass du bist, wie du bist, denn ein Mensch sollte sich für niemanden verändern.«*

T: Mhm. *»Das ist schön, dass du bist, wie du bist, denn ein Mensch sollte sich für niemanden verändern.«* Und wie reagiert das KIND darauf?

P: Es lächelt.

T: Es lächelt?

P: (lächelt und nickt)

1. ABSCHLUSSFRAGE

T: Gibt es sonst noch etwas, was du dem KIND sagen oder mit ihm tun möchtest, bevor wir diese Begegnung jetzt für heute ausklingen lassen?

P: Nein.

2. ABSCHLUSSFRAGE

T: Gibt es noch etwas, was das KIND von dir braucht?

P: Die Gewissheit, dass alles gut wird.

T: Die Gewissheit, dass alles gut wird? Mhm. Und wie möchtest du darauf reagieren?

P: Ich sag ihr, dass alles gut wird. Es wird zwar nie mehr so, wie es war, aber es wird alles wieder gut.

T: Okay, kannst du ihr das direkt sagen?

P: *»Es wird nie mehr so sein, wie es einmal war. Aber es wird alles wieder gut.«*

> *Auch diese Aussage zeigt eine sehr differenzierte und fast weise Erkenntnis, besonders für eine Siebzehnjährige, was wiederum ein klarer Hinweis auf starke Ressourcen ist.*

T: Mhm. *»Es wird nie mehr so sein, wie es einmal war. Aber es wird alles wieder gut.«* Wie reagiert das KIND darauf?

P: Sie nimmt mich in den Arm.
T: Mhm. Und wenn du ihr noch mal in die Augen schaust, was siehst du da?
P: Hoffnung.
T: Hoffnung?
P: Mhm.

3. ABSCHLUSSFRAGE

T: Wünschst du dir noch etwas von dem KIND?
P: Nein.

4. ABSCHLUSSFRAGE

T: Möchte das KIND dir noch etwas sagen oder geben?
P: Ein Stück Erinnerung.
T: Ein Stück Erinnerung? Mhm. Und wie reagierst du darauf?
P: Ich freu mich.
T: Kannst du ihr das direkt sagen?
P: *»Ich freu mich über das Stück Erinnerung.«*
T: *»Ich freu mich über das Stück Erinnerung.«*
P: (lächelt)

5. ABSCHLUSSFRAGE

T: Gibt es sonst noch etwas, was geschehen sollte in dem Bild, bevor wir das ausklingen lassen?
P: Nein.

6. ABSCHLUSSFRAGE

T: Mit welchem Bild möchtest du jetzt diese Begegnung für heute ausklingen lassen?
P: Mit einer Umarmung.
T: Mit einer Umarmung?
P: Mhm.
T: Dann kannst du dieses Bild, wie ihr beiden euch noch einmal umarmt, noch eine Weile auf dich wirken lassen. Du kannst es auch für dich mitnehmen. Und wenn du so weit bist, dann kannst du es langsam verblassen lassen, in deinem Tempo wieder hier in diesen Raum zurückkommen und deine Augen wieder öffnen.
P: (öffnet die Augen)

T: Wie war das jetzt für dich?

P: Das war schön.

T: Das war schön? Was war schön?

P: Diese Gespräche.

T: Mhm. Was empfindest du dabei, wenn du sagst: »Das ist schön«?

P: Hoffnung … und Glück.

T: Mhm. Das klingt ein bisschen so, als würde die KLEINE MELANIE, das KIND, dich an ihren positiven Empfindungen teilhaben lassen und sie vielleicht auch ein Stückchen auf dich übertragen?

P: Ja.

T: Könnte das sein?

P: (nickt)

T: Aha. Das ist eine schöne Vorstellung.

P: (lächelt)

T: Wie fühlst du dich jetzt?

P: Gut.

T: Mhm.

P: Mir hat das irgendwo das Gefühl gegeben, dass wirklich alles wieder gut werden kann.

T: Mhm.

P: Es ist klar, es wird nicht mehr wie früher. Ich werde nie mehr das kleine Mädchen sein. Es werden auch nicht mehr die Personen da sein, die damals da waren.

T: Ja.

P: Aber es kann irgendwo auch wieder gut werden, weil ich eben weiß, dass diese Personen trotzdem da sind.

T: Ja, und dich weiter begleiten?

P: Genau. Das spüre ich ganz oft. Wenn mir was Dummes passiert, habe ich irgendwo im Kopf dieses hämische Lachen von meinem Vater. Und wenn ich mich gestoßen habe oder so, hat er mich immer ausgelacht, weil er das so lustig fand. Und das habe ich immer noch ganz oft. Wenn ich mich stoße oder so was, ich höre immer noch dieses Lachen von ihm.

T: Mhm. Und das ist so die Art und Weise, wie er dich weiter begleitet?

P: Ja.

T: Hast du auch *das* gemeint eben mit der Bemerkung *»ein Stück Erinnerung«*?

P: Ja.

T: Okay, das wird dann noch mal so wach?

P: Ja.

T: Schöne Vorstellung. War irgendwas an dem, was wir jetzt grad gemacht haben, überraschend oder unerwartet?

P: So an sich nicht. Es ist nur … Ich habe mich wirklich als kleines Mädchen gesehen … und diese Ausstrahlung und dieses Glück in meinen Augen, das kannte ich gar nicht mehr.

T: Das ist im Laufe der Zeit durch diese vielen schlimmen Dinge einfach überdeckt worden, verschüttet worden, verloren gegangen?

P: Genau.

T: Könnte man das so ausdrücken?

P: Ja.

T: Aha. Ja, da wird ja deutlich, was die KLEINE für ein wichtiger Anteil von dir ist, nicht?

P: Mhm.

T: Der immer noch sehr lebendig ist und viel Kraft und Energie hat.

P: (lacht) Ja, es gibt auch ganz viele Momente, wo ich einfach noch wirklich total kindisch bin, wenn ich mit meinem Ex-Freund zum Beispiel einkaufen gegangen bin, und dann hat es geregnet, und ich bin durch jede einzelne Pfütze gesprungen, …

T: (lacht)

P: … die ich gesehen habe. Ich weiß nicht, das sind so Sachen, mir macht das immer noch Spaß.

T: Mhm.

P: Mir ist so was auch nicht peinlich. Ich habe Spaß daran, und warum soll ich dann solche Momente für Spaß nicht einfach nutzen, wenn ich sie haben kann?

T: Ja, und es gibt ja so diese Aussage: Man bewahrt sich sein INNERES KIND.

P: Ja.

T: Und ich glaube, das passt ganz gut dazu.

P: Ja, man muss immer irgendwo noch ein Stück Kind sein.

T: Ja.

P: Egal, wie alt man ist.

T: Ja, und es ist auch so deutlich geworden, wie viel Kraft die KLEINE dir geben kann.

P: Mhm.

T: Und wie ihr beiden euch auch gegenseitig etwas gegeben habt. Sie hat dir ihre Kraft und Energie und ihre Hoffnung gegeben, und du hast ihr auch diese Zuversicht als HEUTIGES ICH mitteilen können: »*Es wird alles gut werden.*« Also eine sich gegenseitig nährende Beziehung.

P: Mhm (nickt).

Durch die besondere Art der INNERE-KIND-ARBEIT in der IRRT offenbaren sich häufig Kraft, Stärken, Lebensfreude und weitere Ressourcen auch aufseiten des KINDES, sodass nicht nur das HEUTIGE ICH dem KIND, sondern auch das KIND dem HEUTIGEN ICH Unterstützung gibt.

T: Gibt's noch andere Beobachtungen, Erkenntnisse, Bemerkungen?

P: Das war für mich so ein Bild. Meine Mama hat zu mir immer gesagt, dass ich als kleines Kind nie geheult habe. Sie hat gesagt, von meinen Geschwistern gebe es tausend Bilder, wo die am Weinen sind, von mir gar nicht. Sie sagt, ich hätte nie geheult, und dieses Bild, dieses ständige Lächeln und so, das hat mir irgendwo auch gezeigt, dass ich wirklich ein richtig glückliches Kind war.

T: Es scheint so zu sein, dass das jetzt gerade durch diese Begegnung wieder richtig wach geworden ist.

P: Ja, und es zeigt mir irgendwo auch, dass es schön ist, glücklich zu sein, und dass es für mich ein Ziel ist, wieder genauso glücklich zu werden.

T: Das ist ein ausgesprochen erstrebenswertes und schönes Ziel, finde ich.

P: Ja (lächelt).

T: Wie war meine Begleitung für dich?

P: Hilfreich.

T: Was war hilfreich?

P: Die Fragen, was ich ihr noch sagen möchte oder wie sie reagiert. Ich glaube, wenn du das nicht gefragt hättest, hätte ich da gar nicht so drauf geachtet.

T: Wo wäre dein Fokus hingegangen ohne die Fragen?

P: Einfach nur auf dieses glückliche KIND, wie es vor mir steht und tanzt und lacht und spielt und Spaß hat. Da wäre ich gar nicht auf die Idee gekommen, mit ihr zu reden oder ihr was zu sagen.

T: Und durch die Fragen wurde der Fokus mehr in diese Richtung gelenkt?

P: Genau.

T: Was nimmst du aus der Sitzung mit, was hast du gelernt?

P: Dass es hilfreich ist, mal in sich selbst hineinzugehen und mit sich selbst in der Vergangenheit zu sprechen und sich da vielleicht irgendwo auch noch mal Ansporn zu holen, wirklich das Richtige jetzt durchzuziehen und den richtigen Weg zu gehen.

T: Mhm.

P: Und dass es auch hilfreich ist, einfach zu sehen, wie glücklich man war und wie glücklich man auch wieder werden kann, wenn man's wirklich durchzieht.

T: Das ist ja wunderbar, wenn du jetzt weißt, genau diese Quelle der Kraft und der Energie sitzt in dir, ist ein Teil von dir und jederzeit verfügbar.

P: Ja, das stimmt.

T: Was könnte das noch für deinen Alltag bedeuten, diese Erkenntnis?

P: Dass ich in Stresssituationen oder Situationen, wo ich unglücklich bin, mich einfach noch mal zurückversetzen kann und mir wieder dieses Bild von mir als KLEINES MÄDCHEN hervorrufen kann und mir von ihr wieder dieses Glückliche geben lassen kann und die Hoffnung. Und von ihr werde ich mir mit Sicherheit auch sagen lassen können, dass ich nicht aufgeben darf.

T: Das klingt nach einer gewinnbringenden Kooperation (lacht).

P: Ja, auf jeden Fall (lacht).

T: Noch irgendwas, was dir durch den Kopf geht?

P: Es tut im Allgemeinen gut, wenn man sich als KLEINES MÄDCHEN noch mal sieht. Einfach dieses Gefühl … so habe ich mal ausgesehen, so war ich mal.

T: Mhm.

Die Therapeutin staunt immer mehr über die vielfältigen Ressourcen, zu denen dieses 17-jährige Mädchen nach seinen zahlreichen Schicksalsschlägen Zugang findet – in dieser einzigen kurzen Begegnung mit ihrem INNEREN KIND! Auch die Reife und der Tiefgang der Empfindungen ist sehr bemerkenswert. Schon an dieser Stelle ist der Therapeutin klar, dass sie sich um diese Patientin in ihrer Ferienabwesenheit keine Sorgen machen müsse.

P: Und dann sieht man irgendwo auch diese Veränderung, was aus einem geworden ist, und das sind dann auch so Momente, wo man sich dann den kompletten Lebensweg noch mal durch den Kopf gehen lässt und sich so ein bisschen Gedanken macht, was einen zu dem gemacht hat, was man heute ist.

T: Mhm.

P: Da sind Sachen passiert, gegen die ich nichts machen kann. Ich kann das nicht ändern. Ich kann auch nicht die Zeit zurückdrehen und die Situation ändern. Die Sachen sind passiert, und ich muss das Beste daraus machen.

T: Ja, und wenn man dann noch die Kraftquelle bei sich trägt … besser geht's ja nicht.

P: Ja, dann kann's ja nur noch vorwärts gehen.

T: Genau (beide lachen).

Katamnese

Die Therapeutin fuhr gelassen in die Ferien. Melanie berichtete nachher, sie habe die Zeit des Urlaubs der Therapeutin gut überstehen können, und wenn es ihr nicht gut gegangen sei, habe sie innerlich Verbindung zu dem dreijährigen glücklichen INNEREN KIND aufnehmen können. Das habe ihr sehr viel Kraft gegeben. Die Therapeutin konnte dann mit Melanie die geplante IRRT-Trauersitzung zum Verlust des geliebten Vaters durchführen, welche sehr intensiv war. Das hatte zur Folge, dass Melanie eine große Last abwerfen konnte, weil sie das Gefühl hatte, sich noch einmal vom Vater verabschiedet haben zu können. Es war ihr auch wichtig, ihm noch einmal sagen zu können, wie sehr sie ihn geliebt habe. Das habe sie sehr erleichtert. Kurze Zeit später berichtet sie dann, sie habe mittlerweile so viel Kraft, dass sie den anderen Familienmitgliedern davon sogar etwas abgeben könne. Die Patientin erholt sich innerhalb weniger Monate vollständig von ihrer Symptomatik.

8.11 Fallbeispiel Karen (R. K.)

»Ich bin stolz auf mich, weil ich dich retten konnte.«

(IRRT-Phase-3 zur Auflösung einer Ambivalenz nach sexuellem Missbrauch)

Karen (42 Jahre) ist seit fünf Jahren in ambulanter Psychotherapie. Zunächst scheint es vordergründig um rezidivierende Depressionen, phasenweise bis schwergradig, zu gehen. Im Verlauf fasst sie Vertrauen und berichtet aus ihrer Anamnese, dass sie als Kind von ihrem (seit Langem verstorbenen) Vater regelmäßig sexuell missbraucht worden ist, indem er bei seiner kleinen Tochter immer wieder einen Cunnilingus durchführte, wobei diese pervertierte Art der »Zuwendung« weitgehend die einzige Form des näheren emotionalen Kontakts darstellte. Die Mutter musste von den Missbräuchen gewusst haben, war selber aber äußerst gewalttätig und sadistisch der eigenen Tochter gegenüber. Das musste wiederum der Vater gewusst haben, aber er schritt nicht ein. So gab es Gewalt von beiden Elternteilen, beide wussten gegenseitig davon, beide schritten nicht ein bzw. leugneten Missbrauch und Misshandlung, und das Kind fühlte sich entsprechend einsam und verlassen.

In mehreren IRRT-Sitzungen (Phase 1, 2, 3) können die Traumatisierungen durch Vater und Mutter recht erfolgreich angegangen werden. Aber es bleibt eine Ambivalenz vor allem in der Beziehung zum Vater(-bild), indem die Patientin einerseits den Vater hasst und verdammt für das perverse Handeln, andererseits aber immer wieder die unstillbare Sehnsucht nach seiner Zuwendung und Liebe verspürt.

In drei IRRT-Phase-3-Sitzungen im Abstand von mehreren Monaten kommt die Patientin dem Gefühl des Kindes immer näher, hat aber die Sitzungen jeweils mittendrin abgebrochen. Das Kind empfindet den Sitzungsabbruch jedes Mal als Im-Stich-gelassen-Werden und ist entsprechend wütend auf das aktuelle Ich. Die hier vorgestellte Sitzung kommt erst Monate nach der letzten IRRT-Phase-3-Sitzung zustande, als die Patientin sich endlich wieder getraut, eine imaginative Begegnung mit dem inneren Kind zuzulassen. Sie wirkt zu Beginn der Sitzung gefasst und entschlossen.

Besonderheiten:

- Von Anfang an begegnet das aktuelle Ich dem metaphorischen inneren Kind, das bereits auf sie wartet.
- Erstmals traut sich die Patientin, dem Kind gegenüber auch Schwächen zuzugeben.
- Die Patientin erkennt den Unterschied zwischen parentifiziertem Kind und ressourcenreichem inneren Kind.
- Die Ambivalenz in der Vaterbeziehung, unter der die Patientin seit Jahren leidet,

kann aufgelöst werden, indem das AKTUELLE ICH dem KIND die Zuwendung und Sicherheit gibt, die sich das KIND all die Jahrzehnte immer vom Vater gewünscht hat.

EINLEITUNG

T: Also, die Aufgabe ist, dass Sie keine Erinnerungsszene und keine anderen Personen, sondern einfach eine symbolische Begegnung zwischen Ihnen als HEUTIGEM ICH und Ihrem INNEREN KIND VON HEUTE aufkommen lassen, das ist alles. Okay?

P: Mhm.

T: Fragen dazu, oder sollen wir einfach einsteigen?

P: Fangen wir an.

PHASE 3

T: Okay. Dann können Sie, wenn Sie bereit sind, die Augen schließen und ein Bild von Ihrem INNEREN KIND vor Ihrem inneren Auge aufkommen lassen. Und sobald Sie es haben, können Sie es mir sagen.

P: Also, die KLEINE KAREN ist bei meinen Eltern in der alten Wohnung.

T: In der alten Wohnung?

P: Ja.

T: Und wo dort?

P: Sie ist im Wohnzimmer.

T: Das KIND ist im Wohnzimmer. Und wo dort im Wohnzimmer?

P: Auf dem Sofa.

T: Auf dem Sofa. Was macht das KIND?

P: Sie wartet auf mich.

Es ist sehr bemerkenswert, dass das KIND auf das AKTUELLE ICH wartet. Der Sitzungsbeginn wirkt so, als habe die Patientin sich innerlich genauestens darauf vorbereitet. Ohne Zweifel ist es hier ein direkter Einstieg mit dem METAPHORISCHEN INNEREN KIND.

T: (erstaunt) Aha, okay. Und wie alt ist sie ungefähr?

P: Acht, neun.

T: Mhm. Und wo sind Sie als HEUTIGES ICH in dem Bild mit dem KIND?

P: Ich bin in der Eingangstür, ich bin gerade hereingekommen. Ich habe sie grad gesehen.

T: Mhm. Wie weit entfernt sind Sie von ihr jetzt?

P: Ein paar Meter.

T: Mhm. Können Sie nah zu ihr hingehen?

P: Mhm, ja.
T: Und wie stehen Sie jetzt zu ihr, wo sind Sie?
P: Sie schaut mich nicht an, aber sie hat mich wohl schon gesehen.
T: Sie hat gemerkt, dass Sie da sind?
P: Ja. Ich sehe sie so seitlich, sie sitzt auf dem Sofa.
T: Mhm, und Sie stehen oder sitzen?
P: Ich stehe und gehe auf sie zu.
T: Mhm. Was möchten Sie als HEUTIGES ICH jetzt dem KIND sagen oder mit ihr machen?
P: Mit ihr reden (lächelt verlegen).
T: Mhm. Können Sie ihr das jetzt sagen?
P: »*Ich möchte mit dir reden.*«
T: »*Ich möchte mit dir reden.*« Wie reagiert das KIND?
P: Sie ist … wütend.
T: Sie ist wütend?
P: Ja, und sie zuckt so desinteressiert mit den Schultern. »*Wenn du willst.*«
T: »*Wenn du willst.*« Und sie ist wütend, weil …?
P: Weil ich erst jetzt komme.
T: Weil Sie erst jetzt kommen? Mhm. Wie fühlen Sie sich?
P: (leise) Schuldig.
T: Schuldig? Können Sie ihr das direkt sagen?
P: Mhm. »*Ich fühle mich schuldig, dass ich erst jetzt komme.*«
T: »*Ich fühle mich schuldig, dass ich erst jetzt komme.*«
P: »*Dass ich dich allein gelassen habe.*«
T: »*Dass ich dich so lange allein gelassen habe.*« Wie reagiert das KIND jetzt darauf?
P: Sie schaut mich immer noch nicht an, aber sie ist jetzt eher traurig.
T: Jetzt ist sie traurig. Und sie ist jetzt traurig, weil …?
P: Weil sie sich so allein fühlt.
T: Weil sie sich so allein fühlt. Und wenn Sie ihr jetzt in die Augen schauen, was sehen Sie jetzt in dem Blick?
P: Ich sehe die Augen nicht, sie schaut mich nicht an.
T: Wenn Sie die Augen sehen könnten, was würden Sie dann in dem Blick sehen?
P: Ich sehe sie nur traurig.
T: Sie sehen, dass sie traurig ist? Und wie fühlen Sie sich, wenn Sie jetzt die Traurigkeit bei ihr empfinden?
P: Ja, ich fühle mit, und ich habe immer noch Schuldgefühle.
T: Können Sie ihr das jetzt direkt sagen, was Sie bei ihr empfinden und wie es Ihnen damit geht?
P: »*Ich fühle mit dir mit, und ich fühle mich total schuldig, dass es dir so schlecht geht.*«
T: »*Ich fühle mit dir mit, ich sehe deine Traurigkeit, und ich fühle mich total schuldig, dass es dir so schlecht geht.*« Wie reagiert sie darauf?

P: Sie weint.

T: Jetzt weint sie? Und was möchten Sie ihr jetzt gerne sagen oder mit ihr machen, wenn Sie sehen, wie sie weint?

P: Trösten.

T: Trösten? Wie möchten Sie sie gern trösten?

P: Sie umarmen.

T: Können Sie ihr das jetzt sagen?

Der Therapeut fragt bewusst, ob die Patientin dem KIND ihren Handlungswunsch zunächst sagen kann (»Können Sie ihr das jetzt sagen?«), statt sofort die Umsetzung in die Handlung vorzuschlagen (»Können Sie sich vorstellen, das jetzt zu tun?«). Zunächst sollte die Reaktion des KINDES auf den Umarmungswunsch überprüft werden, bevor die Handlung vollzogen wird.

P: *»Darf ich dich umarmen?«*

T: *»Darf ich dich umarmen?«* Wie reagiert sie?

P: Ja, sie zuckt wieder so desinteressiert mit den Schultern.

T: Sie zuckt wieder so mit den Schultern?

P: Mhm.

T: Und wie reagieren Sie jetzt?

P: Ich setze mich neben sie und umarme sie.

T: Jetzt umarmen Sie sie?

P: Mhm.

T: Wie machen Sie das genau?

P: Ich lege ihren Kopf an meine Brust, und ich streichle sie.

T: Und Sie streicheln sie? Und wie reagiert das KIND jetzt darauf?

P: Sie weint.

T: Sie weint? Und wie fühlen Sie sich jetzt?

P: ... So ... endlich darf ich das machen, endlich darf ich sie trösten!

T: Mhm. Und wie fühlen Sie sich dabei, wenn Sie sie endlich trösten dürfen?

P: Gut, aber ich fühle mich überfordert.

T: Mhm, einerseits gut, aber Sie fühlen sich auch überfordert. Und überfordert, weil ...?

P: Ich habe das Gefühl, dass ich jetzt nichts falsch machen darf.

T: Mhm. Können Sie das dem KIND jetzt direkt sagen, wie Sie sich fühlen?

P: *»Ich bin etwas überfordert, weil ich Angst habe, dass ich dir wehtue, dass ich etwas falsch mache.«*

T: *»Ich fühle mich überfordert, weil ich Angst habe, dass ich etwas falsch mache.«* Wie reagiert das KIND darauf?

P: Sie sagt mir, dass sie auch Angst hat.

T: *»Ich habe auch Angst«*, sagt sie? Und sie hat Angst vor ...?

P: Dass ich sie allein lasse.
T: Sie hat Angst, dass Sie sie allein lassen?
P: Mhm. Dass sie wieder allein bleibt.

Dass das lange im Stich gelassene KIND nicht auf die erste Umarmung mit Begeisterung reagiert, ist sehr verständlich. Es braucht hier Geduld, Beharrlichkeit und Verständnis vom AKTUELLEN ICH.

T: Dass sie nachher wieder allein bleibt? Wie reagieren Sie jetzt darauf?
P: Ich sage ihr, dass das nicht passieren wird, weil ich jetzt bereit bin.
T: Können Sie es ihr direkt sagen?
P: *»Ich werde dich nie mehr allein lassen.«*
T: *»Ich werde dich nie mehr allein lassen. Ich bin jetzt bereit.«* Wie reagiert das KIND?
P: Sie atmet ganz tief aus im Sinn von »*Na endlich!*«, entlastet.
T: Sie seufzt ganz tief?
P: Ja.
T: Und sie empfindet: »Endlich!«?
P: Mhm.
T: Was sehen Sie jetzt in ihren Augen?
P: Also, sie sieht jedenfalls nicht traurig aus.
T: Sie sieht nicht mehr traurig aus?
P: Nein, aber so ... ängstlich.
T: Aber Sie sehen, dass sie noch ängstlich ist?
P: Mhm.
T: Und was möchten Sie ihr jetzt gern sagen oder mit ihr machen, wenn Sie die Ängstlichkeit sehen?
P: Ihr sagen, dass sie keine Angst mehr haben muss, weil ich sie beschützen werde.
T: Können Sie es ihr direkt sagen?
P: *»Du musst keine Angst mehr haben, weil ich dich immer beschützen werde.«*
T: *»Du musst keine Angst mehr haben, ich werde dich immer beschützen.«* Wie reagiert sie darauf?
P: (bewegt) Jetzt kommt sie und umarmt mich.

Indem das AKTUELLE ICH das KIND jetzt spontan umarmt, signalisiert das KIND (der Patientin, vor allem aber auch dem Therapeuten, der ein Empfinden dafür hat), dass es jetzt Vertrauen zum AKTUELLEN ICH hat.

T: Jetzt umarmt sie Sie? Wie fühlen Sie sich, wenn sie Sie jetzt umarmt?
P: Gut, stark.
T: Gut und stark? Können Sie ihr das jetzt sagen?
P: (mit fester Stimme) »*Ich fühle mich gut und stark!*«

T: *»Ich fühle mich gut und stark, wenn du mich jetzt umarmst!«* Wie reagiert das KIND darauf?

P: Sie hält mich weiterhin im Arm.

T: Sie umarmt Sie einfach. Jetzt umarmen Sie sich gegenseitig?

P: Mhm.

T: Und wie fühlt sich jetzt das KIND bei der gegenseitigen Umarmung?

P: Geborgen.

T: Geborgen?

P: Und leicht.

T: Leicht? Geborgen und leicht? Und wie fühlen Sie sich, wenn Sie jetzt die Geborgenheit und Leichtigkeit beim KIND empfinden?

P: (seufzt) Gut.

T: Gut? Und Sie fühlen sich gut, weil …?

P: Ich bin stolz auf mich.

T: Sie sind stolz auf sich? Und können Sie das jetzt auch noch mal direkt dem KIND sagen, was Sie empfinden, wie es sich fühlt und wie das für Sie ist?

P: *»Ich fühle mich jetzt so gut, ich bin stolz auf mich, weil ich dich retten konnte.«*

T: *»Ich fühle mich stolz auf mich, weil ich dich retten konnte.«* Wie reagiert das KIND darauf?

P: Jetzt ist sie auch happy, sie vertraut mir, sie glaubt mir, was ich sage.

T: Jetzt vertraut sie Ihnen, und jetzt glaubt sie Ihnen? Woran merken Sie das?

P: Sie schaut mir endlich in die Augen.

Wenn das KIND das AKTUELLE ICH erstmals direkt anschaut, handelt es sich oft um einen positiven Wendepunkt in einer IRRT-Phase-3-Sitzung.

T: Jetzt schaut sie Ihnen in die Augen?

P: Mhm.

T: Und was sehen Sie jetzt in dem Blick in diesen Augen?

P: Die Augen sind so groß, so froh.

T: So groß und froh? Wie geht es Ihnen, wenn Sie jetzt die Augen sehen, die großen, und Sie sehen, dass die KLEINE froh ist?

P: Das ist ein schönes Gefühl.

T: Das ist ein schönes Gefühl? Können Sie das dem KIND auch noch mal sagen?

P: *»Das ist ein schönes Gefühl, dich so glücklich zu sehen.«*

T: *»Das ist ein schönes Gefühl, dich so glücklich zu sehen.«* Und wie reagiert sie darauf?

P: (bewegt) Sie umarmt mich noch mehr.

T: Sie umarmt Sie noch mehr? Ihr umarmt euch weiter, gegenseitig, das KIND fühlt sich geborgen und leicht, und es vertraut Ihnen. Und Sie sind stolz und fühlen sich gut, dass Sie sie retten konnten?

P: Ja.

T: Und gibt es jetzt noch etwas, das Sie dem KIND sagen oder mit ihm tun möchten?

Der Therapeut ist an dieser Stelle nicht sicher, ob noch wesentliche Schritte in dieser Sitzung zu erwarten sind, und wählt ganz bewusst eine geschlossene Frage, ohne allerdings die Formulierung einer Abschlussfrage zu wählen.

P: Ja, ich habe die ganze Zeit das Gefühl, dass wir am falschen Ort sind. Also, wir müssen weggehen.

T: Mhm. Können Sie das dem KIND direkt sagen?

P: *»Wir sind hier am total falschen Ort, wir müssen hier weggehen und nie mehr zurückkommen.«*

T: *»Wir müssen hier weg und nie mehr zurückkommen.«* Wie reagiert das KIND darauf?

P: Ja, sie sagt *»Ja«*.

T: Sie sagt *»Ja«*.

P: Und wir schauen das Sofa an, das uns an Sachen erinnert, die uns nicht gefallen. Und dann stehen wir auf.

T: Und jetzt steht ihr beide auf ... und ...?

P: Ich nehme sie an der Hand.

T: Mhm. Und wo möchten Sie mit ihr hin?

P: (schweigt)

T: Am liebsten?

P: (Pause) Irgendwo in die Natur, glaube ich.

T: Mhm. Wo könnte das sein in der Natur, in was für einer Umgebung?

P: Am Meer.

T: Am Meer?

P: Ja. Und mit ihr im Sand sitzen.

T: Jetzt sitzen Sie mit ihr am Meer im Sand? Ihr sitzt nebeneinander, oder wie?

P: Ja.

T: Und schaut aufs Meer?

P: Ja.

T: Wie fühlt sich jetzt das KIND?

P: Frei.

T: Frei. Wie fühlen Sie sich?

P: (schweigt lange)

Der Therapeut ahnt durch dieses lange Schweigen, dass da noch etwas nicht erledigt ist in der Sitzung, und fasst erst noch einmal die letzte Szene zusammen, um der Patientin das Fortschreiten zu erleichtern.

T: Im Sand, mit dem Blick aufs Meer, das KIND ist neben Ihnen. Und das Kind fühlt sich frei?

P: Mhm.

T: Und wie ist das für Sie, wie fühlen Sie sich dabei?

P: (weint) Ich bin froh, dass ich das, dass ich ihr habe helfen können. Aber *ich* fühle mich noch nicht so gut.

T: (reicht ihr ein Taschentuch) Nämlich wie?

P: (weint)

T: Was sind da noch für Gefühle, für Gedanken?

P: Das Freiheitsgefühl habe ich nicht.

T: Mhm. Sondern …? Was haben Sie für ein Gefühl?

P: Immer noch Angst, dass etwas passieren könnte.

T: Mhm. Können Sie das dem KIND jetzt direkt sagen?

P: Muss das das KIND wissen? Weil, das KIND fühlt sich ja gut.

T: Mhm. Vielleicht können Sie mal ausprobieren, wie das KIND reagiert, wenn Sie ihm jetzt ganz offen schildern, wie Sie sich fühlen.

Die Herausforderungen für das AKTUELLE ICH sind die Empathie mit dem KIND, die Empathie sich selbst gegenüber und die authentische Kommunikation darüber. Der letzte Punkt steht hier zur Debatte. Der Therapeut schlägt dem AKTUELLEN ICH einfach mal vor, das Experiment zu machen, um zu sehen, was in der Imagination passieren würde, worauf die Patientin auch sofort eingeht.

P: *»Ich bin leider noch gefangen in meinen Ängsten.«*

T: *»Ich bin noch gefangen in meinen Ängsten.«*

P: *»Und ich brauche auch deine Hilfe.«*

T: *»Und ich brauche auch deine Hilfe.«* Wie reagiert das KIND jetzt?

P: Sie ist überrascht.

T: Mhm. Sie ist überrascht, und …?

P: Und sie sagt mir, dass sie mich auch nie allein lassen wird.

T: *»Ich werde dich auch nie allein lassen«*, sagt sie? Und was sehen Sie dabei in ihren Augen, wenn sie das sagt?

P: (weint gerührt) Liebe.

T: Liebe? Und wie fühlen Sie sich, wenn Sie jetzt Liebe in den Augen des KINDES sehen?

P: (weint weiter) Ja, dass ich nicht mehr allein bin.

T: Sie fühlen sich nicht mehr allein? Können Sie das dem KIND jetzt sagen?

P: *»Ich fühle mich auch nicht mehr allein.«*

T: *»Ich fühle mich auch nicht mehr allein, wenn ich die Liebe in deinen Augen sehe.«* Und wie reagiert das KIND darauf?

P: Jetzt tröstet sie mich.

T: Jetzt tröstet das KIND Sie? Und wie macht sie das?

P: Sie zieht mich jetzt an ihre Brust, aber sie ist so klein.

T: Mhm. Jetzt zieht sie Sie an ihre Brust. Wie fühlen Sie sich, wenn das KIND Sie jetzt tröstet?

P: (schmunzelt) Es ist schwierig, mir kommt immer wieder Roberta [Tochter der Patientin] in den Kopf, und ich muss sie wie wegtun.

T: (schmunzelt ebenfalls) Ja, aber das ist jetzt die KLEINE KAREN, die Verwechslung mit dem tatsächlichen eigenen Kind kann passieren, das macht nichts. Die KLEINE KAREN nimmt Sie jetzt an ihre Brust und tröstet Sie. Und wie fühlen Sie sich jetzt, wenn die KLEINE Sie tröstet, die KLEINE KAREN?

Auf diese Verwechslungen mit tatsächlichen eigenen Kindern muss in der Regel gar nicht groß eingegangen werden, sondern der Patientin wird erklärt, dass das passieren kann und dass es hier aber um das INNERE KIND geht. In aller Regel ist die Problematik damit gelöst.

P: (seufzt tief) Sie gibt mir Kraft.

T: Sie gibt Ihnen Kraft? Sie merken die Kraft, die da kommt?

P: Ja.

T: Können Sie das dem KIND auch noch mal sagen?

P: *»Du gibst mir Kraft.«*

T: *»Du gibst mir Kraft.«* Wie reagiert sie darauf?

P: Sie streichelt mich weiter.

T: Sie streichelt Sie einfach weiter und tröstet Sie. Was möchten Sie ihr noch gern sagen oder mit ihr machen?

P: Ich möchte ihr sagen, dass wir ab jetzt aufeinander schauen.

T: Mhm. Können Sie ihr es noch einmal direkt sagen?

P: *»Ab jetzt schauen wir aufeinander, und wenn wir traurig sind, trösten wir uns.«*

T: *»Ab jetzt schauen wir gegenseitig aufeinander, und wenn wir traurig sind, trösten wir uns.«* Wie reagiert das KIND?

P: *»Ja«*, sie sagt: *»Ja, machen wir das.«*

T: Sie sagt, *»Ja, das machen wir.«* Und was sehen Sie jetzt in den Augen des KINDES?

P: (räuspert sich, schnieft) Sie ist zufrieden, sie hat einen ganz anderen Gesichtsausdruck.

T: Einen ganz anderen Gesichtsausdruck, ganz zufrieden?

P: Mhm.

T: Und wie fühlen Sie sich, wenn Sie diesen Gesichtsausdruck jetzt bei ihr sehen?

P: Ich bin froh, weil sie das dank mir macht, dank mir glücklich ist.

T: Können Sie ihr das auch noch mal direkt sagen?

P: *»Ich bin total froh, dass ich dich habe glücklich machen können in unserer Begegnung.«*

T: *»Ich bin froh, dass ich dich habe glücklich machen können in unserer Begegnung.«* Wie reagiert sie jetzt darauf?

P: Ja, sie ist auch froh, und sie verzeiht mir, dass ich so lange gebraucht habe.

T: Sie verzeiht Ihnen, dass Sie so lange gebraucht haben? Wie macht sie das, Ihnen verzeihen?

P: Sie sagt es mir.

T: Sie sagt es: *»Ich verzeihe dir«*? Und wie fühlt sich das an für Sie, wenn sie Ihnen jetzt verzeiht?

P: Erleichterung, ich bin erleichtert.

T: Große Erleichterung? Können Sie ihr das auch noch mal sagen?

P: *»Ich fühle mich erleichtert durch deine Worte.«*

T: *»Ich fühle mich erleichtert, wenn du mir jetzt verzeihst.«* Wie reagiert das KIND?

P: Es nimmt mich wieder bei der Hand, …

T: Sie nimmt Sie wieder bei der Hand, und …?

P: Wir wollen gehen.

T: Und ihr wollt gehen, mhm.

P: Mhm.

1. ABSCHLUSSFRAGE

T: Gibt es jetzt noch etwas, das Sie dem KIND sagen oder mit ihm machen wollen, bevor wir diese Begegnung für heute ausklingen lassen?

P: Nein.

2. ABSCHLUSSFRAGE

T: Gibt es noch etwas, das das KIND von Ihnen braucht?

P: Nur, dass ich sie nicht loslasse.

T: Mhm. Wie reagieren Sie auf das Bedürfnis?

> *Wenn die Patientin auf die 2. Abschlussfrage ein Bedürfnis des KINDES erwähnt, ist es wichtig, dass der Therapeut nicht in die Bedürfnisfalle tappt. Es geht nicht darum, das Bedürfnis des KINDES zu erfüllen, sondern darum, die Einstellung des AKTUELLEN ICHS zum Bedürfnis des KINDES zu überprüfen.*

P: Ich halte ihre Hand ganz fest.

T: Ganz fest? Wie reagiert das KIND?

P: Sie drückt auch.

T: Jetzt haltet ihr euch gegenseitig ganz fest die Hand?

P: Mhm.

3. ABSCHLUSSFRAGE

T: Gibt es noch etwas, das Sie sich vom KIND wünschen?
P: Nein.

4. ABSCHLUSSFRAGE

T: Noch etwas, das das KIND Ihnen sagen oder vielleicht geben möchte?
P: (schüttelt den Kopf) Nein.

5. ABSCHLUSSFRAGE

T: Soll sonst noch irgendetwas in dieser Begegnung passieren, bevor wir es dann ausklingen lassen?
P: Nein.

6. ABSCHLUSSFRAGE

T: Mit welchem Bild möchten Sie diese Begegnung jetzt gern für heute ausklingen lassen?
P: Mit den Händen, die sich halten.
T: Ihr zwei haltet euch gegenseitig die Hand? Wie fühlt sich jetzt das KIND bei dem Bild?
P: Gebunden.
T: Gebunden. Und wie fühlen Sie sich bei dem Bild?
P: Auch gebunden.
T: Auch gebunden. Dann können Sie das Bild jetzt noch wirken lassen, so lange Sie möchten, Sie können es in sich aufnehmen und verankern, und wenn es dann irgendwann für Sie gut ist, können Sie es langsam verblassen lassen, wieder hier ins Zimmer zurückkommen und wenn Sie so weit sind, Ihre Augen wieder öffnen.
P: (seufzt tief, öffnet die Augen, lächelt)

NACHBESPRECHUNG

T: Na?
P: Wir haben es geschafft! (lacht erleichtert)
T: Gell? (lacht ebenfalls) Wie war das, wie ist das für Sie gewesen?
P: (sehr bewegt) So intensiv!
T: Gell? Mhm. Was haben Sie vor allem als intensiv empfunden?
P: Also, ich habe ganz viel Liebe gespürt.

T: Ganz viel Liebe, oder?

P: Mhm (muss bewegt lächeln).

T: Ja, man sieht es Ihnen richtig an. Was ist das für ein Gefühl, wie geht es Ihnen jetzt?

P: (weint, längere Pause)

T: Schwierig zu beschreiben? Da ist so viel drin, oder?

P: Immer, wenn ich an die KLEINE KAREN gedacht habe, ist sie eben auf dem Sofa gewesen.

T: Und hat gewartet?

P: Ja, aber nicht mal auf mich, sondern eben auf meinen Papi. Und *ich* habe sie ins Bett gebracht.

T: Das heißt, jetzt haben *Sie* ihr das gegeben, was sie gebraucht hat? Dann braucht sie es nicht mehr vom Papi. Kann man das so sagen?

P: (weint weiter) Ja.

T: Das ist auch ein Teil von der Befreiung?

P: Ja.

T: Mhm. Meine Güte!

Hier bringt der Therapeut eine Vertiefung der Interpretation der Sitzung ein – nämlich dass sie dem KIND jetzt das geben kann, was sich das KIND immer vom Papi gewünscht hat –, eine Deutung, die er selber spontan anhand der letzten Ausführung der Patientin empfunden hat. Er bringt sie aber fragend-hypothetisch ein, um nicht direktiv-bezwingend zu wirken, und die Patientin bestätigt die Interpretation spontan.

P: Ach, Herr K.! Ich hätte gern Wasser.

T: Mit Kohlensäure?

P: Ja.

T: (gießt ihr ein Glas Wasser ein)

P: Ich habe dieses Mal auch nicht das Gefühl gehabt, dass ich abhauen muss, so wie letztes Mal (lacht verlegen).

T: Mhm. Was hat Ihnen den Mut oder die Kraft gegeben, in der Konfrontation zu bleiben? Es ist eine Konfrontation, oder?

P: Ja.

T: Was hat Ihnen den Mut und die Kraft gegeben?

P: Ja, weil ich jetzt selber … Ich war überzeugt gewesen, dass ich sie [sie meint das KIND] heute hole. Und das schlechte Gefühl, das ich jedes Mal gehabt habe, wenn ich unterbrochen habe, das wollte ich einfach nicht mehr haben. Und dann habe ich einfach meine Gefühle zugelassen. Und ich bin froh (lacht erleichtert)!

T: Chapeau, Madame! … Ist irgendetwas unerwartet gewesen in dem Ablauf jetzt?

P: Ja, einfach, wo sie sich so frei gefühlt hat, da habe ich als AKTUELLES ICH ein ganz anderes Gefühl gehabt.

T: Damit hätten Sie nicht gerechnet?

P: Nein, ich hätte eher erwartet, dass sie das Gefühl überträgt, oder das geht ein bisschen weg, aber ich habe mich immer noch gleich gefühlt wie vorher, immer noch ängstlich.

T: Mhm. Ja, noch weitere Beobachtungen, Erkenntnisse, Empfindungen?

P: (schweigt)

T: Das war einfach viel alles, oder?

P: Die Stube habe ich nicht gern, der Geruch …

T: Gut, dass Sie gemerkt haben, dass Sie gar nicht dort sein wollen und ans Meer wollen, in die Natur, in die Freiheit, oder?

P: Mhm. Ja.

T: Stimmt mein Eindruck, dass es auch wichtig war, dass das gegenseitig war, dass nicht nur Sie dem KIND helfen konnten, sondern auch das KIND Ihnen helfen konnte?

P: Mhm.

T: Und am Anfang ist Ihnen das etwas wie eine verkehrte Welt vorgekommen, oder?

Der Therapeut hat den Eindruck, dass es wichtig wäre, die Verwechslung zwischen realem Kind und INNEREM KIND und das Missverständnis der »Parentifizierung« noch einmal ganz eindeutig zu klären.

P: Das Problem ist eben, dass ich an meine Tochter denke.

T: An Roberta?

P: Ich sehe die KLEINE ACHT-/NEUNJÄHRIGE, und dann denke ich, dass ich das jetzt meiner Tochter nicht sagen würde.

T: Mhm. Das ist auch richtig. Das ist die ÄUSSERE BÜHNE.

P: Genau. Und dann muss ich mich zusammennehmen, dass ich die Hilfe annehmen oder verlangen kann, dass ich mich schwach zeige, oder? … Ja, Sie haben mich verstanden!

T: Ich glaube, ja. Das ist der Unterschied zwischen der INNEREN BÜHNE und dem INNEREN KIND und dem realen Kind. Für das reale Kind ist das eine Überforderung.

P: Ja, genau.

T: Eine Achtjährige kann nicht die Mutter trösten, aber beim INNEREN KIND geht das eben schon.

P: Ja, genau. Wenn sie mir sagt, dass es ihr gut geht, und ich müsste dann alles zerstören und ihr sagen, »*Aber mir nicht*«, dann (lächelt verlegen) …

T: Bei der Roberta würde dann eine Überforderung kommen. Wir nennen das *Parentifizierung*, man könnte sagen, eine »*Verelterlichung*«, das Kind muss plötzlich eine Elternrolle annehmen, oder? Das ist nicht gesund.

P: Genau.

T: Aber auf der INNEREN BÜHNE mit dem INNEREN KIND, da merken Sie, dass das INNERE KIND plötzlich eine Ressource ist, eine Kraftquelle, oder?

P: Ja, stimmt.

T: Das geht, das ist sogar sehr gesund und hilfreich. Darum habe ich Ihnen in aller Ruhe empfehlen können, das mal auszuprobieren.

P: (lächelt stolz)

T: Sehr gut, sehr differenziert, finde ich, wie Sie das wahrgenommen haben. Wie haben Sie meine Begleitung empfunden?

P: Gut.

T: Passend?

P: Ja, sehr.

T: Was heißt das jetzt, was da heute passiert ist, für Ihren Alltag?

P: Weiß ich nicht (lacht).

T: (lacht ebenfalls) Wissen Sie nicht? Mal schauen? Wie wäre das für Sie, wenn Sie ab jetzt eine dauerhafte Beziehung zu Ihrem INNEREN KIND hätten?

P: Ich weiß es nicht, Herr K. (schmunzelt).

T: Mal schauen, oder?

P: Ja, aus Erfahrung, wenn ich IRRT-Sitzungen z. B. zum Thema Mutter gemacht habe, weiß ich, dass das eine Auswirkung haben wird.

T: Ja, dann schauen wir mal.

P: Ich weiß gar nicht, wie wir jetzt weiterarbeiten müssen …

T: Ach, das müssen Sie jetzt überhaupt nicht überlegen. Jetzt gebe ich Ihnen mal die Audioaufnahme mit.

P: Mhm.

T: Und ich glaube, es wäre sehr hilfreich, wenn Sie sich das so oft anhören würden, wie Sie möchten, um das weiter zu verankern und nachzuerleben.

P: Mhm.

T: Und was sich dann aus dem entwickelt, das sehen Sie dann.

P: Mhm.

T: Wir sehen uns ja beim nächsten Termin und besprechen das dann einfach beim nächsten Mal. Wir machen eine »rollende Planung«, d. h., wir machen nicht jetzt einen Plan für die nächsten zehn Termine, sondern wir schauen von Mal zu Mal, weil das sehr davon abhängig ist, wie es Ihnen jetzt geht in der nächsten Zeit. Das haben Sie heute echt gut gemacht, das merken Sie, oder?

P: Mhm (lacht). Ich bin stolz auf mich!

T: (lacht ebenfalls) Ja, ich bin auch stolz auf Sie! (beide lachen) Das ist toll, nach so vielen Anläufen.

P: Ja, ich bin auch froh, wirklich!

T: Jetzt dürfen Sie sich etwas gönnen (schmunzelt).

Katamnese:

Die Sitzung fand erst kurz vor Redaktionsschluss dieses Buches statt. Aber in den ersten Wochen nach dieser Sitzung war bei Karen eine ausgesprochene Beruhigung zu verzeichnen. Sie empfinde vor allem, dass sie die schmerzhafte Ambivalenz in der Vaterbeziehung auflösen konnte, und ihre enge, vertraute Beziehung zum INNEREN KIND scheint sich langfristig verfestigen zu können.

8.12 Fallbeispiel Anna[33] (I. R.-T.)

»Tu mir bitte nicht mehr weh!«

(IRRT-Phase-3 bei Einsamkeit, Verlassenheit, Ausgeschlossenheit)

Anna befindet sich seit einem Jahr in ambulanter Psychotherapie. Sie klagt bei Aufnahme über zunehmende innerliche Belastung. Sie habe es schwer, Freundschaften zu schließen, und schäme sich, drei Jahre nach der Scheidung immer noch ohne Partner zu sein. Sie leide unter Einsamkeitserleben. Zudem erlebe sie sich immer wieder als Zielscheibe von Angriffen, meist Entwertungen durch andere Personen, und finde keine Antwort auf die Frage, wieso andere sich ihr gegenüber so verhielten. Sie zeigt zudem eine beginnende typische depressive Symptomatik. Lebensgeschichtlicher Hintergrund: Tod der Mutter in früher Kindheit, verschiedene Gewalt- und Vernachlässigungserfahrungen.

Zwei Wochen vor dieser IRRT-Sitzung gibt die Therapeutin der Patientin eine kurze Einführung in die IRRT-Phase-3-Methode. Anna habe als gläubige Christin dann intensive Gebete und »innere Dialoge mit Gott« geführt, gewissermaßen als Vorbereitung auf eine bessere Beziehung zu sich selbst und zum INNEREN KIND. Dabei sei ihr während des Anschauens eigener Fotos aus der Kindheit und dem Erwachsenenleben bewusst geworden, »was ich mir mit meiner Selbstabwertung und Selbstkritik antue«. Weiter berichtet sie, »das, was ich zu mir selbst sage, würde ich niemals einem Kind sagen, aber mir tue ich das an, seit ich denken kann, das finde ich schrecklich«. Sie schreibt die Worte auf, die sie »von Gott hört«, und jene, welche sie ergänzend nun sich selbst sage, und bringt diese auf Bitte der Therapeutin zur folgenden Sitzung mit. Sie liest die Texte mit fester und liebevoller Stimme vor, einen sehr berührenden Text voller positiver Selbstbotschaften, und sowohl Therapeutin als auch Patientin gewinnen den Eindruck, dass die Patientin sich nun auf eine sehr liebevolle, empathische Selbst-Beziehung einlasse. Die Patientin hat bisher noch nichts von Innere-Kind-Arbeit gehört und willigt in den Vorschlag ein, eine IRRT-Phase-3-Sitzung durchzuführen. Die Therapeutin ist sehr interessiert an der Frage, ob sich diese »Vorarbeit« der Patientin und die angestoßene und »mit Gottes Liebe« verstärkte liebevolle und positive Kontaktaufnahme in der aktuellen Begegnung auf der INNEREN BÜHNE mit dem INNEREN KIND widerspiegeln werde.

[33] Dieses Fallbeispiel wurde uns dankenswerterweise von Ines Riedeburg-Tröscher, Psychologische Psychotherapeutin aus Wiesbaden, zur Verfügung gestellt.

T: Es soll heute nicht um eine Erinnerungsszene gehen, sondern um eine fiktive Begegnung mit sich selbst, d.h. zwischen Ihnen als HEUTIGEM ICH und Ihrem INNEREN KIND. Ich werde Sie gleich bitten, die Augen zu schließen und ein Bild von Ihrem INNEREN KIND entstehen zu lassen. Das Bild kann ruhig an einem Ort sein, den Sie kennen, aber die Begegnung selbst ist keine biographische Erinnerungsszene, sondern eine fiktive Begegnung, so wie es sich im Moment anfühlt. Okay?

P: Ja.

T: Gut, dann schließen Sie bitte die Augen und lassen vor Ihrem inneren Auge spontan ein Bild von Ihrem INNEREN KIND aufkommen, mit dem Sie dann als HEUTIGES ICH in Kontakt treten.

P: Mhm.

T: Wo ist das KIND?

P: Wir sind draußen, da ist ein Weg und eine Wiese, und wir stehen da.

T: Was macht das KIND?

P: Es guckt zu mir hoch.

T: Wie fühlt sich das KIND?

P: Gut.

T: Und wie alt ist das KIND?

P: Vier oder fünf Jahre.

T: Und Sie, wo befinden Sie sich als HEUTIGES ICH in dem Bild?

P: Ich stehe vor dem KIND (zeigt mit der Hand den Abstand).

T: Auf Armeslänge?

P: Ja.

T: Was möchten Sie als HEUTIGES ICH jetzt dem KIND gerne sagen oder mit ihm machen?

P: Oh. Hm … Also, ich hätte fast die Tendenz, dass das KIND mir sagt, was wir machen sollen. *»Ja, wir können ja mal spazieren gehen.«*

T: Sie sagen: *»Wir können ja mal spazieren gehen?«*

P: Mhm.

T: Und wie reagiert das KIND?

P: *»Okay.«*

T: Mhm. Und was tun Sie daraufhin?

P: Ich nehme die Hand, und wir gehen den Weg.

T: Sie nehmen seine Hand, und Sie gehen den Weg entlang. Wie reagiert das KIND?

P: Wir gehen, und die KLEINE lacht und hüpft rum.

T: Und sie lacht und hüpft, weil …?

P: Weil es schön ist, eine schöne Wiese, und sie freut sich, dass wir zusammen sind.

T: Und was möchten Sie jetzt weiter sagen oder tun mit der KLEINEN ANNA?

P: Ich würde sie fragen, »*Was möchtest du gerne tun, was sollen wir machen?*«

T: Mhm, können Sie sie das jetzt direkt fragen?

P: Mhm (schweigt).

T: Können Sie das so sagen, dass ich es auch höre?

P: Ja. »*Was möchtest du machen?*« Und sie sagt: »*Was spielen.*«

T: »*Was spielen.*« Mhm. Und wie reagieren Sie darauf?

P: »*Was möchtest du denn spielen?*« Dann sagt sie: »*Wir können ja einfach rennen. Wir spielen Fangen.*«

T: Mhm. Sie spielen Fangen. Rennen und Fangen?

P: Mhm.

T: Und was tun Sie daraufhin?

P: Okay, dann renne ich los. Sie lacht und rennt mir hinterher (lacht laut).

T: Und dann?

P: Dann fängt sie mich so (macht Armbewegung, lacht). Und dann sage ich: »*Okay, jetzt renne ich dir hinterher.*« Dann rennt sie weg und lacht, und ich renne ihr hinterher und fange sie.

T: Sie fangen sie. Wie machen Sie das?

P: Ich nehme sie so (macht Armbewegung).

T: Und wie reagiert sie darauf?

P: Sie lacht.

T: Sie lacht? Wie fühlt sich das für Sie an?

P: Gut.

T: Gut, weil …?

P: Weil es so eine Harmonie ist. Als ob zwei Freunde sich lange nicht gesehen und jetzt wiedergefunden haben und wir gerne zusammen sind, so wie zwei Freundinnen.

Hier sieht man das typische Phänomen der »Idylle« (s. Kap. 7.2.1 Punkt 3). Der Ablauf zwischen AKTUELLEM ICH und KIND ist freundlich, fröhlich, positiv, aber oberflächlich, seicht, vermeidend und nicht authentisch. Der Therapeutin fällt diese Oberflächlichkeit auf, sie weiß noch nicht, in welche Richtung sich der Prozess entwickeln wird, aber sie bleibt einfach in der IRRT-Struktur und lässt die Interaktion zwischen AKTUELLEM ICH und KIND weiterlaufen.

T: Können Sie das dem KIND sagen?

P: Mhm. »*Es fühlt sich an, als ob du meine Freundin bist.*«

T: Und wie reagiert die KLEINE darauf?

P: Sie lacht und sagt: »*Du bist auch meine Freundin, ich mag dich auch.*«

T: »*Ich mag dich auch, weil …?*«

P: »*Ja, weil du wie so eine Mama bist.*«

T: »*Du bist wie eine Mama.*« Wie kommt das bei Ihnen an?

P: Ja, das stimmt auch irgendwo.

T: Das stimmt? Sie meinen, sie hat recht?

P: Ja.

T: Können Sie ihr das sagen?

P: *»Ja, du hast recht, aber ich möchte auch deine Freundin sein, nicht nur eine Mama.«*

T: *»Ich möchte nicht nur deine Mama, sondern auch deine Freundin sein.«*

P: Mhm.

T: Wie reagiert die KLEINE darauf?

P: Sie ist ein bisschen traurig und sagt: *»Okay.«* Also, sie macht einen inneren Schritt zurück und geht auf einen Kompromiss ein.

T: Mhm, und sie ist traurig und geht einen Schritt zurück, weil …?

P: Weil sie gerne eine Mama gehabt hätte. Ja, es fühlt sich so typisch an, wie die KLEINE fühlt, sie hätte gern mehr, und der andere bietet ihr aber weniger, und das fühlt sich sehr typisch an – zu verzichten. Nicht das zu bekommen, was sie gerne hätte.

Hier geht die Interaktion plötzlich in die Tiefe, ein Konflikt wird deutlich, nämlich die Tatsache, dass die Patientin früh ihre Mutter verloren hat und welche emotionalen Folgen das zeitigte, Verlassenheit und Zwang zum Verzicht. Das KIND ist hier aber noch ein BIOGRAPHISCHES KIND, und richtig spannend würde es werden, wenn in der Interaktion mit dem METAPHORISCHEN KIND deutlich würde, dass das AKTUELLE ICH auch heute noch das INNERE KIND im Stich lässt, also das Verlassenheitsschema aufrechterhält.

T: Mhm. Und wie reagieren Sie als HEUTIGES ICH darauf?

P: Sie tut mir leid.

T: Können Sie ihr das sagen?

P: *»Das tut mir jetzt leid, du tust mir leid, ich möchte nicht, dass du enttäuscht bist.«*

T: *»Das tut mir leid, und ich möchte nicht, dass du enttäuscht bist.«* Wie reagiert die KLEINE darauf?

P: Hm, da ist irgendwas passiert. Die KLEINE, das ist ganz komisch, war sofort in ihrer eigenen Welt und hat mich außen gelassen. Also, so ein Rückzug, der mir ganz bekannt ist. So wie: *»In dieser Welt gibt es nur mich und niemand anderen, und mich versteht keiner.«*

T: Sie zieht sich in sich zurück, und in dieser Welt gibt es nur sie, und niemand anderes versteht sie?

P: Mhm.

T: Wie reagieren Sie darauf als HEUTIGES ICH?

P: Ich spüre, dass ich da nicht rankomme. Der Rückzug, den sie gerade gemacht hat, ist wie ein endgültiger Rückzug. Das KIND empfindet diese Abweisung nicht als eine böse Abweisung, sondern als eine typische Abweisung, dass etwas nicht gegeben werden wollte. Und da ist dieser Rückzug in diese kleine Welt, die nur aus ihr besteht und wo keiner rein kann. Wie so ein Schutz, und »*Ihr versteht mich nicht*«, so ungefähr.

T: Können Sie ihr sagen, wie Sie ihr Verhalten verstehen?

P: »*Ich verstehe deinen Rückzug, ich verstehe deine Enttäuschung, und ich verstehe diesen ... (Patientin ringt nach Worten) ... ich verstehe diese Brücke, diese Distanz plötzlich, ich verstehe das, da ist auf einmal ein Raum zwischen dir und mir.*«

T: Mhm.

P: Es ist so, als ob sie sich einigelt.

T: Können Sie ihr das direkt sagen?

P: »*Ich sehe, wie du dich einigelst, und du weißt, du willst niemandem wehtun mit der Distanz und bleibst trotzdem diese liebe Kleine ... Du hast plötzlich diese Distanz zu einem anderen, willst aber trotzdem die Liebe bleiben, weil DU willst nicht enttäuschen.*«

T: »*Du willst niemanden enttäuschen, du willst trotzdem die Liebe bleiben, trotz der Distanz.*«

P: Sie hat verzichtet. Dieses typische »*Was ich brauche, kriege ich nicht, ich muss verzichten, aber ich muss trotzdem geben*«.

T: Und wie reagiert die KLEINE darauf, als sie das hört?

P: »*Ja, ... (fasst sich mit den Fingern an die Schläfen, um Worte zu finden) ... aber das kann keiner ändern. Das ist das Schicksal, mit dem ich leben muss.*«

T: »*Das kann keiner ändern, das ist mein Schicksal, damit muss ich leben.*« Wie kommt das bei Ihnen an?

P: Ich spüre, wie kalt sie sich fühlt. Sie fühlt sich ganz kalt.

T: Können Sie ihr das direkt sagen?

P: »*Ich spüre, dass es dir kalt ist.*«

Das AKTUELLE ICH hat hier offenbar den Eindruck, es verstehe das KIND. Was die Patientin aber nicht versteht, ist die Tatsache, dass sie selber als AKTUELLES ICH für die Befindlichkeit des KINDES verantwortlich ist. Sie ist weiter unauthentisch und merkt es nicht. Das KIND merkt es genau und reagiert entsprechend mit Distanz und Kälte.

T: Wie reagiert die KLEINE darauf?

P: Sie fühlt, »*Ich muss stark sein*«, und sie fühlt sich bedrängt.

T: Sie fühlt sich bedrängt und sie denkt: »*Ich muss stark sein.*«

P: Ja.

T: Wenn sie der KLEINEN direkt in die Augen schauen, was können sie da sehen?

P: Traurigkeit.

T: Traurigkeit. Mhm. Und die KLEINE ist traurig, weil ...?

P: Weil sie allein ist.

Die Frage der Therapeutin nach dem Blick in die Augen ist hier sehr wichtig und hat den Prozess weitergebracht, weil die Patientin sich darauf einlassen konnte. Wenn das AKTUELLE ICH mit dem Blick in die Augen einen Schritt weiter auf das KIND zukommt, indem es mehr emotionale Nähe zulässt, reagiert das KIND sofort mit mehr emotionaler Offenheit, es lässt Trauer und Einsamkeit erkennen.

T: Wie kommt das bei Ihnen an?

P: Ich komme nicht an sie ran.

T: Können Sie ihr das sagen?

P: *»Ich komme nicht an dich ran, ich sehe die Traurigkeit in dir und kann es nicht ändern. Ich kann sie dir nicht nehmen, ich würde sie dir gerne wegnehmen.«*

T: *»Ich komme nicht an dich ran, ich sehe die Traurigkeit in dir und kann es nicht ändern.«* Wie reagiert die KLEINE darauf?

P: Die fühlt sich fast mehr erwachsen als die ERWACHSENE ANNA. Als ob sie mir jetzt einen Trost geben will. *»Aber so ist es, lass es.«*

T: Sie sagt, *»So ist es, lass es«*?

P: *»Wir können es beide nicht ändern.«*

T: Mhm. *»Wir können es beide nicht ändern.«* Und wie fühlen Sie sich jetzt?

P: Das ist so hoffnungslos. Als ob ich resignieren würde. Wie eine Resignation.

T: Sie fühlen sich ganz hoffnungslos und resigniert, wenn Sie das hören?

P: Ja. Da ist nur Stärke, nur Stärke, alles andere ist ein Nebenprodukt.

T: Können Sie ihr das sagen?

P: Ja. *»Ich spüre jetzt nur Hoffnungslosigkeit und Resignation, als ob es nichts weiter gibt. Und nur Stärke von dir, anstatt ..., da ist doch noch mehr.«*

T: *»Ich spüre nur Stärke von dir, mehr nicht, aber da muss doch noch mehr sein.«* Wie reagiert die KLEINE darauf?

P: Sie denkt, sie sagt: *»Aber was soll ich denn machen?«*

T: *»Was soll ich denn machen?«*

P: Und ich, die GROSSE ANNA, habe diesen Drang, diese Lücke, die jetzt zwischen uns ist, zu füllen, also an sie ranzukommen. Ich habe diesen Drang, und das ist auf einmal da und geht nicht mehr weg, das war vorher nicht.

Jetzt formuliert das AKTUELLE ICH bereits diesen Drang, ans KIND heranzukommen, weil sie merkt, dass eine Störung vorliegt, die sie unbedingt auflösen will. Die Patientin weiß aber noch nicht, dass es sich um eine Empathiestörung handelt (eine Blockade ihrer eigenen Empathiebereitschaft dem KIND gegenüber), die sie selbst erzeugt hat.

T: Können Sie ihr das direkt sagen?

P: *»Ich habe das Gefühl, da ist jetzt was zwischen uns, und ich komme nicht mehr an dich ran, du bist jetzt eingeigelt in deiner eigenen Welt, wo kein Mensch rein kann. Und ich möchte gern eine Verbindung haben, das wegnehmen.«*

T: *»Ich fühle diese Lücke, und ich habe den Drang, das wegzunehmen, aber ich komme nicht ran. Ich möchte es so gern wegnehmen.«* Wie reagiert die KLEINE darauf?

P: Hm … (überlegt 20 Sekunden, fasst sich dann wieder mit den Fingern an die Schläfen, um Worte zu finden). Die sagt: *»Wenn die Lücke weg ist, was ist denn dann? Dann ist es ja nur …, dann ändert sich ja trotzdem nichts.«*

Hier wird deutlich, dass die Problematik sehr langfristig bestanden hat und sehr tief geht, weil das KIND nicht sofort Vertrauen fassen kann und zögerlich und misstrauisch reagiert.

T: *»Selbst wenn die Lücke weg ist, ändert sich trotzdem nichts.«* Und es ändert sich nichts, weil …?

P: *»Weil kein Mensch mein Leben ändern kann.«*

T: *»Kein Mensch kann mein Leben ändern.«*

P: *»Ich bin auf mich allein gestellt, ich bin allein und mir gibt keiner was.«*

T: *»Ich bin auf mich allein gestellt, ich bin allein und mir gibt keiner was.«* Wie kommt das bei Ihnen an?

P: Ja, ich fühle mich da nicht gut, weil, irgendwo hat sie recht, aber irgendwie so, da spüre ich fast so eine Härte von ihr, so eine knallharte Realität, so ist es.

T: Sie spüren diese Härte.

P: Die KLEINE, die hat sich so abgewiesen gefühlt eben. Das war ja nur eine kleine Sache, die ich gesagt habe. Und sie ist so zurückgesprungen, und das war's, zugemacht.

Immer noch nicht scheint die Patientin zu verstehen, worum es wirklich geht, dass die Problematik nämlich nicht beim KIND liegt, sondern bei ihr, wie sie das KIND als AKTUELLES ICH behandelt. Das KIND reagiert immer nur darauf.

T: Wie geht es Ihnen, wenn Sie das so wahrnehmen?

P: Es stimmt. Also es fühlt sich sehr alt an, sehr, sehr bekannt.

T: Können Sie ihr das sagen, dass Sie das kennen?

P: *»Ich kenne das, das ist ein ganz altes Verhalten, es ist ein hoffnungsloses Verhalten, aber es ist das einzige Verhalten, was möglich ist.«*

T: *»Das ist ein ganz altes Verhalten, aber das ist das einzige Verhalten, was du zeigen kannst«*, das wollen sie der KLEINEN sagen?

P: Ja, das ist die einzige Welt, die sie kennt, die andere Welt existiert nicht, die einzige Welt ist sie. Und, ich sag mal so, der engere Kern, ich sehe immer so was Rundes, da ist was ganz Liebes, so was ganz Liebes, was niemandem wehtun will, aber sie lebt nur in so einer Kugel. Und dieses, was sie da macht, kennt DIE ERWACHSENE und macht eigentlich dasselbe, dasselbe Verhalten, Denken, Benehmen. Genau dasselbe.

T: Können Sie ihr das als HEUTIGES ICH sagen, dass Sie das kennen und eigentlich genau dasselbe machen?

P: Ja: »*Ich kenne das, und ich mache genau dasselbe.*« Es ist ein Schutz, es ist die einzige Rettung aus einer Dunkelheit, weil da in diesem Runden, da kann sie fröhlich sein und braucht da niemanden von außen.

T: »*Das ist ein Schutz, was du da hast, darin kannst du fröhlich sein und brauchst niemanden von außen. Ich kenne dieses Verhalten, ich mache es genauso.*« Ist es das, was Sie ihr sagen wollen?

P: Ja.

T: Wie kommt das bei der KLEINEN an?

P: Ja, irgendwie, diese Fröhlichkeit, die ganz am Anfang in dem Bild war, die hat sie aber gar nicht mehr. Und da ist jetzt so eine Schwere auf einmal.

T: Und wie reagiert sie auf das, was Sie ihr gesagt haben?

P: Sie überlegt … ja, und sie weiß, dass das die anderen auskapselt.

T: Sie weiß, dass sie die anderen auskapselt. Und sie überlegt. Und sie überlegt was?

P: Ja, also wie soll es weitergehen? Die ERWACHSENE ANNA möchte sie jetzt gerne an die Hand nehmen und weitergehen.

Immer wieder spricht die Patientin von sich selbst bzw. ihrem AKTUELLEN ICH in der dritten Person (»die erwachsene Anna«). Das ist eindeutig eine Distanzierung und eine Vermeidung. Die Therapeutin merkt das, versteht das und korrigiert es sofort in ihrer Paraphrasierung.

T: Sie als HEUTIGES ICH möchten ihr gerne die Hand geben und weitergehen? Können Sie ihr das sagen?

P: »*Kann ich deine Hand nehmen, ich möchte gerne weitergehen?*« Dann sagt sie »*Ja*«, und dann gehen wir, und dann sagt die Kleine: »*Tu mir aber bitte nicht mehr weh!*«

T: Sie sagt: »*Tu mir bitte nicht mehr weh!*«

P: Ja, und »*Nur dann kann ich deine Freundin sein.*«

T: »*Nur dann kann ich deine Freundin sein.*« Wie kommt das bei Ihnen an?

P: Ja, das, ich fühle mich da ziemlich kritisiert, weil ich ihr gar nicht wehtun wollte, und merke, sie hat einen Standard, den ich vielleicht nicht halten kann, was das Vertrauen betrifft. Ich merke, das ist ein Vertrauensproblem. Und weil sie so schnell zurückgehen kann, habe ich jetzt Angst, irgendetwas Falsches zu machen.

T: Sie sagt: »*Ich kann nur deine Freundin sein, wenn du mir nicht mehr wehtust.*« Und Sie merken, da haben Sie nicht genug Vertrauen, dass Sie das hinkriegen, dass das ein sehr hoher Standard ist. Können Sie ihr das sagen?

P: »*Ich habe das Gefühl, dass du einen sehr hohen Standard hast, dass ich dich leicht verletzen kann, und ich weiß nicht, ob ich das schaffe, dich nicht wieder zurückzuschrecken, und ich weiß jetzt auch gar nicht, was du brauchst.*«

Man mag den Eindruck haben, dass der Prozess hier sehr schleppend verläuft. Aber er läuft in eine gute Richtung, und man darf nicht vergessen, dass hier ein seit Jahren bestehender Selbstkonflikt in einer halben Stunde aufgelöst wird, was in anderen Therapien durchaus Jahre in Anspruch nehmen kann.

P: Sie sagt: »*Sei einfach bei mir und geh nicht weg.*«

T: »*Sei einfach bei mir und geh nicht weg.*«

P: »*Wenn du nicht weggehst, dann bin ich auch nicht mehr in der Kugel drin.*«

T: Mhm. »*Wenn du nicht weggehst, bin ich auch nicht mehr in der Kugel drin.*« Wie kommt das bei Ihnen an?

P: Das gibt mir Hoffnung.

T: Hoffnung, weil …?

P: Dass sie doch aus dieser »*Ein-Mensch-Welt*« herauskommt, dass es doch einen Weg gibt, dass sie da raus kann aus dieser Kugel.

T: Können Sie ihr das direkt sagen?

P: »*Du kannst mir so weit vertrauen, dass, auch wenn du weinen musst und es dir schlecht geht, dann bin ich da. Du musst nicht wieder in diese Kugel reingehen. Bei mir kannst du dich ausweinen. Darfst alles zeigen, was du fühlst.*«

T: Wie reagiert sie darauf?

P: Ja, sie sagt »*Gut*«, aber sie spürt, dass es sehr schwer sein wird, weil dieser Rückzug in diese Kugel ihr einziges Leben war, das sie gekannt hat. Weil, da ist sie sicher. Sich dem anderen auszusetzen ist ungewohnt und schwer.

T: Wie reagieren Sie als HEUTIGES ICH darauf?

P: »*Ja, aber da bist du sehr einsam. Da bist du allein, was du nicht brauchst, denn ich bin ja da.*« Und die Kleine, die fühlt, das ist ihr alles fast schon zu viel. Sie will einfach machen: »*Und jetzt komm, sind wir wieder fröhlich!*« Das ist ihr zu schwere Unterhaltung.

T: Sie will jetzt wieder lachen und fröhlich sein. Wie reagieren Sie darauf?

P: Ja, also sie hat recht, aber es ist auch irgendwie so ein Muster, so ein Ablenkmuster.

T: Sie denken, es ist ein Ablenkmuster, dass sie jetzt wieder spielen will? Können Sie ihr das sagen?

P: Ja. »*Ich glaube, dass du jetzt spielen und lachen willst, dass du von der Schwere wegwillst, wo es jetzt hingeht, und du willst dich ablenken.*«

T: Und wie regiert die KLEINE darauf?

P: Sie sagt: »*Ja, das ist aber auch eine schwere Welt, da ist so viel Schwere, da will ich doch das Leichte erleben. Meine Welt ist schwer. Sie ändert sich nicht, diese schwere Welt.*«

T: Mhm. Und wie reagieren Sie als HEUTIGES ICH darauf, wenn Sie das hören?

P: Hm, ja irgendwas stimmt nicht. Ich würde sie gerne fragen: »Was brauchst du, das muss nicht so schwer bleiben.«

T: Können Sie das jetzt machen, sie fragen?

P: »*Was brauchst du? Das muss nicht so schwer bleiben.*« Das ist irgendwie …, die KLEINE, die hat ein Verbindungsproblem. Das ist so komisch, ich sehe das nur abstrakt, das ist so, ich weiß auch nicht, ich stecke fest.

T: Können Sie ihr das sagen: »*Ich stecke hier fest und glaube, du hast ein Verbindungsproblem?*«

P: »*Da ist irgendeine Verbindung gestört. Du bist so auf Rückzug.*« Ja, und sie weiß, diese Identität mit dieser »*Ein-Mensch-Welt*«, das ist alles, was sie kennt.

T: Können Sie ihr das direkt sagen?

P: »*Du kommst rüber, als ob du nur diese ›Ein-Mensch-Welt‹ kennst und keine Verbindung zu mir haben willst oder kannst. Und irgendwo stockt es da. Willst du denn aus dieser Kugel herauskommen?*«

T: »*Willst du denn aus dieser Kugel rauskommen?*« Wie reagiert die KLEINE?

P: »*Ich weiß es nicht, ob ich das will.*«

T: Sie sagt: »*Ich weiß es nicht, ob ich das will*«?

P: Mhm. »*Das ist alles, was ich habe, ich habe sonst nichts. Das ist mein Zuhause.*«

T: »*Das ist alles, was ich habe, sonst habe ich nichts, das ist mein Zuhause.*« Wie kommt das bei Ihnen an?

P: (stöhnt) Ich komm da nicht dran. Das ist so eine Abkapselung. »*Kann ich dich denn mal in den Arm nehmen?*«, das sage ich jetzt zu der KLEINEN.

T: »*Kann ich dich denn mal in den Arm nehmen?*«

P: »*Ja.*« Dann umarme ich sie.

T: Und wie reagiert die KLEINE darauf?

P: Ja, das tut ihr gut.

T: Mhm, das tut ihr gut.

P: Und dann sage ich zu ihr: »*Können wir nicht zusammen in deiner Welt leben?*«

T: Mhm. Sie machen ihr den Vorschlag: »*Können wir nicht zusammen in deiner Welt leben?*« Wie reagiert sie darauf?

P: »*Ja, gut.*«

T: »*Ja, gut.*« Wenn Sie jetzt in die Augen der KLEINEN sehen, was können Sie da sehen?

Durch die Augenfrage möchte sich die Therapeutin hier versichern, ob die beobachtete Annäherung auch vom KIND wirklich als authentisch empfunden wird. Sie nutzt – wie so häufig in der IRRT – das KIND als Assistentin.

P: Neugierde, aber auch so ein bisschen ängstlich.

T: Neugierde und ein bisschen ängstlich, weil …?

P: »*Tu mir nicht weh!*«

T: »*Tu mir nicht weh!*«

P: Ja, weil in dieser Kugel, da ist sie sicher, da tut ihr niemand weh. Und ihr wurde sehr viel wehgetan.

»Tu mir nicht weh!« Zum wiederholten Male bittet hier das KIND *das* AKTUELLE ICH *darum. Das* AKTUELLE ICH *versteht nur scheinbar, bleibt in seinen verständnisvollen Bemerkungen aber unpersönlich (»niemand«, »ihr wurde sehr viel wehgetan«), d.h., der letzte, entscheidende Schritt fehlt noch, nämlich dass sie als* AKTUELLES ICH *einsieht und dem* KIND *gegenüber auch zugibt, dass sie selbst dem* KIND *wehgetan hat.*

T: Wie reagieren Sie als HEUTIGES ICH auf das, was Sie in den Augen der KLEINEN sehen?

P: Ich verstehe es, ich will ihr aber zeigen, dass sie, wenn sie an mir festhält, keine Angst haben muss.

T: Können Sie ihr das direkt sagen?

P: *»Du musst keine Angst haben vor mir. Ich werde dich sicher hier durchführen.«*

T: *»Du musst keine Angst haben, ich werde dich sicher hier durchführen.«* Wie reagiert die KLEINE darauf?

P: Sie sagt: *»Okay, gut.«*

T: *»Okay, gut.«* Gut, weil …?

P: Sie hat immer das *»Bitte tu mir nicht weh!«* Sie wagt sich aus diesem raus, was sie kennt, so ein bisschen ängstlich wegen dem, was da kommen könnte.

T: Und wie reagieren Sie als HEUTIGES ICH darauf?

P: *»Ich passe auf, ich bleibe vorsichtig. Und du darfst mir sagen, wenn dir was unangenehm ist.«*

T: *»Ich passe auf, ich bleibe vorsichtig, und du darfst mir sagen, wenn dir was unangenehm ist.«* Wie kommt das bei der KLEINEN an?

P: Ja, sie ist sehr zaghaft. *»Gut, dann machen wir das so.«*

T: *»Gut, dann machen wir das so.«* Was wollen sie der KLEINEN noch sagen oder mit ihr tun?

P: *»Du bist vollkommen geliebt und willkommen und angenommen.«*

T: *»Du bist vollkommen geliebt, willkommen und angenommen.«* Wie kommt das bei der KLEINEN an?

P: Das kommt gut an, weil das kennt sie nicht.

T: Wenn Sie jetzt in ihre Augen sehen, was sehen Sie da?

P: Hoffnung. Ja.

T: Hoffnung, weil …?

P: Weil es da ein Vorwärts gibt. Also, dass vielleicht diese schwarze Kugel hinten bleiben kann und es einen Weg nach vorne gibt. Also sie muss nicht da wohnen.

T: Sie hat Hoffnung, dass sie die schwarze Kugel hinter sich lassen und den Weg nach vorne gehen kann.

P: Ja, und dass sie gewollt ist. Das kennt sie nicht, das ist ihr neu. *»Du bist gewollt, bist hier willkommen.«*

T: Das sagen Sie ihr? *»Du bist gewollt, bist hier willkommen«*?

P: Ja.

T: Und wie reagiert die KLEINE darauf?

P: Sie sagt: »*Das wusste ich nicht.*«

T: »*Das wusste ich nicht.*«

P: »*Wenn du bei mir bleibst und du das sagst, dann reicht das aus.*«

T: »*Das reicht mir aus, wenn du bei mir bleibst und das sagst.*« Das sagt die KLEINE. Wie kommt das bei Ihnen an?

P: Ja, ich möchte sie gehen lassen, also, dass sie sein darf, wie sie will. Also, dass sie sich Blumen ins Haar steckt oder dass sie alles darf.

T: Können Sie ihr das direkt sagen?

P: »*Bei mir darfst du alles. Du bist frei. Du darfst, ich bin da, ich gehe nicht weg. Du darfst hier alles, fröhlich sein.*«

T: Mhm, wie reagiert die KLEINE darauf?

P: Ja, ich spüre noch, die hat, die ist nicht richtig frei. Ich spüre, da ist noch eine Einsamkeit in ihr. Immer noch dieses »*abgekapselt*« sein. Sie hört das, aber sie ist trotzdem in ihrer eigenen Welt.

T: Sie hört das und ist trotzdem in ihrer eigenen Welt.

Das AKTUELLE ICH hat sich dem KIND deutlich angenähert, aber es fehlt weiterhin der entscheidende Schritt, nämlich die Übernahme der Verantwortung für das eigene negative Verhalten dem KIND gegenüber. An der Reaktion des KINDES lässt sich das hier ablesen, das KIND geht noch nicht wirklich auf das Vertrauensangebot des AKTUELLEN ICHS ein. Da die Patientin aber ziemlich erschöpft wirkt, gibt sich die Therapeutin mit dem Erreichten für diese Sitzung zufrieden und beginnt mit den Abschlussfragen.

1. ABSCHLUSSFRAGE

T: Gibt es noch etwas, was Sie der KLEINEN sagen oder mit ihr tun möchten, bevor wir diese Begegnung für heute ausklingen lassen?

P: »*Du bist nicht allein, du fühlst dich vielleicht einsam, aber ich bin da. Und wir können Freunde sein, du brauchst nicht einsam sein.*«

T: Und wie reagiert die KLEINE darauf?

P: Sie will es mir recht machen.

T: Sie will es Ihnen recht machen.

2. ABSCHLUSSFRAGE

T: Gibt es noch etwas, was die KLEINE von Ihnen braucht?

P: Einfach die Hand halten und da sein.

T: Und wie reagieren Sie darauf?

P: Ja, ich halte ihre Hand und sage: »*Ich bin da.*«

T: Und wie reagiert die KLEINE?

P: Die drückt meine Hand.

3. ABSCHLUSSFRAGE

T: Wünschen sie sich noch etwas von der KLEINEN?

P: Ja, wir umarmen uns.

T: Sie umarmen sich. Mhm. Und wie ist das für Sie?

P: Das tut mir gut.

T: Und wie ist das für die KLEINE?

P: Der tut das auch gut.

4. ABSCHLUSSFRAGE

T: Möchte die KLEINE Ihnen noch etwas sagen oder geben?

P: Nein.

5. ABSCHLUSSFRAGE

T: Gibt es sonst noch etwas, was in dem Bild passieren sollte, bevor wir das ausklingen lassen?

P: Nein. Das ist rund so.

6. ABSCHLUSSFRAGE

T: Mit welchem Bild möchten Sie die Begegnung jetzt für heute ausklingen lassen?

P: Wir rennen und lachen wieder.

T: Sie rennen und lachen wieder. Dann können Sie dieses Bild noch eine Weile wirken lassen … Sie können es in sich aufnehmen und verankern, wenn Sie möchten … und wenn Sie so weit sind, können Sie jetzt dieses Bild langsam verblassen lassen und in Ihrem eigenen Tempo wieder hier in den Raum zurückkommen, und wenn es für Sie gut ist, dann können Sie auch die Augen wieder öffnen.

NACHBESPRECHUNG

T: Wie war das jetzt für Sie?

P: Bisschen anstrengend.

T: Bisschen anstrengend, weil …?

P: Ich habe da so eine Schwere gespürt von dem KIND. Das hat mich so ein bisschen schockiert. Aber es war so echt, also es hat gestimmt, so wie sie sich gefühlt hat.

Diese schwarze Kugel, das fand ich schon ein bisschen komisch. Aber so hat sie überlebt, glaube ich. So vollkommen abgekapselt, schade.

T: Das war für Sie überraschend, so zu sehen, dass sie diese Kugel hat?

P: Ja. Also, ich kenne diese Kugel. Zwar nicht so in dem Bild, so hatte ich das noch nicht gesehen, aber das Gefühl, dieses Gefühl, dass jemand mir nicht geben kann, was ich eigentlich brauche, dass ich das akzeptierte, aber mich dann innerlich distanziert habe von der Person.

T: Mhm.

P: Das ist ein ganz typisches Verhalten von mir. Also lieb sein, bloß nicht so verhalten, dass die Situation unangenehm wird, aber ich bin halt der *Loser*. Es ist typisch, ich verliere etwas, es wird mir nicht gegeben, und damit muss ich mich jetzt abfinden. Und ich habe erkannt, dass das immer noch so ist.

T: Mhm.

P: Und immer dieses Gefühl, dass ich anders bin als andere Menschen. Ich habe Angst, dass das ungesund ist, weil ich mich auch oft frage, ob ich es noch einmal wage, in eine Partnerschaft zu gehen. Denn ich habe immer wieder das Gefühl, meine Welt versteht keiner. In der muss ich aber überleben, und ich habe den Eindruck, keiner versteht mich. Das ist mir auch schon ein paar Mal gesagt worden, ich hätte irgendetwas Mysteriöses an mir. Mit 13 Jahren wurde mir das das erste Mal gesagt. Und auch später noch, dass ich irgendetwas an mir hätte, eine Ausstrahlung hätte, die irgendwie anders ist. Und ich frage mich, ob das etwas damit zu tun hat. So wie *Wer bist du, an dich kommt man nicht ran?*

T: Mhm, das könnte sein. Aber jetzt ist es ja im Prozess.

P: Ja (lacht), das ist immer das Gute. Also ich merke halt auch, dass das das KIND dann auch immer wieder sagt, *Komm, jetzt sind wir wieder fröhlich*. Und ich merke, so bin ich halt auch. Es muss irgendwie überlebt werden.

T: Hm, und wie fühlen Sie sich jetzt?

P: Gut, gut, hm, also ein Stück Schwere, aber nicht unangenehm deprimierend oder so.

T: Wie haben Sie meine Begleitung erlebt?

P: Gut. Angenehm.

T: Was war gut?

P: Hm, ja, dieses Wiederholen und dann immer auch dieses Fragen, was sagt sie jetzt, was denkt sie oder wie reagiert sie. Das fühlt sich zwar ein bisschen anstrengend an, weil so was von einem gefordert wird, ich muss jetzt da was leisten oder was bringen, aber es rollt ja dann weiter.

T: Ja, es bringt den Prozess voran.

P: Ich glaube, wenn man das allein macht, flüchtet man auch schnell.

T: Ja. Was nehmen Sie mit, was haben Sie gelernt?

P: Was ich mitnehme, ist diese Kugel. Dass es so benannt wurde, und ich will mal drauf achten, ob ich das immer noch mache. Ob ich diese Lücke zwischen mir und anderen Menschen auflösen kann. So wie sie Angst hatte mir gegenüber *»Wenn ich dir jetzt meine Hand gebe, dann tust du mir weh«*, so merke ich das auch manchmal mit anderen Menschen. Lieber ziehe ich mich dann zurück, als weiter im Kontakt zu bleiben.

T: Das haben Sie ihr ja auch gesagt: *»Ich mache das genauso wie du.«*

P: Ja, und das möchte ich so einfach nicht mehr machen.

T: Ja, und was bedeutet das dann für Ihren Alltag?

P: Mich nicht zurückziehen. Das geht immer wieder zu diesem Thema. Nicht zurückziehen in diese Kugel, nicht verstecken. Mich nicht zurücknehmen. Das merke ich ja sehr oft. Ich spüre halt so Sachen auch schnell, dann ziehe ich mich innerlich zurück, und das merken andere vielleicht gar nicht. Aber innerlich wage ich dann nicht mehr.

T: Mhm.

P: Auf der Arbeit z. B., da sind auch Männer, und die anderen lachen mit denen und flirten vielleicht mit denen oder schäkern da rum, ich nehme mich da schnell zurück und denke mir, ich kann nicht so gelassen sein wie ihr, ihr seid miteinander so gelassen, ich habe das noch nicht.

T: Noch nicht.

P: Ja. Bei manchen im Privatbereich schon eher, aber bei anderen, da ist dann wieder diese Kugel, die merke ich dann.

T: Also, was können Sie von der INNEREN BÜHNE mit auf die ÄUSSERE BÜHNE nehmen und umsetzen?

P: Also, es muss nicht heißen, wenn ich meine Hand ausstrecke, dass der andere mir wehtut.

T: Mhm.

P: Der muss ja nicht das leisten, was ich jetzt unbedingt brauche oder will oder so, sondern er ist er, ja, dass ich das einfach so annehme, ohne Erwartungshaltung und ohne gleich zurückzuschrecken.

T: Ohne Verletzungen zu erwarten?

P: Ja, mehr im Jetzt leben und das genießen, ohne eine Gefahr zu sehen. Ja, das wagen, genau.

T: Ja. Okay. Gut?

P: Gut.

In dieser Phase-3-Sitzung bildet sich die authentische Beziehung zwischen der Patientin und ihrem INNEREN KIND ab, die der Patientin in solcher Tiefe und Echtheit zuvor nicht bewusst war. Sie benutzte im Gebet lediglich die ihr bekannten Möglichkeiten, um Zugang zu ihrem inneren Kind herzustellen. Es waren jedoch durchweg auf einer rationalen Ebene einseitige (erwünschte positive) Botschaften des HEUTIGEN ICHS (ergänzt durch empfangene Botschaften im Gebet) zum INNEREN KIND in der Art: *»Mein liebes Kind, du bist wertvoll, so wie du bist, egal,was du tust, besitzt,* *leistest oder äußerlich darstellst, du bist geliebt und gewollt.«* Auf der INNEREN BÜHNE erst zeigt sich, ob und wie dies beim INNEREN KIND ankommt. Als das HEUTIGE ICH nämlich nicht bedingungslos auf die Wünsche des KINDES reagieren will und das KIND mit Rückzug reagiert, helfen die vorher auf kognitiver Ebene gesprochenen positiven Selbstbotschaften nicht weiter, sondern es zeigt sich zunächst eine große Blockade zwischen HEUTIGEM ICH und INNEREM KIND, die dann im Verlauf der Sitzung bearbeitet wird. Somit lässt sich in diesem Fall feststellen, dass die »Vorarbeit« der Patientin keinen Einfluss auf die Begegnung mit sich selbst auf der INNEREN BÜHNE hatte, und sogar, dass auch die »mit Gottes Liebe« verstärkten Selbstbotschaften dies nicht verändern konnten.

Katamnese (3 Monate)

Anna berichtete in den Wochen nach der IRRT-Phase-3-Sitzung einige interessante Veränderungen. Zunächst hörte sie ihre Sitzung in mehreren Etappen gemeinsam mit der Therapeutin an. Dabei fielen Parallelen der Dynamik auf der INNEREN BÜHNE zur ÄUSSEREN BÜHNE auf. So wie das KIND sich innerlich in die »Kugel« zurückgezogen hatte (eine mächtige Metapher, die in dieser Sitzung entstanden war und die Anna jetzt häufig benutzte), so zog sich auch Anna im Alltag in Interaktionen mit anderen Menschen innerlich blitzschnell zurück, welches ihr jetzt plastischer denn je bewusst wurde. Dabei versuchte sie »immer nett zu bleiben«, um ihr Umfeld nicht (weiter) gegen sich aufzubringen. Sie war dadurch kaum in der Lage, sich in gesunder Weise für ihre Bedürfnisse einzusetzen und in Auseinandersetzung mit ihrer Umwelt zu beiderseitig zufriedenstellenden Lösungen und nährenden Erfahrungen zu kommen. Zu spüren, dass ihr INNERES KIND resignativ, verbittert und »mit harter (nur scheinbarer) Stärke« reagierte, berührte sie tief. Sie erkannte dies als Schutzmechanismus, den sie früher für sich benötigte, dagegen heute nicht mehr brauchte, stattdessen durch ihn behindert und in ihrer weiteren Entwicklung blockiert wurde.

Interessanterweise berichtete sie in folgenden Sitzungen, peu à peu und oft selbst erstaunt über sich, ein verändertes inneres Erleben. Der Therapeutin fiel auf, dass dies geschah, ohne dass Anna sich dies explizit vorgenommen oder antrainiert hatte (im Sinne von absichtlich »alternative Gedanken denken« oder bewusst »neues Verhalten« einüben). Sie erlebte für sie typische Situationen mit weniger Angst, andere zu verletzen, und nahm Ablehnung weniger persönlich (z. B. traute sie sich in Interaktionssituationen mit anderen Paaren, spontaner und extravertierter zu reagieren). Wut in Bezug auf ihre Eltern durch ein Erlebnis am Morgen veränderte sich im späteren Tagesverlauf zu Mitgefühl für die Situation ihrer Eltern. Bei einem »heftigen Streit« mit ihrem Chef, den sie als recht aggressiv und angriffslustig beschrieb, wurde sie nicht wie sonst wütend und weinte hinterher mit begleitenden Selbstvorwürfen, sondern dachte: »der hat ein Problem mit sich«. Dabei erlebte sie eine zuvor nicht gekannte Gewissheit, »niemandem etwas beweisen zu müssen«. Ihre alten automatischen Gedanken »mit mir stimmt etwas nicht« und »ich bin immer schuld« tauchten nicht mehr auf. Sie beschrieb, dass sie im Umgang mit sich selbst nun auch auf ihr INNERES KIND schaue, dadurch mehr Selbstmitgefühl erlebe, sich mehr verwurzelt empfinde. Zudem verspüre sie seit Langem das erste Mal keinen Drang mehr, unbedingt einen Partner finden zu müssen. Sie erlebte sich ein Stück weit als »angekommen bei mir«.

8.13 Fallbeispiel Frieda[34] (S. K.)

»Ich bin nun zu mir gekommen, ich bin wieder ganz.«

(IRRT in einer Langzeitbehandlung: Eine zweieinhalbjährige Therapiephase mit zwanzig IRRT-Sitzungen, davon 14 Phase-3-Sitzungen, als erfolgreicher Abschluss einer jahrelangen Psychotherapie bei komplexer Angststörung)

Friedas Behandlung ist ein typisches Beispiel für eine IRRT-Langzeitbehandlung, in der regelmäßig IRRT-Sitzungen in die psychotherapeutisch integrativ ausgerichtete Behandlung eingebaut wurden und den Schwerpunkt der Behandlung bildeten[35]. Die IRRT-Sitzungen stellen dabei »Meilensteine«, »Eckpfeiler« oder »Quantensprünge« im Therapieverlauf dar. In den Sitzungen zwischen den IRRT-Imaginationen werden entweder die vorherigen IRRT-Sitzungen weiter bearbeitet, wird der weitere IRRT-Therapieverlauf geplant, werden anamnestische Informationen gesammelt oder aktuelle Alltagsthemen behandelt. Friedas Behandlung erstreckte sich über 2,5 Jahre. IRRT war für diese Patientin mit jahrelanger Vorbehandlung in unterschiedlichen Psychotherapieansätzen und mit eigener Maltherapie-Ausbildung die Methode, dank derer sie die nachhaltigsten Fortschritte erzielen konnte.

Anamnese

Frieda wuchs als älteste Tochter mit zwei jüngeren Brüdern in einfachen Verhältnissen in einer ländlichen Gegend auf. Die Mutter, die psychisch belastet war und sich immer wieder im psychotisch-paranoiden Sinne auffällig verhielt, sagte einmal zu Frieda, als diese noch ein Kind war: »Wenn ich zwei solche Mädchen gehabt hätte wie dich, so hätte mich das ins Grab gebracht.« Sie sei eher das Kind des Vaters gewesen, der jedoch wenig zuverlässig und häufig abwesend war. Die Beziehung der Eltern war schwierig, zusätzlich von Streit und häuslicher Gewalt geprägt; Nähe in der Ehe wurde durch Sexualität herzustellen versucht bzw. vom Vater erzwungen. Dies bekamen die Kinder mit, was bei ihnen Ängste auslöste. Zudem ging der Vater fremd, die Mutter war eifersüchtig, begleitete ihn deshalb oft bei seinen abendlichen Ausflügen, und so blieben die drei Kinder allein zu Hause. Als Älteste kam Frieda die Rolle zu, auf ihre jüngeren Geschwister aufzupassen, sie zu trösten, ihnen die Angst zu nehmen. Als sie 12 Jahre alt war, trennten sich ihre Eltern. Danach musste

---

34 Dieses Fallbeispiel wurde uns dankenswerterweise von Silvia Köster, Psychotherapeutin und IRRT-Supervisorin aus Bremgarten (Schweiz), zur Verfügung gestellt.

35 IRRT lässt sich in alle möglichen psychotherapeutischen Ansätze integrieren, seien sie KVT-, tiefenpsychologisch, interpersonal, systemisch oder humanistisch orientiert.

sie wiederholt sexuelle Übergriffe (Anzüglichkeiten/Distanzlosigkeiten) durch wechselnde Partner der Mutter erdulden. Im Unterschied zu ihren Brüdern erhielt sie auch da kein reguläres Kinderzimmer, sondern musste als Einzige in einem Dachzimmer ohne Fenster hausen. Das familiäre Ambiente kann als vernachlässigend bezeichnet werden.

Frieda berichtet, sie habe als Säugling die Nahrung verweigert und an schweren Hautausschlägen gelitten, mit vier eine schwere Mittelohrentzündung gehabt. Im Kindergarten habe sie eine psychologische Abklärung machen müssen, da die Lehrpersonen ihre Sprache nicht verstanden hätten; sie sei deshalb ein Jahr später eingeschult worden, und zwar in die gleiche Klasse wie ihr ein Jahr jüngerer Bruder. Schulisch sei sie immer schlechter gewesen als er; sie habe in Prüfungssituationen vor Angst kaum mehr denken können. Sie habe sich deshalb auf den Sport verlegt (u.a. Kunstturnen), diesen aber dann aufgrund von Gelenkproblemen aufgeben müssen. Mit acht Jahren habe sie außerdem an Lähmungserscheinungen bis zur Gehunfähigkeit (ohne erkennbare Ursache) gelitten. Aufgrund der familiär emotional belastenden und sie überfordernden Situation habe sie sich schließlich mit zehn Jahren bewusst vorgenommen, keine Gefühle mehr zu empfinden.

Zusammenfassend meint Frieda, sie habe als Kind stets stark sein, ihre Brüder trösten und beschützen müssen. Einzig bei den Tieren (die Familie hatte u.a. Hunde, Katzen, Ziegen) und in der Natur habe sie sich sicher und wohlgefühlt; selbst bei Gewittern sei sie gerne auf Bäume geklettert und habe sich dort versteckt.

Frieda absolvierte eine Verkäuferinnenlehre und begann eine dreijährige Ausbildung zur Mal-Therapeutin, die sie – wie viele weitere Ausbildungen – nicht beendete. Sie ist zum zweiten Mal verheiratet und hat eine Tochter aus erster Ehe.

Problematik und Beschwerden

Frieda war aufgrund ihrer Angst- und Panikstörung, ihrer Klaustrophobie und ihren hypochondrischen Ängsten seit über 20 Jahren schon zweimal über jeweils 2–4 Jahre in Psychotherapie gewesen. Sie litt unter bis zu mehreren Stunden dauernden Angstzuständen, gelegentlich mit Todesangst, die häufig durch Körpersymptome ausgelöst wurden, was zu zahlreichen Arztkonsultationen führte. Auslöser für den Beginn dieses aktuellen Therapiezyklus war der überraschende Tod ihres 2,5-jährigen Hundes, der zu einer Exazerbation der Ängste und zu schweren Verzweiflungszuständen führte.

Besonderheiten

- Äußerst kreative, lebhafte und intensive Imaginationen mit starkem Emotionsausdruck, häufigem Weinen und mehrfach heftigen körperlichen Reaktionen in den Sitzungen bis hin zu Panikattacken.

- Das INNERE KIND zeigt sich voller Ressourcen, aber auch unerbittlich in seinen hartnäckigen Forderungen ans HEUTIGE ICH.
- Die Bilder haben oft einen aussagekräftigen Symbolgehalt (z. B. Eingeklemmtsein in engen Rohren, in einer Tonne steckend, in der Felswand hängend, am eisigen Abgrund stehend – »es war wie ein Durch-die-Hölle-Gehen«).
- Große Bedeutung von Naturgewalten (vor allem Wind, Wasser und Feuer) (positive Erlebnisse in der Kindheit).
- In drei geplanten Phase-3-Sitzungen tauchen spontan Konfrontationsobjekte auf (Mutter, dunkle Gestalt, Vater), weshalb jeweils eine Phase 2 eingeschoben wurde, sodass ein Phasenverlauf 3, 2, 3 entstand.
- Die Herausforderungen in der Beziehung zum INNEREN KIND sind für die Patientin in einer IRRT-Langzeittherapie im Prinzip die gleichen wie in einer einzelnen IRRT-Phase-3-Sitzung (Annäherung und Empathie mit den Gefühlen des KINDES und mit denen des AKTUELLEN ICHS, authentische Kommunikation darüber und Übernahme von Verantwortung), nur ist der Therapieverlauf komplexer.

Erste IRRT-Sitzung: »Alles erstrahlt in einem hellen weißen Licht«

Der überraschende Tod des 2,5-jährigen Hundes ist der aktuelle Anlass für die Patientin, erneut um psychotherapeutische Unterstützung nachzusuchen. Sie ist sofort bereit, eine IRRT-Trauersitzung zu machen, die emotional von ihr als »extrem intensiv« erlebt wird. In der imaginativen Begegnung mit dem verstorbenen Hund wird folgende Psychodynamik deutlich: Der Hund zeigt bedingungslose Liebe, sie hingegen empfindet, dies nicht verdient zu haben und dies selber so nicht geben zu können. Der endgültige Abschied gestaltet sich zunächst schwierig; Frieda will und kann nicht loslassen, aber am Schluss schafft sie es doch, und »alles erstrahlt in einem hellen weißen Licht«.

Frieda merkt in der Nachbearbeitung der Trauersitzung, dass sie insgesamt wenig Zugang zu ihren Gefühlen hat (»ich habe einen Panzer um mich herum aufgebaut«) und eigene Bedürfnisse kaum wahrnimmt. Nach der ausführlichen Anamneseerhebung formuliert sie folgende Anliegen an die Psychotherapie: Die Patientin will ihre Ängste und ihre Hypersensibilität hinsichtlich körperlicher Symptome loswerden bzw. besser lernen, damit umzugehen, sich selbst näherkommen, ihre Bedürfnisse besser wahrnehmen, mehr Vertrauen in sich selbst und in die Mitmenschen entwickeln, ihr Kontrollbedürfnis verringern, schneller um Hilfe und Unterstützung nachfragen können, sich in der Partnerschaft bei aller Nähe freier und unabhängiger fühlen, ihr Selbstwertgefühl als Frau stärken und sich beruflich neu orientieren.

Friedas Motivation basiert zu Beginn einzig auf dem Leidensdruck wegen ihrer Symptome. Ihre IRRT-Trauersitzung ist für die therapieerfahrene Patientin dann ein völlig neues Erlebnis, indem sie eine tief gehende emotionale Erfahrung macht (»tief in mir hat sich etwas bewegt«), was ihr Hoffnung und Motivation verleiht, sich auch langfristig auf die weitere IRRT-Arbeit auf der INNEREN BÜHNE einzulassen.

Überblick über die IRRT-Sitzungen

In dieser Übersicht werden Friedas IRRT-Sitzungen chronologisch aufgelistet; es ist jeweils vermerkt, welche Sitzungsnummer es insgesamt ist, welcher Phasenablauf (Ph 1, 3 bedeutet Phasenablauf 1, 3), wie alt das KIND ist sowie Stichworte zum Inhalt (in Klammern; H-Ich = heutiges Ich).

1	2	3	4	5
2. Sitzung	9. Sitzung	15. Sitzung	21. Sitzung	26. Sitzung
Ph 2 (Trauer um verstorbenen Hund)	Ph 3 [2 J.] (KIND will keinen Kontakt)	Ph 3 [Fötus] (KIND will nicht geboren werden)	Ph 3 [6 J.] (H-ICH will keinen Kontakt)	Ph 1, 3 (Elternstreit um Frieda)

6	7	8	9	10
28. Sitzung	31. Sitzung	32. Sitzung (Tel. Kriseninteryention)	37. Sitzung	40. Sitzung
Ph 3 [11 J.] (KIND will keinen Kontakt)	Ph 3, 2, 3 [3 J.] (Kind unterstützt H-ICH zu seinen Bedingungen; Mutter)	Ph 3 [6 J.] (KIND unterstützt H-ICH)	Ph 1, 2, 3 (Mutter; Beschämung)	Ph 1, 2, 3 (Eltern, v. a. Mutter; Angst)

11	12	13	14	15
43. Sitzung	46. Sitzung	47. Sitzung	48. Sitzung	52. Sitzung
Ph 3, 2, 3 [Baby] (dunkle Gestalt; H-ICH beschützt das KIND)	Ph 3 [12 J.] (KIND und H-ICH brauchen Liebe)	Ph 3 [vor Geburt] (»neu geboren«, Stärkung der Selbstwirksamkeit)	Ph 3 [gleichaltrig] (ich bin dein Spiegel)	Ph 3 [8 J.] (Eisklettern, Kontrollverlust, Scham)

16	17	18	19	20
55. Sitzung	59. Sitzung	61. Sitzung	63. Sitzung	65. Sitzung
Ph 3, 2, 3 [5 J.] (Vater)	Ph 1b, 3 (Schule)	Ph 3 [gleichaltrig] (Rückfall)	Ph 1b, 3 (Wertlosigkeit, Beschämung)	Ph 3 [ca. 10 J.] (Thema: Beständigkeit)

Die meisten IRRT-Sitzungen sind im Voraus geplant; immer wieder kommt es aber aufgrund von aktuellen Ereignissen auf der ÄUSSEREN BÜHNE auch zu spontanen Phase-3- bzw. 3, 2, 3-Sitzungen. Die Patientin hört die Sitzungen jeweils nach, einzelne schaut sie mit ihrer Therapeutin zusätzlich gemeinsam an. Zur Vertiefung macht sie sich beim Nachhören Notizen, malt Bilder und erstellt Zeichnungen, die in den Folgesitzungen ebenfalls besprochen werden. Für die Sitzungen sind jeweils 90 Minuten reserviert, da die Patientin meist sehr lebhafte und lange Imaginationen hat.

Es finden insgesamt 65 Psychotherapiesitzungen statt, davon sind 20 IRRT-Sitzungen (1 Trauer-Sitzung, 11 Phase-3-Sitzungen, davon eine kurze Innere-Kind-Begegnung per Telefon, 3 Phasen-3, 2, 3 [geplant als Phase-3-Sitzungen], 5 Phasen-1, 2, 3).

Erste Phase-3-Sitzung: »Da musst du aber noch einiges zeigen.«

Die erste Phase-3-Sitzung findet zu diagnostischen Zwecken und zur Exploration des Selbstverhältnisses statt.

Frieda sieht ihr INNERES KIND ca. **2-jährig in einem Gitterbettchen**; in der einen Hand hält es einen kleinen Teddybären. Es schreit, fühlt sich einsam, unglücklich. Die Annäherung des HEUTIGEN ICHS gestaltet sich schwierig, das KIND zieht sich zurück, bäumt sich gegen die Kontaktaufnahmeversuche auf. Das HEUTIGE ICH bleibt hartnäckig in seinen Annäherungsversuchen und interessiert sich für die KLEINE, bietet ihr Beziehung an, ist da, möchte das KIND auch unterstützen. Am Schluss entsteht im gegenseitigen Anschauen immerhin eine implizite Abmachung.

1. ABSCHLUSSFRAGE

T: Gibt es sonst noch etwas, was Sie dem KIND gerne sagen oder mit ihm machen möchten, bevor wir die Begegnung für heute ausklingen lassen?

P: *»Du kannst mir vertrauen, ich lasse dich sicher nicht im Stich.«*

T: *»Du kannst mir vertrauen, ich lasse dich sicher nicht im Stich.«* Wie reagiert das KIND?

P: Sie schaut mich so an: *»Ja, okay.«* Sie glaubt, ja, die hat das jetzt so gesagt, wir sehen ja dann schlussendlich, ob es so ist. Sie ist noch etwas unsicher. Aber sie hat es gehört.

T: Sie ist noch etwas unsicher. Aber sie hat es gehört.

P: Mhm.

2. ABSCHLUSSFRAGE

T: Braucht das KIND noch etwas von Ihnen?

P: Nein, es ist gesagt.

3. ABSCHLUSSFRAGE

T: Gibt es noch etwas, was Sie sich von dem KIND wünschen?

P: *»Ich hoffe, dass du mir irgendwann vertrauen kannst, das ist mein Wunsch.«*

T: *»Ich hoffe, dass du mir irgendwann vertrauen kannst, das ist mein Wunsch.«* Und wie reagiert das KIND darauf?

P: (kurze Pause, lächelt überrascht) *»Da musst du aber noch einiges zeigen.«*

T: Mhm, mhm (lächelt auch). Es macht es Ihnen nicht leicht?

P: Nein, nicht wirklich, Nein.

4. ABSCHLUSSFRAGE

T: Möchte das KIND Ihnen noch etwas geben oder Ihnen noch etwas sagen?

P: Es sieht jetzt so oberrelaxed aus, die Beine verschränkt, so obercool, habe ich den Eindruck, es ist so klar jetzt gerade: *»Du bist eigentlich schon noch nett«*, sagt es.

T: *»Du bist eigentlich schon noch nett.«*

P: (nickt)

5. ABSCHLUSSFRAGE

T: Gibt es sonst noch etwas, was in diesem Bild passieren sollte, bevor wir die Begegnung für heute ausklingen lassen?

P: Es kommt mir jetzt so vor wie eine Abmachung, wenn du mir das gibst, dann bekommst du das. Das ist so das Unterschwellige in unserem gegenseitigen Blick. Das ist so eine Abmachung zwischen uns beiden. Die KLEINE ist jetzt eigentlich so gar nicht mehr ängstlich, sondern ganz klar.
[…]

NACHBESPRECHUNG

T: Wie war das jetzt für Sie?

P: Ich habe mich ganz tief unten gefühlt. Es war so wie die Realität. Ich bin eigentlich überrascht, dass ich sofort ein Bild hatte – das hätte ich nicht gedacht.

T: Mhm. Wie fühlen Sie sich jetzt?

P: Diese Gefühle, die ich hatte, sind mir nicht fremd. Es macht mich traurig, wie ich mich fühle, dass man Angst haben muss, dass man vor einer Person Angst haben muss, dass man vor sich selbst Angst haben muss, dass man sich so in eine Ecke verkriecht. Es ist eigentlich noch erschreckend, es berührt (weint lange). Da scheint irgendetwas zu sein, vor dem ich mega Angst habe.

[…]

T: Was meinen Sie, was ist in dieser Sitzung passiert?

P: Es war ein Anschauen von mir selber, ein sich mir Annähern. Das Thema, dass ich nichts einfach so bekomme, beschäftigt mich auch sonst. Interessant, dass das jetzt aufkam. Es geht um das Vertrauen – mir selber vertrauen.

[…]

T: Sehen Sie Parallelen zur aktuellen Situation?

P: Ja, schon. Vor allem in meinem Verhältnis zu meinem Körper. Und in meinem grundsätzlichen Misstrauen den Menschen gegenüber.

In der folgenden Therapiesitzung berichtet Frieda, dass ihr der Blick der KLEINEN im positiven Sinne nicht mehr aus dem Sinn gegangen sei; sie habe auch über die Abmachung nachgedacht und wisse gar nicht, was die KLEINE genau gemeint habe. Aufgefallen sei ihr, dass die KLEINE ganz genau gewusst habe, was sie will, sie habe dies auch in ihrer Körperhaltung zum Ausdruck gebracht.

In den folgenden Gesprächen erfolgt eine weitere Exploration der biographischen Hintergründe, und es wird auf aktuelle Belastungen eingegangen. Frieda äußert, sie merke, dass etwas in Gang gekommen sei, sie registriere nun genauer Konflikte in der Partnerschaft und reflektiere ihre Mutterrolle. »**Ich fühle mich wie neu geboren, ich sehe nun mit dem inneren Auge die Dinge anders als vorher, was ungewohnt und auch leicht angstbesetzt, aber insgesamt gut ist.**« Sechs Wochen nach der ersten folgt die zweite Phase-3-Sitzung.

In der ersten Phase-3-Sitzung ist kein Wunder passiert, aber die Patientin kommt ihren Gefühlen näher, hat einen ersten, wenn auch noch distanzierten, Kontakt zum INNEREN KIND. Sie erkennt, dass das Vertrauen bzw. Misstrauen in ihrer Problematik eine zentrale Rolle spielt, sowohl dem INNEREN KIND als auch anderen Menschen gegenüber.

Zweite Phase-3-Sitzung: »Ein Anteil von mir hat wieder zu mir gefunden.«

Es dauert mehrere Minuten, bis Frieda ein symbolisches Bild von ihrem INNEREN KIND entstehen lassen kann. Dann sieht sie plötzlich Wasser – **das KIND ist im Uterus.** Das HEUTIGE ICH nimmt Kontakt auf zum Fötus, was leichter gelingt als in der ersten Phase-3-Sitzung. Der FÖTUS möchte nicht zur Welt kommen, weil er sich davon nichts Gutes erhofft. Dies belastet das HEUTIGE ICH. Später sitzt das KIND neben dem HEUTIGEN ICH, verschmilzt schließlich mit ihr, sie werden eins, was das HEUTIGE ICH als wohltuend empfindet.

BEGINN PHASE 3

P: Ich sehe Wasser, komisch, wie trüb.
T: Mhm. Und wo ist das KIND in diesem Bild?
P: Das KIND ist im Bauch drinnen.
[...]
T: Und wenn Sie jetzt mit Ihrem INNEREN KIND reden könnten, was würden Sie es gerne fragen oder ihm gerne sagen, Sie als FRIEDA VON HEUTE?
P: *»Wieso liegst du so da, wieso bist du so müde?«*
T: *»Wieso bist du so müde?«* Und wie würde das KIND darauf reagieren, wenn es könnte?

Die Therapeutin stellt die Fragen hier im Konjunktiv, weil sie eine erwartete Blockade abfangen möchte.

P: *»Das ist anstrengend mit den Emotionen, mit den Gefühlen«*, sagt es. Es weiß, dass es draußen nicht positiv ist, sondern negativ, es empfindet das als nur negativ, es ist unsicher, hat **Angst**.
T: Mhm. Es hat Angst ...?
P: Es hat Angst vor dem, was kommt.
T: Es hat Angst vor dem, was kommt? Und wie reagieren Sie als FRIEDA VON HEUTE darauf?
P: (seufzt) Hm, eigentlich sollte ich ja etwas Positives sagen ..., aber nein (lacht). *»Ja, es ist nicht einfach, aber es gibt auch viel Schönes.«*
T: Mhm. *»Es ist nicht einfach, aber es gibt auch viel Schönes.«*
P: *»Und es braucht manchmal auch viel Mut.«*
T: Mhm. *»Und manchmal braucht es viel Mut.«*
P: *»Ein Stück weit verstehe ich das, wenn man in dieser Höhle ist, wenn man so klein ist, verstehe ich dich, dass du überlegst, ob du überhaupt raus willst.«*
T: *»Ein Stück weit verstehe ich dich, wenn du in der Höhle bist, dass du nicht raus willst.«* Wie reagiert das KIND darauf?
P: Unsicher. So: *»Was soll ich denn jetzt machen? Jetzt bin ich noch verunsicherter.«*
T: Mhm. Woran merken Sie, dass es unsicherer wird?
P: Seine Körperhaltung wird ein bisschen verkrampft.
T: Was sehen Sie in seinen Augen?
P: Angst.
T: Mhm. Können Sie das dem KIND direkt sagen, was Sie in seinen Augen sehen?

P: *»Ich sehe in deinen Augen, dass du Angst hast.«*

T: Mhm. *»Ich sehe in deinen Augen, dass du Angst hast.«* Und wie reagiert das KIND darauf?

P: Es versucht sofort, die Angst aus den Augen zu nehmen, irgendwie, es **erschrickt** etwas. Es möchte nicht, dass ich das sehe.

T: Es möchte nicht, dass Sie das sehen? Und es möchte das nicht, weil …?

P: Es möchte das nicht zeigen.

T: Und es möchte das nicht zeigen, weil …?

P: Es will sich nicht damit auseinandersetzen.

T: Und es möchte sich nicht damit auseinandersetzen, weil …?

P: Seine **Trotz**reaktion ist: *»Lass mich einfach in Ruhe.«*

T: *»Lass mich einfach in Ruhe.«* Und wie ist das für Sie als FRIEDA VON HEUTE, wenn Sie diese Trotzreaktion merken?

P: Ich merke jetzt eine große **Wut** auch …, ja, so eine große Wut.

T: Und da ist eine große Wut, weil …?

P: Auf das Ganze, auf mich selber, auf jeden – und irgendwie möchte man … Nein, ich weiß jetzt gar nicht, wo ich anfangen soll. Alles, was einen aufregt, weil man es nicht einmal nachvollziehen kann, es nicht versteht.

T: Mhm.

P: Was soll ich eigentlich machen? Es ist so ein bisschen, diese Wut ist manchmal so …, vielleicht auch Frustration, die möchte ich einfach loswerden, ich möchte sie zerschlagen, schütteln können … nicht wehtun in dem Sinne, aber einfach … Es fühlt sich einfach gequält an.

T: Mhm. Sie als FRIEDA VON HEUTE empfinden ganz viel Wut, fühlen sich gequält. Können Sie das dem KIND direkt sagen?

P: *»Ich fühle mich wütend, und ich fühle mich auch gequält in meiner Seele, und ich quäle mich.«*

T: Mhm. Und wie reagiert das KIND darauf?

P: *»Ich fühle mich nicht gut, und du fühlst dich auch nicht gut, und jetzt? Was machen wir denn jetzt?«*

T: *»Was machen wir denn jetzt?«* Und wie kommt diese Frage bei Ihnen an?

P: So, ja super … Das KIND sagt: *»Ja, was kann uns denn helfen?«*

T: *»Was kann uns denn helfen?«*

P: Und ich sage: *»Ja, wenn ich das wüsste.«*

T: Mhm. *»Wenn ich das wüsste.«* Und wie reagiert das KIND darauf?

P: Es schaut mich etwas **besänftigt** an und sagt: *»Du musst nicht traurig sein«* (weint).

T: *»Du musst nicht traurig sein.« Und wie ist das für Sie, wenn das KIND das so sagt: »Du musst nicht traurig sein«?*

P: Das höre ich nicht so gerne.

T: Das hören Sie nicht so gerne? Das hören Sie nicht so gerne, weil …?

P: Ja …, weil es in mir drin dann anfängt zu wirken …
T: Können Sie das dem KIND direkt sagen?
P: *»Das beginnt dann in mir drinnen zu wirken, ich habe das Gefühl, da ist so eine* ***Trauer*** *…, oder viel Trauer«* (weint).
T: Mhm. Und wie reagiert das KIND jetzt darauf?
P: Es entspannt sich, neigt den Kopf etwas nach vorne, und es trauert mit (weint).
T: Mhm. Es trauert mit. Wie machen Sie das jetzt, das Trauern?
P: Wir haben beide den Kopf so etwas nach vorne geneigt, sitzen nebeneinander, wir schauen uns zunächst etwas an, wir sind beide etwas traurig, je in der eigenen Trauer.
T: Mhm. Wie nahe fühlen Sie sich in dem Moment Ihrem INNEREN KIND?
P: Ja, ziemlich nahe (weint). Trotzdem sind wir beide noch etwas skeptisch, vorsichtig, spüren doch, dass wir etwas Gemeinsames haben, wir sind uns auch nicht so fremd, aber es ist doch eine gewisse Distanz.
T: Mhm. Können Sie das dem KIND direkt sagen, was Sie fühlen?
P: *»Ich fühle mich dir näher, und ich spüre den gleichen Schmerz oder die gleiche Trauer bei mir selber.«* Jetzt neigt es sich etwas gegen mich, seinen Kopf noch etwas abgeneigt. Es lässt seinen Körper so leicht auf meinen fallen.
T: Mhm. Und wie ist das für Sie als FRIEDA VON HEUTE?
P: Es ist irgendwie … (weint). Es fühlt sich an … so ein bisschen wie in mich hinein …, so wie zwei, die ineinander …, die in mich hinein, wie **zwei, die verschmelzen**, wie eins werden.
T: Mhm. Ihr werdet wie eins. Mhm, und wie fühlt sich das an?
P: Es ist wohlig in mir drinnen (weint), die Trauer ist eigentlich nicht mehr da, die ich vorher spürte, es ist jetzt gerade so ruhig.
T: Und Sie spüren, sie sind eins geworden?
P: Ja, es sitzt nicht mehr neben mir.
T: Mhm. Und wie fühlt sich das an für Sie?
P: Gut. Es ist jetzt im Moment **Ruhe** in mir drin, es ist wie ein Anteil von mir, der wieder zu mir gefunden hat, der getrennt war.
T: Mhm. Ein Anteil von Ihnen, der von Ihnen getrennt war, hat wieder zu Ihnen gefunden, Sie sind wieder eins geworden?
P: Ja, genau.
Danach Beginn der Abschlussfragen.

Die Patientin äußert in der Nachbesprechung, dass sie dies nicht erwartet hätte, dass dies eine ganz spezielle Erfahrung gewesen sei, indem sie empfinde, dass wie ein abgespaltener Teil von ihr nun wieder in sie integriert sei (»Verschmelzung« mit dem INNEREN KIND). Die Erfahrung sei sehr tief gewesen, viel tiefer noch als in der ersten Phase-3-Sitzung. Es werden Vertrauen in sich selbst, Stärke und der Mut thematisiert, den es braucht, um genau hinzuschauen, um Neues auszuprobieren, um

Gefühle zuzulassen und sich mit ihnen auseinandersetzen zu können, um dranzubleiben.

Frieda hört die IRRT-Sitzung einmal an und zeichnet dazu mehrere Bilder, was ihr hilft, das Erlebte besser kognitiv und emotional verankern zu können.

In dieser Sitzung kommt es zu einem noch intensiveren emotionalen Erleben in der Begegnung mit dem INNEREN KIND, es kommt sogar zu einer »Verschmelzung« zwischen AKTUELLEM ICH und KIND zum Schluss, aber das heißt noch lange nicht, dass der Prozess bereits abgeschlossen ist.

Aufgrund eines entzündeten Blinddarms muss Frieda nun einige Tage im Krankenhaus verbringen, wo sie viel Zeit zum Nachdenken hat. Ihr sei in der letzten Zeit einiges klarer geworden. Sie wisse nun mehr, was sie wolle und was nicht. Sie merke, dass sie sich anderen zum Teil zu sehr anpasse, sich überanstrenge, sich selbst dabei übergehe. Bereits in der übernächsten Sitzung findet auf Wunsch von Frieda erneut eine Phase 3-Sitzung statt; sie möchte dranbleiben.

Dritte Phase-3-Sitzung: *»Du weißt, dass du nicht allein bist. Versteh dies endlich!«*

Frieda sieht ein ca. **6-jähriges KIND,** das sich **vor ihr in einer Tonne versteckt.** Als HEUTIGES ICH weiß sie zunächst nicht, wie sie Kontakt mit dem KIND aufnehmen soll bzw. ob sie dies überhaupt will. Die Therapeutin bleibt strikt in der IRRT-Struktur und lässt die Patientin die Kommunikation zwischen ihr und dem KIND offen und authentisch ablaufen, auch wenn die Empfindungen gegenüber dem KIND negativ sind.

Auf die Frage, wie sich das KIND jetzt fühle, antwortet das HEUTIGE ICH:

P: Mir stinkt's (lacht).
T: Ihnen stinkt's? Und Ihnen stinkt's, weil ...?
P: Mir stinkt's. Ich weiß es eigentlich gar nicht, warum mir das stinkt.
T: Können Sie das dem KIND direkt sagen?
P: Ich weiß gar nicht, wieso ich jetzt ... *»Ich habe jetzt gar keine Lust, mich mit dir zu unterhalten, es stinkt mir.«*
T: *»Ich habe jetzt gar keine Lust, mich mit dir zu unterhalten, es stinkt mir.«* Und wie reagiert das KIND darauf?
P: Es schmunzelt eigentlich, es ist so ein Grinsen. Es kriecht nun etwas raus aus der Tonne, kommt etwas näher auf mich zu.
T: Wie weit ist das KIND jetzt von ihnen entfernt?
P: (zeigt mit den Händen ca. 20 cm) Es hat so einen fragenden, aber so einen fordernden Blick auch. Das stresst mich gerade noch mehr.

T: Können Sie ihm das direkt sagen?
P: »*Wenn du mich so anschaust, habe ich gerade noch mehr Stress.*«
T: »*Wenn du mich so anschaust, habe ich gerade noch mehr Stress.*«
P: Und sie hält den Kopf so etwas schief, schaut mich noch fordernder an.
T: Und dann?
P: Ich drehe mich ab.
T: Sie drehen sich ab? Und Sie drehen sich ab, weil …?
P: Weil ich merke, dass ich das nicht will.
T: Und Sie wollen das nicht, weil …?
P: Ich will meine Ruhe.
T: Können Sie das dem KIND direkt sagen?
P: »*Ich will mich jetzt nicht mit dir auseinandersetzen, ich will meine Ruhe.*«
T: »*Ich will mich jetzt nicht mit dir auseinandersetzen, ich will meine Ruhe.*« Wie reagiert das KIND darauf?
P: Es wird jetzt etwas traurig.
T: Mhm. Und wie ist das für Sie, wenn Sie sehen, das KIND wird etwas traurig?
P: Es tut mir leid.
T: Mhm. Können Sie ihm das direkt sagen?
P: »*Es tut mir leid, ich wollte nicht, dass du traurig bist.*«
T: Mhm. »*Es tut mir leid, ich wollte nicht, dass du traurig bist.*« Und wie reagiert das KIND darauf?
P: Es setzt sich auf den Deckel der Tonne und hält den Kopf so runter (weint), die Arme verschränkt. Es sieht so klein und einsam aus, dort sitzend wie ein Häufchen Elend. […] Ich gehe in die Knie, lege meine Hand auf seine Schulter, es stößt diese weg: »*Jetzt will ich auch nicht mehr.*«
T: »*Jetzt will ich auch nicht mehr.*« Und Sie, wie reagieren Sie darauf?
P: »*Ich verstehe, jetzt bist du …,* (Pause) *jetzt weiß ich gar nicht, was ich machen soll.*«

In der Folge geht es darum, dass das HEUTIGE ICH empfindet, immer den ersten Schritt machen zu müssen, was es sehr anstrengend findet. Das KIND bleibt dran, macht selbst den ersten Schritt, woraufhin das HEUTIGE ICH aber zurückweicht, weil es ihm zu schnell geht. Das KIND lässt sich nicht beirren, kommt dem HEUTIGEN ICH immer näher, umarmt es, woraufhin beim HEUTIGEN ICH deutliche Panik mit Atemnot aufkommt.

P: »*Wenn du mir so nah kommst, nimmst du mir meinen Atem.*«
T: »*Wenn du mir so nah kommst, nimmst du mir meinen Atem.*« Wie reagiert das KIND darauf?
P: Es sagt einfach: »*Es ist unser Atem, nicht deiner.*« Es beruhigt sich jetzt, ich schaue es an, ich denke (lacht): Wieso tust du mir das an?
T: Können Sie ihr das direkt sagen?

P: »*Wieso bringst du mich in diese Situation?*«

T: »*Wieso bringst du mich in diese Situation?*« Wie reagiert das KIND darauf?

P: »*Ja, in welche Situation?*«

T: »*Ja, in welche Situation?*«

P: »*Ja eben, in diese.*« Sie schaut mich wieder an: »*Ja, was?*« Da merke ich, dass der Druck hier (zeigt auf die Brust) wieder stärker wird. Und ich sage: »*Wenn du nicht weggehst, dann bekomme ich Panik, ich kann sonst nicht atmen.*« Aber sie bewegt sich gar nicht. Jetzt legt sie ihre Arme um meine Hüfte, der Druck wird stärker (weint), aber sie ist total entspannt, und ich habe das Gefühl, ich sei wie ein Vulkan, der kocht, der jeden Moment ausbricht.

T: »*Ich bin wie ein Vulkan, der kocht, der jeden Moment ausbricht.*« Und wie reagiert das KIND darauf?

P: Es ist erstaunlich ruhig, es gibt mir das Gefühl, ich solle das zulassen.

T: Mhm. Es gibt Ihnen das Gefühl, Sie sollen das zulassen?

P: So ein bisschen. »*Es passiert ja gar nichts.*«

T: Mhm. »*Es passiert ja gar nichts.*« Wie kommt das bei Ihnen an?

Hier wird deutlich, dass das KIND vor Ressourcen strotzt, aber: das AKTUELLE ICH muss bereit sein, unangenehme Gefühle zuzulassen und dadurch auch Zugang zu diesen Ressourcen zu finden … und manchmal fordert das viel Mut.

P: »*Dieser Meinung bin ich nicht ganz*« (lacht).

T: »*Dieser Meinung bin ich nicht ganz.*« Wie reagiert das KIND darauf?

P: »*Was macht es denn so schwer?*« fragt es mich.

T: »*Was macht es dir so schwer?*« Wie reagieren Sie darauf?

P: Ich merke innerlich, ich möchte das jetzt gar nicht, ich möchte dazu jetzt gar nichts sagen, ich möchte einfach weg.

T: Und Sie möchten dazu nichts sagen, weil …?

P: Ich wehre mich einfach. Und ich sage dann: »*Lass mich jetzt los!*«

T: Mhm. »*Lass mich jetzt los!*« Und wie reagiert das KIND darauf?

P: Sie lässt los, sieht etwas resigniert aus oder enttäuscht …, sie dreht sich um, geht rückwärts, und ich, ich bin irgendwie auch enttäuscht, lasse alles so etwas hängen. Und sie geht so geknickt zurück durch die Luke. […] Sie geht dort hinein. Ich bin eigentlich jetzt auch traurig, schaue ihr hinterher, aber bin eigentlich bewegungslos.

T: Wie fühlen Sie sich?

P: Nicht gut …

T: Mhm. Wie fühlt sich das KIND?

P: Ja, auch nicht gut. Sie schaut so geknickt und verschwindet. Die Luke geht zu. Ich stehe jetzt da, frage mich: »*Was soll das?*« Es ist irgendwie so … ich kann sie nicht verstehen.

1. ABSCHLUSSFRAGE

T: Bevor das KIND in der Luke verschwindet, gibt es da noch etwas, was Sie ihm sagen oder mit ihm machen möchten?

P: Nein.

2. ABSCHLUSSFRAGE

T: Braucht das KIND noch etwas von Ihnen?

P: (längere Pause, dann als AKTUELLES ICH zum KIND) »*Was möchtest du? Vielleicht ist es nur Angst.*«

T: »*Es ist vielleicht nur Angst.*«

P: Also das Gefühl von: Ich bin so absolut allein.

T: Ich bin absolut allein. Können Sie ihr das direkt sagen?

P: »*Jetzt fühle ich mich allein, und ich habe Angst.*«

T: »*Ich fühle mich allein, habe Angst.*« Und wie reagiert das KIND darauf?

P: Es macht die Luke wieder auf, schaut etwas raus. »*Jetzt weißt du, wie ich mich fühle.*«

T: Und wie reagieren Sie darauf?

P: »*Ja, das ist nicht so angenehm.*« (weint) Jetzt kommt sie wieder aus der Luke raus, sie sagt: »*Du weißt, dass du nicht allein bist. Versteh dies endlich!*«

T: »*Du weißt, dass du nicht allein bist. Versteh dies endlich!*« Wie kommt dies bei Ihnen an?

P: Ja … sie will mich in die Arme nehmen und sagt: »*Du musst dich nicht wehren. Einfach zulassen.*« Also sie schimpft jetzt fast ein bisschen mit mir. So ein bisschen: »*Das ist mega mühsam mit dir, das ist auch anstrengend.*« Und ich sage: »*Ja, ich finde auch. Wenn ich wüsste, wie es einfacher ginge, wäre ich froh.*«

T: »*Ja, ich finde auch. Wenn ich wüsste, wie es einfacher ginge, wäre ich froh.*« Und wie reagiert das KIND?

P: Sie versteht das …

5. ABSCHLUSSFRAGE

T: Gibt es sonst noch etwas, was in diesem Bild passieren sollte, bevor wir die Begegnung für heute ausklingen lassen?

P: Ich bedanke mich beim KIND.

T: Wie reagiert das KIND darauf?

P: Es lächelt. In den Augen ist großes Verständnis. Auch eine Zuversicht ist da.

6. ABSCHLUSSFRAGE

T: Mit welchem Bild möchten Sie die Begegnung jetzt ausklingen lassen?

P: Irgendwie ist es jetzt so, dass sie größer ist als ich, sie tröstet mich, sie umarmt mich, vertauschte Rollen, das ist das letzte Bild.

In der Nachbesprechung ist Frieda sehr bewegt und äußert, sie sehe deutliche Parallelen zu ihrem Empfinden unter den Mitmenschen, zu ihrem Verhalten, sei erstaunt, dass ihr das KIND dies aufgezeigt habe.

In der nächsten Sitzung wirkt die Patientin viel aufgeräumter, entspannter. Sie habe die Sitzung nachgehört, als eindrucksvoll erlebt, viele Parallelen zur ÄUSSEREN BÜHNE gesehen. Sie merke, dass sie näher zu sich selbst komme, dass sie ihre Bedürfnisse genauer wahrnehme und auch einbringe.

Aus der Diskussion der Gründe für ihre Empathieblockaden dem INNEREN KIND gegenüber resultiert der Entschluss, zunächst eine IRRT-Konfrontations-Sitzung zu einer Situation durchzuführen, in der sich die Eltern im Rahmen der Trennung um sie stritten und sie buchstäblich zwischen sich hin- und herrissen. In dieser Sitzung entscheidet die Therapeutin allerdings aufgrund des Verlaufs der Phase 1a spontan, keine Konfrontation der Eltern durchzuführen, sondern gleich eine Phase 3 anzuschließen: Die 12-JÄHRIGE ist nämlich nach dem Vorfall allein im Zimmer, hat die Decke über den Kopf gezogen und fühlt sich einsam und verlassen. Nach der Einführung des HEUTIGEN ICHS gelingt die Annäherung problemlos; dieses spendet dem KIND Unterstützung, Trost und Zuversicht, und das KIND spricht dem HEUTIGEN ICH Vertrauen aus.

In der nächsten Sitzung schildert Frieda, dass sie diese Streitsituation mit den Eltern nicht mehr belaste, dass sie aber in anderen sozialen Situationen merke, dass sie sich übermäßig verantwortlich fühle. Deshalb wird mit der IRRT-Phase-3-Arbeit fortgefahren.

Vierte Phase-3-Sitzung: *»Schau dich doch an, du hast versagt!«*

Frieda sieht eine ca. **11-JÄHRIGE inmitten von Felsen, die eine Mauer um sie herum bilden**, auf der sich oben Bäume befinden. Das KIND schaut nach oben, in die Wipfel, sieht etwas Sonne. Es fühlt sich sicher. Das HEUTIGE ICH ist zunächst ganz weit entfernt, oben auf den Felsen, sieht das KIND nicht, weil es im Schatten ist; das HEUTIGE ICH hingegen steht in der Sonne und ruft hinunter: *»Hallo!«* Das KIND reagiert zögerlich, geht weiter in den Schatten zu den Felsen hin, damit das HEUTIGE ICH es nicht sehe. Das HEUTIGE ICH bemüht sich darum, in seine Nähe zu kommen.

KIND: *»Hau ab, geh weg!«*

HEUTIGES ICH: *»Du weißt doch gar nicht, wer ich bin.«*

KIND: *»Ich will das gar nicht wissen, geh weg!«*

Schließlich provoziert das KIND das HEUTIGE ICH, fordert es heraus, will, dass es mit ihm kämpft, dass es seine Gefühle zulässt, seine Gefühle zeigt. Das HEUTIGE ICH geht nicht darauf ein, will das KIND nicht schlagen. Da tritt das KIND es mit dem Fuß, packt es am Kragen. Das KIND ist voller zielbestimmter Energie, voller Zutrauen und mutet dem HEUTIGEN ICH einiges zu. Das HEUTIGE ICH möchte seinerseits verstehen, sucht nach Erklärungen; das KIND hingegen meint, das HEUTIGE ICH solle nicht immer nach Erklärungen und Verständnis und Sinn suchen, sondern einfach mal sein.

P: (zum KIND) »*Das Verhalten, das du immer wieder zeigst, ist für mich ganz schwierig, es ist schwierig für mich herauszufinden, was dir helfen könnte, wie ich an dich herankomme.*«

T: Wie reagiert das KIND darauf?

P: (Pause, räuspert sich) Es sagt wieder nichts Nettes. »*Schau dich doch an, du hast versagt!*«

T: Mhm. Was sehen Sie in seinen Augen?

P: Es macht so eine Gestik, beugt sich so nach vorne, und ich (weint) habe so das Gefühl, ich habe nicht mal mich selber gerne …

T: Können Sie ihr auch das direkt sagen?

P: »*Ich fühle mich so machtlos, ich komme nicht mal an mich heran. Kannst du mir irgendwie sagen, wie ich es machen soll?*«

T: Wie reagiert das KIND darauf?

P: Es bewegt den Kopf nach unten, schaut zum Fuß und ist etwas wütend.

T: Und es ist etwas wütend, weil …?

P: Weil ich es nicht verstehe (tiefer Seufzer).

T: Können Sie ihm das auch direkt sagen?

P: »*Was verstehe ich denn nicht? Kannst du mir das sagen?*«

T: Und wie reagiert das KIND darauf?

P: Es ist beleidigt. Es sagt jetzt: »*Komm doch mal zu mir runter.*« Und ich frage: »*Wieso?*« (lacht) Und es sagt: »*Dann können wir mal auf uns eindreschen.*« (lacht)

T: Und wie reagieren Sie als FRIEDA VON HEUTE darauf?

P: Eigentlich bin ich total motiviert runterzugehen und mit ihr zu kämpfen.

T: Können Sie sich vorstellen, wie Sie das jetzt machen?

P: Ja, ich klettere die Steine runter, mega schnell, und wir schauen uns jetzt an. Sie sagt: »*So, und jetzt? Komm! Komm!*«

T: Und wie reagieren Sie darauf?

P: Zunächst noch etwas verhalten. Aber ich frage: »*Soll ich etwa auf dich losgehen und dich hauen, oder was?*« Das KIND sagt: »*Komm, mach einfach mal.*«

T: »*Komm, mach einfach mal.*«

P: Ich bin ein schwerer Eisblock. Es sagt: »*Komm mal ganz nah hierher.*« Dann wie zwei, die einen Streit austragen, ausmachen, stößt es mich, schaut mich herausfordernd an: »*Komm!*« Das Kind sagt: »*Du musst nicht fragen, ob das Sinn macht oder nicht, mach einfach!*« Es haut mir eine in den Bauch, ins Gesicht, der Körper beginnt zu zittern, ich habe das nicht mehr unter Kontrolle.

T: Und wie reagieren Sie darauf?

P: »*Also, wenn ich jetzt da durchstarte, dann würde ich dir an die Gurgel gehen.*«

T: Wie reagiert das KIND?

P: »*Ja, mach einmal.*«

T: Und wie reagieren Sie?

P: »*Wieso soll ich dich schlagen, ich habe ja gar keinen Grund dafür.*«

T: Und das KIND?

P: »*Hast du denn keine Wut jetzt?*« *Und ich sage:* »*Doch, sicher!*«

T: Wie weit sind Sie jetzt voneinander entfernt?

P: (zeigt wenige Zentimeter)

T: Und wie reagiert das KIND weiter?

P: »*Du musst mal in die Offensive, nicht immer in der Defensive bleiben.*« Ich frage sie: »*Was meinst du denn damit, mit der Offensive?*«

T: Wie reagiert das KIND darauf?

P: Es sagt: »*Jetzt mach einfach mal dein Herz auf.*« Sie hält so die Hand an mein Herz, fragt: »*Spürst du es? Es klopft.*« Wenn sie die Hand so drauflegt, dann merke ich auch so den Schmerz.

T: Sie merken den Schmerz?

P: Ja, in dem Moment, in dem sie die Hand draufhält, macht es mich so weich, wie wenn man Kerzenwachs nehmen würde, eine Kerze, die beginnt zu schmelzen.

T: Mhm. Können Sie das dem KIND direkt sagen?

P: »*Wenn du deine Hand auf mein Herz legst, dann habe ich das Gefühl, ich schmelze.*«

T: Wie reagiert das KIND darauf?

P: Es sagt: »*Das stimmt nicht ganz, außen vielleicht, aber innen nicht.*«

T: Und wie kommt das bei Ihnen an, was sie sagt?

P: Ich denke wieder: Ja super! Und dem Kind sage ich: »*Ja, aber wenn es außen ist, dann ist es innen auch.*«

T: Und wie reagiert das KIND?

P: »*Nein, das ist nicht so.*«

T: Und wie reagieren Sie?

P: Ich tue dann die Hand von ihr so etwas weg, damit ich durchschnaufen kann. »*Ich verstehe nicht, was das soll. Ich weiß nicht, was du von mir willst.*«

T: Und wie reagiert das KIND?

P: Jetzt kommt es nahe zu mir, packt mich am Kragen, schaut mich herausfordernd an: »*Ich möchte, dass du lebst, ich möchte, dass es dir gut geht, ich möchte, dass du wieder Freude hast, ich möchte dir helfen.*«

Das KIND *ist provozierend und feurig in seinen Herausforderungen dem* AKTUELLEN ICH *gegenüber. Offensichtlich ist dies das einzige Mittel, um das hartnäckige Vermeidungsverhalten des* HEUTIGEN ICHS *den eigenen unangenehmen Gefühlen gegenüber zu konfrontieren. Die Patientin ist jetzt mitten auf ihrem Weg in der Annäherung zu sich selbst.*

Auch diese Begegnung empfindet die Patientin als sehr hilfreich, eindrucksvoll, sie ist gerührt. Sie sei sich wiederum nähergekommen. Auch die Therapeutin ist mit dieser lebhaften und kämpferischen Sitzung zufrieden.

Frieda hört sich die Sitzung mehrmals an, was sie innerlich wieder beunruhigt und aufgewühlt habe; sie habe nicht gut schlafen können, und sie habe sich deshalb entschieden, Notizen zu machen und auch wieder zu malen; das habe ihr sehr gutgetan und sie beruhigt. Allerdings merke sie, dass die Auseinandersetzung mit ihrem INNEREN KIND noch nicht beendet sei.

Fünfte Phase-3-Sitzung (3, 2, 3-Sitzung): *»Du kämpfst gegen dich selber.«*

Geplant ist eine reine Phase 3: Frieda braucht längere Zeit, um ein Bild zu entwickeln. Dann sieht sie das ca. **2-jährige KIND in einem mit Wasser gefüllten Rohr**, gestresst einen Ausgang suchend, das HEUTIGE ICH ist ebenfalls in ein enges Rohr an der Decke eingeklemmt, will hinaus, schafft das aber nicht. Das HEUTIGE ICH bittet das KIND um Hilfe. Dieses hat genügend Platz und will ihr helfen, freut sich über die Hilfesuche des HEUTIGEN ICHS, bietet allerdings seine Hilfe nur zu seinen Bedingungen an.

P: (zum KIND) Ich strecke meine Hand aus und sage: *»Mach schnell«!*

T: Und wie reagiert das KIND?

P: Das KIND ist ganz ruhig, es schaut, macht keine Anstalten, mich da rauszuziehen, und ich probiere rauszukommen, schaue es entrüstet an und denke: *»He, hilf mir jetzt endlich!«* Das Kind fragt mich: *»Wie fühlt es sich an?«*

T: Wie reagieren Sie darauf?

P: *»Du wolltest mir doch helfen, ich will jetzt nicht darüber reden.«*

T: Und das KIND?

P: *»Sag jetzt, wie fühlt sich das an da drin?«*

T: Wie reagieren Sie?

P: Ich werde ärgerlich. Ich fange mit den Händen an rumzufuchteln. *»Sag, was soll das? Mach jetzt vorwärts, es geht jetzt nicht um das, was ich fühle, es geht jetzt darum, dass ich hier rauskomme, du musst mir helfen!«*

T: Wie reagiert das KIND?

P: Die KLEINE schaut immer noch schön ruhig aus, ist entspannt, ich zapple noch, fuchtle noch wild hin und her, finde es absolut nicht lustig. Dann werde ich etwas müde und sage dem KIND: *»Also, was ist, was willst du von mir?«*

T: Und wie reagiert das Kind?
P: Das fragt: »*Wie fühlt es sich an?*«
T: Und wie reagieren Sie darauf?
P: Ich sage: »*Ja, es ist eng. Ich möchte jetzt da einfach raus.*«
T: Und wie reagiert das Kind jetzt?
P: Es sagt: »*Und wie fühlst du dich dort drin, hm?*«
T: Und wie reagieren Sie darauf?
P: »*Wieso muss ich dort drinstecken, warum muss ich das jetzt aushalten? Und ich will jetzt auch nicht diskutieren darüber, ich will jetzt einfach raus!*«

Die Auseinandersetzung geht so noch lange weiter, indem das Kind immer wieder nach den Gefühlen des heutigen Ichs fragt, dieses aber seine Gefühle nicht wahrnehmen will und ausweicht. Nach langer Zeit gibt das heutige Ich etwas nach, gesteht Wut ein und schlägt gegen das Rohr. Das führt zu einer leichten Entspannung, woraufhin dann plötzlich tatsächlich ein Gefühl auftaucht.

[…]

P: Jetzt kommt wirklich ein Bild oder ein Gefühl – aber es ist meine Mutter.
T: Was sehen oder was fühlen Sie jetzt?
P: Das finde ich jetzt nicht so toll. Also entweder Trauer oder … (weint)
T: Traurig, weil …?
P: Eigentlich möchte ich diese Gefühle gar nicht.
T: Und Sie wollen die nicht, weil …?
P: Weil es einfacher wäre für mich ohne die Gefühle. Es ist Vergangenheit. Für mich ist das eigentlich Vergangenheit, eigentlich.

PHASE 2

Es folgt eine Phase 2, eine Auseinandersetzung mit der Mutter, die plötzlich auftaucht und von oben durch ein Fenster auf Frieda runterschaut. Sie ist ebenfalls traurig, weil sie die Chance verpasst hat, mit ihrer Tochter ins Reine zu kommen. Das heutige Ich möchte, dass die Mutter weggeht. Schließlich bittet die Mutter die kleine Frieda um Hilfe (was sie in der Realität nie getan hatte). Die Kleine fragt die Mutter, warum sie um Hilfe bitte, worauf die Mutter erklärt: »*Ich fühle mich allein.*« Offenbar ist es dieses Gefühl der Einsamkeit und Verlassenheit, um das es im Kern geht, auch beim heutigen Ich. Nach dem Verschwinden der Mutter ist das Kind froh, dass das heutige Ich dieses Gefühl zeigen konnte, und es kommt beim Abschluss zu einer heftigen gegenseitigen Umarmung von heutigem Ich und Kind.

Sechste Phase-3-Sitzung: *»Wir gehen diesen Weg gemeinsam, ich unterstütze dich.«*

Die Patientin ruft ihre Therapeutin aufgelöst an. Sie sei gestern mit akuten Bauchschmerzen auf der Notfallstation im Krankenhaus gewesen. Es sei allerdings nichts gefunden worden. Sie vertraue denen jedoch nicht, sie vertraue niemandem. Sie spüre sich und ihren Körper überhaupt nicht mehr, wisse nicht mehr, was unten und was oben sei. Sie habe Angst zu sterben. Sie meint, ihr gehe es wieder so schlecht wie zu Beginn, sie könne nicht mehr allein sein. Sie schildert eine Situation, in der ihre Tochter ihr gesagt habe, dass sie sie nerve, was sie sehr verunsichert und beschäftigt habe, denn sie wolle nicht so sein wie ihre Mutter. Sie wisse nicht mehr weiter, sei verzweifelt, hoffnungslos, ängstlich. Die Therapeutin fragt, was ihr INNERES KIND wohl dazu sage. Sie meint, dass es sagen würde: »*Vertraue, es wird alles gut.*« Daraus entsteht spontan eine Phase-3-Sitzung am Telefon, in der sich die beiden annähern, die KLEINE unbeirrt und zuversichtlich das HEUTIGE ICH anschaut, ihm Zuversicht gibt, es schließlich bei der Hand nimmt und ihm sagt: »*Wir gehen diesen Weg gemeinsam, ich unterstütze dich.*« Das HEUTIGE ICH empfindet dies einerseits als wohltuend, andererseits auch als erdrückend. Als es dies dem KIND gegenüber äußert, lässt das KIND es los, da wird es etwas besser. Der Blick bleibt unverwandt zugewandt und zuversichtlich. Frieda beruhigt sich allmählich.

In der nächsten Zeit fühlt sich die Patientin immer noch nicht sehr stabil, aber deutlich besser. Die Tatsache, dass sie nicht allein sei, dass ihr INNERES KIND sie unterstütze, mit ihr sei, helfe ihr. Da das Thema Mutter offensichtlich noch nicht abgeschlossen ist, wird als Nächstes eine **IRRT-Phase-1, 2, 3-Sitzung** mit der Mutter als Konfrontationsobjekt durchgeführt.

In der Szene kritisiert und demütigt die Mutter die 14-jährige Frieda vor deren Freunden. Das HEUTIGE ICH konfrontiert die Mutter, was sehr effektiv verläuft, da die Mutter schnell Einsicht und Reue zeigt. Letztlich kommt es zu einer gewissen Versöhnung zwischen Mutter und HEUTIGEM ICH und in Phase 3 dann zu einer problemlosen Annäherung zum KIND. Frieda hört auch diese Sitzung nach. Sie merke, dass es weiterhin ums Thema Vertrauen gehe. Gegenüber ihrer Mutter fühle sie sich versöhnlich, ausgesöhnt, es falle ihr aber schwer, anderen zu vertrauen, auch ihrer Therapeutin oder ihrem Ehemann. Sie habe Angst vor Enttäuschungen und Verletzungen.

In einer nächsten **IRRT-Phase-1, 2, 3-Sitzung** wird eine typische Streitsituation zwischen den Eltern thematisiert, die bei der Patientin als Kind immer große Ängste und Einsamkeitsgefühle sowie Misstrauen ausgelöst habe. In Phase 2 geht es vor allem um die Konfrontation der Mutter, die Entwicklung läuft in Richtung Verständnis für die Mutter, aber auch Entdecken eigener Gefühle. In Phase 3 gelingt die Annäherung an das KIND problemlos, welches wiederum viele Ressourcen zeigt: Es ringt dem HEUTIGEN ICH das Versprechen ab, Traurigkeit zuzulassen und ein Bild in den Farben der Trauer zu malen. Die Patientin merkt in der Nachbesprechung, dass es ihr viel leichter falle, wütend und ärgerlich zu sein als traurig. Traurig zu sein mache sie extrem verletzlich, weshalb sie das wohl nie zugelassen habe und nie die Kontrolle habe abgeben können. Während der imaginativen Konfrontation der Mutter habe sie zum ersten Mal die Zerbrechlichkeit und Hilflosigkeit der sonst so stark scheinenden Mutter gesehen. Diese Sitzung bringt auf der ÄUSSEREN BÜHNE viel Beruhigung in der Beziehung zu den Eltern, die realen Kontakte mit ihnen laufen gelassener ab.

Siebte Phase-3-Sitzung (3, 2, 3-Sitzung): *»Du brauchst nie mehr Angst zu haben. Du bist nie allein. Ich bin immer da, beschütze dich.«*

Frieda möchte weiter mit IRRT arbeiten, es gebe da noch so das eine oder andere. Sie fühle sich immer wieder angetrieben, selbstunsicher, wisse immer wieder nicht, was sie möchte. Als Nächstes wird wieder eine Phase-3-Sitzung zur Überprüfung und zur weiteren Vertiefung ihres Selbstverhältnisses geplant.

Frieda sieht ihr INNERES KIND als ca. **4-monatiges Baby, auf einer blauen Decke auf einem Riesenbett liegend**. Es schaut umher, räkelt sich. Es fühlt sich allein, verlassen. Im Raum ist sonst nichts, nur dieses Riesenbett. Das HEUTIGE ICH beugt sich über das BABY, streichelt ihm über den Kopf. Das Bett schrumpft plötzlich zusammen zu einem kleinen Bettchen, welches das Baby umhüllt. Das HEUTIGE ICH schaut von oben aufs BABY herunter. Das BABY beginnt zu lächeln und zappelt etwas. Das HEUTIGE ICH empfindet eine starke Verbundenheit mit dem BABY, *»eine starke Verbindung, wie ein mütterliches Gefühl«*. Auch das BABY fühlt sich wohl, es werden Selbstbewusstsein, Stärke, Leichtigkeit und Freude bei ihm deutlich. Das HEUTIGE ICH merkt, dass das BABY Vertrauen hat und völlig frei von Angst oder Trauer ist. Plötzlich passiert etwas Unerwartetes:

P: Das BABY empfindet überhaupt keine Angst oder Trauer.
T: Und wie reagieren Sie darauf?
P: Ich finde das toll … Aber da ist auch irgendwie eine Angst.
T: Und eine Angst vor …?
P: Vor zu viel Nähe.
T: Können Sie das dem BABY auch direkt sagen?
P: Wenn ich dieses Gefühl zulasse, dann bekomme ich Angst, dass es mir zu viel wird.
T: Mhm. Und es wird Ihnen zu viel, weil …?
P: (seufzt, längere Pause) Es ist jetzt so, wie wenn jemand das BABY rausgenommen, weggenommen hätte, das BABY, so gepackt.
T: Und wo ist es?
P: (weint sehr, Pause)

T: Wo ist das Baby?

P: (längere Pause) Ich bin am Suchen. Jetzt weiß ich gar nicht, was los ist (weint sehr, öffnet die Augen).

T: Wo ist das Baby?

P: Es ist in einem anderen Bett – da ist wie eine fremde, dunkle Gestalt, die sich über es hinüberbeugt, ganz dunkel (weint sehr – beginnt schnell zu atmen, Beginn einer Panikattacke).

An dieser Stelle entschließt sich die Therapeutin, eine Phase 2 mit einer Konfrontation der *dunklen Gestalt* einzuschieben, weil sie den Eindruck hat, dass die *dunkle Gestalt* den Prozess sonst überlagern und zum Erliegen bringen würde. Das heutige Ich kann nach mehreren Anläufen die *Gestalt* verscheuchen, und in der abschließenden Phase 3 ist das Baby dankbar, dass es vom heutigen Ich beschützt und befreit wurde, es lächelt.

In der Nachbesprechung bezeichnet die Patientin die *dunkle Gestalt* als Symbolisierung von Angst, ist sich aber unsicher, ob etwas anderes dahinterstecke, woran sie gar nicht denken möge (sexueller Übergriff). Vielleicht stehe die *dunkle Gestalt* auch für die unsensible Mutter, die Bedürfnisse nach Nähe und Distanz des Kindes überhaupt nicht spürte, die durch Nähe zum Kind das Fremdgehen ihres Mannes habe kompensieren wollen bzw. bei ihrem Kind das gesucht habe, was sie von ihrem Mann nicht erhielt; sie habe sie wie ausgesaugt.

In der nächsten Sitzung äußert Frieda, sie habe die Sitzung einmal angehört und dazu Notizen und zwei Zeichnungen gemacht; eine zeigt eine dunkle Gestalt, die sich über das Kinderbettchen beugt. Die Sitzung sei für sie ein »**Quantensprung**« gewesen. Sie sei jetzt insgesamt ruhiger, aber auch etwas emotionaler in dem Sinne, dass sie ihre Gefühle besser zulassen könne.

Nach dieser Sitzung folgt eine vierwöchige Ferienpause, in der Frieda merkt, dass sie oft eine innere Unruhe empfindet. Einzig mitten in der Natur, am besten allein, bei Wind und Wetter, da werde sie ruhig, werde eins, fühle sich sicher (wie früher, als sie auf den Baum geklettert sei bei Sturm, Blitz und Donner). Zu diesem Gefühl wird dann spontan die nächste Phase-3-Sitzung durchgeführt.

Achte Phase-3-Sitzung: *»Ich brauche Liebe.«*

Frieda sieht ihr inneres Kind als ca. **12-Jährige, zusammengekauert an einer Felswand**, so als würde es schlafen, das heutige Ich steht neben ihm. Das Kind reagiert zunächst nicht begeistert und wirft dem heutigen Ich vor, es vergessen und nicht in die Ferien mitgenommen zu haben. Das heutige Ich versteht, dass das Kind mitwollte, es hätte es auch mitnehmen wollen, habe aber überhaupt nicht daran gedacht, das sei ihr nicht bewusst gewesen. Im weiteren Verlauf formuliert das heutige Ich schließlich: »Ich brauche Liebe.« Frieda hat große Mühe, dieses Wort und dieses Bedürfnis über die Lippen zu bringen, schämt sich dafür, hat Angst vor der damit verbundenen Abhängigkeit von anderen. Die KLEINE zeigt Verständnis und Vertrauen. Die Patientin weint viel, sie ist tief in der Imagination, spricht – wie häufig – den Dialog von ganz allein. Im Abschlussbild legt die KLEINE dem HEUTIGEN ICH erneut die Hand aufs Herz. In der Nachbesprechung gewinnt sie verschiedene Einsichten, z. B. dass ihr Unabhängigkeitsstreben, dieses Allein-zurechtkommen-Müssen sehr dem Verhalten ihrer Mutter gleiche.

In dieser Sitzung ist ein wesentlicher Schritt passiert, indem Frieda das erste Mal in ihrem Leben ihr Grundbedürfnis nach Liebe laut ausspricht. Es ist ein Wendepunkt im Therapieverlauf, in dessen Folge neue Erfahrungen möglich werden.

Neunte Phase-3-Sitzung: *»Und ich konnte es besänftigen, es war möglich, ich konnte das geben, ich habe das in mir.«*

Frieda sieht zunächst einen hellen Kreis, wie eine Manege, die hell aufleuchtet. Oben ist es dunkel. Das HEUTIGE ICH ist oben, schaut herunter. Das KIND dreht sich im Kreis, sucht etwas. Da ist auch Wasser. Dann äußert die Patientin das Empfinden, das KIND sei wieder **im Bauch, kurz vor der Geburt**. Ihr Herz poche ganz aufgeregt.

P: Jetzt ist es ziemlich nah beim Ausgang. Es wird immer heller, es geht wie durch einen Kanal durch.

T: Wie fühlt sich das KIND?

P: Eigentlich gut. Es ist neugierig auf das, was draußen ist.

T: Und wo sind Sie als FRIEDA VON HEUTE?

P: Ich bin vor dem Ausgang. Da ist eine Wasserblase oder so etwas …

T: Wie fühlen Sie sich, als FRIEDA VON HEUTE?

P: Auch ein bisschen aufgeregt. Wir beide gehen jetzt durch die Wasserblase. *»Komm, wir gehen beide miteinander da durch. Keiner muss Angst haben, er ist nicht allein.«*

T: *»Komm, wir gehen beide miteinander da durch. Keiner muss Angst haben, er ist nicht allein.«* Wie fühlt sich das an?

P: Gut. Es ist so, wie wenn wir hin- und herschaukeln würden, damit wir Anlauf haben und durchbrechen können mit Kraft. … Es ist nun durch. Es ist geblendet.

T: Wo ist die KLEINE nun?

P: In dem hellen Raum drinnen, ich habe das Gefühl, es ist wie lärmig. Es ist unruhig in dem Raum drinnen, es sind andere Menschen dort.

T: Wo sind Sie als FRIEDA VON HEUTE in dem Bild?

P: Ich stehe da und schaue zu.

T: Wie weit sind Sie entfernt?

P: Ziemlich nah.

T: Was möchten Sie der KLEINEN jetzt sagen oder mit ihr machen?

P: Ich gehe jetzt zum BABY und nehme es jetzt zu mir, es zappelt und ist richtig aufgeregt und nervös. … Ich fühle mich total ruhig. Ich sage: »*Du musst keine Angst haben, es passiert dir nichts, hier bist du aufgehoben.*«

T: Und wie reagiert das BABY darauf?

P: Es schlägt die Augen auf, es wird ruhig, der Körper entspannt sich.

T: Und wie ist das für Sie als FRIEDA VON HEUTE, wenn Sie das so merken?

P: Diese Zusammengehörigkeit, es ist so wie ein Verschmelzen, eine Verbundenheit, das besänftigt auch mich. Ich bin noch entspannter, etwas ruhiger in mir drinnen. Mein Körper entspannt sich innerlich. Das KIND kuschelt sich so rein, ich spüre jetzt auch die Vertrautheit, auch das Vertrauen.

T: Und was sehen Sie in den Augen des BABYS?

P: Das Bedingungslose, das Klare, bedingungslose Liebe, (weint intensiv) und auch überhaupt nichts Negatives, sondern einfach … Es ist so zufrieden, fühlt sich beschützt, aufgehoben, geborgen. Einfach wohl. Mir kommt der Gedanke, ich fühle mich so wie geehrt, dass jemand das Vertrauen zu mir hat. Der eine Gedanke war sicherlich: »*Kann ich das überhaupt geben?*« Und jetzt ist es irgendwie gar keine Frage mehr, da das Gefühl da ist, die Verbundenheit. Es war zapplig, unruhig, und ich konnte es besänftigen, es war möglich, ich konnte das geben, ich habe das in mir. Das BABY sagt: »*Du hast das in dir.*«

T: Wie fühlt sich das für Sie an, als FRIEDA VON HEUTE?

P: Es rührt mich, ich fühle mich geehrt … Das ist nicht selbstverständlich. Das BABY drückt sich noch mehr an mich ran, es ist lustig …, jetzt habe ich das Gefühl, es ist wie in mich hineingeschlichen, in ein Loch (zeigt auf den Bauch), und hier kommt es rein.

T: Und wie fühlt sich das an für Sie?

P: Es ist speziell, es ist so wie der Teil, den ich draußen hatte, der jetzt reinkommt.

T: Und bevor das BABY reingeht, möchten Sie ihm gerne noch etwas sagen?

P: Nein, es ist wie eine **Verschmelzung**, da gibt es nichts mehr zu sagen.

> *Wenn man diese Verschmelzung vergleicht mit dem ersten Erleben einer Verschmelzung (2. IRRT-Sitzung, s. o.), wird man feststellen, dass dieser Moment in dieser 9. IRRT-Phase-3-Sitzung deutlich tiefer geht, mehr das Fundament der Persönlichkeit berührt und auch breiter wirkt.*

T: Und das BABY, möchte es noch etwas sagen oder Ihnen noch etwas geben?

P: Es ist für mich wie eine **Belohnung für das, was ich gemacht habe,** der Weg, den ich gemacht habe. Sie hat das Vertrauen jetzt, das ist jetzt wie … Dadurch, dass ich das auch geöffnet habe, dass der Anteil zu mir reinkonnte.

Für Frieda war sehr wichtig, dass sie das BABY beruhigen, ihm Vertrauen geben konnte, dass es merkte, sie ist da. Sie war gerührt und sie fühlte sich geehrt. Sie empfand es überhaupt nicht als selbstverständlich. Ihr Selbstwirksamkeitsempfinden und ihr Selbstwertgefühl wurden deutlich gestärkt. Frieda wollte unbedingt dranbleiben, weshalb vereinbart wurde, die nächsten Phase-3-Sitzungen in kurzen Abständen anzuschließen.

Zehnte Phase-3-Sitzung: *»Also, ich finde mich gut!«*

Das Nachhören der letzten Sitzung sei (erneut) sehr eindrucksvoll gewesen. Auf der ÄUSSEREN BÜHNE sei viel gelaufen: Sie habe in ihrer Ausbildung viel ruhiger mitmachen können, überhaupt sei sie entspannter und ruhiger. Dies zeigt sich auch in der unmittelbaren Gesprächssituation der Therapiesitzung. Allerdings sei sie immer wieder schnell verunsichert, weil sie sich – v. a. in der Herzgegend – noch etwas schwach fühle. Sie wolle grad mit der IRRT-Arbeit fortfahren.

Frieda spürt ihr INNERES KIND neben ihrer linken Schulter, sieht es allerdings zunächst nicht. Es ist **gleichaltrig (»auf Augenhöhe«)**. Dann **steht es ihr gegenüber**; die Kontaktaufnahme ist einfach, das INNERE KIND ist das Spiegelbild des HEUTIGEN ICHS, »Es ist DU.« Das »KIND« ist voller Zuversicht. Es sagt, das HEUTIGE ICH sei gut so, wie es ist; das KIND ist sehr aktiv, tanzt herum, springt herum.

P: *»Also, ich finde mich gut.«*
T: Mhm. *»Also, ich finde mich gut.«* Wie reagiert das KIND darauf?
P: Jetzt lächelt sie, streckt die Hand so zu mir (macht Geste), ich mache das auch so, jetzt kommt sie ganz nah zu mir (weint), jetzt tanzt sie irgendwie, das ist witzig, sie tanzt mit mir.
T: Und wie fühlen Sie sich, wenn sie mit Ihnen tanzt?
P: Ich bin irgendwie etwas befangen, weiß nicht so recht, was ich mit ihr machen soll. Sie macht einfach, und sie lacht. Jetzt wird sie etwas schwungvoller, und ich bin immer noch so … ich kann mir keinen Ruck geben, jetzt wird sie noch schwungvoller, und wir springen gemeinsam über etwas hinweg.
T: Und wie fühlen Sie sich dabei?
P: Leicht. Es ist irgendwie noch befreiend. … **Jetzt braucht es einfach Zeit.** … Sie steht auf, umarmt mich, lacht mich an und sagt: *»Super gemacht, ich bin stolz auf dich.«*

1. ABSCHLUSSFRAGE

T: Gibt es sonst noch etwas, was Sie ihr sagen möchten, bevor wir die Begegnung für heute ausklingen lassen?
P: *»Du bist viel schlauer als ich«* (lacht).
T: *»Du bist viel schlauer als ich.«* Wie reagiert sie darauf?
P: Sie lacht. *»Du weißt es immer noch nicht genau, gell? Das bin ich, das bist du. Vertraue dir! Das bist du.«* Ich weiß es zwar noch nicht ganz, aber das kommt schon.

2. ABSCHLUSSFRAGE

T: Braucht sie noch etwas von Ihnen?
P: Nein, ist gut.

3. ABSCHLUSSFRAGE

T: Wünschen Sie sich noch etwas von ihr?
P: Nein, ist gut.

4. ABSCHLUSSFRAGE

T: Möchte sie Ihnen noch etwas sagen oder geben?
P: Sie gibt mir die Hand, das ist Stärke, die sie mir gibt.
T: Wie reagieren Sie darauf?
P: Ich sage danke und gebe ihr die Hand.

5. ABSCHLUSSFRAGE

T: Gibt es sonst noch etwas, das in diesem Bild passieren sollte, bevor wir die Begegnung ausklingen lassen?
P: Wir sind gut, wie wir sind.

6. ABSCHLUSSFRAGE

T: Mit welchem Bild möchten Sie diese Begegnung für heute gerne ausklingen lassen?
P: Mit dem Händedruck, einem festen Händedruck, mit Stärke.

Frieda weint sehr – auch in der Nachbesprechung. Sie habe letzthin ihren 50. Geburtstag gefeiert, das Fest sei sehr schön gewesen, auch ihr Vater sei gekommen, sie sei versöhnter gewesen, ihrem Vater und ihren Brüdern gegenüber. Das sei eindrücklich gewesen; es geht ihr sehr nahe. Überhaupt habe sich vieles verändert. Der Therapieabschluss scheint langsam näher zu rücken.

In der Folge (Ferienzeit) hört die Patientin verschiedene IRRT-Sitzungen nach, macht Notizen dazu und malt Zeichnungen. Sie fasst neue Ausbildungspläne ins Auge, bricht eine angefangene Ausbildung zur Hundetrainerin ab, da es ihr nicht entspreche. Aktuell beschäftigten sie noch die Angst (die grundlegende Angst, die *schwarze Gestalt*), an der sie weiterarbeiten möchte, sowie Unsicherheiten in der Beziehung zu ihrem Mann.

Elfte Phase-3-Sitzung: *»Ich habe das Gefühl, ich sei nackt.«*

Frieda berichtet über Ängste, über körperliche Empfindungen (Druck auf Brust und Bauch) im Zusammenhang mit sozialen Situationen. Sie nimmt deutlicher wahr, wie sehr sie sich dabei anstrengt. Sie möchte das nicht mehr. Immer wieder sucht sie kognitiv nach Erklärungen, will wissen warum. Deshalb wird eine weitere Phase-3-Sitzung durchgeführt, um auf die Gefühlsebene zu kommen.

Sie sieht ihr INNERES KIND als ca. **7-Jährige in einem dichten Wald** stehend und herumschauend, **auf einer Lichtung** mit viel Laub am Boden. Das HEUTIGE ICH schaut von oben auf es herunter, aus der Vogelperspektive; als es näher kommt, verschwindet das KIND. Das HEUTIGE ICH sucht es, geht durch einen Tunnel. Es gibt längere Pausen, das KIND entweicht immer wieder, spielt Verstecken. Nach zehn Minuten spürt Frieda das KIND, sieht es dann vor einem vereisten Wasserfall, den es ohne Mühe hinaufklettert. Das KIND fühlt sich frei, es weiß, was es macht; es fordert das HEUTIGE ICH auf, es ihr gleichzutun und auch hinaufzuklettern. Das HEUTIGE ICH hat Angst und entdeckt, dass es sich um Angst vor Kontrollverlust handelt, und es sagt: »Ich habe das Gefühl, ich sei nackt.« Doch das KIND zeigt schmunzelndes Mitgefühl, sodass es zur Beruhigung kommt. Nach weiteren Schwierigkeiten (Ängste, Misstrauen, Kontrollbedürfnis) gelingt es dem KIND, das HEUTIGE ICH zu gewinnen, sodass beide hochklettern – das Eis ist weiterhin überhaupt nicht kalt. Sie kommen beide oben an, auf einer engen Plattform, von wo sie einbrechen könnten, wie das KIND sagt. Das HEUTIGE ICH getraut sich schließlich, sich hinzusetzen, auf die Gefahr hin, dass beide einbrechen, es vertraut dem KIND. Das HEUTIGE ICH und die KLEINE fühlen sich dort oben frei, erleichtert, geborgen (»meine Heimat«). Frieda weint viel, ist sich sehr nah.

Zwölfte Phase-3- bzw. 3-2-3-Sitzung: Wandern durch Rohre – Vater vom Sockel gestoßen

Frieda wirkt zu Beginn dieser Sitzung angespannt. Sie berichtet, dass sie viele Gefühle nun intensiver, »voll aus dem Bauch unten« empfinde, was ihr unangenehm sei. In ihrem Leben wisse sie jetzt genau, was sie nicht mehr wolle, dies sei auch gut, aber aufgrund dessen, dass es auch ungewohnt sei, fühle sie sich davon gestresst.

Frieda sieht das INNERE KIND zunächst nicht, wandert als HEUTIGES ICH durch Rohre, dann ist sie in Bast eingewickelt, das **5-JÄHRIGE KIND ist oben an ihr**. Schwierige Kontaktaufnahme: Das KIND ist **gestresst, unruhig, angstvoll**, hat starre, rote Augen. Das HEUTIGE ICH zögert deshalb zunächst, Kontakt aufzunehmen, versucht es dann aber doch, nur: »Das KIND dockt nicht bei mir an. Ich schaue herum, was es so aufregt, weshalb es so Angst hat. Ich spüre nichts; es ist in heller Aufregung.« Das HEUTIGE ICH versucht, das KIND zu beruhigen. Das KIND reagiert nicht auf die Kontaktaufnahmeversuche, ist fast wie leblos, mit einem leeren Blick.

Das HEUTIGE ICH schüttelt es, berührt es, fragt, wie es dem KIND helfen könne. Das KIND zeigt immer noch kaum Reaktion, reagiert erschrocken, zeigt panische Angst. Dann kommt beim HEUTIGEN ICH Wut auf. Das KIND sagt zum HEUTIGEN ICH, es müsse mit ihm mitkommen und noch jemanden treffen, und nimmt es bei der Hand. Nun wird klar, dass die Begegnung zwischen dem HEUTIGEN ICH und dem INNEREN KIND nicht gelingen kann, da noch etwas offen ist. Es geht um die Konfrontation des Vaters.

Das HEUTIGE ICH konfrontiert dann den Vater in einer **PHASE 2**. Es möchte ihm den Sockel absägen, bringt ihm gegenüber zum Ausdruck, dass seine Haltung, seine Drohgebärden ihm gar nichts mehr ausmachen. Sie fordert ihn auf: »*Komm mal von deinem Sockel runter, steh mal als Mann da, nicht immer so irgendwie. Ich habe das Gefühl, du weißt nicht recht, was du mit mir anfangen sollst, und ich habe das Gefühl, du traust dich gewisse Sachen gar nicht.*« Bei dieser Konfrontation wird er größer, Frieda interpretiert dies als Versuch, ihr Angst einzuflößen, und meint: »Weißt du was: keine Chance!« Daraufhin »wird er noch größer und wird richtig gruselig, so monstermäßig«. Ihr macht das aber überhaupt keinen Eindruck. Sie schießt ihm dann mit einem Pfeilbogen ins Knie, woraufhin er zusammensackt. »Er sieht wie ein grausiges Monster aus. Ich muss das jetzt einfach erledigen, weil es mich sonst angreift.« Das Monster lacht gruselig. Im Weiteren reicht das KIND dem HEUTIGEN ICH spontan einen Hammer und fordert es auf, den Vater zu töten. Das HEUTIGE ICH tötet den Vater, der zu Staub zerfällt. HEUTIGES ICH und KIND sitzen beieinander: Nun ist's vollbracht. In der Nachbesprechung betont die Patientin, damit sei ein weiterer großer Schritt passiert. In einer späteren Sitzung äußert sie moralische Bedenken, weil sie den Vater umgebracht hat, aber sie ist in dieser Hinsicht deutlich beruhigter. Die Therapeutin erklärt, dass – falls da noch etwas offen wäre mit dem Vater – sich das auf der INNEREN oder auf der ÄUSSEREN BÜHNE später noch zeigen würde und dann erneut angegangen werden könnte.

Sieben Wochen später, in der nächsten Therapiestunde, berichtet die Patientin, es habe sich in der Beziehung zu ihrem Vater Entscheidendes geändert. Sie sei bei Treffen mit ihm gelassen, ruhig, positiv distanziert gewesen – da sei sehr viel gegangen. Sie habe die IRRT-Sitzung zum Vater mehrmals angehört, das sei schon eindrucksvoll gewesen. Sie empfinde, dass sie den Vater wirklich entmachtet habe, indem sie ihn schließlich mit dem Hammer, den ihr die KLEINE gegeben habe, in tausend Stücke geschlagen habe. Er habe keine Macht mehr über sie. Sie empfinde diese Entwicklung erneut als »**Quantensprung**«.

Im aktuellen Leben merkt sie, dass sie immer wieder mal von Selbstzweifeln und einem Mangel an Selbstvertrauen geplagt wird. Bei der Exploration lebensgeschichtlicher Hintergründe kommt ihr eine Szene aus der Schule in den Sinn, die das Thema der nächsten IRRT-Phase-1, 2, 3-Sitzung wird. Im Mathematikunterricht in der dritten Klasse mussten die Schüler beim Kopfrechnen stehen, und wer die Lösung hatte, durfte sich setzen. Ihr ein Jahr jüngerer Bruder, der mit ihr in der Klasse war, war meist der Erste, sie selber war immer die Letzte, weil es bei ihr eine Denkblockade gab, sobald ihr Bruder eine Lösung sagte, was sie als große Demütigung und Beschämung erlebte.

IRRT-Sitzung Phase 1, 3: Beschämung in der Schule

In Phase 1a ist die Belastung schon zu Beginn der Szene hoch (SUDS 7). Sobald ihr Bruder die Lösung weiß und sich setzt, wird die Belastung maximal (Hotspot, SUDS 10), und sie kann nicht mehr denken. In Phase 1b führt die Therapeutin am Hotspot das HEUTIGE ICH in die Szene ein und fragt bewusst offen: »Was möchten Sie als FRIEDA VON HEUTE nun gerne sagen oder machen?« So kann Frieda als HEUTIGES ICH entscheiden, ob der Bruder oder der Lehrer konfrontiert werden soll, oder ob sie sich direkt dem KIND zuwenden möchte. Das HEUTIGE ICH wendet sich spontan dem KIND zu und unterstützt es. Es geht also nicht um die Konfrontation des Bruders oder des Lehrers.

Dann erfolgt spontan ein drastischer Bildwechsel: Die beiden werden durch einen Sturm hindurch vom Schulzimmer auf einen Felsvorsprung getragen, es erfolgt offensichtlich ein Wechsel vom BIOGRAPHISCHEN zum METAPHORISCHEN KIND. Es stürmt sehr, die beiden werden vom Wind gegen den Felsen gedrückt, können deshalb nicht nach unten fallen, lehnen sich in den Wind. Dann lässt dieser allmählich nach. Erneut zeigt das KIND viele Ressourcen, spricht dem HEUTIGEN ICH Mut zu, meint, sie sei gut, so wie sie sei. Das KIND schlägt dem HEUTIGEN ICH vor, doch immer mal wieder in den Spiegel zu schauen und dort wirklich hinzuschauen, dann werde sie als HEUTIGES ICH sie als INNERES KIND in ihrem Spiegelbild sehen. Dies findet das HEUTIGE ICH berührend, eindrucksvoll und hilfreich. Dies ist auch das Abschlussbild.

Frieda hört die Sitzung einmal nach. Es sei wieder sehr eindrucksvoll gewesen. Im Unterschied zu anderen Sitzungen habe sie als HEUTIGES ICH hier mehr gemacht, mehr gesagt, mehr geführt, das sei ihr aufgefallen. Und dann erneut die Naturgewalten, in denen sie sich wohlfühle (Sturm, der sie aber nicht mehr umhaue, der sie nicht überwältige, sondern dem sie etwas entgegensetzen könne bzw. mit dem sie gut umgehen könne, den sie sogar liebe).

Vorläufiger Therapieabschluss: *»Ich habe meine Heimat gefunden durch die IRRT-Sitzungen.«*

In der nächsten Sitzung erfolgt das (vorläufige) Abschlussgespräch. Frieda empfindet, deutlich weitergekommen zu sein, heute anders zu fühlen und zu denken. Sie habe zudem in der Therapie gemerkt, dass es weniger um die Eltern und Geschwister gehe denn um das Verhältnis zu sich selbst. Sie habe zunächst einige Widerstände gehabt, mit ihrem INNEREN KIND in Kontakt zu treten, habe dann aber zusehends

Mut und Vertrauen gewinnen können. Sie habe sich während der Sitzungen gut begleitet und getragen gefühlt. Allerdings seien die Sitzungen auch sehr heftig gewesen, sie habe sich oft gefühlt, als würde sie durch die Hölle gehen. Sie fühle sich nun wieder lebensfähig, sei aktiv, habe Vertrauen in sich selbst und in die Mitmenschen; sie fühle sich verbunden. Sie habe viel weniger Ängste, sie wisse, es könne gar nichts passieren, überhaupt habe sie kaum mehr körperliche Symptome. Ihre Hausärztin habe mit ihr auch einen Lernprozess durchgemacht, die verstehe sie heute besser. Sie habe keine Panikattacken mehr gehabt. Sie habe Vertrauen in sich selbst gewonnen, in ihre Persönlichkeit, diese sei gewachsen, sei nun erwachsen, habe sich entwickeln können. Das Wilde, Animalische in ihr, das sie auch als positiv empfinde, sei gezähmt (»der Wolf in mir drin«). »Die Natur, die Elemente, das ist meine Sprache.« So zeige sich ihr Unbewusstes. Die Verbindung mit ihrem Ursprung, mit sich selbst, sei gelungen, durch IRRT. »Ich habe meine Heimat gefunden durch die IRRT-Sitzungen.« Der Sturm sei lenkbar, sie sei nicht ausgeliefert. »Ich bin ein Fels in der Brandung.«

Dreizehnte Phase-3-Sitzung: Wiederaufflammen der Angst

Ein halbes Jahr später meldet sich Frieda erneut bei ihrer Therapeutin, weil wieder Ängste aufgeflammt seien. Auf die Frage, wie ihr Verhältnis aktuell zum INNEREN KIND sei, antwortet sie: »Oh, das habe ich ganz vergessen.«

Es wird spontan eine Phase-3-Sitzung durchgeführt: Sie sieht ihr INNERES KIND als **Gleichaltrige im Bett liegend**, schlafend, den Rücken zum HEUTIGEN ICH gedreht: sie wolle ihre Ruhe. Das HEUTIGE ICH insistiert, dann entsteht Kontakt. Die ANDERE (so benannt aufgrund der Gleichaltrigkeit) ist beleidigt, dass sich das HEUTIGE ICH nicht um sie gekümmert hat, bringt ihr dies auch zum Ausdruck. Die ANDERE weiß genau, was nötig wäre, macht dem HEUTIGEN ICH viele Vorschläge, spricht deutlich mit ihr. Das HEUTIGE ICH weint, versteht das, ist traurig, fühlt sich hilflos, hört die Ideen, Unterstützung der ANDEREN, vertraut ihr aber noch nicht ganz. Die ANDERE schlägt ihr vor bzw. insistiert darauf, dass das HEUTIGE ICH regelmäßig mit ihr Kontakt aufnimmt in einem Ritual. Dann zeigt sie ihr einen Stuhl (wie ein Thron); das HEUTIGE ICH sieht daneben eine Falltür und hat Angst, sich auf den Stuhl zu setzen.

P: Die Andere sagt: *»Du musst lernen loszulassen.«*
T: *»Du musst lernen loszulassen.«* Wie reagieren Sie als HEUTIGES ICH darauf?
P: *»Ja, aber wie?«*
T: *»Ja, aber wie?«* Und wie reagiert die ANDERE darauf?
P: *»Ja, setz dich auf den Stuhl, der hat Halt, gibt dir Halt, ich bin daneben, du schaffst das.«*

Allmählich baut sich Vertrauen auf. Die ANDERE lässt nicht locker, übergibt dem HEUTIGEN ICH aber auch die Verantwortung. Schließlich öffnet sich der Gang mit dem Stuhl in einen schönen alten Saal. Frieda empfindet dies als symbolisch für eine vielfältige Raumerweiterung.

In der nächsten Sitzung berichtet sie, dass sie nach dreimaligem Anhören der Sitzung gemerkt habe, dass ihr im realen Leben der emotionale und intellektuelle Austausch mit anderen Menschen fehle. Sie werde den Kontakt mit dem KIND aufrechterhalten, z. B. indem sie regelmäßig täglich Kontakt mit dem KIND aufnehme, schaue, wie es ihm gehe, und sich mit ihm austausche. Dann sei ihr noch aufgefallen, dass sie, wenn sie im Alltag bei einem Spiel kurz davor sei zu gewinnen, plötzlich »zumache«, dass wie ein Schatten über sie komme und sie dann nicht mehr denken könne, z. B. beim Pingpongspiel, wenn es klar werde, dass sie gewinnen würde, oder beim Kartenspiel, bei dem sie auch gewonnen hätte, wenn sie keinen Blackout gehabt hätte. Die Therapeutin schlägt dazu wieder eine IRRT-Phase-1, 3-Sitzung vor – die Parallelen zur Situation in der Schule (vorherige IRRT-Sitzung) sind offensichtlich.

IRRT 1, 3: beim Pingpongspielen

Die Patientin schildert eine kürzliche Situation beim Pingpongspielen, in der sie mit großem Vorsprung gegenüber ihrem Partner am Gewinnen ist; sie realisiert, dass sie nur noch einen Punkt bräuchte, verliert dann aber alle Energie und Motivation, und es kommt das Gefühl auf, »das schaffe ich sowieso nicht, wie sehr ich mich auch anstrenge«; und schließlich verliert sie dann auch. Dies sei repräsentativ für viele Momente, in denen sie eine Art Blackout habe. Das HEUTIGE ICH kommt in die Situation dazu, das DAMALIGE ICH möchte, dass es weggeht, schickt es immer wieder weg, ist ganz aufgeregt, müsse auf den Ball achten, der könne jederzeit kommen (obwohl gar kein Ball mehr im Spiel ist). Sie müsse auf der Hut sein, Obacht geben. Sie bleibt sehr lange dabei, und das HEUTIGE ICH versucht zu verstehen. Das DAMALIGE ICH sagt dann, sie kämpfe gegen sich selbst, wobei sie den Grund nicht erklären könne. Beide Protagonisten nähern sich einander an, und das HEUTIGE ICH ist plötzlich sehr berührt, Frieda weint schließlich heftig, es bricht regelrecht aus ihr heraus. Sie ist darüber einerseits erstaunt, andererseits habe sie so etwas schon befürchtet. Dieser Ausbruch sei noch vergleichsweise gebremst gewesen, sie habe Angst vor dem ungebremsten Ausbruch. Es seien Gefühle aus ihrer Mutterbeziehung aufgekommen. Ihre Mutter habe sie oft weggeschickt. Sie habe es der Mutter nie recht machen können, sei im Vergleich zu den Brüdern weniger wert gewesen. Stets sei der jüngere Bruder wichtiger gewesen. Sie ist beeindruckt und bewegt durch ihre Erkenntnisse. Sie möchte endlich herausfinden, was sie in ihrem Leben noch erreichen, noch machen möchte. Sie sei stets nach außen orientiert gewesen, habe sich um die Bedürfnisse der anderen gekümmert. Nun wolle sie sich um sich selbst kümmern. Heutiges und damaliges Ich kommen zusammen, das damalige Ich ist glücklich, das heutige Ich sehr bewegt.

Diese letzte Sitzung habe die Patientin wieder sehr aufgewühlt, sie sei auch wieder ängstlicher, mit vermehrten körperlichen Symptomen (u. a. Juckreiz). Sie habe die Sitzung dreimal nachgehört, kurz danach habe es jeweils eine Linderung, dann aber wieder eine Verstärkung der Symptome gegeben. In der Diskussion mit der Therapeutin schält sich ein weiteres Thema heraus: die mangelnde Beständigkeit der Patientin in vielerlei Hinsicht. Zu dieser Thematik vereinbaren Therapeutin und Patientin, nächstes Mal noch eine Phase-3-Sitzung zu machen, auch um den aktuellen Stand des Selbstverhältnisses erneut zu explorieren.

Vierzehnte Phase-3-Sitzung: Thema Beständigkeit: *»Du musst mit den Gefühlen arbeiten, das gibt dir Sicherheit.«*

Frieda sieht nach ein paar Minuten einen Bach durch eine Röhre fließen, ihr inneres Kind muss sie längere Zeit suchen. Das heutige Ich steigt einen Berg hoch, oben sind Bergwiesen und ein kleines Bächlein. Das 10-jährige innere Kind sitzt am Bächlein, lässt die Beine ins Wasser baumeln, es fühlt sich allein, etwas traurig. Das heutige Ich setzt sich neben das Kind.

T: Jetzt sitzen Sie neben dem Kind. Und wie reagiert das Kind?
P: Es fragt mich: »*Wie fühlst du dich?*«
T: Mhm. »*Wie fühlst du dich?*« Und wie reagieren Sie darauf?
P: »*Wir fühlen uns zusammen Scheiße. Komm aus deiner Komfortzone raus!*«
T: Wie kommt das bei Ihnen an?
P: Es stresst mich.
T: Können Sie das dem Kind direkt sagen?
P: »*Das stresst mich total, wenn du das sagst.*«
T: Und wie reagiert das Kind?
P: Es sagt, ich solle mich mal für einen Moment zu ihm setzen und die Füße ins Wasser halten. Ich solle mich mal abkühlen. Ich sage: »*Das ist eine gute Idee von dir, es macht mich ruhiger, ich fühle mich besser.*« Das Kind: »*Schau mal da vorne, schau da mal hoch.*« Da sehe ich einen ganz großen, hohen Berg. »*Wenn du diesen Berg anschaust, wie fühlst du dich? Was strahlt der für dich aus?*« Ich sage: »*Kraft, Größe, er ist beständig.*«
T: Kraft, Größe, Beständigkeit strahlt er aus?
P: Und er ist da in seinem Sein, nichts kann ihn erschüttern. Ich finde das cool, die Sachen, die das Kind sagt. Das finde ich mega cool. Stärke, Beständigkeit, Größe, und das ist einfach da, in seinem Element. Ich schaue sie an: »*Das bewundere ich ja, das finde ich mega schön, aber … Wie komme ich dazu? Dass das bei mir ist, die Beständigkeit, einfach die Ruhe, oder dass ich weiß, was ich will*

oder wohin ich gehöre? Manchmal fühle ich, ich weiß gar nicht genau, wohin ich gehöre.«

T: »*Ich weiß manchmal gar nicht so recht, wohin ich gehöre. Und an dem Berg bewundere ich die Beständigkeit, die Kraft, die Größe.*« Und wie reagiert das KIND darauf?

P: »*Jetzt tust du mal, was du gesagt hast. Beständigkeit, lass das mal auf dich wirken, was bedeutet das für dich? Ist das für dich wichtig, oder hast du nur das Gefühl, es sei wichtig?*«

T: Und wie reagieren Sie darauf?

P: »*Ich versuche, mir jetzt das Wort Beständigkeit vorzustellen. Da kommt Widerstand, also Widerständigkeit. Beständigkeit ist für mich mühsam, das ist kein gutes Wort.*«

T: Und wie reagiert das KIND darauf?

P: »*Schau den Berg nochmals an. Der Berg ist in Bewegung, er ist nicht nur beständig, er bewegt sich auch.*«

T: Mhm: »*Er bewegt sich auch.*«

P: »*Ist das so wichtig, Beständigkeit? Ist das etwas, was ich brauche, was ich will?*«

T: »*Ist das so wichtig, Beständigkeit? Ist das etwas, was ich brauche?*« Wie reagiert das KIND darauf?

P: Es steht auf, hüpft herum. [...] Wenn man beständig ist, ist man ruhiger, gezielter. Für mich ist Beständigkeit eigentlich ein dummes Wort.

T: Und wie reagiert das KIND?

P: Das KIND springt auf und sagt: »*Jawohl, dann ist das ein dummes Wort, dann lassen wir das doch.*« Sie sagt das so ganz bestimmt. »*Okay*«, sage ich, »*was ist denn für dich Kraft?*«

Das KIND möchte nun mit Wörtern spielen, was dem HEUTIGEN ICH überhaupt nicht passt. Dieses möchte sich nicht auf die Wörter einlassen. Schließlich geht es darum, sich zu überlegen, wie das wäre, den Berg (den die beiden sehen) zu erklimmen. Dabei wird das Spannungsfeld deutlich, indem das KIND positive, das HEUTIGE ICH aber negative Assoziationen damit verbindet (anstrengend versus schön, steil versus gemütlich, schwierig versus einfach). Dann sagt das KIND: »Fühl dich mal in den Berg hinein. Wie fühlt sich der Berg?«

T: Und wie reagieren Sie darauf?

P: Ich bin jetzt schon mit dem Berg verbunden.

T: Und wie fühlt sich das für Sie an?

P: Witzigerweise – ich fühle mich jetzt kraftvoll, eine gewisse Beständigkeit eigentlich (lacht), aber es fühlt sich gar nicht schlecht an. Ich fühle jetzt die Wörter. Das KIND sagt: »*Das ist ganz wichtig, du musst das erfühlen, in dir drinnen fühlen. Sonst wirst du nie dorthin kommen. Du musst das spüren, dass du weitergehen kannst, sonst funktioniert es nicht, alles funktioniert nicht. Und wenn du spürst, dann gibst du dir auch die Sicherheit, dann gibt es Sicherheit, dann wirst du wissen, was du machen willst. Du musst mit den Gefühlen arbeiten. Mit den eigenen Gefühlen, nur mit dir selber. Spüre mehr raus, was du brauchst, was du fühlst. Der Berg hat Kraft, das bist du, die Beständigkeit fühlt sich nicht schlecht an, oder? Das gibt Ruhe.«* Ich sage: *»Ja, das Verrückte ist jetzt, jetzt habe ich Angst, und dann wird es mir unangenehm.«*

T: Und es wird unangenehm, weil …?

P: Wieso? Das ist jetzt speziell.

T: Was ist speziell?

P: Das ist schwierig, das Gefühl auszuhalten. Sie nimmt meine Hand und sagt: *»Das halten wir jetzt noch ein bisschen aus, du bist nicht allein.«*

T: *»Halten wir das noch ein bisschen aus.«*

P: Das Wort Beständigkeit gibt für mich jetzt einen Mega-Druck. Ich … Strudel von Gefühlen, von Gedanken, von Worten … Ich weiß jetzt gar nicht, was das in mir auslöst. Das KIND sagt: *»Was, was ist das für dich, wieso macht dir das Angst?«* Und ich antworte: *»Beständigkeit beinhaltet: Ich habe keine Flucht, ich kann nicht flüchten.«* Das ist jetzt lustig.

T: *»Beständigkeit bedeutet, ich kann nicht flüchten.«* Wie reagiert das KIND darauf?

P: Es drückt mich etwas mehr und sagt, *»Ja, und weiter … sich wie niederlassen, sich irgendwo niederlassen, sich irgendwo festigen«*, und das ergibt in mir kein positives Gefühl, eher einen Druck.

T: Und wie reagiert das KIND?

P: Es sagt: *»Das ist gut so. Lass das nur noch ein bisschen zu, und es geht weiter. Es passiert dir echt nichts, du kannst mir vertrauen.«* Und ich sage: *»Das ist nicht das Thema, es ist nicht so, dass ich dir nicht vertraue, ich vertraue dir, aber das beinhaltet für mich jetzt ganz viel, und ich merke, ich möchte eigentlich flüchten, wegrennen, aber ich kann nicht wegrennen, irgendwie ist das für mich wie in einem Gefängnis stecken, aushalten, für mich ist es wie Feuer.«*

T: Mhm.

P: Und ich spüre jetzt zum Beispiel, ich bin mitten im Felsen, es ist wie eine Schutzmauer um mich herum. Die Angst ist jetzt eigentlich weniger, aber …

T: Und die Angst ist weniger, weil …?

P: Weil sie mich hält.

T: Das KIND hält Sie? Und was sehen Sie jetzt in seinen Augen?

P: Also ein geduldiges Anschauen. Es ist wie eine Fackel, Feuer – ich bin mittendrin im Feuer. Es fliegt um mich herum, wie in einem Sturm. Und es dreht auch im Kopf drinnen. Sie schaut mich an und sagt: *»Sag ›Beständigkeit‹!«*

T: Und wie reagieren Sie darauf?

P: *»Ja, aber wenn ich das sage … Aber es ist ja nur ein Wort, Beständigkeit, beständig, Beständigkeit. Was willst du damit sagen? Ich habe verschiedene Gefühle.«*

T: Und zwar welche?

P: Unsicherheit, und jetzt … Angst spielt auch wieder eine Rolle, jetzt kommt das Gefühl von Angst haben, mich irgendwo einzulassen, mich irgendwo zu festigen, das macht mir Angst.

T: Sich irgendwo einzulassen, sich irgendwo zu festigen, das macht Ihnen Angst?

P: Mich niederlassen.

T: Und wie reagiert das KIND darauf?

P: Es schaut mich an und sagt: »*Schon gut, du machst das gut. So fühlst du. Und das macht Stress. Wie ist es bei dir zu Hause, in deinem Haus?*« Ich sage: »*Ich habe ein Problem damit, mich irgendwo wohlzufühlen – es ist wie eine Flucht, ich suche x Sachen, ich setze mich nicht irgendwo fest hin, ich bin irgendwie überall. Es ist jetzt noch schwierig, das zu beschreiben. Ich spüre, worum es geht.*«

T: Nämlich?

P: »*Mich mal irgendwo einzulassen, mich irgendwo wirklich reinzugeben.*«

T: Und wie reagiert das KIND darauf?

P: Jetzt lächelt es. Es fragt: »*Willst du rauskommen, ist es jetzt ruhiger, oder möchtest du noch länger drinbleiben?*« Es nimmt meine Hand, zieht mich raus, und ich …

T: Und wie fühlen Sie sich jetzt, wo es Sie rauszieht?

P: Es ist leichter.

Den Berg besteigen als Sinnbild für den anstrengenden Weg, sich selbst zu finden bzw. sich niederzulassen, sich einzulassen. Der ganze Ablauf, diese Erkenntnis ist für Frieda sehr anstrengend, es sei fast so, »wie durch die Hölle zu gehen«. Erneut ist Frieda beeindruckt, dass das Thema – völlig unerwartet – in der Imagination aufgekommen sei. Sie habe schon lange gespürt, dass es irgendwie darum gehe, dass sie Mühe habe, sich irgendwo fest einzulassen, dass sie stets auf dem Sprung gewesen sei.

Diese Phase-3-Sitzung ist derzeit die letzte Therapiesitzung dieses Therapiezyklus. In Ergänzung der bereits beim vorläufigen Therapieabschluss nach der 12. Phase-3-Sitzung geschilderten Fortschritte und erreichten Ziele konnten in diesen drei Sitzungen folgende zusätzliche Erkenntnisse gewonnen werden: Es ist erstens hilfreich, eine möglichst dauerhafte Beziehung zu seinem INNEREN KIND aufzubauen und diese Beziehung auch regelmäßig zu pflegen; dazu kann auch das Wiederanhören früherer Phase-3-Sitzungen unterstützend wirken. Zweitens werden unerledigte Aspekte zwischen AKTUELLEM ICH und KIND irgendwann deutlich werden, oft auf der ÄUSSEREN BÜHNE, sodass sie dann auf der INNEREN BÜHNE bearbeitet werden können. Dies geschah in der aktuellen Szene mit dem Pingpongspiel, wo plötzlich aufkommende massive Selbstzweifel angesichts großer Erwartungen deutlich wurden, was dann in der nächsten IRRT-Sitzung Phase 1, 3 konfrontiert und aufgelöst werden konnte. Drittens wurde in der letzten Phase-3-Sitzung ein bisher unthematisierter Aspekt deutlich: Beständigkeit, sich in Ruhe an einem Ort niederlassen können. Im Vergleich zu früheren Begegnungen mit dem INNEREN KIND gestaltete sich diese Begegnung in einem dichteren, vielfältigeren, gewaltigeren Kontext: Sie findet (erneut) in der Natur statt, da steht ein großer Berg, über den die beiden sprechen und den es zu erklimmen gilt. Das HEUTIGE ICH lässt sich auf die Begegnung ein, es hat Vertrauen gefasst, es nimmt die eigenen Gefühle besser wahr, es bringt seine eigenen Ansichten ein, es spürt den Fluchtreflex (auch im Sinne einer Vermeidungstendenz), doch es stellt sich der Herausforderung. Mit dieser Sitzung ist Friedas Problematik wohl noch nicht abgeschlossen bearbeitet, aber sie weiß jetzt, worum es in Zukunft gehen wird. Wesentliche neue Erkenntnisse werden wohl nicht mehr notwendig sein, sondern es wird um die Festigung und Vertiefung des Erreichten gehen.

Über zweieinhalb Jahre hat sich Frieda trotz ihrer großen Ängste und ihres starken Kontrollbedürfnisses darauf eingelassen, sich auch mit sehr bedrohlichen Aspekten ihres Erlebens zu konfrontieren; sie war motiviert, ihre meist durch körperliche Symptome ausgelösten psychischen Beschwerden zu verringern und in ihrer Persönlichkeitsentwicklung weiterzukommen.

Im begleiteten Prozess der Entwicklung der Beziehung zu sich selbst ist es Frieda gelungen, neue Schemata zu akkommodieren (z. B. »Ich bin stark«, »Ich bin liebenswert«, »Ich kann mir selbst vertrauen«), sich selbst (und dadurch auch andere) besser zu mentalisieren und angemessen Mitgefühl mit sich selbst (und mit anderen) zu entwickeln. Von entscheidender Bedeutung dabei ist, dass in diesem Therapieprozess nicht nur gedacht und gefühlt, sondern vor allem auch – auf der INNEREN BÜHNE – gehandelt wurde. Dies scheint allgemein ein wesentlicher Grund dafür zu sein, weshalb IRRT-Sitzungen als so tief gehend und nachhaltig erlebt werden. Betrachtet man den Zustand des autonomen Nervensystems in diesem Prozess (Schmucker & Köster 2018, S. 38 f.), stellt man fest, dass die Entwicklung in der Therapie oft ausgehend von einem Freeze-Modus (dorsaler Vagus) hin zu mehr Aktivität (Sympathikus) bzw. ausgehend von einem Fight-oder-Flight-Modus (Sympathikus) hin zu mitmenschlichem Bezug und zu Entspannung und Beruhigung (ventraler Vagus) läuft. Dabei spielen einerseits die Rahmung durch die Therapiesituation und die Anwesenheit der Sicherheit spendenden Therapeutin, andererseits aber vor allem auch die Aktionen und Reaktionen des INNEREN KINDES eine entscheidende Rolle. Durch das konsequente Hinarbeiten auf einen engen Kontakt mit dem KIND konnten dessen vielfältige Ressourcen aktiviert werden und zur Geltung kommen. Besonders wertvoll ist in diesem Ansatz, dass auch nach dem Ende der Therapie der Hauptwirkfaktor, nämlich das INNERE KIND, für immer zur Verfügung stehen wird.

Katamnese

Frieda liefert aus der noch laufenden, kurz vor dem Abschluss stehenden Therapie die folgende Zusammenfassung:

Ich habe in den letzten 20 Jahren Gesprächstherapie (KVT und tiefenpsychologisch), Gruppentherapie und jetzt die Arbeit mit dem INNEREN KIND *kennengelernt, das sind die drei Arten, mit denen ich intensiv gearbeitet habe. Als ich die Schule zur Maltherapeutin gemacht habe, habe ich noch die Arbeit mit Malen und Träumen als Therapieform kennengelernt. Die beste Form für mich als Therapie habe ich die Arbeit mit dem* INNEREN KIND *gefunden.*
In Bezug auf meine Ängste habe ich gelernt, sie nicht mehr so als Bedrohung zu sehen und dass ich ihnen nicht ausgeliefert bin. Sie machen mir nicht mehr so Angst, ich kann gelassener mit ihnen umgehen, ich habe sie zum großen Teil in mein Leben integrieren können. Durch die Arbeit mit dem INNEREN KIND *habe ich verstehen können, was mit mir passiert ist, warum ich so reagiert habe und woher diese Ängste kamen. Nur durch das Fühlen der eigenen Gefühle war mir das möglich, und durch diese Arbeit wurden auch meine körperlichen Symptome ruhiger.*
Ich kann sagen, dass ich durch die Arbeit mit dem INNEREN KIND *endlich den Zugang zu mir gefunden habe, und da bin ich meiner Therapeutin sehr dankbar, dass sie ihn mir gezeigt hat. Das Einzige, was ich mir noch erarbeiten möchte: dass ich mich noch besser mit dem* INNEREN KIND *verbinden kann, also mit mir selber. Da fehlt mir noch ein wenig das Vertrauen in mich selber. Wenn ich das jetzt so schreibe, merke ich, wie selbstsicher ich eigentlich geworden bin. Jedenfalls kann ich mit Bestimmtheit sagen, dass mir die IRRT-Sitzungen sehr geholfen haben.*

Nachwort von Andreas Leiteritz

Es ist eine wahre Freude, dieses neue Lehrbuch des erfahrenen Autorenteams Schmucker und Köster zu studieren. Ein besonderes Verdienst der Autoren liegt darin, den auch für den Fachmann manchmal schwer durchdringbaren Dschungel verschiedener Spielarten des INNEREN KINDES und deren Anwendungen geordnet zu haben und damit ein IRRT-spezifisches Modell des INNEREN KINDES zu schaffen. Eine Arbeit mit der im Buch beschriebenen 3. Phase, also der Auseinandersetzung des AKTUELLEN ICHS mit dem METAPHORISCHEN INNEREN KIND des Modells, ist nicht nur für eingefleischte IRRT-Anwender ein hilfreiches Instrument, Selbstschemata zu erkennen und den therapeutischen Prozess voranzubringen, sondern auch Vertreter anderer unterschiedlicher Therapieschulen können profitieren.

Die IRRT-Innere-Kind-Arbeit ist in vielen therapeutischen Situationen anwendbar. Aufgrund ihrer Konstruktion, insbesondere ihrer sokratischen (und damit Raum gebenden) Fragetechnik, ist sie im Prinzip universell mit anderen Therapieschulen verknüpfbar und erspart dem therapeutisch Tätigen somit Gewissenskonflikte bezüglich seiner eigenen therapeutischen Grundhaltung. Darüber hinaus ist das Verfahren für den Erfahrenen in einem durchaus günstigen Zeit-/Leistungsverhältnis erlernbar. In diesem Zusammenhang möchte ich aber auch einige mahnende Worte an unsere jungen Kolleginnen und Kollegen richten, die sich noch im Stadium der Zauberlehrlinge (Goethe) befinden. Auch wenn das Erlernen der IRRT-Technik einfach erscheint, das Konzept in sich schlüssig und stringent ist und gegebenenfalls ein schneller Erfolg winkt, braucht es doch zur Meisterschaft eine solide, profunde Grundausbildung, um einzelne feine, aber essenzielle Aspekte des Therapiegeschehens richtig zuordnen zu können, damit ein großes Ganzes entstehen kann.

Wir setzen die IRRT seit zehn Jahren regelmäßig in unserer Klinik ein und konnten die Entwicklung der Methode in der praktischen Anwendung kontinuierlich verfolgen. Heute kommt sie nicht nur bei posttraumatischen (Phase 1, 2, 3) oder anhaltenden Trauerstörungen (Phase 2), sondern vor allem auch in der Diagnostik und Therapie mit reinen Phase-3-Sitzungen erfolgreich zur Anwendung. Diese Psychotherapieform ist aus unserem Klinikalltag nicht mehr wegzudenken, und ich wünsche diesem wunderbaren Lehrbuch eine weite Verbreitung!

Andreas Leiteritz*

* Dr. med. Andreas Leiteritz, Facharzt für Innere Medizin, Facharzt für Psychosomatische Medizin, Psychotherapie, Rehabilitationswesen. Chefarzt und Ärztlicher Direktor der Klinik Lüneburger Heide, Kompetenzzentrum für Essstörungen und ADHS, Bad Bevensen.

Nachwort von Andreas Wahl-Kordon

Als ich in unserer Klinik vor einigen Jahren nach einer möglichst breit anzuwendenden Psychotherapiemethode zur Behandlung von Traumafolgestörungen suchte, entschied ich mich dazu, die Imagery Rescripting & Reprocessing Therapy (IRRT) nach Schmucker und Köster einzuführen. Die Erfahrungen in der Anwendung bei Betroffenen mit PTBS (Typ-I- und Typ-II-Trauma) sowie bei Betroffenen mit komplexen Traumatisierungen und verschiedensten Krankheitskonstellationen und Komorbiditäten überzeugte mich. Es folgte eine intensive Zeit der Implementierung von IRRT im therapeutischen Team der Klinik durch zahlreiche Seminare, Workshops und Supervisionen mit Mervyn Schmucker, in denen viele und verschiedenste Patienten mit komplexen Krankheitsbildern mit IRRT erfolgreich behandelt werden konnten.

Parallel zu der Etablierung des IRRT-Behandlungskonzeptes in der Klinik zeichnete sich die Entwicklung ab, dass neben der »klassischen« dreiphasigen IRRT die Arbeit mit dem METAPHORISCHEN INNEREN KIND (reine 3.-Phase-IRRT) wichtige diagnostische Informationen beförderte (z. B. Sichtbarwerden eines Selbsthass-Schemas) und neue therapeutische Herangehensweisen ermöglichte. Dabei konnten wir immer wieder feststellen, welche Überraschungen, Ressourcen und Kraft in der Arbeit mit dem INNEREN KIND freigesetzt wurden.

Die Arbeit mit dem INNEREN KIND steht in der Tradition verschiedener psychotherapeutischer Strömungen. So kann die Innere-Kind-Arbeit auf die konzeptionellen Wurzeln von C. G. Jung zurückgeführt werden, aber eben auch als eine Weiterentwicklung der Arbeit mit mentalen Bildern und Imaginationstechniken der kognitiven Therapie nach Beck'scher Tradition verstanden werden. Auch darin liegt die Stärke dieses Ansatzes, dem man für die Zukunft weitere wissenschaftliche Wirksamkeitsnachweise sowie Verbreitung in der klinischen Praxis wünscht.

Mervyn Schmucker und Rolf Köster ist das Schreiben eines großartigen Buches gelungen, welches die Methode IRRT und die therapeutische Arbeit mit dem METAPHORISCHEN INNEREN KIND vermittelt und den kontinuierlichen Entwicklungsprozess der methodischen Herangehensweise abbildet. Gleichzeitig stellt das Buch durch seine vielen enthaltenen Fallbeispiele und Transkripte von Therapiesitzungen einen hilfreichen Begleiter für Therapeutinnen und Therapeuten dar und sollte daher in keiner Bibliothek moderner Psychotherapieverfahren fehlen.

Andreas Wahl-Kordon*

* PD Dr. med. Andreas Wahl-Kordon, Facharzt für Psychiatrie und Psychotherapie, Ärztlicher Direktor, Oberbergklinik Schwarzwald.

Anhang A – Post-IRRT-Fragebogen nach einer reinen Phase-3-Sitzung (PIF-P3)

Name Pat.: ______________________ Datum: ______________

Name Ther.: ______________________ Sitzungsdatum: ______________

Bitte beantworten Sie folgende Fragen auf einer Skala von 0 – 10:

Fragen		Antworten (Skala von 0 bis 10)		Punkte
1.	Wie deutlich und wie lebhaft waren Ihre Bilder, die Sie während der Begegnung mit Ihrem INNEREN KIND erlebt haben?	0 = Ich konnte überhaupt keine Bilder entwickeln.	10 = Ich konnte äußerst lebhafte Bilder entwickeln.	
2.	Wie intensiv empfanden Sie Ihre Gefühle während der Begegnung mit Ihrem INNEREN KIND?	0 = Ich empfand überhaupt keine Gefühle.	10 = Ich empfand meine Gefühle sehr intensiv.	
3.	Wie nahe (räumliche Distanz) waren Sie als HEUTIGES ICH Ihrem INNEREN KIND zu Beginn der Begegnung?	0 = Ich war sehr weit entfernt von ihm.	10 = Ich war ihm sehr nahe.	
4.	Wie nahe (räumliche Distanz) waren Sie als HEUTIGES ICH Ihrem INNEREN KIND am Ende der Begegnung?	0 = Ich war sehr weit ent-fernt von ihm.	10 = Ich war ihm sehr nahe.	
5.	Wie schwierig war es für Sie als HEUTIGES ICH, sich Ihrem INNEREN KIND körperlich anzunähern?	0 = Die Annäherung war sehr schwierig.	10 = Die Annäherung war überhaupt nicht schwierig.	
6.	Wie verbunden fühlten Sie sich als HEUTIGES ICH Ihrem INNEREN KIND zu Beginn der Begegnung?	0 = Ich fühlte mich ihm gar nicht verbunden.	10 = Ich fühlte mich ihm sehr verbunden.	
7.	Wie verbunden fühlten Sie sich als HEUTIGES ICH Ihrem INNEREN KIND am Ende der Begegnung?	0 = Ich fühlte mich ihm gar nicht verbunden.	10 = Ich fühlte mich ihm sehr verbunden.	
8.	Wie stark fühlten Sie sich von Ihrem INNEREN KIND akzeptiert zu Beginn der Begegnung?	0 = Ich fühlte mich von ihm überhaupt nicht akzeptiert.	10 = Ich fühlte mich von ihm völlig akzeptiert.	
9.	Wie stark fühlten Sie sich von Ihrem INNEREN KIND akzeptiert am Ende der Begegnung?	0 = Ich fühlte mich von ihm überhaupt nicht akzeptiert.	10 = Ich fühlte mich von ihm völlig akzeptiert.	
10.	Wie sicher fühlte sich Ihr INNERES KIND mit Ihnen zu Beginn der Begegnung?	0 = Es fühlte sich überhaupt nicht sicher.	10 = Es fühlte sich völlig sicher.	
11.	Wie sicher fühlte sich Ihr INNERES KIND mit Ihnen am Ende der Begegnung?	0 = Es fühlte sich überhaupt nicht sicher.	10 = Es fühlte sich völlig sicher.	
12.	Wie verlassen fühlte sich Ihr INNERES KIND zu Beginn der Begegnung?	0 = Es fühlte sich völlig verlassen.	10 = Es fühlte sich über-haupt nicht verlassen.	
13.	Wie verlassen fühlte sich Ihr INNERES KIND am Ende der Begegnung?	0 = Es fühlte sich völlig verlassen.	10 = Es fühlte sich über-haupt nicht verlassen.	
14.	Wie stark fühlte sich Ihr INNERES KIND zu Beginn der Begegnung?	0 = Es fühlte sich sehr schwach.	10 = Es fühlte sich sehr stark.	
15.	Wie stark fühlte sich Ihr INNERES KIND am Ende der Begegnung?	0 = Es fühlte sich sehr schwach.	10 = Es fühlte sich sehr stark.	

Fragen		Antworten (Skala von 0 bis 10)		Punkte
16.	Wieviel Kraft und Stärke erhielten Sie durch Ihr INNERES KIND?	0 = Ich erhielt überhaupt keine Kraft und Stärke.	10 = Ich erhielt sehr viel Kraft und Stärke.	
17.	Wieviel Wut empfanden Sie als HEUTIGES ICH (maximal) gegenüber Ihrem INNEREN KIND?	0 = Ich empfand extreme Wut.	10 = Ich empfand überhaupt keine Wut.	
18.	Wie gut konnten Sie die Gefühle des INNEREN KINDES zu Beginn der Begegnung wahrnehmen?	0 = Ich konnte seine Gefühle überhaupt nicht wahrnehmen.	10 = Ich konnte seine Gefühle sehr gut wahrnehmen.	
19.	Wie gut konnten Sie die Gefühle des INNEREN KINDES am Ende der Begegnung wahrnehmen?	0 = Ich konnte seine Gefühle überhaupt nicht wahrnehmen.	10 = Ich konnte seine Gefühle sehr gut wahrnehmen.	
20.	Wie gut konnten Sie Ihre eigenen Gefühle als HEUTIGES ICH zu Beginn der Begegnung wahrnehmen?	0 = Ich konnte meine Gefühle überhaupt nicht wahrnehmen.	10 = Ich konnte meine Gefühle sehr gut wahrnehmen.	
21.	Wie gut konnten Sie Ihre eigenen Gefühle als HEUTIGES ICH am Ende der Begegnung wahrnehmen?	0 = Ich konnte meine Gefühle überhaupt nicht wahrnehmen.	10 = Ich konnte meine Gefühle sehr gut wahrnehmen.	
22.	Wie offen, ehrlich und authentisch waren Sie als HEUTIGES ICH dem INNEREN KIND gegenüber zu Beginn der Begegnung?	0 = Ich war überhaupt nicht offen, ehrlich und authentisch.	10 = Ich war völlig offen, ehrlich und authentisch.	
23.	Wie offen, ehrlich und authentisch waren Sie als HEUTIGES ICH dem INNEREN KIND gegenüber am Ende der Begegnung?	0 = Ich war überhaupt nicht offen, ehrlich und authentisch.	10 = Ich war völlig offen, ehrlich und authentisch.	
24.	Wie gut haben Sie als HEUTIGES ICH Ihr INNERES KIND verstanden?	0 = Ich habe es überhaupt nicht verstanden.	10 = Ich habe es völlig verstanden.	
25.	Wie gut fühlten Sie sich als HEUTIGES ICH von Ihrem INNEREN KIND verstanden?	0 = Ich fühlte mich überhaupt nicht verstanden.	10 = Ich fühlte mich völlig verstanden.	
Gesamtpunktzahl				

Zur Auswertung:
Die **Gesamtpunktzahl** liegt zwischen 0 und 250. Je niedriger die Gesamtpunktzahl, desto wahrscheinlicher liegen eine Störung im Verhältnis zu sich selbst und Vermeidungen des Kontakts zwischen HEUTIGEM ICH und KIND vor. Je höher die Gesamtpunktzahl, desto enger scheint die Beziehung zwischen HEUTIGEM ICH und KIND zu sein und desto mehr Ressourcen des KINDES sind zu erwarten.

Veränderungen im Verlaufe der Sitzung (bzw. des Nachhörens) können aus der Differenz vorher-nachher verschiedener Fragenpaare berechnet werden (Fragen 3 und 4; 6 und 7; 8 und 9; 10 und 11; 12 und 13; 14 und 15; 18 und 19; 20 und 21; 22 und 23).

Veränderungen im Verlaufe des Therapieprozesses können aufgrund der Differenzen zwischen der Punktevergabe z. B. zwischen originaler Phase-3-Sitzung und erstmaligem Nachhören oder einem späterem Nachhören eruiert werden (sei es anhand der Gesamtpunktzahl, sei es anhand einzelner Fragen). Wichtig ist, bei der Abgabe des PIF-P3 darauf hinzuweisen, dass es beim Ausfüllen des Fragebogens darum geht, im Moment des Nachhörens auf die Gefühle und Erlebensweisen zu achten. Wenn der Fragebogen mehrmals auf eine Sitzung (jeweils beim Nachhören) angewendet wird, ergeben sich aus der Auswertung Hinweise auf den seelischen Verarbeitungsprozess, den aktuellen Stand des Selbstverhältnisses und auf mögliche weitere anstehende Schritte.

Anhang B – Vermeidungen von Psychotherapeuten

Diese Auflistung gängiger Vermeidungsstrategien von Psychotherapeuten ist mit einigen Anpassungen und Ergänzungen dem Buch *Achtsamkeit für zwei* (Wilson 2014, zit. n. Tanner 2015) entnommen. Es geht nicht darum, diese *Vermeidungen* zu *vermeiden*, sondern bei Psychotherapeuten ein Bewusstsein dafür zu legen oder zu intensivieren, dass diese Phänomene bei jedem von uns vorkommen können. Und diese Wahrnehmung wäre idealerweise gekoppelt an eine verständnisvolle, humorvolle, wohlwollende und konstruktive Haltung. Damit wäre die beste Grundlage dafür gegeben, diese Vermeidungen mit der Zeit korrigieren und aufgeben zu können.

übervorbereitet sein: Vermeidung von spontanen Reaktionen in der Therapie durch Kontrolle

nicht vorbereitet sein: Vermeidung der Vertiefung des Therapieprozesses und der Therapiebeziehung

groß sein: Unsicherheit und Gefühle von Inkompetenz vermeiden durch Haltung (z. B. »Angriff ist die beste Verteidigung«), Wortwahl, Sitzplatz, Körperhaltung oder auch Festhalten am Clipboard

klein sein: Konfrontation und Uneinigkeit mit Klienten vermeiden, nicht sagen, was man wirklich denkt; Vermeiden, Sicherheit und Stärke auszustrahlen aus Sorge, Klienten zu verletzen

der Experte sein: an viel Psychoedukation, Erläuterungen zu Therapiemodellen und an theoretischen Konzepten festhalten; Therapiemodelle über Klienten stülpen – oft sind diese korrekt in sich, aber unpassend im Therapieprozess; Vermeidung von Unsicherheit

clever sein: direkt, unvorsichtig und mit einem penetrierend analytischen Verständnis Klienten konfrontieren und verletzen; Vermeidung von Unsicherheit und der Verbundenheit mit Klienten

immer mit dem Clipboard: Barriere zu Klienten; Vermeidung von Unsicherheit und Verbundenheit mit Klienten

viele Hausaufgaben geben: vertikale Lehrer-Schüler-Beziehung; Vermeidung der Vertiefung des Therapieprozesses und von Nähe in der Therapiebeziehung

ein zu guter Zuhörer sein: sich nicht einbringen ins Therapiegeschehen; Vermeidung von Konfrontation, Kritik

nicht intervenieren: sich nicht einbringen ins Therapiegeschehen; Vermeidung von Konfrontation, Kritik

es auf die leichte Schulter nehmen: Klienten über Politik, Sport und andere Themen sprechen lassen, die keine Verbindung zu ihrer inneren Entwicklung und innerem Wachstum haben; Vermeidung von starken Emotionen, Konfrontation und Unsicherheit

ungeduldig sein: keine verbalen Pausen zulassen; sich angestrengt und überaktiv einbringen; Therapiemodelle gemäß einer Agenda über Klienten stülpen; von Therapiemodell zu Therapiemodell springen; Vermeidung von Nähe in der Therapiebeziehung

zu viel reden: Vermeidung von starken Emotionen, des Zulassens von Aktivität des Klienten und von Nähe in der Therapiebeziehung

der »Patientenversteher« sein: immer nett sein wollen; Vermeidung von Konfrontation, Kritik und der Vertiefung des Therapieprozesses

sofort trösten: Vermeidung starker Emotionen, des Therapieprozesses und von Nähe in der Therapiebeziehung

sich hyperkorrekt am Manual festhalten: Vermeidung spontaner Impulse aus Angst vor Fehlern, dabei aber den Patienten und den Prozess aus den Augen verlieren

gegen das Manual rebellieren: eigene Problematik: sich übertrieben wehren müssen gegen Fremdbestimmung und Bevormundung, dabei aber den Patienten und den Prozess aus den Augen verlieren

Anhang C – Merkkarten IRRT-Innere-Kind-Arbeit

Vorstellung der Methode

»Haben Sie schon einmal etwas von Innerer-Kind-Arbeit gehört? Man könnte sagen, jeder von uns hat immer noch ein Kind in sich. Wir waren alle mal Kinder, und etwas davon bleibt in uns. Und wie wir uns als Erwachsene fühlen, hat viel damit zu tun, wie wir mit unserem inneren Kind ***jetzt*** *umgehen. Es ist ein Geschehen auf der inneren Bühne.*

In letzter Zeit machen wir Therapeuten zunehmend mehr Innere-Kind-Arbeit, und dies erweist sich oft als sehr hilfreich für den therapeutischen Prozess. Ich könnte mir vorstellen, dass das auch für Sie hilfreich sein könnte. Wären Sie einverstanden, das einmal auszuprobieren?«

Formulierungsvorschlag bei Einwänden des Patienten:
Hat der Patient Einwände, in etwa in der Art, dass er nicht an ein inneres Kind glaube, so könnte folgende Information hilfreich sein:

»Natürlich gibt es kein reales inneres Kind. Es ist eine Metapher. Wir alle spielen unterschiedliche Rollen in unserem Leben, und wir haben unterschiedliche Seiten in uns. Die Arbeit mit dem inneren Kind ist der Kontakt mit einer unserer Seiten auf der symbolischen Ebene.«

Einleitung Reine Phase 3

»Heute handelt es sich nicht um eine reale Szene aus der Vergangenheit, sondern um eine fiktive Begegnung mit sich selbst auf der inneren Bühne, zwischen Ihnen als heutigem Erwachsenen und Ihrem inneren Kind …«
(Pat. stellt Klärungsfragen, Ther. geht darauf ein)
»Also, wenn Sie bereit sind, können Sie die Augen schließen und vor Ihrem inneren Auge spontan ein Bild von Ihrem inneren Kind aufkommen lassen, mit dem Sie dann als heutiges Ich in Kontakt treten … ***Wo ist das Kind?*** *…* ***Was macht das Kind?*** *…* ***Wie fühlt sich das Kind?*** *…* ***Wie alt ist das Kind?*** *…*
In der Regel folgen dann die folgenden Standardfragen:
Wo sind Sie jetzt als heutiges Ich in diesem Bild mit dem Kind? *…*
(Wenn es unklar ist:) ***Wie weit sind Sie als heutiges Ich vom Kind entfernt?*** *…*

Was möchten Sie als heutiges Ich dem Kind jetzt sagen oder mit ihm machen? …
Können Sie das dem Kind direkt sagen? …
Und wie reagiert das Kind? …

Standard-Phase-3-Fragen

- *Was möchten Sie als heutiges Ich dem Kind (der Kleinen) jetzt gern sagen oder mit ihm tun?*
- *Können Sie ihm das direkt sagen? … Können Sie sich vorstellen, wie Sie das jetzt machen?*
- *Wie kommt es beim Kind an? … Wie reagiert das Kind (die Kleine) darauf?*
- *Wie fühlt sich das Kind? … Das Kind ist traurig (wütend/trotzig/fröhlich/glücklich), weil …?*
- *Wie fühlen Sie sich als heutiges Ich? … Sie sind traurig/glücklich, weil …?*
- *Können Sie jetzt ganz nahe zum Kind (zur Kleinen) hingehen und ihm direkt in die Augen schauen?*
- *Können Sie dem Kind jetzt direkt sagen, was Sie in seinen Augen sehen und wie Sie sich dabei fühlen?*
- *Sie wollen das dem Kind nicht direkt sagen, weil …?*
- *Sie wollen nicht zum Kind hingehen, weil …? Wie weit sind Sie vom Kind entfernt? … Können Sie näher zum Kind hingehen? …*
- *Was sehen Sie in den Augen des Kindes? … Sie können die Augen des Kindes nicht sehen, weil …?*
- *Wenn Sie in die Augen des Kindes sehen* **könnten**, *was* **würden** *Sie sehen?*
- *Wie reagieren Sie als heutiges Ich auf das, was Sie in den Augen des Kindes sehen?*
- *Was wollen Sie dem Kind* **noch** *sagen oder mit ihm tun?*

6 Abschlussfragen

1. *Gibt es sonst noch etwas, was Sie dem Kind sagen oder mit ihm tun möchten, bevor wir die Begegnung für heute ausklingen lassen? … (eine Reaktion, eine Gegenreaktion)*
2. *Gibt es noch etwas, was das Kind von Ihnen braucht? … (eine Reaktion, eine Gegenreaktion)*
3. *Wünschen Sie sich noch etwas von dem Kind? … (eine Reaktion und eine Gegenreaktion)*
4. *Möchte das Kind Ihnen noch etwas sagen oder geben? … (eine Reaktion, eine Gegenreaktion)*
5. *Gibt es sonst noch etwas, was in dem Bild passieren sollte, bevor wir diese Begegnung ausklingen lassen? … (eine Reaktion, eine Gegenreaktion)*

6. *Mit welchem Bild möchten Sie die Begegnung für heute ausklingen lassen? Wie fühlt sich das Kind jetzt bei diesem Bild? … Wie fühlen Sie sich jetzt bei diesem Bild? … Dann können Sie dieses Bild noch eine Weile wirken lassen … Sie können es in sich aufnehmen und verankern, wenn Sie möchten … und wenn Sie so weit sind, können Sie das Bild verblassen lassen, in Ihrem eigenen Tempo wieder hier ins Zimmer zurückkommen und, wenn es für Sie gut ist, Ihre Augen wieder öffnen.*

Mögliche Komplikationen in Phase 3

▪ Das heutige Ich ist weit vom Kind entfernt (>2 m)	▪ *Können Sie näher an das Kind herangehen?*
▪ Das heutige Ich zeigt **Widerstand**, sich dem Kind anzunähern	▪ *Können wir ein Experiment in der Vorstellung machen, indem Sie ein Stück weit näher an das Kind herangehen, z. B. die Hälfte der Entfernung?*
▪ Das heutige Ich zeigt **Widerstand**, Kontakt mit dem Kind aufzunehmen	▪ *Sie wollen mit dem Kind nichts zu tun haben, weil …?* *Können Sie jetzt näher zum Kind gehen, in seine Augen schauen und ihm das von ganz Nahem direkt sagen?*
▪ Das heutige Ich äußert **Angst**, sich dem Kind anzunähern	▪ *Wie weit sind Sie vom Kind entfernt?* *Sie haben Angst, näher zum Kind zu gehen, weil …?*
▪ Das heutige Ich zeigt **Angst, von den Schmerzen** des Kindes überschwemmt zu werden	▪ *Können Sie das dem Kind direkt sagen?* *Können Sie näher ans Kind herangehen, ihm in die Augen schauen und ihm das direkt ins Gesicht sagen?*
▪ Das heutige Ich äußert die Befürchtung, vom Kind **abgelehnt** zu werden	▪ *Und Sie haben Angst davor, weil …?* *Können Sie das dem Kind direkt sagen?*
▪ Das heutige Ich signalisiert **heftige negative Gefühle** dem Kind gegenüber	▪ *Sie spüren Hass gegen das Kind, weil …?* *Das Kind ist schuld, weil …?* *Können Sie jetzt näher zum Kind gehen, in seine Augen schauen und ihm das von ganz Nahem direkt sagen?*
▪ Das heutige Ich will dem Kind **wehtun/es verletzen**	▪ *Sie wollen dem Kind wehtun, weil …?* *Können Sie das dem Kind von ganz Nahem direkt sagen?* (Hinweis auf ausgeprägtes Selbsthass-Schema)
▪ Das Kind lehnt die Zuwendung des heutigen Ichs ab/läuft weg	▪ *Wie kommt das bei Ihnen an? … Wo ist das Kind?*

NACHBESPRECHUNG

1. *Wie war das jetzt für Sie? – Gut.* (Vertiefen:) *– Was war denn gut? …*
2. *Wie fühlen Sie sich jetzt? …*
3. *War irgendetwas für Sie überraschend oder unerwartet? …*
4. *Was haben Sie als besonders bedeutsam in dieser Begegnung empfunden?*
5. *Gibt es noch andere Bemerkungen, Beobachtungen oder Erkenntnisse? …*
6. *Wie haben Sie meine Begleitung erlebt? …*
7. *Was heißt das jetzt für Sie, was da heute passiert ist? Was nehmen Sie mit? …*

(bei einem positiven Verlauf:)

8. *Wie wäre es für Sie, eine dauerhafte Beziehung mit Ihrem* INNEREN KIND *aufzubauen? …*

(bei einer positiven Antwort:)

9. *Und wie könnten Sie das dann am besten bewerkstelligen? …*

Literatur

Allen, J. G., Fonagy, P., Bateman, A. W. (Hrsg.) (2008). Mentalisieren in der psychotherapeutischen Praxis. Stuttgart: Klett-Cotta.

Angehrn, E., Küchenhoff, J. (2009). Die Vermessung der Seele. Konzepte des Selbst in Philosophie und Psychoanalyse. Weilerswist: Velbrück Wissenschaft. Erhältlich als digitale Datei (pdf-File) über: www.humanities-online.de.

Beck, A. T., Emery, G., Greenberg, R. (1985). Anxiety disorders and phobias. New York: Basic Books.

Berne, E. (1961). Transactional Analysis in psychotherapy. New York: Grove Press.

Bolle, R. H. (2012). Das Konzept »Inneres Kind« und die Analytische Psychologie nach C. G. Jung. In: Herbold, W., Sachsse, U.: Das so genannte Innere Kind. 2. Aufl. Stuttgart: Schattauer.

Bradshaw, J. (1992). Das Kind in uns. München: Droemer Knaur. *Original:* Bradshaw, J. (1990). Homecoming. New York: Bantam Books.

Bunz-Schlösser, G. (2003). Hand in Hand mit dem inneren Kind. München: mvgVerlag.

Cullberg Weston, M. (2011). Auf der Suche nach dem inneren Kind. Wege zu mehr Selbstachtung. Weinheim: Beltz. *Original:* Cullberg Weston, M. (2007). Självkänsla på djupet. En terapi för att reparera negative självbilder. Stockholm: Natur och Kultur. – (2016). Die Bibel. Einheitsübersetzung. Altes und Neues Testament. Freiburg i. Br.: Herder.

Finney, B. C. (1969). Let the little child talk. Am. J. Psychother.; 23: 230 – 242 (abgedruckt in: Hatcher, C. H., Himelstein, P. [eds.] [1976]. The Handbook of Gestalt Therapy. New York: Jason Aronson).

Freud, S. (1938). Abriss der Psychoanalyse. GW XVII (Schriften aus dem Nachlaß 1892 – 1938). Frankfurt/M.: Fischer: 63 – 135.

Fromm, E. (1965). Hypnoanalysis. Theory and two case excerpts. Psychotherapy: Theor. Res. Pract.; 2: 127 – 133.

Fromm, E. (1970). Age regression with unexpected reappearance of a repressed childhood language. Int. J. Clin. Exp. Hypnosis; 18: 79 – 88.

Gopnik, A. (2015). Kleine Philosophen. Was wir von unseren Kindern über Liebe, Wahrheit und den Sinn des Lebens lernen können. 3. Aufl. Berlin: Ullstein.

Grawe, K. (2004). Neuropsychotherapie. Göttingen: Hogrefe.

Hanh, T. N. (2011). Versöhnung mit dem inneren Kind. München: Piper.

Hartmann, P. (2018). Persönliche Mitteilung.

Herbold, W., Sachsse, U. (2012). Das so genannte Innere Kind. 2. Aufl. Stuttgart: Schattauer.

Kaeser, E. (2015). Kann eine Maschine Bewusstsein haben? Neue Zürcher Zeitung, 22. 8. 2015, 51.

Köster, R. (2015). IRRT – Imagery Rescripting & Reprocessing Therapy. Leading Opinions Neurol Psych; 15 (5): 31 – 35.

Köster, R., Köster, S. (2019). IRRT (Imagery Rescripting & Reprocessing Therapy) – ein Überblick. Verhaltensther. Verhaltensmed.; 40 (1): 8 – 21.

Köster, R., Schmucker, M. (2020). IRRT zur Behandlung anhaltender Trauer. Imagery Rescripting & Reprocessing Therapy in der Praxis. 2. Aufl. Stuttgart: Klett-Cotta.

Köster, S. (2016). Zur Begegnung mit sich selbst. Hermeneutische Betrachtungen der Imagery Rescripting & Reprocessing Therapy (IRRT) aus der Perspektive von Martin Buber. Seminararbeit, Universität Zürich, Institut für Hermeneutik und Religionsphilosophie.

Küchenhoff, J. (2009). Die Grenzen des Selbst: der Andere und der Körper. In: Angehrn, E., Küchenhoff, J. Die Vermessung der Seele. Konzepte des Selbst in Philosophie und Psychoanalyse. Weilerswist: Velbrück Wissenschaft. Erhältlich über: www.humanities-online.de

Metzinger, T. (2014). Der Ego-Tunnel. Eine neue Philosophie des Selbst: Von der Hirnforschung zur Bewusstseinsethik. München: Piper.

Missildine, W.H. (1963). Your inner child of the past. New York: Simon & Schuster. Deutsch (1976): In dir lebt das Kind, das du warst. Seelische Belastungen bewältigen. 21. Aufl., Stuttgart: Klett-Cotta.

Nelius, K., Ahrens-Eipper, S. (2017). IRRT mit Kindern und Jugendlichen. Halle/Saale: KJP-Verlag.

Ohno, A. (2017). Persönliche Mitteilung.

Peichl, J. (2015). Hypno-analytische Teilearbeit: Ego-State-Therapie mit inneren Selbstanteilen. 2. Aufl. Stuttgart: Klett-Cotta.

Perls, F., Hefferline, R., Goodman, P. (1951). Gestalt Therapy: Excitement and growth in the human personality. Gouldsboro: The Gestalt Journal Press.

Piaget, J. (1972). Urteil und Denkprozess des Kindes. Düsseldorf: Pädagogischer Verlag Schwann.

Piaget, J. (1976). Die Äquilibration der kognitiven Strukturen. Stuttgart: Klett.

Precht, R.D. (2012). Wer bin ich – und wenn ja, wie viele? München: Goldmann.

Reddemann, L. (2004). Psychodynamisch Imaginative Traumatherapie: PITT – Das Manual. 2. Aufl. Stuttgart: Klett-Cotta.

Reddemann, L. (2017). Imagination als heilsame Kraft: Zur Behandlung von Traumafolgen mit ressourcenorientierten Verfahren. 20. Aufl. Stuttgart: Klett-Cotta.

Ricœur, P. (1996). Das Selbst als ein Anderer. München: Fink. *Original:* Ricœur, P. (1990). Soi-même comme un autre. Paris: Éditions du seuil.

Roediger, E. (2009). Was ist Schematherapie? Paderborn: Junfermann.

Schmucker, M., Köster, R. (2014). Den Selbsthass überwinden; Versöhnung mit dem Kind-Ich. In: Dyer, A., Priebe, K. Metaphern, Geschichten und Symbole in der Therapie Traumatisierter. Göttingen: Hogrefe.

Schmucker, M., Köster, R. (2015a). Narratives Um-Schreiben – Imagery Rescripting & Reprocessing Therapy (IRRT). In: Linden, M., Hautzinger, M. (Hrsg.). Verhaltenstherapiemanual (8. Aufl.). Berlin: Springer.

Schmucker, M., Köster, R. (2015b). IRRT bei PTBS. In: Stavemann, H. (Hrsg.). Therapie-Tools Integrative KVT. Weinheim: Beltz.

Schmucker, M., Köster, R. (2016). IRRT (Imagery Rescripting & Reprocessing Therapy) – Bearbeitung belastender Bilder auf der inneren Bühne. In: Stavemann, H. (Hrsg.). KVT-Update. 2. Aufl. Weinheim: Beltz.

Schmucker, M., Köster, R. (2025). Praxishandbuch IRRT: Imagery Rescripting & Reprocessing Therapy bei Traumafolgestörungen, Angst, Depression und Trauer. 7. Aufl. Stuttgart: Klett-Cotta.

Schmucker, M., Riedeburg-Tröscher, I. (2019). Imagery Rescripting & Reprocessing Therapy (IRRT) bei Traumafolgestörungen. In: Riessbeck, H., Müller, G. (Hrsg.). Traumakonfrontation – Traumaintegration. Methoden im Vergleich. Stuttgart: Kohlhammer.

Shapiro, S.B. (1962). Ego therapy in action: a case study. Psychol. Rep.; 11: 821–831.

Singer, T. (2009). Understanding Others: Brain mechanisms of theory of mind and empathy. In: Glimcher, P. W. Neuroeconomics: decision making and the brain. London: Academic Press. 249–266.

Stahl, S. (2015). Das Kind in dir muss Heimat finden. Der Schlüssel zur Lösung (fast) aller Probleme. München: Kailash.

Tanner, M. (2015). Compassion Focused Therapy – Mitgefühl im Fokus. München: Reinhard.

Taylor, C. (2012). Quellen des Selbst. Die Entstehung der neuzeitlichen Identität. 8. Aufl. Frankfurt a. M.: Suhrkamp.

Taylor, C. (2017). Das sprachbegabte Tier. Berlin: Suhrkamp.

Watkins, J. G., Watkins, H. H. (2003). Ego-States. Theorie und Therapie. Heidelberg: Carl Auer Verlag.

Wilson, K. (2014). Achtsamkeit für zwei. Bern: Huber.

Young, J. E. (1990). Cognitive therapy for personality disorders: A schema-focused approach. Sarasota: Professional Resource Press.

Young, J. E., Klosko, J. S., Weishaar, M. E. (2005). Schematherapie: Ein praxisorientiertes Handbuch. 2. Aufl. Paderborn: Junfermann.

Die Autoren

Prof. Dr. Mervyn Schmucker

Urheber der Imagery Rescripting & Reprocessing Therapy (IRRT), seit über 25 Jahren Experte für Trauma, Traumafolgestörungen und Innere-Kind-Arbeit. Zivildienst in Berlin. Bachelor in Philosophie und Fremdsprachen, Master in Klinischer Psychologie, Doktorat in Klinischer Psychologie, Clinical Psychology Internship (University of Medicine & Dentistry of New Jersey). Postdoctoral Fellowship (University of Pennsylvania Medical School). Clinical Associate Professor of Psychology in Psychiatry (University of Pennsylvania). Langjähriger Mitarbeiter von Prof. Aaron T. Beck, Leiter dessen klinischen Ausbildungsprogramms für kognitive Therapie. Supervisand und Arbeitskollege von Jeffrey Young. Mitarbeiter von Prof. Edna Foa am PTBS-Outcome-Forschungsprojekt (University of Pennsylvania). Research Fellow (Modum Bad Klinik Research Institute, Oslo University). Gastprofessor (Universität Freiburg/Br.). Seit 2008 Senior Clinical Consultant, Dozent, Supervisor und Psychotherapeut an der Klinik am Waldschlößchen, Zentrum für Psychotraumatherapie (Dresden); IRRT-Supervisor und -Trainer in der Klinik Lüneburger Heide, in den Oberbergkliniken und im IRRT-Zentrum Wiesbaden; leitet in den deutschsprachigen Ländern IRRT-zertifizierte Kurse, Seminare und Weiterbildungsworkshops.

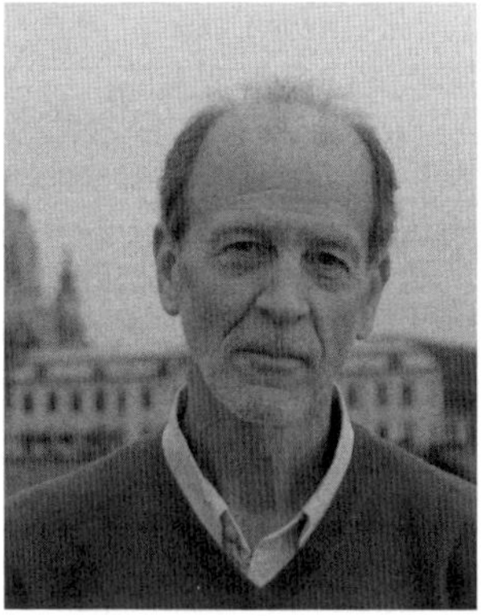

HEUTIGES ICH

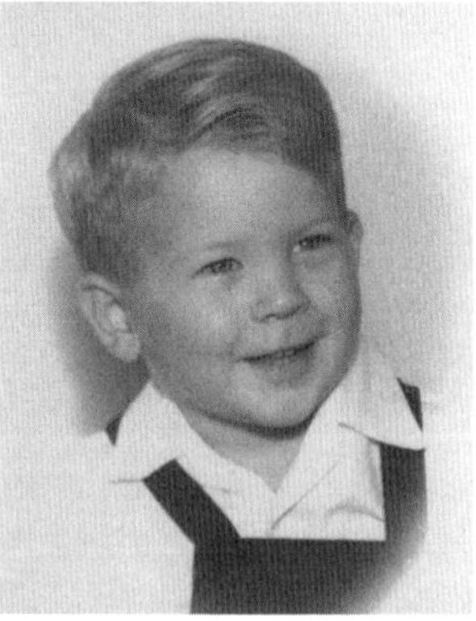

BIOGRAPHISCHES KIND

irrt-zentrum-wiesbaden@web.de
www.irrt-deutschland.de

Dr. med. Rolf Köster

Medizinstudium in Mainz, Köln, Wien und Zürich. Stipendiat der Studienstiftung des Deutschen Volkes. Facharzt für Allgemeinmedizin (D), Facharzt für Psychiatrie und Psychotherapie FMH (CH). Seit 1998 Psychiater und Psychotherapeut in eigener Praxis in Bremgarten AG, Schweiz; ärztlicher Leiter des Zentrums für Psychiatrie und Psychotherapie, Bremgarten. Schwerpunkt Psychotraumatologie, Weiterbildungen in Eye Movement Desensitization and Reprocessing (EMDR Level 2), Brief Eclectic Psychotherapy for PTSD (BEPP), Prolonged Exposure (PE); IRRT-Supervisor und -Trainer an den Psychiatrisch/Psychosomatischen Kliniken Barmelweid, Königsfelden, Kilchberg, Klinik für Sucht und Trauma im Hasel; leitet in den deutschsprachigen Ländern IRRT-zertifizierte Kurse, Seminare und Weiterbildungsworkshops.

info@irrt.ch
www.irrt.ch

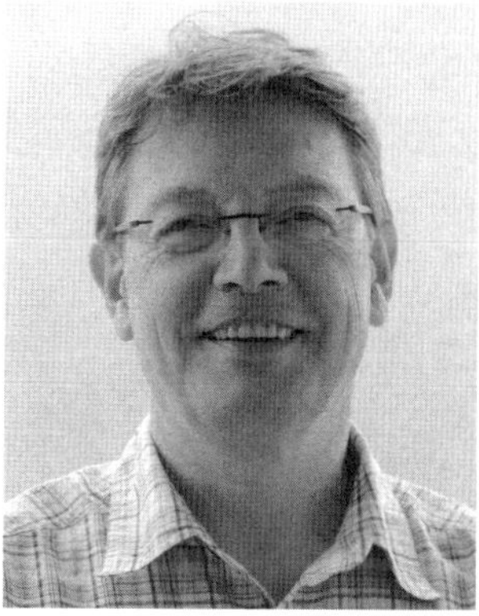

HEUTIGES ICH

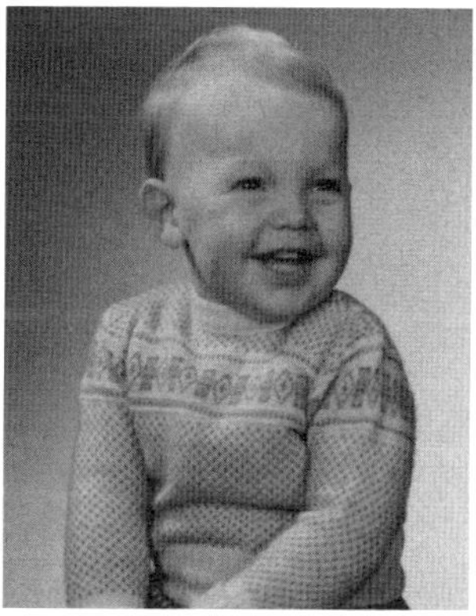

BIOGRAPHISCHES KIND